Ferri 临床诊疗指南
——消化系统疾病诊疗速查手册

Ferri's Clinical Advisor
Manual of Diagnosis and Therapy in Gastroenterology and Hepatology

原　　　著　Fred F. Ferri

丛 书 主 审　王福生

丛 书 主 译　张　骅　徐国纲

分 册 主 审　姜　敏

分 册 主 译　戴　聪　王　格

U0197023

北京大学医学出版社

Ferri LINCHUANG ZHENLIAO ZHINAN——XIAOHUA XITONG
JIBING ZHENLIAO SUCHA SHOUCE

图书在版编目（CIP）数据

Ferri 临床诊疗指南.消化系统疾病诊疗速查手册 /
（美）Fred F. Ferri 原著；戴聪，王格主译.—北京：
北京大学医学出版社，2021.9
　书名原文：Ferri's Clinical Advisor 2021
　ISBN 978-7-5659-2496-5

Ⅰ.①F… Ⅱ.①F… ②戴… ③王… Ⅲ.①消化系统
疾病－诊疗 Ⅳ.①R

中国版本图书馆 CIP 数据核字（2021）第 183425 号

北京市版权局著作权合同登记号：图字：01-2021-1812

Elsevier (Singapore) Pte Ltd.
3 Killiney Road, #08-01 Winsland House I, Singapore 239519
Tel: (65) 6349-0200; Fax: (65) 6733-1817

FERRI'S CLINICAL ADVISOR 2021
Copyright © 2021 by Elsevier, Inc. All rights reserved.
ISBN-13: 978-0-323-71333-7

This translation of FERRI'S CLINICAL ADVISOR 2021 by Fred F. Ferri was undertaken by Peking University Medical
Press and is published by arrangement with Elsevier (Singapore) Pte Ltd.
FERRI'S CLINICAL ADVISOR 2021 by Fred F. Ferri 由北京大学医学出版社进行翻译，并根据北京大学医学出版
社与爱思唯尔（新加坡）私人有限公司的协议约定出版。

《Ferri 临床诊疗指南——消化系统疾病诊疗速查手册》（戴聪 王格 主译）
ISBN: 978-7-5659-2496-5
Copyright © 2021 by Elsevier (Singapore) Pte Ltd. and Peking University Medical Press.
All rights reserved. No part of this publication may be reproduced or transmitted in any form or by any means, electronic
or mechanical, including photocopying, recording, or any information storage and retrieval system, without permission in
writing from Elsevier (Singapore) Pte Ltd. and Peking University Medical Press.

注　意
本译本由 Elsevier (Singapore) Pte Ltd. 和北京大学医学出版社完成。相关从业及研究人员必须凭借其自身经验和
知识对文中描述的信息数据、方法策略、搭配组合、实验操作进行评估和使用。由于医学科学发展迅速，临床诊
断和给药剂量尤其需要经过独立验证。在法律允许的最大范围内，爱思唯尔、译文的原文作者、原文编辑及原文
内容提供者均不对译文或因产品责任、疏忽或其他操作造成的人身及（或）财产伤害及（或）损失承担责任，亦
不对由于使用文中提到的方法、产品、说明或思想而导致的人身及（或）财产伤害及（或）损失承担责任。

Published in China by Peking University Medical Press under special arrangement with Elsevier (Singapore) Pte Ltd.
This edition is authorized for sale in the People's Republic of China only, excluding Hong Kong SAR, Macau SAR and
Taiwan. Unauthorized export of this edition is a violation of the contract.

Ferri 临床诊疗指南——消化系统疾病诊疗速查手册

主　　译：戴　聪　王　格
出版发行：北京大学医学出版社
地　　址：（100191）北京市海淀区学院路 38 号　北京大学医学部院内
电　　话：发行部 010-82802230；图书邮购 010-82802495
网　　址：http://www.pumpress.com.cn
E - m a i l：booksale@bjmu.edu.cn
印　　刷：北京信彩瑞禾印刷厂
经　　销：新华书店
策划编辑：高　瑾
责任编辑：畅晓燕　　责任校对：靳新强　　责任印制：李　啸
开　　本：889 mm×1194 mm　1/32　印张：24.125　字数：780 千字
版　　次：2021 年 9 月第 1 版　2021 年 9 月第 1 次印刷
书　　号：ISBN 978-7-5659-2496-5
定　　价：118.00 元
版权所有，违者必究
（凡属质量问题请与本社发行部联系退换）

主　审　姜　敏

主　译　戴　聪　王　格

副主译　张　骅　魏　志　刘　岗

译　者　（按姓名汉语拼音排序）

曹　琴　陆军军医大学第三附属医院陆军特色医学中心

陈俊文　湖北医药学院附属襄阳市第一人民医院

陈　璋　中国科学院大学宁波华美医院（宁波市第二医院）

崔勇鹤　湖北文理学院附属医院（襄阳市中心医院）

戴　聪　中国医科大学附属第一医院

董子鸢　中国医科大学附属第一医院

杜英臻　中国人民解放军总医院第二医学中心

冯国艳　湖北医药学院附属襄阳市第一人民医院

高　炜　北京博爱医院

郭天芳　山东大学附属济南市中心医院

韩　飚　杭州市第一人民医院

何正兵　益阳市中心医院

华　娴　苏州市立医院（东区）（南京医科大学附属苏州医院）

黄　勇　中国科学院大学重庆医院（重庆市人民医院）

蒋嘉睿　中南大学湘雅医学院附属肿瘤医院

李　义　山东省第二人民医院（山东省耳鼻喉医院）

李迎杰　锦州医科大学附属第一医院

刘　岗　苏州工业园区星海医院

刘红梅　河南省人民医院

刘凯雄　福建医科大学附属第一医院

刘梦园　中国医科大学附属第一医院

刘娅妮　华中科技大学同济医学院附属同济医院

孟凡吉　哈尔滨医科大学附属第四医院

阙一帆　中国人民解放军总医院第二医学中心

沈剑华　青岛大学附属医院

沈祥国　复旦大学附属中山医院吴淞医院

盛　艳　湖北医药学院附属襄阳市第一人民医院

陶　惠　苏州工业园区星海医院

田雯宁　中国医科大学附属第一医院

童　瑾　重庆医科大学附属第二医院

万春琴　苏州工业园区星海医院

王　格　华中科技大学同济医学院附属同济医院

王　涵　浙江省人民医院

王立刚　浙江省人民医院

王　楠　郑州大学第二附属医院

王润生　中国人民解放军总医院第二医学中心

魏　志　山东省第二人民医院（山东省耳鼻喉医院）

吴鹭龄　福建省福州肺科医院

向冰洁　中国医科大学附属第一医院

邢俊伟　营口市中心医院

杨礼腾　深圳大学第三附属医院

于鹏飞　烟台毓璜顶医院

袁灿灿　湖北医药学院附属襄阳市第一人民医院

翟　哲　哈尔滨医科大学附属第四医院

张福成　山东省第二人民医院（山东省耳鼻喉医院）

张　骅　北京市和平里医院

张龙举　遵义市第一人民医院（遵义医科大学直属第三附属医院）

张苗苗　中国医科大学附属第一医院

张淑文　天津医科大学肿瘤医院

张自艳　湖北文理学院附属医院（襄阳市中心医院）

赵乾芳　锦州医科大学附属第一医院

赵天翔　中国医科大学附属第一医院

原著者名单

Allison Dillon

Thomas H. Dohlman

Stephen Dolter

David J. Domenichini

Kathleen Doo

James H. Dove

Andrew P. Duker

Shashank Dwivedi

Evlyn Eickhoff

Christine Eisenhower

Amani A. Elghafri

Pamela Ellsworth

Alan Epstein

Patricio Sebastian Espinosa

Danyelle Evans

Mark D. Faber

Matthew J. Fagan

Ronan Farrell

Timothy W. Farrell

Kevin Fay

Mariam Fayek

Jason D. Ferreira

Fred F. Ferri

Heather Ferri

Barry Fine

Staci A. Fischer

Tamara G. Fong

Yaneve Fonge

Michelle Forcier

Frank G. Fort

Glenn G. Fort

Justin F. Fraser

Gregory L. Fricchione

Michael Friedman

Daniel R. Frisch

Anthony Gallo

Mostafa Ghanim

Irene M. Ghobrial

Katarzyna Gilek-Seibert

Richard Gillerman

Andrew Gillis-Smith

Dimitri Gitelmaker

Alla Goldburt

Danielle Goldfarb

Jesse Goldman

Corey Goldsmith

Maheswara Satya Gangadhara Rao Golla

Caroline Golski

Helen B. Gomez

Avi D. Goodman

Paul Gordon

John A. Gray

Simon Gringut

Lauren Grocott

Stephen L. Grupke

Juan Guerra

Patan Gultawatvichai

David Guo

Priya Sarin Gupta

Nawaz K. A. Hack

Moti Haim

Sajeev Handa

M. Owais Hanif

Nikolas Harbord

Sonali Harchandani

Erica Hardy

Colin J. Harrington

Taylor Harrison

Brian Hawkins

Don Hayes

Shruti Hegde

Rachel Wright Heinle

Dwayne R. Heitmiller

Jyothsna I. Herek

Margaret R. Hines

Ashley Hodges

Pamela E. Hoffman

R. Scott Hoffman

Dawn Hogan

N. Wilson Holland

Siri M. Holton

Anne L. Hume

Zilla Hussain

Donny V. Huynh

Terri Q. Huynh

Sarah Hyder

Dina A. Ibrahim

Caitlin Ingraham

Nicholas J. Inman

Louis Insalaco

Ashley A. Jacobson

Koyal Jain

Vanita D. Jain

Fariha Jamal

Sehrish Jamot

Robert H. Janigian

Noelle Marie Javier

Michael Johl

Christina M. Johnson

Michael P. Johnson

Angad Jolly

Rebecca Jonas

Kimberly Jones

Shyam Joshi

Siddharth Kapoor

Vanji Karthikeyan

Joseph S. Kass

Emily R. Katz

Ali Kazim

Sudad Kazzaz

Sachin Kedar

A. Basit Khan

Bilal Shahzad Khan

Rizwan Khan

Sarthak Khare

Hussain R. Khawaja

Byung Kim

Robert M. Kirchner

Robert Kohn

Erna Milunka Kojic

Aravind Rao Kokkirala

Yuval Konstantino

Nelson Kopyt

Lindsay R. Kosinski

Katherine Kostroun

Ioannis Koulouridis

Timothy R. Kreider

Prashanth Krishnamohan

Mohit Kukreja

Lalathaksha Kumbar

David I. Kurss

Sebastian G. Kurz

Michael Kutschke

Peter LaCamera

Ann S. LaCasce

Ashley Lakin

Jayanth Lakshmikanth

Uyen T. Lam

Jhenette Lauder

Nykia Leach

David A. Leavitt

Kachiu C. Lee

Nicholas J. Lemme

Beth Leopold

Jian Li

Suqing Li

Donita Dillon Lightner

Stanley Linder

Kito Lord

Elizabeth A. Lowenhaupt

Curtis Lee Lowery III

David J. Lucier Jr.

Michelle C. Maciag

Susanna R. Magee

Marta Majczak

Shefali Majmudar

Gretchen Makai

Pieusha Malhotra

Eishita Manjrekar

Abigail K. Mansfield

Stephen E. Marcaccio

Lauren J. Maskin

Robert Matera

Kelly L. Matson

Maitreyi Mazumdar

Nadine Mbuyi

Russell J. McCulloh

Christopher McDonald

Barbara McGuirk

Jorge Mercado

Scott J. Merrill

Jennifer B. Merriman

Rory Merritt

Brittany N. Mertz

Robin Metcalfe-Klaw

Gaetane Michaud

Taro Minami

Hassan M. Minhas

Jared D. Minkel

Farhan A. Mirza

Hetal D. Mistry

Jacob Modest

Marc Monachese

Eveline Mordehai

Theresa A. Morgan

Aleem I. Mughal

Marjan Mujib

Shiva Kumar R. Mukkamalla

Vivek Murthy

Omar Nadeem

Catherine E. Najem

Hussain Mohammad H. Naseri

Uzma Nasir
Adrienne B. Neithardt
Peter Nguyen
Samantha Ni
Melissa Nothnagle
James E. Novak
Chloe Mander Nunneley
Emily E. Nuss
Gail M. O'Brien
Ryan M. O'Donnell
Adam J. Olszewski
Lindsay M. Orchowski
Sebastian Orman
Brett D. Owens
Paolo G. Pace
Argyro Papafilippaki
Lisa Pappas-Taffer
Marco Pares
Anshul Parulkar
Birju B. Patel
Devan D. Patel
Nima R. Patel
Pranav M. Patel
Saagar N. Patel
Shivani K. Patel
Shyam A. Patel
Brett Patrick
Grace Rebecca Paul
E. Scott Paxton
Mark Perazella
Lily Pham
Long Pham
Katharine A. Phillips
Christopher Pickett
Justin Pinkston
Wendy A. Plante
Kevin V. Plumley
Michael Pohlen
Sharon S. Hartman Polensek
Kittika Poonsombudlert
Donn Posner
Rohini Prashar
Amanda Pressman
Adam J. Prince
Imrana Qawi
Reema Qureshi
Nora Rader
Jeremy E. Raducha
Samaan Rafeq
Neha Rana

Gina Ranieri
Bharti Rathore
Ritesh Rathore
Neha P. Raukar
John L. Reagan
Bharathi V. Reddy
Chakravarthy Reddy
Snigdha T. Reddy
Anthony M. Reginato
Michael S. Reich
James P. Reichart
Daniel Brian Carlin Reid
Victor I. Reus
Candice Reyes
Harlan G. Rich
Rocco J. Richards
Nathan Riddell
Giulia Righi
Alvaro M. Rivera
Nicole A. Roberts
Todd F. Roberts
Gregory Rachu
Emily Rosenfeld
Julie L. Roth
Steven Rougas
Breton Roussel
Amity Rubeor
Kelly Ruhstaller
Javeryah Safi
Emily Saks
Milagros Samaniego-Picota
Radhika Sampat
Hemant K. Satpathy
Ruby K. Satpathy
Syeda M. Sayeed
Daphne Scaramangas-Plumley
Aaron Schaffner
Paul J. Scheel
Bradley Schlussel
Heiko Schmitt
Anthony Sciscione
Christina D. Scully
Peter J. Sell
Steven M. Sepe
Hesham Shaban
Ankur Shah
Kalpit N. Shah
Shivani Shah
Esseim Sharma
Yuvraj Sharma

Lydia Sharp
Charles Fox Sherrod IV
Jessica E. Shill
Philip A. Shlossman
Asha Shrestha
Jordan Shull
Khawja A. Siddiqui
Lisa Sieczkowski
Mark Sigman
James Simon
Harinder P. Singh
Divya Singhal
Lauren Sittard
Irina A. Skylar-Scott
John Sladky
Brett Slingsby
Jeanette G. Smith
Jonathan H. Smith
Matthew J. Smith
U. Shivraj Sohur
Vivek Soi
Rebecca Soinski
Maria E. Soler
Sandeep Soman
Akshay Sood
C. John Sperati
Johannes Steiner
Ella Stern
Philip Stockwell
Padmaja Sudhakar
Jaspreet S. Suri
Elizabeth Sushereba
Arun Swaminathan
Joseph Sweeney
Wajih A. Syed
Maher Tabba
Dominick Tammaro
Alan Taylor
Tahir Tellioglu
Edward J. Testa
Jigisha P. Thakkar
Anthony G. Thomas
Andrew P. Thome
Erin Tibbetts
Alexandra Meyer Tien
David Robbins Tien
Helen Toma
Iris L. Tong
Brett L. Tooley

Steven P. Treon
Thomas M. Triplett
Hiresh D. Trivedi
Vrinda Trivedi
Margaret Tryforos
Hisashi Tsukada
Joseph R. Tucci
Sara Moradi Tuchayi
Melissa H. Tukey
Junior Uduman
Sean H. Uiterwyk
Nicole J. Ullrich
Leo Ungar
Bryant Uy
Babak Vakili
Emily Van Kirk
Jennifer E. Vaughan
Emil Stefan Vutescu
Brent T. Wagner
J. Richard Walker III
Ray Walther
Connie Wang
Danielle Wang
Jozal Waroich
Emma H. Weiss
Mary-Beth Welesko
Adrienne Werth
Matthew J. White
Paul White
Estelle H. Whitney
Matthew P. Wicklund
Jeffrey P. Wincze
John P. Wincze
Marlene Fishman Wolpert
Tzu-Ching (Teddy) Wu
John Wylie
Nicole B. Yang
Jerry Yee
Gemini Yesodharan
Agustin G. Yip
John Q. Young
Matthew H. H. Young
Reem Yusufani
Caroline Zahm
Evan Zeitler
Talia Zenlea
Mark Zimmerman
Aline N. Zouk

中文版丛书序

  Ferri's Clinical Advisor 2021 一书的主编 Fred F. Ferri 博士是美国布朗大学（Brown University）阿尔伯特医学院的社区卫生临床医学教授，也是众多医学院的客座教授。在过去的 25 年里，他一直是美国最畅销的医学作家，著有 30 多部医学著作，许多著作被翻译成多种语言，在国际上享有盛誉。此外，他在布朗大学曾获得多项杰出的学术荣誉，包括布朗大学卓越教学奖和迪恩教学奖。由于 Fred F. Ferri 博士对患者的奉献精神，获得了美国医学会颁发的医生认可奖和美国老年医学会颁发的老年医学认可奖。

  Ferri's Clinical Advisor 2021 一书详细描述了 988 种医学障碍和疾病，涉及呼吸、感染、心血管、消化、肾病、免疫与风湿、血液、肿瘤、内分泌与代谢、妇产科、骨科、神经、精神、急诊等 10 余个学科，涵盖的医学主题总数超过了 1200 个，包括数以千计的插图、流程图、表格，足以称为医学百科全书，具有很强的可读性、适用性和实用性。

  张骅和徐国纲作为丛书主译携手国内数十家大学附属医院、教学医院团队，在翻译过程中查遗补漏、学术纠错、规范用语、润色文字，努力做到信、达、雅。

  "独立之精神，自由之思想"是中国现代集历史学家、古典文学研究家、语言学家、诗人于一身的陈寅恪先生的信仰，亦是他一生的追求，这也应成为我们每一位医者的信仰。

  寰视宇内，唯有书香。我想，当我们的大学培育出像本书众多审译者一样的具有"独立之精神，自由之思想"信仰之人渐多时，其国家乃具有向前发展之希望。

  在中文版 Ferri 临床诊疗指南系列丛书即将出版之际，我愿本书能为广大医学界同仁的临床诊疗工作带来极大裨益和提升。

王福生

中国科学院院士

解放军总医院第五医学中心感染病诊疗与研究中心主任

国家感染性疾病临床医学研究中心主任

2021 年 2 月

中文版丛书前言

由美国布朗大学阿尔伯特医学院 Fred F. Ferri 教授主编的 *Ferri's Clinical Advisor 2021* 一书详细描述了 988 种医学障碍和疾病，涉及呼吸、感染、心血管、消化、肾病、免疫与风湿、血液、肿瘤、内分泌与代谢、妇产科、骨科、神经、精神、急诊等 10 余个学科，涵盖的医学主题总数超过了 1200 个，包括数以千计的插图、流程图、表格，具有很强的可读性、适用性和实用性。由于其为广而博的医学专著，且受限于篇幅，故书中对一些疾病知识点以高度总结的形式展示，同时也给读者留下了自我拓展的空间，并且在每一章后都有推荐阅读以飨读者。

本书的审译者来自国内数十家大学附属医院、教学医院。翻译之初我们统一规范了翻译的整体基本要求、版式规范要求、内容规范要求，并制订了英文图书审校四大原则（查遗补漏、学术纠错、规范用语、润色文字），努力做到信、达、雅。诸位同道在临床、科研工作之余，耐心、细致地完成了翻译、审校工作，但在翻译中，由于英语和汉语表达方式的差异，瑕疵在所难免，恳请各位读者不吝赐教，以便审译者不断改进与提高。希望本书的中文版能够帮助到每一位渴望提高医疗质量、造福患者的临床医生。

感谢北京大学医学出版社、爱思唯尔（Elsevier）出版集团及原作者 Fred F. Ferri 教授对我们的信任，授予我们翻译的机会，以及翻译过程中给予我们的持续帮助。

感谢翻译团队每一位成员的努力付出，也感谢我们的家人给予我们的理解与支持。

张　骅　徐国纲

2021 年 1 月

译者序

在 2021 年元旦过后，戴聪对我说想让我为他们的一本译著做个序，当然没有理由拒绝。

这本书的原著是由美国布朗大学沃伦·阿尔伯特医学院 Fred F. Ferri 教授主编的 *Ferri's Clinical Advisor 2021*，由北京大学医学出版社组织翻译出版。这部医学书详细描述了 988 种医学障碍和疾病，涉及内科、外科、妇科等十余个学科，涵盖的医学主题超过 1200 个，还包括数以千计的插图、流程图、表格。我有幸先读到《Ferri 临床诊疗指南——消化系统疾病诊疗速查手册》的译文。该手册包括 90 多种疾病，内容涵盖从食管到直肠的全部消化道和消化道以外的各个消化器官以及腹腔疾病。

在信息爆炸的今天，我们随手就可以得到很多碎片信息。但是，一个出色的临床医生，仅仅依靠这些零散的知识是远远不够的。我们必须从基础开始，系统地掌握本专业的每一种疾病，以及掌握与其他系统疾病之间的相互联系，才能很好地构建我们的临床思维，这样才能让我们更好地认知疾病，进而准确地诊断疾病，对疾病施以正确的治疗。

近年来，随着医学和各个相关领域的发展，许多疾病从定义，到对临床症状的认识、物理生化的诊断方法，以及相关治疗方法都发生了很大的改变。然而，我们在关注新进展的同时，却鲜有包括新进展在内的系统的临床书籍问世。这本译著不仅包括了常见病、多发病，还包括了一些少见病、疑难病，亦包括近年来很多疾病在诊治方面的进展。我想这样一部内容全面的临床医学巨著，恰好弥补了这个空白。这部书将会成为教科书很好的补充教材，成为医学生、消化内科医生以及其他临床医生的工具书，成为临床医生的好帮手。

2020 年是特殊的一年，一场突如其来的新冠肺炎疫情几乎影响了全世界。有人说是上帝伸出一只手，偷走了 2020 年。但是，本书的译者包括主译戴聪教授、王格博士，他们大多是"80 后"甚至"90 后"。他们是消化学科领域的新生代，都工作在临床一线。在这一年里他们除了亲身参加抗疫外，还要在完成繁重的医疗、科研工作之余，承担起这本书的翻译工作。参与翻译这部巨著无疑是辛苦的。如果我们把这个翻译工作比作一次旅行，那我想在这个旅途中他们除了付出，一定有快乐，更有收获。在本书即将出版之际，在此向所有的参译者表示感谢和祝贺！所谓天道酬勤，希望在你们的未来有最完美的体现。

姜 敏

中国医科大学附属第一医院消化内科

2021 年 1 月

译者前言

由美国布朗大学沃伦·阿尔伯特医学院 Fred F. Ferri 教授主编的 *Ferri's Clinical Advisor 2021* 是一部医学经典之作，此书囊括呼吸、消化、心血管、内分泌与代谢、血液、免疫与风湿、感染、肾病、神经、妇产等十余个学科 988 种医学疾病，涵盖的医学主题超过 1200 个，其中《Ferri 临床诊疗指南——消化系统疾病诊疗速查手册》包括了 90 余种消化学科相关的疾病。该手册从定义、流行病学、体格检查和临床表现、病因学、诊断、鉴别诊断、评估、治疗和处理等方面全面介绍了消化科相关疾病的诊治情况，具有很强的临床实用性和便捷性，能很好地指导消化科医生处理这些临床疾病。由于篇幅所限，本册书未能将消化科相关疾病所有的知识点进行展开并深入阐述，但在每个疾病章节之后都给出推荐阅读，以供读者深入了解该病。本册书以美国疾病谱为基础，与我国疾病谱会有些许不同，比如我国是结核感染大国，肠结核和结核性腹膜炎等疾病发病率不低，但本册书未能囊括这些疾病，同时由于中美两国之间国情、医疗资源和医疗技术也存在诸多差异，因此有些消化系统疾病的诊治流程和具体方案也会有所不同，读者在阅读学习和临床实践工作中也应该注意区别对待。

本册书的译者来自国内数家大学附属医院以及教学医院的硕博团队，长期从事临床一线工作，同时具有较强的医学文献阅读和翻译能力。在翻译之初，我们统一规范了翻译的整体基本要求、版式规范要求、内容规范要求，并制订了英文图书审校四大原则（查遗补漏、学术纠错、规范用语、润色文字），努力做到信、达、雅。本团队在临床、教学、科研工作之余耐心、细致地完成了翻译和审校工作，力求可以准确和通顺地表达原著之意，但是由于水平有限和时间仓促，难免会有一些瑕疵，还恳请读者不吝赐教，以便审译者不断提高和改进，也希望此书的中文版能为从事消化专业的临床医生提供实际帮助，造福更多患者。

感谢北京大学医学出版社、爱思唯尔（Elsevier）出版集团及原作者 Fred F. Ferri 教授对本团队的信任，授予我们翻译此分册的机会，以及在翻译过程中给予我们的持续帮助。

感谢我们整个翻译团队、我们的每一位审译者，感谢大家的辛勤付出，感谢每一位审译者对于医学和知识的尊重，也感谢我们的家人、朋友和同事对于我们的理解、支持和帮助。

戴　聪

2021 年 1 月 12 日

原著前言

本丛书旨在为医生和相关卫生专业人员提供一个清晰而简明的参考。其便于使用的体例可使读者能快速有效地识别重要的临床信息，并提供患者管理的实用指导。

多年来，前几版的巨大成功和众多同行的热情评论均为本丛书带来了积极的变化。每一部分都比之前的版本有了很大的扩展，使本丛书项目涵盖的医学主题总数已超过 1200 个。最新版本又增加了数百个新插图、表格和框，以增强对临床重要事件的记忆。所有主题中均提供了便于加快索赔提交和医保报销的国际疾病分类标准编码 ICD-10CM 编码。

各系统诊疗速查手册详细描述了 988 种医学障碍和疾病（最新版本新增 25 个主题），突出显示关键信息，并附有临床图片以进一步说明特定的医疗状况，以及列出相关的 ICD-10CM 编码。大多数参考文献均为当前同行评议的期刊文章，而不是过时的教科书和陈旧的综述文章。

各系统诊疗速查手册中的主题采用以下结构化方法展示：

1. 基本信息（定义、同义词、ICD-10CM 编码、流行病学和人口统计学、体格检查和临床表现、病因学）
2. 诊断（鉴别诊断、评估、实验室检查、影像学检查）
3. 治疗（非药物治疗、急性期治疗 / 常规治疗、慢性期治疗 / 长期管理、预后 / 处理、转诊）
4. 重点和注意事项（专家点评及推荐阅读）

《Ferri 临床诊疗指南——临床常见疾病诊疗流程图》包括 150 多种用以指导和加速评估及治疗的临床流程图，2021 年版我们继续更新流程，以提高可读性。医生们普遍认为这部分内容在当今的管理式医疗环境中特别有价值。

《Ferri 临床诊疗指南——实验室检查速查手册》包括正常的实验室检查参考值和对常用实验室检查结果的解释。通过提供对异常结果的解释，促进了对医学疾病的诊断，并进一步增加了本丛书全面的"一站式"性质，最新版还增加了新的插图和表格。

我认为我们已经创造了一个与现有图书有显著差别的先进的信息系统。这些内容为读者提供了巨大的价值。我希望本丛书便于使

用的形式、众多独特的功能及不断更新的特点能够使其成为对初级
保健医生、医学生、住院医师、专科医师和相关卫生专业人员均有
价值的医学参考书籍。

Fred F. Ferri, MD, FACP

临床教授

布朗大学沃伦·阿尔伯特医学院

美国罗得岛州

原著致谢

感谢我的儿子 Vito F. Ferri 博士和 Christopher A. Ferri 博士，以及我的儿媳 Heather A. Ferri 博士的帮助和大力支持，感谢我的妻子 Christina，感谢她在书稿撰写过程中的耐心支持。特别感谢所有为本书提供宝贵意见的读者，是他们的建议帮助本书得以成为医学领域的畅销书。

Fred F. Ferri, MD, FACP
临床教授
布朗大学沃伦·阿尔伯特医学院
美国罗得岛州

目　录

第四篇　肛周疾病

第五篇 腹腔疾病

第六篇 肝胆疾病

第七篇　胰腺疾病

第八篇　感染性疾病

第一篇

咽部疾病

第1章　咽下部憩室
Zenker Diverticulum

Robert M. Kirchner，Paul Gordon

郭天芳　译　张龙举　张骅　审校

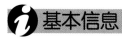 基本信息

定义

咽下部（咽食管）憩室，又称 Zenker 憩室（Zenker diverticulum，ZD），是指由于环咽肌和咽下缩肌之间的黏膜向后突出所导致的食管口获得性生理梗阻（图 1-1）。

同义词

咽食管憩室
内压性憩室
Zenker 憩室

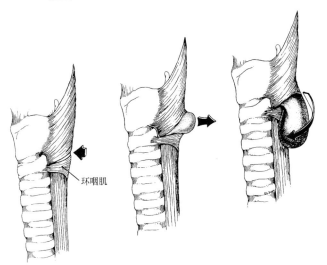

环咽肌

图 1-1　咽下部（Zenker）憩室的形成。左图，咽部黏膜和黏膜下层突出于甲状咽肌斜行纤维与环咽肌横纤维之间的点（箭头）。**中间图和右图，**随着憩室的扩大，它向左向下在椎前间隙进入上纵隔腔。(From Sabiston D: Textbook of surgery，ed 15，Philadelphia，1997，WB Saunders.)

ICD-10CM 编码

K22.5　食管憩室，获得性

流行病学和人口统计学

- 上消化道憩室最常见的类型
- 罕见病，每年发病率约为 1/50 000
- 大多在 60 岁之后发病，男性居多
- 发病高峰出现在 60 ～ 90 岁
- 与胃食管反流病（gastroesophageal reflux disease，GERD）和食管裂孔疝有关

体格检查和临床表现

　　小的咽下部憩室无典型临床表现。随着憩室的增大，可出现以下症状：

- 对固体和液体食物吞咽困难（最常见）
- 未经消化的食物反流
- 颈部胀满感
- 咳嗽
- 口臭
- 吸入性肺炎
- 体重下降
- 声音改变
- 流涎（口水过多）

病因学

- 尚无明确的病因。最主要的假说认为由于吞咽肌肉运动失调（特别是环咽肌的不完全松弛），导致下咽部黏膜压力增加，从而导致薄弱区（"Killian 三角"后壁，即咽下缩肌斜行纤维和环咽肌横纤维之间的点）黏膜的不断扩张，形成假性憩室。此处可能会出现食物及分泌物的潴留，从而出现上述症状
- 咽下部憩室也可能出现在脊柱前部手术或颈椎损伤之后

🅓🆇 诊断

- 典型的临床表现和钡餐有助于诊断

- 也可使用颈部超声
- 食管压力测定可帮助寻找病因，但不能作为确诊手段

鉴别诊断

需要与有吞咽困难的疾病相鉴别：

- 贲门失弛缓症
- 食管痉挛
- 食管癌
- 食管蹼
- 消化道狭窄
- 下食管环（Schatzki 环）
- 异物
- 中枢神经系统疾病（卒中、帕金森病、肌萎缩侧索硬化症、多发性硬化症、重症肌无力、肌营养不良）
- 皮肌炎
- 感染

评估

钡餐是可选择的检查。上段内镜（图 1-2）有穿孔的风险。

实验室检查

无特殊实验室检查。

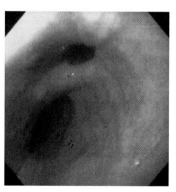

扫二维码看彩图

图 1-2 （扫二维码看彩图）食管中部憩室的内镜视图。憩室在食管灌注良好时最为明显。（From Feldman M et al：Sleisenger and Fordtran's gastrointestinal and liver disease，ed 10，Philadelphia，2016，Elsevier.）

影像学检查

- 钡餐：显示具有狭窄的憩室颈的疝囊，典型起源于 C5～C6 水平的环咽肌近端（图 1-3）
- 内镜检查仅用于当钡餐显示黏膜不规则时，以排除肿瘤
- 口咽-食管闪烁成像最近通过定性及定量分析被证明是一种有效、灵敏、简单的诊断性检查
- 对疑似吸入性肺炎患者需行胸部 X 线检查

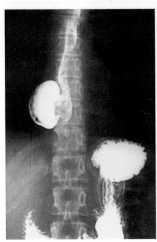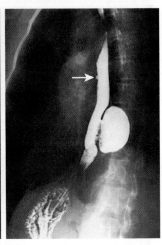

图 1-3　后前位（左）和斜位（右）的食管钡餐造影显示食管中段和食管远端交界处一个典型憩室，食管中段有一个小型牵引憩室（箭头）。（From Sabiston D：Textbook of surgery，ed 15，Philadelphia，1997，WB Saunders.）

Rx 治疗

非药物治疗

- 有吞咽困难的患者可尝试软质饮食
- 避免谷类、果皮、坚果

急性期常规治疗

- 内镜技术（食管憩室切除术）在很大程度上取代了传统手术，包括：
  1. 内镜吻合器憩室切开术（可能是首选治疗方法）

2. 二氧化碳激光显微内镜手术憩室切开术

3. 憩室＜ 3 cm 是内镜手术的禁忌证

4. 经口内镜下肌切开术（peroral endoscopic myotomy，POEM）成功率为 97%，临床成功率（完全或接近完全消除吞咽困难）为 92%[1]

5. 与手术修复的头对头对比显示，内镜技术在结果、症状缓解和患者满意度方面是相似的

- 手术修复（表 1-1）是对有症状患者（吞咽困难、咳嗽、误吸）的常规治疗方法，几乎所有患者的症状都得到了很好的缓解，手术死亡率很低（＜ 1.5%）。手术操作包括：

1. 颈憩室切除术伴环咽肌切开术（最常见的方法）

2. 憩室固定术或憩室反转合并环咽肌切开术

3. 单纯憩室切除术

4. 单纯环咽肌切开术

慢性期治疗

对于非手术患者，治疗针对可能出现的并发症：

- 对于吸入性肺炎患者使用抗生素
- 对于可能在憩室内出现溃疡者使用 H_2 拮抗剂
- 肉毒杆菌毒素可暂时缓解吞咽困难

预后

- 若治疗不及时，憩室可进一步扩大

表 1-1　咽下部憩室的手术方式总结

术式	具体描述
经内镜憩室切除术	经口内镜下用电灼、激光或吻合器切开憩室与食管之间的环咽肌和隔膜
开放式肌切开术＋憩室切除术	通过环咽肌切开术切除憩室
开放式肌切开术＋憩室固定术	通过切开环咽肌，将憩室颈部上方缝合固定到椎前筋膜
单纯开放式肌切开术	环咽肌切开术

[1] Yang J et al：An international study on the use of peroral endoscopic myotomy in the management of Zenker's diverticulum，Gastrointest Endosc 91（1）：163-168，2020.

- 随着憩室的增大，发生并发症（如吸入性肺炎）的风险也增加
- 术后可复发（4%）；然而，这些通常是无症状的

转诊

任何存在吞咽困难症状的患者均需至胃肠科相关领域专家处就诊。对于手术患者需在胸外科、耳鼻喉科、头颈外科就诊。

专家点评

极少数发生癌变（0.4%）。

推荐阅读

Law R et al: *Zenker's diverticulum Clin Gastroenterol Hepatol* 12:1773-1782, 2014.

Manno M et al: Alternative endoscopic treatment of Zenker's diverticulum: a case series (with video), *Gastrointest Endosc* 79:168-170, 2014.

第 2 章　咽后脓肿
Retropharyngeal Abscess

Louis Insalaco

田雯宁　译　戴聪　审校

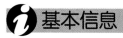 基本信息

定义

咽后脓肿是一种累及咽后间隙的咽喉部软组织感染，主要影响儿童。咽后间隙的解剖边界是前面的颊咽筋膜（颈深筋膜的中间层）和后面的翼筋膜（颈深筋膜的深层）。该间隙上方起于颅底，下方止于两筋膜的融合处（在第一胸椎和第二胸椎之间的水平）。

ICD-10CM 编码

K39.0　咽后和咽旁脓肿

流行病学和人口统计学

咽后脓肿多见于 2 ~ 4 岁的儿童，类似于化脓性颈淋巴结炎。70% 的病例发生在 6 岁以下患者，50% 的病例发生在 3 岁以下患者。这代表了大量病毒性上呼吸道感染及其伴随的并发症、急性中耳炎和鼻窦炎的高峰年龄组。咽后间隙感染在年龄较大的儿童和成人中较少见，因为淋巴结通常在青春期时萎缩。

体格检查和临床表现

- 咽后感染的发病可能是隐匿性的，除了发热、易激惹、流口水、声音低沉（发音困难），也可能产生颈项僵硬
- 急性症状与脓肿在呼吸道或上消化道和咽部产生的压力和炎症有关。患者可能有严重的吞咽困难、流口水和吞咽疼痛，或者可能有因呼吸道水肿和炎症（喘鸣、呼吸急促或两者兼而有之）而引起的呼吸窘迫
- 因为不适而不愿移动脖子通常是一个突出的表现特征，如果孩子发热和易怒，应该考虑咽后脓肿
- 颈部的伸展通常比屈曲受到的影响更大。这会导致患者僵硬

地抱着他或她的脖子或出现斜颈
- 牙关紧闭是少见的
- 体检时可能会发现咽后壁中线或单侧肿胀。肿块对检查手指可能有波动，必须注意避免脓肿破裂进入上呼吸道

并发症很多，可能是致命的；这些并发症包括呼吸道阻塞、败血症、颈内静脉血栓形成、颈动脉破裂和急性坏死性纵隔炎。如果咽后脓肿破裂并进入呼吸道，误吸并由此导致的肺炎可能会使咽后脓肿复杂化。感染可以从颈部的一个部位传播到另一个部位。

最可怕的并发症是颈静脉化脓性血栓性静脉炎（Lemierre 综合征），颈动脉鞘的血管受到感染，导致菌血症和感染扩散到肺、脑和纵隔。

病因学

- 咽后间隙由两条淋巴结链组成，引流鼻咽、腺样体、后鼻旁窦、中耳和咽鼓管。因此，这些区域的化脓性感染可能是咽后脓肿感染的源头
- 主要细菌种类为化脓性链球菌（A 组链球菌）、金黄色葡萄球菌和呼吸道厌氧菌（包括梭杆菌、普雷沃特菌和韦荣球菌属）。嗜血杆菌属也时有发现
- 在年幼的儿童中，感染通常通过淋巴管从咽部或鼻窦的脓毒症病灶扩散到这个间隙
- 在成人中，感染可能从局部或远处部位到达咽后间隙。穿透性创伤（如来自鸡骨或医源性）通常是局部传播的来源。更远的感染源包括牙源性脓毒症和扁桃体周围脓肿（现在是一种罕见的病因）

Ⅸ 诊断

鉴别诊断

- 颈椎骨髓炎
- Pott 病
- 脑膜炎
- 颈长肌钙化性肌腱炎
- 颈深部感染的鉴别特征总结于表 2-1

表 2-1　颈深部感染的鉴别特征

部位或病症	临床特征 [*]
下颌下间隙（Ludwig 咽峡炎）	颏下硬结，舌突出肿胀或坏死，无牙关紧闭，常有下磨牙腐烂
咽外侧间隙（前）	发热，毒性症状，牙关紧闭，颈部肿胀
咽外侧间隙（后）	无牙关紧闭，无肿胀（除非同侧腮腺受累），脑神经 IX ～ XII 麻痹，Horner 综合征，颈动脉糜烂
咽后间隙（咽后部）	颈部僵硬，颈部活动范围缩小，咽后壁组织肿胀，咽痛，吞咽困难，呼吸困难
咽后间隙（危险间隙）	纵隔或胸膜受累
咽后间隙（椎前）	颈部僵硬，颈部活动范围缩小，颈椎不稳，可能沿脊柱蔓延
颈静脉化脓性血栓性静脉炎（Lemierre 综合征）	咽喉痛，颈部肿胀触痛，呼吸困难，胸痛，化脓性关节炎

[*] 发热和全身毒性症状对所有人都是常见的。

（From Vincent JL et al：Textbook of critical care, ed 7，Philadelphia，2017，Elsevier.）

实验室检查

- 全血细胞计数和分类
- 血培养可考虑用于难治性病例或严重症状病例

影像学检查

- 颈部侧位 X 线片可用于描述咽后脓肿的存在，并可显示颈椎前凸；如果咽后间隙在 C2 大于 7 mm 或在 C6 大于 14 mm，则认为咽后间隙增宽是有病理意义的（图 2-1）。

　　在进行检查时必须注意技术问题，特别是在儿童中。影像片应该是一个完美的侧向片，在吸气时，儿童必须保持颈部伸展，以避免咽后间隙的假性增厚。哭泣，尤其是婴儿，也可能导致咽后间隙的假性增厚

- 应考虑使用胸部 X 线检查来评估纵隔炎或吸入性肺炎
- 颈部 CT 扫描对于中度或高度怀疑有颈部深间隙脓肿的患者很有用。这是识别咽后间隙脓肿最有用的成像手段，但它并不完美。在不同的研究中，CT 扫描预测是否存在可

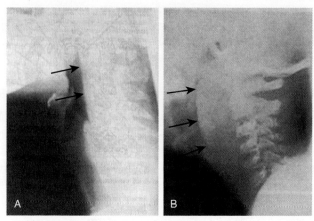

图 2-1 颈部的侧位 X 线片显示正常的颈椎侧位（**A**，箭头）和咽后脓肿引起的椎前软组织扩张（**B**，箭头）

排出的化脓性物质的敏感性和特异性都有很大的不同，从 68%～100% 不等。

CT 扫描能提供比 X 线平片更多的信息，因为它一般能鉴别咽后蜂窝织炎和咽后脓肿，并能显示咽后脓肿向颈部毗邻间隙的扩展。蜂窝织炎和脓肿的共同 CT 表现是核心低密度、软组织肿胀、脂肪平面消失和肿块效应。CT 扫描显示脓肿的征象是"完整的边缘强化"和脓肿边缘的扇形（图 2-2）。脓肿可视为附着在咽后壁的肿块

- 颈部 MRI 很少用于诊断，特别是在儿科人群中，因为获得这项检查的时间较长，而且年幼人群需要镇静。T2 加权图像可以识别和定位脓肿的引流或吸入区域。钆增强对于准确确定软组织成分是很重要的，它也有助于区分炎症性病变和先天性或肿瘤性病变。磁共振血管成像有助于血管病变的成像，如颈静脉血栓性静脉炎

Rx 治疗

急性期常规治疗和慢性期治疗

- 当 CT 结果提示蜂窝织炎时，开始不引流的静脉注射抗生素治疗试验，并对住院患者进行 48 h 的监测。如果儿童的临床

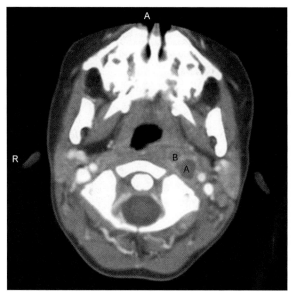

图 2-2 咽后脓肿（**A** 和 **B**）的 CT 扫描显示低密度核心、软组织肿胀、脂肪平面消失、肿块效应和边缘强化

症状有所改善，可以考虑出院时口服抗生素。如果临床病程没有改善或恶化，应该进行重复的 CT 扫描，并可能需要外科引流或延长静脉注射抗生素治疗时间。一些研究人员还支持在 CT 扫描发现小脓肿时单独进行静脉注射抗生素治疗的试验，只要呼吸道不受影响。

氨苄西林-舒巴坦［300 mg/（kg·d），静脉滴注，每 6 h 一次］或克林霉素［25～40 mg/（kg·d），静脉滴注，每 8 h 一次］是有效的抗菌药物。成人用氨苄西林-舒巴坦 3 g 静脉滴注每 6 h 一次，或克林霉素 600 mg 静脉滴注每 8 h 一次。随着细菌培养数据的获得，抗生素应该进行调整，口服治疗至少要完成 14 天的疗程。表 2-2 总结了颈深部感染的治疗方案

● 外科干预在咽后脓肿的治疗中配合抗生素治疗发挥了重要作用。当有提示脓肿的大片低密度区或患者单独接受肠外治疗无效时，应立即手术引流

表 2-2　颈深部感染的治疗方案

症状	可能的微生物	治疗措施 *
颌下间隙感染（社区获得性）	厌氧菌、链球菌、金黄色葡萄球菌	氨苄西林-舒巴坦（3 g 静脉注射，每 6 h 一次）； 头孢曲松（1～2 g 静脉注射，每 24 h 一次）＋克林霉素（300～900 mg 静脉注射，每 8 h 一次）或甲硝唑（500 mg 静脉注射，每 6 h 一次）； 厄他培南（1 g/d 静脉注射）
颌下间隙感染（医院 /ICU 获得性）	铜绿假单胞菌、耐甲氧西林金黄色葡萄球菌（MRSA）、厌氧菌	亚胺培南（500 mg 静脉注射，每 6 h 一次）或哌拉西林-他唑巴坦（3.375 g 静脉滴注，每 8 h 一次）加万古霉素（1 g 静脉注射，每 12 h 一次）
咽后间隙感染	厌氧菌、链球菌、金黄色葡萄球菌	氨苄西林-舒巴坦（3 g 静脉注射，每 6 h 一次）； 头孢曲松（1～2 g 静脉注射，每 24 h 一次）＋克林霉素（300～900 mg 静脉注射，每 8 h 一次）或甲硝唑（500 mg 静脉注射，每 6 h 一次）； 厄他培南（1 g/d 静脉注射）
咽外侧间隙感染	厌氧菌、链球菌、金黄色葡萄球菌	氨苄西林-舒巴坦（3 g 静脉注射，每 6 h 一次）； 头孢曲松（1～2 g 静脉注射，每 24 h 一次）＋克林霉素（300～900 mg 静脉注射，每 8 h 一次）或甲硝唑（500 mg 静脉注射，每 6 h 一次）； 厄他培南（1 g/d 静脉注射）
颈内静脉化脓性血栓性静脉炎	坏死梭杆菌	甲硝唑（500 mg 静脉注射，每 6 h 一次）； 克林霉素（300～900 mg 静脉注射，每 8 h 一次）； 氨苄西林-舒巴坦（3 g 静脉注射，每 6 h 一次）

ICU，重症监护病房

* 表中列出的抗菌药物选择仅为示例，因为对于大多数感染，多种不同的抗菌药物均是有效的；个体选择受患者因素（如过敏性、同时服用的药物等）、当地医院细菌耐药率和微生物培养结果的影响

（From Vincent JL et al：Textbook of critical care，ed 7，Philadelphia，2017，Elsevier.）

重点和注意事项

预防

　　颈深部任何间隙感染的并发症都是多种多样的，而且有可能致命。早期诊断和及时、适当的处理是避免这些并发症的关键。

推荐阅读

Saluja S et al: A prospective study of 113 deep neck infections managed using a clinical practice guideline, *Laryngoscope* 123(12):3211-3218, 2013.

第二篇

上消化道疾病

第3章 Barrett 食管
Barrett Esophagus

Harlan G. Rich

魏志 译 袁灿灿 陈俊文 审校

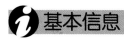 基本信息

定义

Barrett 食管发生于鳞状柱状上皮交界处相对于胃食管结合部上移≥ 1 cm，此处食管下段的鳞状上皮被化生柱状上皮所替代，易发生食管腺癌。虽然贲门型上皮已被证明容易发展为食管癌，肠上皮的存在仍然被认为是诊断中必不可少的。最新数据显示，Barrett 食管发生食管癌的年绝对风险为 0.12%，远低于目前监测指南所依据的 0.5% 假定风险。

同义词

食管，Barrett

食管，柱状上皮

溃疡，Barrett

ICD-10CM 编码

K22.70 Barrett 食管无不典型增生

K22.710 Barrett 食管伴轻度不典型增生

K22.711 Barrett 食管伴重度不典型增生

K22.719 Barrett 食管伴不典型增生，未特指

流行病学和人口统计学

- 男 / 女发病比例为 4 : 1
- 平均发病年龄为 40 岁，平均诊断年龄范围为 55 ～ 60 岁
- 在白人和西班牙裔人群中发病率比非裔美国人要高，比例为（10 ～ 20）: 1
- 在接受内镜检查的有症状胃食管反流病（GERD）患者的平均患病率为 5% ～ 15%。据估计，在美国有 5.6% 的成年人患

有 Barrett 食管。没有危险因素的患者患病率可能低至约 1%，并且会根据患者所在地区（西方国家与非西方国家）和危险因素的数量而有所不同

- 独立的危险因素包括慢性反流（年龄 > 5 岁）、食管裂孔疝、年龄 > 50 岁、男性、白人、吸烟史和腹部肥胖。家族史中至少有一个一级亲属患有 Barrett 食管或食管腺癌是一个重要的危险因素

体格检查和临床表现

症状：

- 慢性胃灼热
- 固体食物吞咽困难
- 可能在没有反流症状的患者内镜检查中偶然发现
- 不常见：胸痛、呕血、黑便
- 患者可能没有症状

体格检查：

- 非特异性；可以完全正常
- 触诊时上腹部压痛

病因学

- 上皮化生被认为是由于慢性胃食管反流病（GERD）导致的食管组织损伤后再上皮化的结果
- Barrett 食管患者倾向于有更严重的食管运动障碍（降低的食管下端括约肌压力，无效的蠕动）和 24 h pH 监测中更多的食管酸暴露。表 3-1 列出了在 Barrett 食管患者中已报道的一些生理异常，并指出这些异常在 GERD 的严重程度中所发挥的作用
- 胆汁盐在酸的存在下可能产生氧化应激，诱发活性氧物质，并改变转录因子活性，所有这些都可能诱导形成 Barrett 上皮、DNA 损伤和异型增生的进展
- GERD 和 Barrett 食管的家族聚集性提示有遗传易感性，但尚未鉴定出任何基因。早期数据表明，Barrett 食管患者在遗传上易对胃食管反流病产生严重的炎症反应。候选易感基因座包括 *CRTC1*、*BARX1* 和 *FOXP1*
- 从化生到不典型增生再到癌变的进展与基因结构和表达的改变有关，包括尾部相关的同源盒转录因子家族（*CDX1* 和

表 3-1 导致 Barrett 食管患者胃食管反流病的可能的生理异常

异常	潜在结果
食管下端括约肌的极端低压	胃食管反流
无效的食管运动	反流物质的清除不良
胃酸分泌过多	高酸性胃液反流
十二指肠胃反流	胆汁酸和胰酶反流引起的食管损伤
EGF 的唾液分泌减少	反流损伤食管黏膜的延迟愈合
食管对反流性腐蚀性物质的疼痛敏感性降低	未能开始治疗

EGF，表皮生长因子。

（From Feldman M et al：Sleisenger and Fordtran's gastrointestinal and liver disease，ed 10，Philadelphia，2016，WB Saunders.）

CDX2）、胚胎转录因子 SOX2、肿瘤抑制因子 p16（*CDKN2A*）和 *TP53*

- 在 Barrett 食管异型增生和食管腺癌的患者队列中，已有转录活性高危型人乳头瘤病毒的报道
- Barrett 食管和食管腺癌患者可能会发生食管微生物菌群向革兰氏阴性菌群的转换，这种变化可能通过释放促炎细胞因子和激活致癌转录调节因子如核因子 -κB（NF-κB）而发挥致癌作用

 诊断

鉴别诊断

- GERD，不复杂
- 糜烂性食管炎
- 胃炎
- 消化性溃疡病
- 心绞痛
- 恶性肿瘤
- 狭窄环或 Schatzki 环

评估

- 美国胃肠病学协会医疗状况专家小组对筛查具有以下多种风

险因素的患者做了弱推荐，包括年龄超过 50 岁、男性、白人、慢性 GERD、食管裂孔疝、体重指数升高和腹部脂肪分布。一个国际共识小组建议筛查 60 岁以上患有 GERD 症状超过 10 年的男性。美国胃肠病学会（American College of Gastroenterology，ACG）临床指南建议筛查时间 > 5 年和（或）GERD 症状频繁且有两个或更多危险因素的男性，这些危险因素包括年龄 > 50 岁、高加索人种、存在中枢型肥胖、目前或过去有吸烟史，以及 Barrett 食管或食管腺癌的确切家族史。美国胃肠内镜学会（American Society for Gastrointestinal Endoscopy，ASGE）指南声明，虽然还没有充分证据证明筛查的有效性，但如果筛查，应该包括被定义为高风险患者的个人，即具有食管腺癌或 Barrett 食管家族史，或中度 GERD 风险患者并且具有早期定义的危险因素之一的患者。目前不建议进行一般人群筛查。尽管筛查已成为一些社区的实践标准，但是使用现有技术进行筛查的有效性尚存在争议，因为它可能无法改善腺癌的死亡率

● 进行内镜活检对于诊断是必要的。理想情况下，这应该通过高分辨率白光内镜检查，至少每隔 2 cm 节段进行 4 次活检。如果出现糜烂性食管炎，患者应在食管炎治愈的 8～12 周后，通过重复内镜检查和活检以确定是否存在潜在的 Barrett 食管。ASGE 建议有条件的情况下同时使用彩色内镜或虚拟彩色内镜进行检查

● 未给予镇静的经鼻内镜检查和食管细胞学检查仪（Cytosponge®）可作为传统内镜检查可接受的替代方法。无线食管胶囊内镜检查可以检测到 Barrett 食管，但灵敏性和特异性太低，不建议使用。影像学检查无用

● 诊断需要胃食管结合部近端存在至少 1 cm 的化生柱状上皮（图 3-1 和图 3-2）。较长节段（≥ 3 cm）Barrett 食管更容易诊断。Barrett 食管可以用 Prague 标准来描述，通过 C 和 M 评分记录周长和最大长度。Paris 分类可以用来报告相关的可见病变。如果诊断出任何程度的不典型增生，至少应经过 2 名胃肠道病理学专家的认可

● 胃贲门肠上皮化生不是 Barrett 食管，也无恶变的风险

● 使用组织样本的生物标志物，以及最近的血液测试，包括对全基因组测序甚至对挥发性有机化合物进行呼吸试验，以及

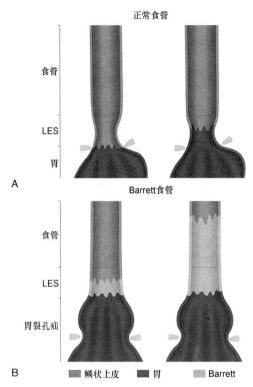

正常食管

食管

LES

胃

A

Barrett食管

食管

LES

胃裂孔疝

B

 鳞状上皮 ■ 胃 ■ Barrett

图 3-1 正常 LES 区域（A）和 Barrett 食管（B）的解剖标志。请注意，胃黏膜在 LES 区域非常常见且正常，在 Barrett 食管中，鳞状上皮交界不仅在食管内向近侧移位，而且中间的黏膜由肠化 Barrett 化生上皮取代。LES，食管下端括约肌。（From Silverburg SG：Principles of practice of surgical pathology and cytopathology，ed 4，New York，2006，Churchill Livingstone.）

先进的成像技术，例如突变负荷、荧光原位杂交、自发荧光成像、白光后处理算法、共聚焦激光内镜检查和光学相干断层扫描（最近纳入体积激光内镜检查），正在评估中以帮助诊断，并更好地了解疾病的进展，预测疾病对治疗的反应或预后

- 不建议对 GERD 和 Barrett 食管患者进行幽门螺杆菌感染筛查

Rx 治疗

目的是控制 GERD 症状和维持黏膜愈合。

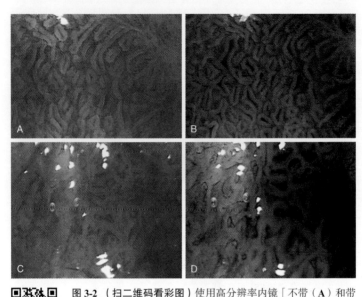

扫二维码看
彩图

图 3-2 （扫二维码看彩图）使用高分辨率内镜［不带（**A**）和带有（**B**）窄带成像］的无不典型增生的 Barrett 食管图像。在下图（**C，D**）中，显示了与 Barrett 食管相关的高度不典型增生为背景的早期黏膜内癌区域。请注意，高度不典型增生或黏膜内癌区域的凹坑和血管形态不规则且扭曲，而无不典型增生的 Barrett 食管（**A，B**）凹坑和血管形态规则。（From Feldman M et al：Sleisenger and Fordtran's gastrointestinal and liver disease，ed 10，Philadelphia，2016，WB Saunders.）

非药物治疗

非药物治疗包括生活方式的改变，抬高床头，并避免摄入巧克力、烟草、咖啡因、薄荷糖和某些药物（请参阅"胃食管反流病"）。

急性期常规治疗

- 质子泵抑制剂是对 GERD 最有效的治疗方法。治疗目标是控制症状和（或）促进内境下的疾病愈合
- 如果患者无症状且偶然发现有 Barrett 食管，则应开具每日 1 次的质子泵抑制剂处方，因为它们可以减少肿瘤发生的风险

慢性期治疗

- 建议使用慢性酸抑制剂控制症状，维持愈合，以及减少肿瘤进展。对于 Barrett 食管患者，使用质子泵抑制剂的获益被认为大于潜在的风险

- 可以考虑抗反流手术治疗 GERD 和相关并发症，但尚未证明其优于药物治疗。患者需要继续内镜检查监测食管情况
- 当通过药物或手术疗法控制 GERD 时，消融的化生上皮通常被正常鳞状上皮取代。因为只有少数 Barrett 食管患者进展为高度不典型增生或癌，因此对于非增生性 Barrett 食管的一般人群，不建议内镜根除治疗
- 内镜根除疗法正成为低度不典型增生的治疗选择，并且是高度不典型增生的治疗选择。射频消融或光动力疗法，结合内镜下黏膜切除术（endoscopic mucosal resection，EMR）或内镜下黏膜下剥离术（endoscopic submucosal dissection，ESD）治疗可见的不规则黏膜，应与积极监测和清除所有残留 Barrett 食管上皮同时进行。在适当分期的个体中，内镜治疗优于手术治疗。如果分期正确（T1 SM1 或更低），甚至可以考虑对局灶性黏膜内癌患者进行这些治疗。冷冻疗法正在被评估，以彻底根除不典型增生和肠化生，并降低疾病进展的风险。所有这些选择都有残留或掩埋化生的风险。治疗的最终目标包括彻底根除异型增生（CE-D）和彻底根除肠化生（CE-IM）。即使采用 CE-IM，也有 5% ~ 39.5% 的患者复发。表 3-2 总结了内镜下治疗 Barrett 食管的方法
- 外科手术切除是确定的治疗方法，可用于多灶性高度不典型增生、已扩展至黏膜下层的癌症（T1 SM2 或 SM3）或分化不良的癌症或有淋巴管浸润征象的患者。在大的医疗中心，由于有经验丰富的外科医师进行手术，死亡率往往更低
- 有心血管危险因素的患者可考虑采用小剂量阿司匹林治疗，以化学预防食管腺癌。NSAID 或 NSAID 与他汀类药物联合使用可能有效降低食管腺癌的风险，但因为存在不良反应的风险，目前不推荐使用

预后和处理

- Barrett 食管患者发生食管腺癌的相对风险是普通人群的 11.3 倍，较先前报告中估计的 30 或 40 倍的相对风险大幅下降。男性和柱状上皮节段较长（≥ 8 cm）的患者风险更大
- 未经治疗的 Barrett 食管伴低度不典型增生进展为食管腺癌的风险为每年 0.5%，而高度不典型增生的风险为每年 6% ~ 19%
- 监测频率是有争议的。没有前瞻性研究证明内镜监测具有成

表 3-2 Barrett 食管的内镜治疗方法

手术方式	HGD 清除率	BE 清除率	复发率	鳞状上皮下 BE 发生率	狭窄率	并发症发生率	优点	缺点
APC	67%～98.6%	38%～98%	33%～68% 低功率	25%～45% 低功率，0～30% 高功率	4%～10%	24% 低功率，40%～60% 高功率	非接触式，技术简单	需要几次治疗
MPEC	—	25%～88%	7%	7%	2%	41%～43%	非接触式，技术简单，相对便宜，容易获得	需要几次治疗
PDT	77%～88%	13%	5%～11%	2%～24%	4.8%～53%	4.8%～53%	易于执行；唯一 FDA 批准治疗 BE 癌前病变的消融方法	光敏性，较高的狭窄率
EMR	59%～97%	53%	4%～30%	—	3%～30%	12%～60%	组织学评估；完全去除环周短节段 BE；1～2 节	长节段 BE 治疗困难

APC，氩等离子凝固术；BE，Barrett 食管；EMR，内镜下黏膜切除术；FDA，美国食品和药品监督管理局；HGD，高度不典型增生；MPEC，多极电凝；PDT，光动力疗法。
(From Cameron JL, Cameron AM: Current surgical therapy, ed 12, Philadelphia, 2017, Elsevier.)

本效益或可延长预期寿命。虽然有些研究表明，严格遵守监测要求可提高发现异型增生和癌症的比率，但最近的病例对照研究显示死亡率并没有降低

- Barrett 食管患者目前接受内镜监测和系统性四象限活检（"西雅图规程"），间隔时间由不典型增生的存在和严重程度决定。采用计算机辅助三维分析（WATS-3D）的广域经上皮取样可能会增加对异型增生的检出率。对所有可见的黏膜异常均应进行活检

  1. 无不典型增生的患者应每 3 ～ 5 年进行一次随访。低度不典型增生的患者应进行积极的抗分泌（质子泵抑制剂）治疗，在 2 ～ 6 个月内重复内镜检查，每 12 个月内镜消融治疗或广泛的黏膜取样，直至不再存在不典型增生。然后恢复到 3 ～ 5 年间隔期

  2. 高度不典型增生的患者应经过专家确认和广泛的黏膜取样。伴有明显黏膜不规则的高度不典型增生，应通过 EMR 或 ESD 切除，然后进行黏膜消融。考虑每 3 个月进行一次强化监测，至少持续 1 年；长期监测的最佳时间和持续时间未知。不确定的异型增生需要积极进行药物治疗以及密切的随访和重新采样。对于高度不典型增生的患者，内镜治疗优于强化监测

- 监测前应积极治疗 GERD 患者

转诊

- 对未进行过内镜检查的具有多项危险因素的男性或选定的女性患者，可考虑进行内镜活检
- 如果存在以下"报警"症状（吞咽困难、吞咽痛、体重减轻、呕吐、早饱、胃肠道出血、铁缺乏症），推荐对 GERD 患者进行评估
- 推荐经活检证实的 Barrett 食管患者进行监测
- 对于那些低度或高度不典型增生的患者，可酌情采用 EMR 或 ESD 进行消融治疗，随后进行强化监测。也可以考虑食管切除术

相关内容

食管肿瘤（相关重点专题）
胃食管反流病（相关重点专题）

推荐阅读

American Gastroenterological Association et al: American Gastroenterological Association medical position statement on the management of Barrett's esophagus, *Gastroenterology* 140:1084, 2011.

Bennett C et al: BOB CAT: a large-scale review and Delphi consensus for management of Barrett's esophagus with no dysplasia, indefinite for, or low-grade dysplasia, *Am J Gastro* 110:662-682, 2015.

Elias PS, Castell DO: The role of acid suppression in Barrett's esophagus, *Am J Med* 130:525-529, 2017.

Falk GW: Current management of low-grade dysplasia in Barrett esophagus, *Gastroenterol Hepatol (NY)* 13(4):221-225, 2017.

Han S et al: Quality indicators in Barrett's esophagus: time to change the status quo, *Clin Endosc* 51:344-351, 2018.

Hoffman A et al: A guide to multimodal endoscopy imaging for gastrointestinal malignancy—an early indicator, *Nat Rev Gastroenterol Hepatol* 14(7):421-434, 2017.

Lv J et al: Alteration of the esophageal microbiota in Barrett's esophagus and esophageal adenocarcinoma, *World J Gastroenterol* 25(18):2149-2161, 2019.

Qumseya B et al: ASGE guideline on screening and surveillance of Barrett's Esophagus, *Gastrointest Endosc* 90:335, 2019.

Qumseya B et al: Systematic review and meta-analysis of prevalence and risk factors for Barrett's esophagus, *Gastrointest Endosc* 90(5):707-717, 2019.

Rustgi AK et al: Esophageal carcinoma, *N Engl J Med* 371:2499, 2014.

Shaheen NJ et al: ACG clinical guideline: diagnosis and management of Barrett's esophagus, *Am J Gastroenterol* 111:30-50, 2016.

Sharma P et al: Quality indicators for the management of Barrett's esophagus, dysplasia, and esophageal adenocarcinoma: international consensus recommendations from AGA symposium, *Gastroenterology,* http://doi.org/10.1053/j.gastro.2015.08.007.

Spechler SJ, Souza RF: Barrett's esophagus, *N Engl J Med* 371:836-845, 2014.

Souza RF: Reflux esophagitis and its role in the pathogenesis of Barrett's metaplasia, *J Gastroenterol* 52(7):787-776, 2017.

Wani S et al: Diagnosis and management of low-grade dysplasia in Barrett's esophagus: expert review from the clinical practice updates committee of the American Gastroenterological Association, *Gastroenterology* 151:822-835, 2016.

第4章　嗜酸性粒细胞性食管炎
Eosinophilic Esophagitis（EoE）

Zilla Hussain

李义　译　王格　审校

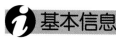 基本信息

定义

　　嗜酸性粒细胞性食管炎（eosinophilic esophagitis，EoE）是一种由抗原和免疫介导的慢性疾病，在排除食管嗜酸性粒细胞增多的继发原因后，需要满足以下标准：

1. 继发于食管内嗜酸性粒细胞浸润的炎症［在食管中段或下段黏膜活检，每高倍视野（per high power field，HPF）至少有15个嗜酸性粒细胞］
2. 有与食管功能障碍相关的症状。黏膜内嗜酸性粒细胞独立存在于食管，行质子泵抑制剂（proton pump inhibitor，PPI）试验后仍持续存在

同义词

　　食管嗜酸性细胞增多症（esophageal eosinophilia，EE）

　　EoE

　　EE

ICD-10CM 编码
K20.0　嗜酸性粒细胞性食管炎

流行病学和人口统计学

　　发病率（美国）：从去年开始，每年每10万居民新增1～20人。

　　患病率：（13～49）/10万。

　　好发性别：男性为主（男/女比例约为3∶1）。

　　好发年龄：疾病高峰期为35～39岁。

　　发病高峰：较大的儿童，30～50岁的成年人。

29

遗传学

- 胸腺基质淋巴细胞生成素（thymic stromal lymphopoietin，TSL）的基因突变与 EoE 的风险相关
- 纯合子基因突变具有较高风险
- Yp11.3 染色体上发现 *TSL* 基因
- 与 eotaxin-3（CCL-26）多态性相关

危险因素/病因：遗传、宿主免疫和环境。

体格检查和临床表现

- 成人：吞咽固体食物困难、食物嵌塞、胃灼热、非心源性胸痛、进食时间延长，同时伴发过敏性疾病（哮喘、湿疹、鼻炎、特应性皮炎、季节性/食物过敏）
- 儿童：呕吐、反流、恶心、上腹痛、胸痛、反酸、癔球症、食欲减退、呕吐、窒息、厌食、可能的特异反应性
- 通常与哮喘、鼻炎、皮炎以及其他特应性疾病有关

Dx 诊断

鉴别诊断

- 胃食管反流病
- PPI 反应性食管嗜酸性粒细胞增多症（PPI-responsive esophageal eosinophilia，PPI-REE），参见"急性期常规治疗"
- 乳糜泻
- 嗜酸性粒细胞性胃肠炎
- 克罗恩病
- 高嗜酸性粒细胞综合征
- 失弛缓症
- 血管炎、结缔组织病
- 感染（真菌或病毒）
- 移植物抗宿主病
- 天疱疮
- 结缔组织病

评估

- PPI 试验后，在进行食管胃十二指肠镜检查（esophagogastroduodenoscopy, EGD）时至少对食管远端和中 / 近端进行 2 ～ 4 次活检

- 确诊：持续存在的症状，病理学发现 ≥ 15 个嗜酸性粒细胞 / HPF（图 4-1），但是 5% ～ 10% 的患者食管正常
- 其他组织学表现包括基底区增生、细胞内间隙扩张和上皮下纤维化
- 内镜检查可发现白色的黏膜丘疹，表现为嗜酸性微脓肿、线状沟、食管狭窄、黏膜撕裂、食管气管化（图 4-2）、食管环、

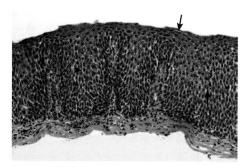

扫本章二维码看彩图

图 4-1 （扫本章二维码看彩图）嗜酸性粒细胞性食管炎患者食管标本的 HE 染色。黑色有尾箭头指向嗜酸性粒细胞，包括黏膜表面的嗜酸性粒细胞。黑色无尾箭头指向扩张的细胞间隙。星号标记固有层，显示炎症和纤维化。绿色箭头指向细长的乳头。基底层增生明显，基底层几乎达到管腔表面。HE，苏木精和伊红。（From Feldman M et al Sleisenger and Fordtran's gastrointestinal and liver disease，ed 10，Philadelphia，2016，Elsevier.）

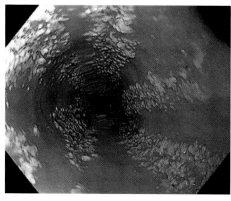

图 4-2 （扫本章二维码看彩图）内镜下嗜酸性粒细胞性食管炎表现为沟纹和渗出物。（From Feldman M et al：Sleisenger and Fordtran's gastrointestinal and liver disease，ed 10，Philadelphia，2016，Elsevier.）

食管痉挛。食管痉挛是一个放射学术语，用于描述沿食管整个管腔周围出现的 1 ～ 2 mm 的横向折叠，可在 EGD 和钡剂检查中短暂出现，可能由肌层黏膜增厚和收缩引起

实验室检查

- 40% ～ 50% 的患者外周血嗜酸性粒细胞增多
- 50% ～ 60% 的患者血清免疫球蛋白 E（IgE）水平升高

影像学检查

食管造影可显示食管环和狭窄。

Rx 治疗

非药物治疗

饮食治疗的三种策略：

- 经验性六种食物排除饮食（不含牛奶、大豆、鸡蛋、小麦、坚果和海鲜）。对于有应答的患者，可以在 6 周内一次加一种食物
- 完全排除所有食物过敏原，采取要素或氨基酸配方
- 根据过敏测试有针对性地排除饮食，通常是皮肤针刺试验或斑贴试验
- 如果存在狭窄和（或）患者不愿意接受造成黏膜撕裂的治疗，可行扩张治疗

急性期常规治疗

- 根据临床症状和随后的 EGD（活检），在进行了初步的 EGD 活检后，应开始一项为期 8 周的 PPI 试验性治疗，以排除 PPI 反应性食管嗜酸性粒细胞增多症。
  1. 如果使用了 PPI 后，活检时嗜酸性粒细胞仍持续存在，则诊断为 EoE
  2. 如果再次活检时嗜酸性粒细胞减少，则认为患者患有 PPI 反应性食管嗜酸性粒细胞增多症（PPI-REE），而不是 EoE
- 如果存在严重狭窄（例如，患者存在进食困难），则应首先进行 EGD（活检）
- 如果确认 EoE，患者应尝试使用糖皮质激素（氟替卡松或布

地奈德）局部雾化和（或）排除饮食。局部使用类固醇最有效：

1. 分 2 次吞服氟替卡松 880 ～ 1760 μg/d（成人剂量）
   （1）由计量吸入器给药，不带垫片
   （2）将药物喷洒到患者的口腔中，然后咽下
   （3）用药时，患者不应吸入
   （4）患者用药后 30 ～ 60 min 内不应进食或饮水
2. 吞服布地奈德 2 mg/d，通常分次服用
   （1）使用雾化器给药，然后指示患者吞咽积聚的液体
   （2）以黏性浆液形式给药：混合 1 mg/2 ml 三氯蔗糖的雾化安瓿（每 1 mg 布地奈德按 1 g 包装）
   （3）患者服用布地奈德混悬液后 30 ～ 60 min 内不应进食或饮水

慢性期治疗

- 如果患者对 PPI 治疗有应答，则将 EoE 排除在外，可以继续 PPI 治疗，并监测症状
- 如果患者对局部雾化的类固醇和（或）饮食调整有反应，则以最低剂量继续类固醇和（或）继续排除饮食
- 如果对初始治疗应答不足：
  1. 评估患者依从性
  2. 进一步限制饮食
  3. 增加类固醇剂量或考虑使用替代类固醇
  4. 从饮食调整转向类固醇治疗，反之亦然
  5. 考虑二线药物或临床试验
  6. 重新评估食管嗜酸性粒细胞增多症的诊断和继发原因（参见前面的"鉴别诊断"）
- 推荐慢性组织学和症状监测
- 如果吞咽困难持续存在，推荐内镜下扩张以缓解症状

处理

胃肠科医生的随访对评估疾病的进展或消除非常重要。

转诊

多学科医师（胃肠病学家、过敏症专家和营养师）诊断和管理 EoE。

重点和注意事项

专家点评

- EoE 可与 PPI-REE 混淆，患者应先行 PPI 试验，然后再确诊 EoE，并使用局部类固醇、逐步排除饮食或食管扩张
- 无论有无症状，内镜检查对监测疾病都很重要
- 虽然食管扩张是食管狭窄和食管环患者的主要治疗手段，但由于嗜酸性粒细胞负荷不受影响，因此扩张不会降低复发风险

相关内容

胃食管反流病（相关重点专题）

推荐阅读

Dellon ES: Epidemiology of eosinophilic esophagitis, *Gastroenterol Clin North Am* 43(2):201-218, 2014.

Dellon ES et al: Prevalence of eosinophilic esophagitis in the United States, *Clin Gastroenterol Hepatol* 12(4):589-596, 2014.

Dellon ES, Liacouras CA: Advances in clinical management of eosinophilic esophagitis, *Gastroenterol* 147(6):1238-1254, 2014.

Dellon ES et al: Efficacy of budesonide vs fluticasone for initial treatment of eosinophilic esophagitis in a randomized controlled trial, *Gastroenterology* 157(1):65-73.e5, 2019.

Kavitt RT et al: Diagnosis and treatment of eosinophilic esophagitis in adults, *AJM* 129(9):924-934, 2016.

Lucendo AJ et al: Guidelines on eosinophilic esophagitis: evidence-based statements and recommendations for diagnosis and management in children and adults, *United Eur Gastroenterol J* 5:335-358, 2017.

Merves J et al: Eosinophilic esophagitis, *Ann Allergy Asthma Immunol* 112(5):397-403, 2014.

Souza RF: Eosinophilic esophagitis: what if elimination diet does not work? *Digestive Disease Week* 2, 2018. Washington, D.C.

第5章 食管静脉曲张
Esophageal Varices

Fred F. Ferri

华娴 译 高炜 审校

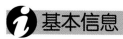 基本信息

定义

食管静脉曲张是指潜在门静脉高压患者出现食管黏膜下静脉的曲张，而食管黏膜下静脉主要起到门静脉及体循环的分流作用，其曲张可导致严重的上消化道出血。

ICD-10CM 编码
I85.00 食管静脉曲张，不伴出血
I85.01 食管静脉曲张，伴有出血

流行病学和人口统计学

发病率：
- 每年 5% ~ 15% 的肝硬化患者会发生食管静脉曲张
- 出血：
  1. 1/3 的静脉曲张患者会发生出血
  2. 25% ~ 40% 的肝硬化患者会发生静脉曲张破裂出血
  3. 每年来自静脉曲张破裂出血的风险约占总出血风险的 15%
  4. 已发生过一次破裂出血的患者 1 年内再发出血的风险为 70%

患病率：约 50% 的患者在被诊断为肝硬化时已有静脉曲张

危险因素：肝硬化、低血小板计数、高 Child-Pugh 分级、丙型肝炎伴有显著纤维化。

体格检查和临床表现

- 在发生急性上消化道出血前通常无症状，急性出血时可伴有呕血、低血容量
- 食管静脉曲张无特异的阳性体征
- 肝硬化和门静脉高压的明显特征：手掌红斑（肝掌）、毛细

35

血管扩张、男性乳腺发育、睾丸萎缩、黄疸、脐周静脉曲张、下肢水肿、腹水、脾大、痔疮、扑翼样震颤

病因学

- 门静脉流出受阻时可出现门静脉高压，之后发生静脉曲张从而减轻门静脉高压症，并将血液输送至体循环
- 当门静脉压力超过 10 ～ 12 mmHg 时可发生静脉曲张
- 肝硬化是门静脉高压的最常见原因

Dx 诊断

鉴别诊断

- 布-加综合征、肝硬化、门静脉血栓形成、血吸虫病、肝豆状核变性
- 其他引起上消化道出血的疾病：十二指肠或胃溃疡、胃癌、食管贲门黏膜撕裂征

评估

上消化道内镜、实验室检查、影像学检查。

实验室检查

- 血常规：
  1. 贫血（失血、营养缺乏、酒精性骨髓抑制）
  2. 血小板减少（脾功能亢进、酒精性骨髓抑制）
- 肾功能检查：
  1. 尿素氮：通常在上消化道出血时升高
  2. 肌酐：通常因低血容量升高，可用于监测肝肾综合征的发生
  3. 钠：稀释性低钠血症
- 粪便隐血试验阳性
- 血型和交叉配血：为输血做准备
- INR/PT 和 PTT：由于凝血因子主要由肝产生，因而在肝病或肝损伤时可出现延长
- 肝功能检查：由于肝硬化患者的纤维化过程较长，ALT/AST 水平可正常；伴有胆汁淤积性肝病时，碱性磷酸酶和直接胆红素可升高
- 血清白蛋白：严重肝病可导致低白蛋白血症

影像学检查

有创:

- 食管胃十二指肠镜检查(EGD)(上消化道内镜)
    1. 所有肝硬化患者均需进行 EGD 检查,以明确有无静脉曲张及评估静脉曲张破裂出血的风险
    2. 伴有轻度静脉曲张(< 5 mm)的患者应在 2 年内复查 EGD(除非进展至失代偿期)
    3. 不伴有静脉曲张的肝硬化代偿期患者,每 2 ~ 3 年复查 EGD
    4. 肝硬化失代偿期患者(伴有腹水、肝性脑病、静脉曲张破裂出血或黄疸),每年需复查 EGD 或在首次失代偿症状出现时需检查 EGD
    5. 当发生急性上消化道出血需诊断和内镜下治疗时需行急诊 EGD

无创:

- 食管钡餐造影可诊断食管静脉曲张(图 5-1)

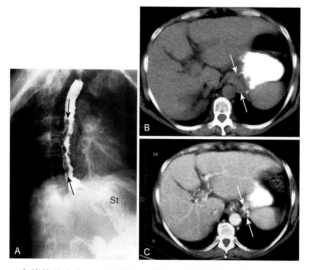

图 5-1　食管静脉曲张。一位酗酒患者的上消化道造影斜位图像(**A**),食管远端可见长条蠕虫状充盈缺损(箭头),为突入食管管腔的曲张静脉。胃部(St)同样可见。CT 同样可发现曲张静脉。无静脉造影剂增强的平扫 CT(**B**)可见串珠状改变(箭头),它们可能会突入胃底。行造影增强的检查时(**C**)曲张静脉可增强并变白(箭头)。(From Mettler FA:Essentials of radiology,ed 3,Philadelphia,2014,WB Saunders.)

- 胶囊内镜同样可用于诊断食管静脉曲张，但其敏感性未得到证实
- CT 检查（图 5-2）

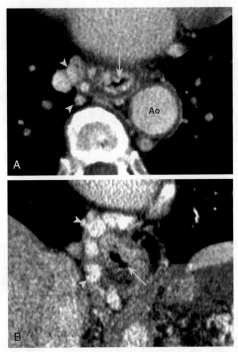

图 5-2　食管静脉曲张。 肝硬化门静脉高压患者可见大量重度曲张的静脉（无尾箭头）环绕并突入食管远端（有尾箭头）。**A，** 轴位 CT 增强。**B，** 冠状位 CT 增强。Ao，降主动脉。（From Webb WR et al：Fundamentals of body CT，ed 4，Philadelphia，2015，WB Saunders.）

℞ 治疗

非药物治疗

- 内镜下曲张静脉套扎术（图 5-3）可替代非选择性 β 受体阻滞剂，作为静脉曲张破裂出血的一级预防方法。它也可应用于无法耐受 β 受体阻滞剂的患者
  1. 一般应用于高出血风险的中重度静脉曲张患者（Child-Pugh

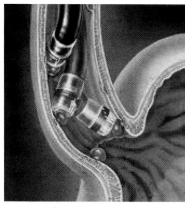

扫本章二维码看彩图

图 5-3（扫本章二维码看彩图）**食管静脉曲张。**通过多环套扎器进行内镜下套扎。内镜医师将结扎装置的末端和要结扎的静脉曲张进行圆周接触。内镜吸引将曲张的静脉吸入装置中，然后圈套释放套扎住曲张静脉。结扎组织在 3～5 天后脱落，留下一般在 1 周内愈合的浅溃疡。（Courtesy Bard Endoscopic Technologies，Billerica，Mass.）

　　B/C 级或内镜下可见红色隆起征）

2. 通常需要 2～4 个疗程

3. 因静脉曲张在首次根治后可复发，故不能一劳永逸

4. 可伴有严重的并发症，包括套扎相关溃疡导致的出血

　　a. 需要由经验丰富的内镜医师完成手术

　　b. 术后 1～3 个月行内镜随访复查，之后每 6～12 个月复查一次

急性期常规治疗

- 静脉曲张破裂出血：包括输注浓缩红细胞以恢复紊乱的血流动力学，纠正凝血障碍和血小板减少，保护气道及必要时气管插管，使用抗感染药物（头孢曲松或诺氟沙星）以预防 SBP 的发生，奥曲肽维持 2～5 天联合内镜治疗。在其他治疗方式无法进行或失败时可紧急采用球囊压迫止血。球囊压迫止血（图 5-4）仅可作为临时的止血手段或作为其他更确定治疗方法的过渡期治疗

- 可通过内镜下套扎或硬化剂注射治疗食管静脉曲张破裂出血（图 5-5）。

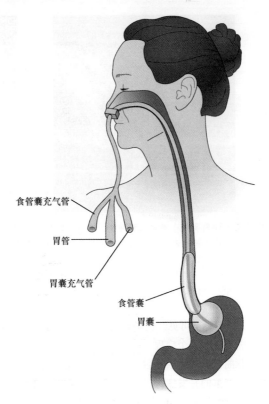

食管囊充气管

胃管

胃囊充气管

食管囊

胃囊

图 5-4 （扫本章二维码看彩图）三腔二囊管。三腔二囊管至少需插入 50 cm。按照要求将胃囊充满气（一般 450 ～ 500 ml）。应进行便携式胸部 X 线检查胃囊到达正确部位。轻轻向后拉动管子直到感到膈肌的阻力。若仍有持续出血，往食管囊内充气达到可止血的最小压力（一般 30 ～ 45 mmHg）。(From Parrillo JE, Dellinger RP：Critical care medicine：principles of diagnosis and management in the adult, ed 5, Philadelphia, 2019, Elsevier.)

慢性期治疗

一级预防（图 5-6）：

- 非选择性 β 受体阻滞剂，例如普萘洛尔（20 mg，每日 2次）、纳多洛尔（40 mg，每日 1 次）或卡维地洛（6.25 mg，每日 2 次）

1. 可逐渐增加至耐受剂量，直到静息心率约 55 次 / 分

2. 阻断肾上腺素能介导的肠系膜小动脉舒张，使得 α 肾上腺素能介导的血管收缩作用占优势，并最终导致门静脉血流

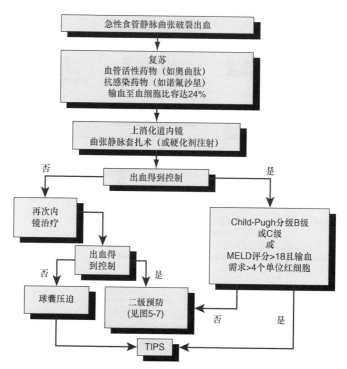

图 5-5　食管静脉曲张破裂出血的处理流程。MELD，终末期肝病模型；TIPS，经颈静脉肝内门体静脉分流术。(From Feldman M，Friedman LS，Brandt LJ：Sleisenger and Fordtran's gastrointestinal and liver disease，ed 10，Philadelphia，2016，Elsevier.)

量减少

二级预防（图 5-7）：

- 所有肝硬化代偿期患者在发生食管静脉曲张破裂出血后均应接受食管曲张静脉套扎及 β 受体阻滞剂治疗，除非有 β 受体阻滞剂禁忌证。

　　当曲张静脉持续破裂出血或再发出血时需考虑进行经颈静脉肝内门体静脉分流术或外科分流手术

- 对于肝硬化失代偿期患者，尽管证据有限，但基于死亡率增加，因此不可预防性应用 β 受体阻滞剂

转诊

所有肝硬化或门静脉高压患者均应至消化内科相关领域专家处

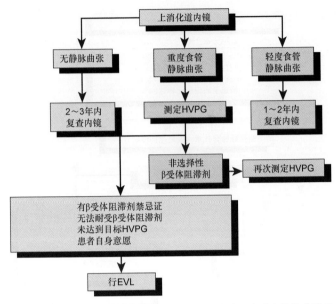

图 5-6　肝硬化患者食管静脉曲张出血一级预防方案。在重度静脉曲张患者开始 β 受体阻滞剂治疗前可考虑进行肝静脉压力梯度（hepatic vein pressure gradient，HVPG）测定，并在到达 β 受体阻滞剂最大耐受剂量 1 个月以后重新测定 HVPG。治疗目标是 HVPG ＜ 12 mmHg 或下降超过 20%。EVL，内镜下曲张静脉套扎术。（From Feldman M，Friedman LS，Brandt LJ：Sleisenger and Fordtran's gastrointestinal and liver disease，ed 10，Philadelphia，2016，Elsevier.）

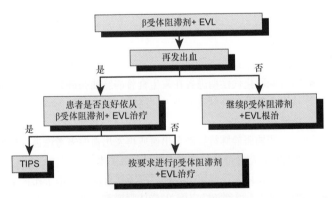

图 5-7　预防食管静脉曲张再次出血方案（二级预防）。EVL，内镜下曲张静脉套扎术；TIPS，经颈静脉肝内门体静脉分流术。（From Feldman M，Friedman LS，Brandt LJ：Sleisenger and Fordtran's gastrointestinal and liver disease，ed 10，Philadelphia，2016，Elsevier.）

就诊，以筛查有无食管静脉曲张。

 重点和注意事项

除了静脉曲张的程度，曲张静脉出血的危险因素包括 Child-Pugh B/C 级或内镜下可见红色隆起征。

相关内容

肝硬化（相关重点专题）

门静脉高压（相关重点专题）

第6章　食管贲门黏膜撕裂症
Mallory-Weiss Tear

Harlan G. Rich

魏志　译　王格　审校

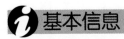 基本信息

定义

食管贲门黏膜撕裂症（Mallory-Weiss tear，MWT）是由于频繁的剧烈恶心、呕吐导致的胃食管连接处和胃贲门黏膜纵向撕裂。

同义词

Mallory-Weiss 综合征

MWT

ICD−10CM 编码

K22.6　Mallory-Weiss 综合征

流行病学和人口统计学

- 占上消化道出血病例的 5% ～ 15%
- 从幼儿到老年均有发病，大多数患者年龄在 40 ～ 60 岁之间
- 多见于男性
- 30% ～ 60% 与饮酒有关

体格检查和临床表现

- 呕血之前出现恶心、呕吐或剧烈咳嗽，但不是绝对的
- 患者可能无临床症状或出现心动过速、低血压、黑便、便血、上腹痛、背痛、晕厥或失血性休克
- 出血可能是自限性的或严重的。再出血在晚期酒精性肝病患者中更常见
- 撕裂可能会同时合并其他上消化道病变，包括食管裂孔疝（多达 90% 的患者存在）、溃疡和食管静脉曲张，特别是在酗酒者中

病因学

- 胃内和腹腔内压力的急剧增加会传导至胃食管连接处和食管，导致黏膜撕裂
- 呕吐可能与饮酒、吸食大麻素、酮症酸中毒、溃疡性疾病、尿毒症、胰腺炎、化疗、胆囊炎、怀孕（特别是妊娠剧吐）、贪食症、心肌梗死或术后有关
- 少见的原因包括胸壁外伤（包括心肺复苏）、严重呃逆、咳嗽、癫痫发作、举重或拉伤、钝性腹部外伤、急性严重哮喘、分娩，甚至原始的尖叫疗法
- 撕裂可能是医源性的，与常规内镜检查（尤其是在抵抗、干呕或年龄较大的患者中，或合并食管裂孔疝或行远端胃切除术）、有或无套管的情况下肠镜检查、食管扩张、食管下段气动阻断治疗贲门失弛缓症、内镜黏膜下剥离术、经食管超声心动图检查有关，或与口服聚乙二醇电解质清肠剂有关
- 撕裂经常发生在右侧食管壁

Dx 诊断

鉴别诊断

- 食管或胃静脉曲张
- 食管炎或食管溃疡（消化性溃疡或药丸诱导）
- 胃糜烂
- 胃溃疡或十二指肠溃疡
- Dieulafoy 病变
- 动静脉畸形
- 肿瘤（通常是胃癌）
- Boerhaave 综合征

评估

内镜检查是首选的诊断方法。

实验室检查

- 全血细胞计数、凝血酶原时间、部分凝血活酶时间
- 电解质、血尿素氮、肌酐、肝功能检查、妊娠检查、评估诱因

影像学检查

- 上消化道系列通常不敏感
- 并发胸痛、呼吸困难、休克或体检发现胸膜摩擦音或胸腔积液，应有胸部 X 线片或 CT 排除 Boerhaave 综合征

Rx 治疗

非药物治疗

- 支持性护理
- 避免使用阿司匹林、非甾体类抗炎药和抗凝剂

急性期常规治疗

- 活动性出血或血流动力学不稳定的患者需要大孔径静脉输液、液体复苏、输血制品（红细胞、新鲜冷冻血浆、血小板），并酌情维持或逆转抗凝治疗
- 可行鼻胃管减压和止吐药治疗
- 内镜治疗活动性或持续的出血患者（图 6-1）。治疗方式包括电凝、氩气血浆光凝、加热器探针凝结、注射（如 1∶10 000 肾上腺素、聚多卡醇）、硬化疗法（与食管静脉曲张相关的出

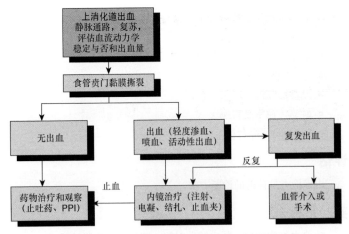

图 6-1　**Mallory-Weiss** 综合征的治疗流程。PPI，质子泵抑制剂。（From Cameron JL，Cameron AM：Current surgical therapy，ed 12，Philadelphia，2017，Elsevier.）

血）、带结扎术、内镜止血夹止血术（图 6-2）、OTSC（over-the-scope clips）吻合夹和止血药喷雾剂（治疗可单独使用或组合使用）（图 6-3）。止血夹联合尼龙圈套（tulip-bundle 技术）已成功用于难治性出血的止血

- 动脉栓塞适用于不宜手术的活动性出血患者
- 对于一小部分无法控制出血的患者需行剖腹手术进行胃切除和撕裂缝合

慢性期治疗

- 通常不需特殊治疗即可痊愈
- H_2 阻滞剂或质子泵抑制剂可以促进愈合，但不应长期使用，除非有适应证

预后

- 预后良好，超过 90% 的出血患者会自行愈合。内镜检查可以指导治疗。Blatchford 评分＜ 6 表明不需要输血或内镜干预
  1. Blatchford 评分是依据相关指数（性别、血尿素氮、血红蛋白、收缩压、脉搏，及是否存在黑粪、晕厥、肝病或心力衰竭）计算得分，并用于确定哪些急性上消化道出血的患者需要临床干预

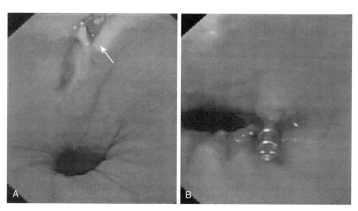

图 6-2 （扫本章二维码看彩图）**A.** 胃食管结合部的黏膜撕裂（箭头）内镜图像。**B.** 在撕裂处应用止血夹后具有良好的止血效果。（From Cameron JL，Cameron AM：Current surgical therapy，ed 12，Philadelphia，2017，Elsevier.）

扫本章二维码看彩图

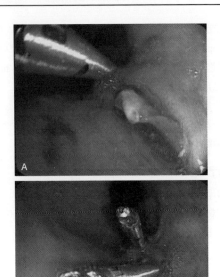

图 6-3 （扫本章二维码看彩图）食管贲门黏膜撕裂症。**A** 和 **B.** 用止血夹治疗食管贲门黏膜撕裂症的内镜图像。（Courtesy Isaac Raijman，MD，Associate Professor，Baylor College of Medicine. From Cameron JL，Cameron AM：Current surgical therapy，ed 10，Philadelphia，2011，WB Saunders.）

- 高危患者可迟发性再出血（初始表现为休克或内镜下表现为喷射状出血或渗血）
- 据报道死亡人数占 3% ～ 12%，常伴有严重出血和合并症，例如凝血障碍、转氨酶升高、血小板减少症、血红蛋白极低水平或黑便，以及多系统器官衰竭，并常发生于高龄和饮酒患者。在过去的 10 年中，相关的死亡率显著下降

转诊

- 胃肠内镜检查
- 内镜止血治疗失败或存在穿孔时需外科手术

 重点和注意事项

出现恶心或呕吐症状的诱因应加以识别和处理。

推荐阅读

Kim HS: Endoscopic management of Mallory-Weiss tearing, *Clin Endosc* 48: 102-105, 2015.

Ljubičić N et al: Mortality in high-risk patients with bleeding Mallory-Weiss syndrome is similar to that of peptic ulcer bleeding. Results of a prospective database study, *Scand J Gastroenterol* 49(458), 2014.

Na S et al: Risk factors for an iatrogenic Mallory-Weiss tear requiring bleeding control during a screening upper endoscopy, *Gastroenterol Res Pract* 1-6, 2017.

Nojkov B, Cappell MS: Distinctive aspects of peptic ulcer disease, Dieulafoy's lesion, and Mallory-Weiss syndrome in patients with advanced alcoholic liver disease or cirrhosis, *World J Gastroenterol* 22:446-466, 2016.

Wuerth BA, Rockey DC: Changing epidemiology of upper gastrointestinal hemorrhage in the last decade: a nationwide analysis, *Dig Dis Sci* 63:1286-1293, 2018.

第7章 食管肿瘤
Esophageal Tumors

Anthony G. Thomas

魏志 译 王格 审校

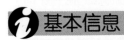 基本信息

定义

食管肿瘤包括食管黏膜和管壁的良恶性肿瘤。最常见的食管肿瘤为食管上皮癌，分为鳞状细胞癌（简称鳞癌）和腺癌（包括腺棘皮瘤、黏液表皮样癌和腺样囊性癌）。罕见的食管肿瘤包括恶性肿瘤（如梭形细胞瘤、小细胞瘤、肉瘤、淋巴瘤、黑色素瘤和绒毛膜癌）和良性肿瘤（如平滑肌瘤、乳头状瘤和纤维血管息肉）。转移性食管癌发生率较低，常见于乳腺癌、肺癌和黑色素瘤。食管肿瘤累及食管中段最多（50%），下段次之（35%），上段最少（15%）。累及食管–胃结合部的肿瘤若距近端胃小于 2 cm，则通常归类为食管癌。食管上 2/3 通常为鳞癌，下 1/3 通常为腺癌。浅表食管癌的发病率呈上升趋势，其浸润深度不超过黏膜下层。

ICD–10CM 编码

C15.X 食管恶性肿瘤（X 线确定位置）

C15.3 食管上 1/3 恶性肿瘤

C15.4 食管中 1/3 恶性肿瘤

C15.5 食管下 1/3 恶性肿瘤

D00.2 食管原位癌

流行病学和人口统计学

发病率：食管肿瘤发病率居世界第 8 位，死亡率居第 7 位。食管肿瘤的发病率每 10 年都在上升，其中从里海到中国北方的亚洲食管癌带的发病率最高，芬兰、爱尔兰、非洲东南部和法国西北部也有一些高发地区。自 1975 年以来，食管肿瘤发病率增加了 6 倍。腌肉和辛辣食物在某些地区起到一定作用。鳞癌发病率正在下降，而腺癌的发病率却在急剧上升。鳞癌最常见的原因包括吸烟和酗酒，

通常先出现上皮不典型增生，然后进展为原位癌。腺癌常由胃食管反流病（GERD）和肥胖引起。食管黏膜出现肠上皮化生。基因突变则使细胞在增殖期发生不可逆转的改变。

患病率：在美国，每年约有 1.6 万例新发病例和 1.5 万人死亡，是男性癌症死亡的第七大原因。大多数病例在诊断时已为晚期（不可切除或转移性疾病）。

好发种族、年龄和性别：在美国，鳞癌在非洲裔人种中更常见，而腺癌在白人中更常见。整体男女比例为（3 ～ 4）：1，男 / 女比例最高的是西班牙裔人口。它通常发生在 40 ～ 70 岁，并与其社会经济地位较低有关。

遗传学：越来越多的证据表明，遗传可能会增加食管癌的易感性。与食管癌相关的一种已明确诊断的疾病是胼胝症（局灶性非表皮松解性掌跖角化病），与 17q 染色体杂合性丢失有关。Barrett 食管患者的家族聚集性及其患病兄弟姐妹的种系突变，支持了食管腺癌的遗传性。同时，高达 35% 的食管腺癌 HER2 过表达，这可驱使治疗计划中加用靶向治疗（曲妥珠单抗）。

临床表现

症状和体征：

- 吞咽困难（74%）：最初食用固体食物，逐渐发展为半固体和液体食物；后者常提示疾病不可治愈，肿瘤累及食管全周的 60% 以上。患者可能会感到胸痛
- 不明原因的体重下降：通常持续时间很短。体重减轻 > 10% 预示预后不良
- 声音嘶哑：提示喉返神经受累
- 吞咽痛和口臭：不常见
- 颈淋巴结病：常累及锁骨上淋巴结
- 干咳：提示累及气管
- 吸入性肺炎：由食管 - 气管瘘引起
- 缺铁性贫血：与慢性消化道失血有关
- 侵犯血管结构引起大咯血或呕血
- 肿瘤晚期扩散至淋巴结、肝、肺、腹膜和胸膜
- 高钙血症：与鳞癌导致甲状旁腺样肿瘤肽分泌有关

临床发现：

- 50% ～ 60% 的患者处于疾病的非手术期（局部进展、区域性

或转移）

病因学

食管癌的发病机制可归因于下列任何一种病因引起的慢性复发性氧化损伤，引起炎症、食管炎、细胞更新加快，并最终启动癌变过程。

鳞癌

- 在美国，过度饮酒与食管鳞癌密切相关；与饮用葡萄酒或啤酒相比，过度饮用烈性酒者的发病率更高
- 烟草和酒精协同增加患鳞癌的风险
- 其他摄取的致癌物质：
  1. 亚硝酸盐（转化为亚硝酸盐）：南亚、中国
  2. 吸食鸦片：伊朗北部
  3. 腌制蔬菜中的真菌毒素
  4. 咀嚼槟榔
- 黏膜损伤：
  1. 长期饮用热茶［＞70℃（158°F）］
  2. 摄入碱液
- 放射引起的狭窄
- 贲门失弛缓症：在这类疾病人群中，食管癌发病率高出 7 倍
- 癌前病变引起的宿主易感性：
  1. Plummer-Vinson 综合征（Paterson-Kelly）：缺铁性舌炎
  2. 先天性角化过度和手掌、脚掌凹陷（胼胝症）
- 在食管鳞癌中已检测出人乳头瘤病毒感染（特别是 16 型和 18 型），有时与 *p53* 抑癌基因突变有关
- 可能与长期使用双膦酸盐有关（≥10 个处方，或使用＞3 年）
- 可能与乳糜泻或饮食中钼、硒、锌、维生素 A 缺乏有关

腺癌：腺癌发病率持续上升，而鳞癌的发病率没有变化

- 吸烟会增加患腺癌的风险，尤其是 Barrett 食管患者
- 肥胖、食管裂孔疝、缺乏新鲜水果蔬菜和高脂肪的饮食（特别是红肉和加工食品）
- 慢性 GERD 通过免疫细胞浸润和炎症介质及活性氧的产生导致 Barrett 上皮化生和腺癌。Barrett 食管向腺癌的年转化率＜0.5%
- 幽门螺杆菌感染可以降低患腺癌的风险

Dx 诊断

鉴别诊断

- 贲门失弛缓症
- 食管硬皮病
- 弥漫性食管痉挛
- 食管环和食管蹼

实验室检查

全血细胞计数、血生化和肝酶。目前没有推荐用于诊断、监测或预测结果的生物标志物。虽然 CEA 和 CA19-9 在食管癌患者中均可升高（高达 70%），但敏感性较低（18% ～ 35%），且预测价值尚未证实。

影像学检查

影像学检查对诊断和准确分期很重要：

- 首选食管胃十二指肠镜检查（EGD）（图 7-1），可显示在食管造影中可能被遗漏的较小肿瘤，并行组织病理学检查确认

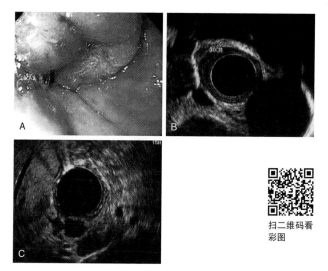

扫二维码看
彩图

图 7-1　（扫二维码看彩图）食管癌。A. 恶性食管狭窄的内镜图；**B.** 超声内镜（EUS）图像显示 T_3 期病变；**C.** 恶性腹腔淋巴结病。（From Cameron JL，Cameron AM：Current surgical therapy，ed 10，Philadelphia，2011，WB Saunders.）

- 对喉部、气管和支气管的内镜检查可以识别头、颈和肺的伴随癌症（"三重内镜"）
- 超声内镜（endoscopic ultrasound，EUS）（图 7-1）似乎是局部分期的最准确的方法：可确定肿瘤浸润的深度，并对可疑淋巴结行细针穿刺活检
- 与 EUS 一样，PET-CT 成为最准确的分期标准。这些方法可以判断肿瘤有无扩散，进行术前分期。胸部（图 7-2）和腹部的 CT 扫描对初次治疗后患者的再分期更有帮助
- 腹腔镜检查可更准确地对局部淋巴结进行分期，并发现隐蔽性腹膜转移瘤，使其可能改变 20%～30% 患者的治疗计划
- 双重对比食管造影能有效识别较大的食管病变。良性食管平滑肌瘤虽可导致食管狭窄，但保留正常的黏膜形态；而食管癌可导致溃疡性黏膜病变，并伴有较深的浸润

分期

表 7-1 描述了美国癌症标准联合委员会关于食管癌标准的 TNM 分期系统。图 7-3 描述了胸腔食管癌分期的流程。

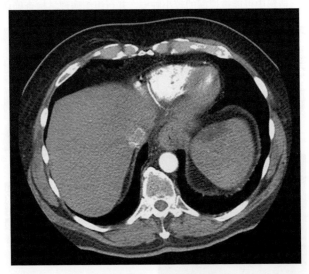

图 7-2　胸部 CT 显示食管异常增厚，提示为恶性病变。（From Cameron JL，Cameron AM：Current surgical therapy，ed 12，Philadelphia，2017，Elsevier.）

表 7-1　食管癌的 TNM 分期系统（美国癌症标准联合委员会）

原发肿瘤（T）*	
T_X	原发肿瘤不能评估
T_0	无原发肿瘤的证据
T_{is}	重度不典型增生 [†]
T_1	肿瘤浸润黏膜固有层、黏膜肌层或黏膜下层
T_{1a}	肿瘤侵犯黏膜固有层或黏膜肌层
T_{1b}	肿瘤侵犯黏膜下层
T_2	肿瘤浸润食管固有肌层
T_3	肿瘤浸润食管外膜
T_4	肿瘤侵犯食管邻近结构
T_{4a}	肿瘤侵犯胸膜、心包或膈肌，可手术切除
T_{4b}	肿瘤侵犯其他邻近结构，如主动脉、椎体、气管等，不能手术切除
淋巴结（N）[‡]	
N_X	区域淋巴结不能评估
N_0	区域淋巴结无转移
N_1	1～2 枚区域淋巴结转移
N_2	3～6 枚区域淋巴结转移
N_3	≥ 7 枚区域淋巴结转移
远处转移（M）	
M_X	转移不能评估
M_0	无远处转移
M_1	有远处转移

TNM：肿瘤、淋巴结、转移

* ①至少肿瘤的最大直径必须记录；②多个肿瘤需要后缀 T（m）

[†] 重度不典型增生包括所有以前被称为原位癌的非侵袭性肿瘤上皮

[‡] 必须记录采样的区域淋巴结总数和发现有转移的淋巴结总数

（From Edge S et al（eds）：AJCC cancer staging manual，ed 7，New York，2010，Springer.）

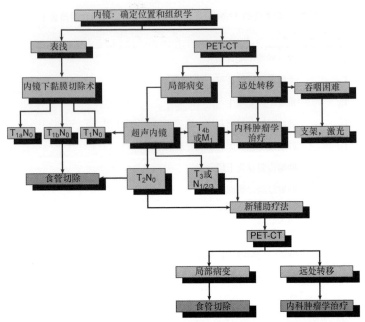

图 7-3　胸腔食管癌患者分期的流程。转移性疾病必须始终通过对相关组织的病理评估来确诊。PET-CT，正电子发射断层扫描-计算机断层扫描。（From Sellke FW et al：Sabiston & Spencer surgery of the chest，ed 9，Philadelphia，2016，Elsevier.）

Rx 治疗

食管癌各阶段的治疗

　　虽然食管癌有组织学的差异，但大多数研究都结合组织类型来探索治疗方案。组织学可因不同的发病机制和致病因子而不同。肿瘤生物学可通过不同的突变影响组织类型。反应和预后也可能各异。然而，由于缺乏组织学应该如何决定治疗方法的数据，而且大多数研究表明，组织学指导治疗的最佳获益是在新辅助放化疗后对Ⅲ期癌症进行手术治疗，因此，我们通常以统一的方法治疗癌症。

　　联合治疗——放化疗后手术切除：对于局部进展但仍有可能切除的疾病，在放化疗之前进行诱导化疗效果良好。然而，没有研究表明这种方法优于单独放化疗。但是，它可以缓解吞咽困难。标准分割 3D-RT 用于放化疗。

- 化疗通常与放疗同时进行。化疗作为一种放射增敏剂，使肿瘤细胞更容易受到电离辐射的影响，从而改善肿瘤的杀伤作用。对于可切除的病灶，新辅助放化疗后手术治疗是最常见的治疗方法，但主要用于ⅡA期或更高分期的肿瘤。新辅助手术的 5 年生存率（39%）高于单纯手术（16%）。一些试验已经表明，术前治疗可以提高潜在可治愈的食管癌或食管胃交界癌患者的生存率。单纯新辅助化疗是治疗局部晚期疾病的另一种选择，但效果不如新辅助放化疗

- 对于Ⅰ期晚期（$T_{1b}N_0$ 及以上）、Ⅱ期、Ⅲ期食管癌患者，目前应以放化疗后手术治疗为标准。在一些研究中，与单纯手术相比，在可切除的食管癌患者中，该方法显著改善了局部控制，减少了复发率，降低了死亡率。三联疗法是大多数食管癌患者的首选治疗方法

- 对于非手术适应证的患者，单独放化疗可作为最终治疗，其中一些患者可能被治愈

- 使用铂偶联剂（铂剂加另一种化疗药）的联合化疗可以显著缩小 30%～60% 患者的肿瘤。顺铂、奥沙利铂或卡铂通常与 5- 氟尿嘧啶（5-FU）或紫杉醇一起服用，以获得预期的肿瘤杀灭效果。其他对食管癌有活性的化疗药物包括伊立替康、表柔比星和多西他赛

- 卡培他滨联合顺铂或奥沙利铂在新辅助治疗或明确治疗中与 5-FU 一样有效

- 放化疗的并发症主要包括黏膜炎、恶心、呕吐、腹泻、骨髓抑制、肾毒性、耳毒性、周围神经病变引起的神经毒性、食管狭窄、食管破裂、气管–食管瘘（6%）和放射性肺炎。这些可在不同程度上发生，在老年人和有明显合并症者中更明显

- 对于首次单独手术的淋巴结阳性患者，应给予术后辅助放化疗

手术切除：
- 如果 PET-CT 和经食管超声没有发现广泛的转移（T_1 和 T_2 肿瘤），手术切除食管中部和食管下 1/3 的鳞癌和腺癌对于局部和可切除疾病是一种可接受的初始治疗方式。胃代食管或结肠代食管通常用于保持管腔连续性

- 对于发育不良和无淋巴结受累的一些早期小肿瘤（T_{is} 或 T_{1a}）患者，内镜黏膜切除术可能取代根治性手术切除，但最近

Cochrane 评价发现，没有研究比较内镜治疗和手术治疗。内镜下黏膜切除术可能对不适合手术的患者有益。它可以与消融疗法联合进行，包括射频消融、热消融技术、激光消融、氩等离子凝血或光动力疗法。电凝（电灼）也可能有助于缓解食管阻塞

- 手术的并发症：
  1. 解剖性瘘管（通常伴有结肠代食管、膈下脓肿）
  2. 呼吸系统并发症
  3. 最常见的是心血管并发症，包括心肌梗死、脑血管意外和肺栓塞
  4. 在大规模医院进行微创手术的死亡率较低，临床结果更好
  5. 据报道，混合式微创食管切除术在术中和术后的主要并发症，特别是肺部并发症的发生率比开放式食管切除术要低，而且在 3 年的时间内不会影响整体和无病生存率[①]

尽管有足够的术前分期，25% 的初次接受手术切除的患者将有镜下切除边缘阳性，不利于手术。经 CROSS 试验证实，这导致大多数患者需要接受新辅助放化疗。与单纯手术组相比，手术联合新辅助放化疗组患者的中位无病生存期明显延长。复发性癌症的死亡率也降低了 9%。无论组织学亚型如何，新辅助治疗对生存的益处是一致的。

预处理患者准备

如果可能的话，患者需要戒烟、戒酒。在新辅助治疗或确定性放化疗前，患者应行中心静脉穿刺置管术和放置饲管（手术切除前首选 J 形管）。

放疗：

- 鳞癌对放射更敏感。放疗可达到良好的局部控制，但一般仅用于不能切除或晚期癌症患者，或治疗方法有限的多合并症患者的阻塞性症状的单一姑息治疗。它最适用于颈段食管肿瘤，但与化疗联合使用时应答最佳
- 术前或新辅助治疗的放疗总剂量为 40～50 Gy。对于确定性放疗，剂量范围为 50～55 Gy
- 姑息性放疗对骨转移也有效

---

① Mariette C et al：Hybrid minimally invasive esophagectomy for esophageal cancer，N Engl J Med 380（2）：152-162，2019.

- 放疗并发症：3D 适形治疗可避免
    1. 食管狭窄、瘘管形成、放射引起的肺纤维化和横贯性脊髓炎是最常见的
    2. 放疗引起的心肌病和皮肤变化是罕见的

调强放疗（intensity modulated radiation therapy，IMRT）也可用于食管癌的治疗，它的杀伤毒性更强。到目前为止，调强放疗联合化疗的研究很少，因此新辅助治疗中还没有作为标准方法。

近距离放疗：这也是一种姑息疗法。它可在局部病灶区域产生高剂量辐射，可减少吞咽困难患者对支架的需求。但是由于存在食管瘘和穿孔等可能的并发症，在既往受照射组织中近距离放疗的使用受限。

不能切除的、局部进展的或转移性疾病的治疗

- 联合化疗方案通常比单药治疗有更高的应答率。应答率可高达 50%，但这并不代表能延长生存时间
- 新辅助化疗方案也可用于局部晚期或转移情况。顺铂可能是最有效的药物，一些研究表明，与 5-FU 联合使用可产生 20%～50% 的应答率。如果在转移灶中加入紫杉烷，三联药物方案可导致疾病进展延缓 2 个月左右，并且可能延长生存时间。然而由于毒性增加，患者必须谨慎选择这种三联治疗方案。其他有效的双药联合方案有顺铂与伊立替康、依托泊苷或吉西他滨。在这些方案中卡培他滨可以代替 5-FU

分子靶向治疗

这只适用于 HER-2 过表达的食管腺癌，在鳞癌的治疗中没有明显的作用。

- 雷莫芦单抗（ramucirumab）是一种重组单克隆 IgG1 抗体，是一种血管内皮生长因子受体 2（VEGFR-2）拮抗剂，可以抑制内皮细胞的配体增殖和迁移，最终抑制血管生成。建议二线联合紫杉醇治疗或三线单药治疗
- 曲妥珠单抗联合顺铂和 5-FU 可作为 HER-2 过表达转移性食管腺癌的一线治疗。大约 22% 的腺癌会过表达 Ⅱ 型表皮生长因子受体 HER2，总体应答率为 47%

食管癌的免疫治疗

- 这涉及针对 PD-1 的免疫检查点抑制剂

- 研究表明，nivolumab 和 pembrolizumab 对于既往至少两种化疗方案的传统治疗失败的进展期癌症患者，治疗应答率为 10% ～ 30%。目前，在美国只有 pembrolizumab 被批准用于食管癌的治疗

随访

大多数的复发发生在 12 个月内。在适当的情况下（特别是 Barrett 食管）进行临床监测、实验室检查、影像学和内镜评估，以进行术后监测，但对早期发现和降低死亡率没有明显益处。对于已接受确定性治疗的患者，建议在第一年每 3 个月进行一次内镜监测，其后每年进行一次。对于不能切除的患者，姑息治疗如反复内镜扩张、内镜消融、内镜黏膜切除术、光动力治疗、近距离放疗、通过营养饲管或在食管放置可膨胀的金属支架、聚乙烯假体来建立旁路已被应用。但是晚期疾病患者和（或）姑息性手术相关的发病率和死亡率不支持为大多数此类患者提供这种治疗方式。

生存

- 所有发病阶段的 5 年生存率为 15%（局部疾病为 39%，区域疾病为 21%，远处疾病为 4%）
- 对 0 期或Ⅰ期疾病且局限于黏膜下层的患者，内镜治疗 5 年生存率可达 70% ～ 90%
- 手术切除而不进行新辅助治疗：5 年生存率为 5% ～ 30%，早期癌症生存率更高（高达 45% ～ 50%）
- 不含化疗或手术的放疗：5 年生存率为 6% ～ 20%
- 不需手术的放化疗：5 年生存率高达 30%
- 三联治疗：5 年生存率高达 45% ～ 50%（所有阶段疾病）
- 采用姑息性化疗的转移性疾病患者中位生存率小于 1 年

转诊

- 存在吞咽困难、吞咽痛或不明原因的体重减轻患者，或为了姑息治疗的患者，至消化科相关领域专家处就诊，行内镜检查
- 为转移癌患者评估术前化疗，请到肿瘤科就诊
- 如果肿瘤正在出血、无法切除或存在梗阻，于肿瘤科进行姑息治疗
- 临终关怀

重点和注意事项

专家点评

超过 50% 的食管癌患者在确诊时已转移或无法切除。

预防

- 富含水果、蔬菜和抗氧化剂的饮食可以降低食管癌的风险
- 避免吸烟和过度饮酒
- 避免摄入已知会导致食管癌的毒素
- 阿司匹林在 Barrett 食管中可能有化学预防作用，但目前仅推荐用于有其他适应证（如心脏病）的患者
- 没有证据表明维生素、中药或绿茶可以预防食管癌
- 不建议对一般人群进行筛查。如果发现 Barrett 食管，则必须定期进行内镜检查，如果发现异常增生则考虑射频或其他消融治疗

患者及家庭教育

提供关于预后的教育和支持，因为大多数食管癌被诊断时已是晚期。

相关内容

Barrett 食管（相关重点专题）

推荐阅读

Kranzfelder M et al: Meta-analysis of neoadjuvant treatment modalities and definitive non-surgical therapy for oesophageal squamous cell cancer, *Br J Surg* 98:768-783, 2011.

Rustgi AK, El-Serag HB: Esophageal carcinoma, *N Engl J Med* 371:2499-2509, 2014.

Van Hagen P et al: Preoperative chemoradiotherapy for esophageal or junctional cancer, *N Engl J Med* 366:2074-2084, 2012.

Wiedmann WM et al: New and emerging combination therapies for esophageal cancer, *Cancer Manag Res* 27:133-146, 2013.

第 8 章　贲门失弛缓症
Achalasia

魏志　译　袁灿灿　陈俊文　审校

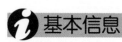 基本信息

定义

贲门失弛缓症是食管的一种动力障碍，其典型特征是食管下括约肌（lower esophageal sphincter，LES）松弛不完全和食管平滑肌失蠕动。结果是食管功能性梗阻。

同义词

失弛缓症和贲门痉挛
失弛缓症（贲门）
食管无蠕动
巨大食管症
食管失弛缓
食管贲门痉挛

ICD-10CM 编码
K22.0　贲门失弛缓症

流行病学和人口统计学

- 年发病率为（0.5 ～ 1.0）/10 万
- 患病率 < 10/10 万
- 虽然可能会在任何年龄段出现症状，但发病率通常呈现双峰，20 ～ 40 岁，然后 60 岁以后，老年组发病率更高
- 男性和女性患病率无差异

体格检查和临床表现

症状：
- 吞咽困难（常同时包括固体和液体食物）

- 呃逆
- 反流
- 胸痛和（或）胃灼热
- 癔球症
- 频繁打嗝
- 呕吐未消化的食物
- 误吸症状，如夜间咳嗽，可能出现呼吸困难和肺炎
- 体重减轻
- Eckardt 症状评分（评估吞咽困难、反流、胸骨后疼痛和体重减轻），这是一种相当可靠且有效的对贲门失弛缓症严重程度的评价方法，可用于评估对治疗的反应

体格检查：
- 也可能出现局灶性肺部检查异常和喘息

病因学

- 病因学知之甚少
- LES 和食管平滑肌部分的肌间神经丛内在抑制性神经元的丢失以及 LES 的 Cajal 间质细胞网络的耗竭导致抑制性神经递质一氧化氮和血管活性肠多肽的丢失以及兴奋性胆碱能活性不受抑制，导致 LES 的不完全松弛和食管蠕动的丧失
- 肌间神经纤维的丢失与淋巴细胞和嗜酸性粒细胞浸润、毛细血管炎、神经丛炎、小静脉炎、神经肥大和纤维化有关
- 这种疾病可能是由与几种 HLA Ⅱ类 DQ 抗原有关的食管肌间神经丛自身免疫变性导致。已确定在 HLA-DQβ1 的胞质尾区中插入 8 个氨基酸是一种强烈的贲门失弛缓症危险因素。抗肌间神经丛和其他抗神经自身抗体也有描述。贲门失弛缓症患者更可能患有其他自身免疫性疾病
- 对嗜神经病毒的异常免疫反应，如水痘带状疱疹病毒、麻疹病毒，尤其是 1 型单纯疱疹病毒。宿主 T 细胞介导的反应可能导致神经元损伤，这被认为是造成 Ⅰ 型和 Ⅱ 型贲门失弛缓症的原因（参见"影像学检查"部分）
- 贲门失弛缓症也见于罕见的常染色体隐性遗传疾病——Allgrove 综合征（贲门失弛缓症、无泪症、自主神经紊乱和乙酰胆碱不敏感），这与 12q13 染色体的基因突变有关。该综合征的神经元可能易受氧化损伤

- 最近的研究表明，Ⅲ型贲门失弛缓症（见"影像学检查"部分）与肠肌炎有关，但与神经元丢失无关，并且一氧化氮合酶表达下调和胆碱能敏感性增高是细胞因子介导的
- 已经有Ⅲ型贲门失弛缓症模式在长期鸦片使用者中的相关描述

Dx 诊断

鉴别诊断

- 原发性贲门失弛缓症：
  1. 特发性
- 继发性贲门失弛缓症：
  1. 美洲锥虫病
  2. 迷走神经损伤或手术，包括胃底折叠术
  3. 腹腔镜胃结扎术后可发现贲门失弛缓症样食管扩张
- 假性贲门失弛缓症（可能类似贲门失弛缓症的疾病）：
  1. 食管癌
  2. 浸润性胃癌
  3. 燕麦细胞和支气管肺癌
  4. 淋巴瘤
  5. 淀粉样变性
  6. 副肿瘤综合征
- 心绞痛
- 贪食症
- 神经性厌食症
- 胃石症
- 胃炎
- 消化性溃疡病
- 迷走神经切断术后运动障碍
- 食管疾病（表 8-1）：
  1. 胃食管反流病
  2. 结节病
  3. 淀粉样变性
  4. 食管狭窄
  5. 食管蹼和环

表 8-1　食管运动障碍

	贲门失弛缓症	硬皮病	弥漫性食管痉挛
症状	吞咽困难； 非酸性物质反流	胃食管反流病； 吞咽困难	胸骨后疼痛（心绞痛样）； 吞咽困难伴疼痛
X 线表现	食管扩张、充盈 液体； 远端鸟嘴样狭窄	无蠕动食管； 自由反流； 消化道狭窄	同时不协调的收缩
测压表现	高静息压	低静息压	正常压力
食管下括约肌	吞咽不完全或松 弛异常		
食管体	低振幅，吞咽后 同步收缩	低振幅蠕动收 缩或无蠕动	部分有蠕动； 弥漫性、同步非蠕动性 收缩，偶尔有高振幅

（From Andreoli TE et al：Andreoli and Carpenter's Cecil essentials of medicine，ed 8，Philadelphia，2010，Saunders.）

6. 硬皮病

7. Barrett 食管

8. 食管炎

9. 弥漫性食管痉挛

评估

- 体格检查和实验室分析以排除其他原因（图 8-1，表 8-2），并评估并发症
- 影像学检查、测压和内镜检查（可能是支持性或互补性的）

实验室检查

- 营养状况评估
- 全血细胞计数、心电图，诊断有疑问时进行压力测试
- 在适当个体进行克鲁斯锥虫［美洲锥虫病（Chagas 病）］的血清学检测

影像学检查

通过荧光透视下吞咽钡剂（特别是定时食管钡剂造影）可能显示：

- 食管收缩不协调或缺失（蠕动消失）
- 尖锐的锥形对比柱（"鸟嘴征"；图 8-2）

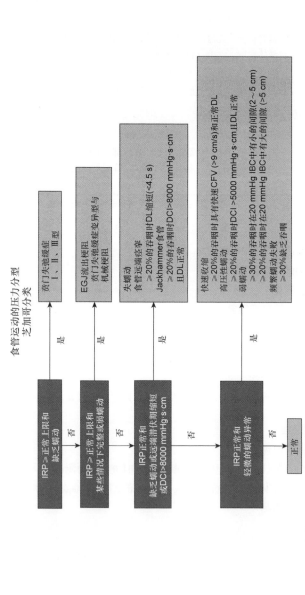

图 8-1 适用于食管运动障碍芝加哥分类的流程。 CFV，收缩前速度；DCI，远端收缩积分；DL，远端潜伏期；EGJ，胃食管结合部；IBC，等压线轮廓；IRP，完整松弛压力（更多详细信息参见表 8-2）。(From Feldman M et al: Sleisenger and Fortran's gastrointestinal and liver disease, ed 10, Philadelphia, 2016, Elsevier.)

表 8-2 食管运动障碍芝加哥分类

诊断	诊断标准
贲门失弛缓症	
Ⅰ型	100% 蠕动消失，平均 IRP > 10 mmHg
Ⅱ型	无食管收缩，≥ 20% 的吞咽测试表现为全食管增压；平均 IRP > 10 mmHg
Ⅲ型	≥ 20% 的吞咽测试表现为过早收缩，平均 IRP ≥ 17 mmHg
EGJ 流出梗阻	平均 IRP ≥ 15 mmHg；正常、弱、快速、高压、蠕动失败或食管增压的混合
运动障碍	（正常人未观察到的模式）
食管远端痉挛	平均 IRP < 17 mmHg，≥ 20% 的吞咽测试呈过早收缩
过度收缩食管（Jackhammer 食管）	至少一次吞咽测试 DCI > 8000 mmHg·s·cm
蠕动缺乏	平均 IRP ≤ 10 mmHg，100% 蠕动消失
蠕动异常	（定义为超出正常的统计学限制）
蠕动弱	在 20 mmHg 的等压线轮廓中，平均 IRP < 15 mmHg 和 ≥ 20% 的吞咽存在大的间隙（≥ 5 cm）或 ≥ 30% 的吞咽存在小的间隙（2 ～ 5 cm）；或 ≥ 30% 的吞咽测试中 DCI 为 150 ～ 450 mmHg·s·cm
频繁蠕动失败	30% ～ 100% 的吞咽存在蠕动失败
快速蠕动	≥ 20% 吞咽时出现快速收缩，DL > 4.5 s
高压性蠕动（胡桃夹食管）	平均 DCI > 5000 mmHg·s·cm，但不符合食管过度收缩的标准
正常	未达到上述任何诊断标准

DCI，远端收缩积分；DL，远端潜伏期；EGJ，食管胃结合部；IRP，完整松弛压力。
（From Feldman M，Friedman LS，Brandt LJ：Sleisenger and Fortran's gastrointestinal and liver disease，ed 10，Philadelphia，2016，Saunders.）

- 远端食管扩张（平滑肌部分）
- 食管气-液平面显示食管排空不良
- 晚期变化包括曲折、成角、食管扩张、食物和分泌物滞留

（食管）测压被认为是诊断的"金标准"

- 在经典的贲门失弛缓症（Ⅰ型贲门失弛缓症）中，常规测压

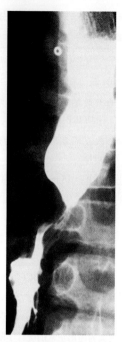

图 8-2 食管贲门失弛缓症的典型外观。扩张的食管末端狭窄。(From Hoekelman R [ed]: Primary pediatric care, ed 3, St Louis, 1997, Mosby.)

异常包括低振幅无序收缩或蠕动停止、吞咽后 LES 松弛不完全或无松弛（残余压力 > 10 mmHg）和静息时 LES 高压

- 一部分"剧烈的贲门失弛缓症"患者可能会出现高振幅、持续时间长的同步食管收缩。由于该疾病进行了新的分类，现在认为该术语不精确

- 高分辨率测压（high-resolution manometry, HRM）或高分辨率食管压力地形图（high-resolution esophageal pressure topography, HREPT）定义了对药物或手术疗法可能有不同反应及预后的贲门失弛缓症亚组。不同于 I 型贲门失弛缓症，II 型贲门失弛缓症表现为 ≥ 20% 的吞咽测试中全食管压力大于 30 mmHg，III 型贲门失弛缓症表现为 ≥ 20% 的吞咽测试中远端食管痉挛性、管腔闭塞性收缩。这项技术使用完整松弛压力（integrated relaxation pressure, IRP）> 15 mmHg 来更好地界定食管胃结合部松弛功能障碍。HRM 还利用远端收缩积分（distal contraction integral, DCI）来定义过度收缩、吞咽无力与蠕动

失败；远端潜伏期（distal latency，DL）定义过早的收缩，可见于弥漫性食管痉挛和Ⅲ型贲门失弛缓症

- HREPT 还定义了一种描述为食管胃结合部流出道梗阻的贲门失弛缓变异型，其中 IRP＞15 mmHg，但存在蠕动。一些与继发原因有关；少部分人可能会发展为贲门失弛缓症；而且，在许多情况下，自然病程尚不明确，对治疗的反应也不尽相同

- 应通过内镜直接观察，包括仔细观察食管胃结合部和贲门，排除吞咽困难的其他原因，包括"功能性食管胃结合部梗阻"、狭窄、贲门失弛缓症的继发性原因（包括浸润性癌）和假性贲门失弛缓症

- 功能性腔成像探头（functional luminal imaging probe，FLIP）技术是一项新技术，可以测量跨食管胃结合部管腔的顺应性和可扩张性，可能显示 LES 松弛受损和对贲门失弛缓治疗的反应

(Rx) 治疗

非药物治疗

- 治疗的目标是降低 LES 压力，以缓解功能性梗阻，缓解症状，并预防疾病进展到食管扩张，有时也称为巨管。治疗不能改善食管蠕动。贲门失弛缓症是可治疗的，但无法治愈

- 食管气囊扩张术（pneumatic dilation，PD）破坏 LES 肌纤维，可能使 65%～90% 的患者受益。可能需要进行多次治疗，大多数方案都使用分级扩张方法，从 30 mm 气囊开始，如果需要，则重复 35 mm 或 40 mm 气囊。一些研究表明这可能对女性、老年患者，特别是 HRM Ⅱ型患者更有效。食管破裂或穿孔是一种罕见的并发症（2%～4%），在一些稳定的穿孔较小的患者中可以采用保守治疗

- 手术：腹腔镜或不常见的开放式 Heller 食管肌切开术（Heller esophagomyotomy，HM）是有效的（90%）。大约 35% 接受手术治疗的患者会出现胃食管反流病。结果，一些外科医生将在手术过程中进行"松动（loose）"或部分抗反流修复术（胃底折叠术）。一些研究表明，这对于男性和年轻患者可能更有效。一项观察性研究表明，在进行肌切开术之前接受过内镜

治疗的患者可能不如那些直接进行肌切开术的患者效果好

- 一项欧洲的大型研究表明，通过有经验的术者手术，患者可能会在肌切开术和气囊扩张术中获得相似的中期结果。meta 分析表明肌切开术具有更好的长期效果（持久性）。气囊扩张术可能是性价比更高的治疗。接受这两种治疗的患者中，一小部分（20% ~ 30%）可能需要在 5 ~ 7 年内再次治疗

- 内镜下黏膜下肌切开术［经口内镜下肌切开术（peroral endoscopic myotomy，POEM）］的成功率较高，与腹腔镜 HM 相当（特别是在 HRM Ⅲ 型患者中，根据病变段的长度采用更长的肌切开术可改善结局），不良反应很少（包括纵隔积气、气胸、气腹、胸腔积液、肺炎和出血），死亡率极低。由于未进行抗反流手术，因此存在发生病理性反流的中度风险（高达 53%）。仅应在高容量中心执行。一项多中心随机研究显示，与气囊扩张术相比，POEM 在 2 年内治疗成功率更高

- FLIP 和定时钡剂食管造影可能有助于确定对治疗的反应

- 食管切除术已经在终末期贲门失弛缓症患者中应用，术中可见扩张的、常呈乙状结构或巨型的食管，且曾对肌切开术或气囊扩张治疗无效

急性期常规治疗

- 药物可用于短期症状缓解和难治性胸痛患者。仅对于无法接受手术或计划进行更明确的手术患者考虑应用。通过舌下使用长效硝酸盐（如硝酸异山梨酯 5 ~ 20 mg）或钙通道阻滞剂（如硝苯地平 10 ~ 30 mg），可以使 LES 压力降低多达 50%。不良反应很常见，缓解时间往往很短。西地那非在一些小型短期研究中显示有效，但通常不建议使用

- 肉毒杆菌毒素注射通过抑制胆碱能神经末梢的乙酰胆碱释放，阻断 LES 的非对抗性胆碱能刺激，而使多达 85% 的患者受益，但对肌张力没有影响。其中多达一半的患者需要在 6 个月内重复注射。一些研究表明，重复注射可能会降低疗效并导致纤维化，这可能会使随后的外科治疗变得复杂

- 许多患者在有效破坏 LES 之后需要质子泵抑制剂治疗胃食管反流病

重点和注意事项

专家点评

- 药物在治疗中的作用有限
- 肉毒杆菌毒素可短暂有效地改善症状
- 气囊扩张术、外科肌切开术和 POEM 可提供更持久的长期效果，是适合大多数患者的治疗选择。肉毒杆菌毒素主要用于年龄过大或不适用于其他治疗方法的患者
- 贲门失弛缓症患者可能存在发生食管鳞状细胞癌和非反流相关性食管炎的长期风险。经治疗的患者可能存在发生反流性食管炎、Barrett 食管和腺癌的长期风险。在这些患者中，不建议常规进行内镜检查

相关内容

吞咽困难（相关重点专题）

推荐阅读

Boeckxstaens GE et al: Pneumatic dilatation versus laparoscopic Heller's myotomy for idiopathic achalasia, *N Engl J Med* 364:1807-1816, 2011.

Bredenoord AJ et al: Chicago classification criteria of esophageal motility disorders defined in high resolution esophageal pressure topography, *Neurogastroenterol Motil* 24(Suppl 1):57-65, 2012.

Furuzawa-Carballeda J et al: Achalasia—an autoimmune inflammatory disease: a cross-sectional study, *J Immunol Res* 2015:729217, 2015.

Inoue Het al: Per-oral endoscopic myotomy: a series of 500 patients, *J Am Coll Surg* 221:256, 2015.

Kahrilas PJ et al: The spectrum of achalasia: lessons from studies of pathophysiology and high-resolution manometry, *Gastroenterology* 145:954, 2013.

Kahrilas PJ et al: Treatments for achalasia in 2017: how to choose among them, *Curr Opin Gastroenterol* 33(4):270-276, 2017.

Kane ED et al: Myotomy length informed by high-resolution esophageal manometry (HREM) results in improved per-oral endoscopic myotomy (POEM) outcomes for type III achalasia, *Surg Endosc*, 2018 Jul 27, https://doi.org/10.1007/s00464-018-6356-0. [Epub ahead of print].

Katzka DA et al: Review article: an analysis of the efficacy, perforation rates and methods used in pneumatic dilation for achalasia, *Aliment Pharmacol Ther* 34:832, 2011.

Ponds FA: Effect of peroral endoscopic myotomy vs pneumatic dilation on symptom severity and treatment outcomes among treatment-naive patients with achalasia: a randomized clinical trial, *JAMA* 322(2):134-144, 2019.

Richter JE: Achalasia—an update, *J Neurogastroenterol Motil* 16:232-242, 2010.

Roman S et al: The Chicago classification of motility disorders: an update, *Gastrointest Endosc Clin N Am* 24:545, 2014.

Vaezi MF et al: Achalasia: from diagnosis to management, *Ann NY Acad Sci* 1381(1):34-44, 2016, https://doi.org/10.1111/nyas.13176.

Werner YB et al: Endoscopic or surgical myotomy in patients with idiopathic achalasia, *N Engl J Med* 381:2219-2229, 2019.

第9章　胃食管反流病
Gastroesophageal Reflux Disease （GERD）

Fred F. Ferri

刘岗　译　张自艳　张骅　审校

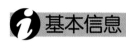 基本信息

定义

胃食管反流病（gastroesophageal reflux disease，GERD）是一种因胃内容物反流进入食管而引起以胃灼热（烧心）为主要特征的动力障碍性疾病。当胃内容物反流导致每周至少2次胃灼热发作和（或）出现并发症时，就定义为这种疾病。表9-1描述了食管炎的分级系统。

同义词

消化性食管炎

反流性食管炎

GERD

ICD-10CM 编码

K21.9　不伴食管炎的胃食管反流病

R12　胃灼热

表 9-1　内镜判断食管炎程度的标准（洛杉矶分级法）

A 级	一个或更多局限于皱褶的黏膜破损，长径 ≤ 5 mm
B 级	一个或更多局限于皱褶的黏膜破损，长径 > 5 mm，但没有融合性病变
C 级	两个或多个黏膜皱褶的顶部之间黏膜破损融合，但没有周围的黏膜破损
D 级	周围的黏膜破损

（From Feldman M et al: Sleisenger and Fordtran's gastrointestinal and liver disease，ed 10，Philadelphia，2016，Elsevier.）

流行病学和人口统计学

- GERD 是最常见的胃肠道疾病之一，是门诊期间记录的最常见的胃肠道疾病诊断，14% ~ 20% 的成年人受到影响
- 在美国，近 7% 的人每天都会胃灼热，20% 的人每月胃灼热，60% 的人间歇性胃灼热。孕妇的发病率超过 80%
- 近 20% 的成年人每周至少使用一次抗酸药或非处方药 H_2 阻滞剂来缓解胃灼热

体格检查和临床表现

- 体格检查：一般无明显发现
- 临床症状和体征：胃灼热、吞咽困难、自觉口中有酸味、胃内容物反流
- 慢性咳嗽和支气管痉挛
- 胸痛、喉炎、早饱、腹胀、打嗝
- 儿童牙齿腐蚀

病因学

- 食管下括约肌（LES）功能不全（图 9-1）
- 降低 LES 压力的药物（钙通道阻滞剂、α-肾上腺素能拮抗剂、硝酸盐、茶碱、抗胆碱药、镇静剂、前列腺素）

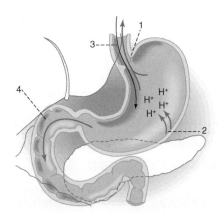

图 9-1 胃食管反流病的发病机制：①食管下括约肌受损——低压力或频繁的一过性食管下括约肌松弛；②酸分泌亢进；③由于蠕动受损或唾液分泌异常而导致酸清除减少；④胃排空延迟或胆盐、胰酶的十二指肠胃反流。（From Andreoli TE et al：Andreoli and Carpenter's Cecil essentials of medicine，ed 8，Philadelphia，2010，WB Saunders.）

- 降低 LES 压力的食物（巧克力、黄皮洋葱、薄荷）。表 9-2 总结了 LES 压力的调节剂
- 烟草滥用、酗酒、咖啡
- 怀孕
- 胃酸分泌过多
- > 70% 的 GERD 患者有裂孔疝（有争议），然而大多数裂孔疝患者没有症状
- 肥胖与 GERD 症状、反流性食管炎和食管癌的风险显著增加有关

表 9-2　食管下括约肌（LES）压力调节剂

	增加 LES 压力	降低 LES 压力
激素 / 多肽类	胃泌素 胃动素 P 物质	胆囊收缩素（CCK） 胰泌素 生长抑素 血管活性肠肽
神经调节剂	α - 肾上腺素能激动剂 β - 肾上腺素能拮抗剂 胆碱能激动剂	α - 肾上腺素能拮抗剂 β - 肾上腺素能激动剂 胆碱能拮抗剂
食物和营养素	蛋白质	巧克力 脂肪 薄荷
其他因素	抗酸药 巴氯芬 西沙必利 多潘立酮 组胺 甲氧氯普胺 前列腺素 $F_{2\alpha}$	巴比妥类药物 钙通道阻滞剂 地西泮 多巴胺 哌替啶 吗啡 前列腺素 E_2 和 I_2 5- 羟色胺 茶碱

（From Feldman M et al：Sleisenger and Fordtran's gastrointestinal and liver disease，ed 10，Philadelphia，2016，Elsevier.）

 诊断

鉴别诊断

- 消化性溃疡病
- 不稳定型心绞痛

- 食管炎（由疱疹病毒、念珠菌等感染引起）、药物诱发（多西环素、氯化钾）、嗜酸性粒细胞性食管炎
- 食管痉挛（胡桃夹食管）
- 食管癌

评估

- 检查旨在消除鉴别诊断中可能的情况，并记录组织损伤的类型和程度。一般来说，当胃食管反流病的症状典型且患者对治疗有反应时，就不需要进一步的诊断性检查来验证诊断
- 上消化道内镜检查（图 9-2）有助于记录持续性 GERD 的组织损害的类型和程度，并排除嗜酸性粒细胞性食管炎和潜在

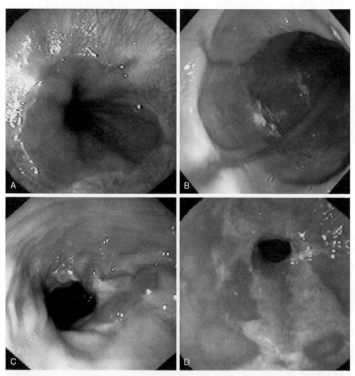

扫本章二维码看彩图

图 9-2 （扫本章二维码看彩图）使用洛杉矶分级法（见表 9-1）显示的四级食管炎的内镜照片（**A ～ D**）。（From Feldman M et al：Sleisenger and Fordtran's gastrointestinal and liver disease，ed 10，Philadelphia，2016，Elsevier.）

的恶性疾病（如 Barrett 食管）。美国医师学会建议对有胃灼热和预警症状（吞咽困难、出血、贫血、体重减轻和反复呕吐）的患者进行胃肠镜检查。对那些使用了 2 个月的质子泵抑制剂（proton pump inhibitor，PPI）治疗以评估愈合情况并排除了 Barrett 食管后仍有严重食管反流的患者再进行 4 ～ 8 周的一天 2 次的 PPI 试验性治疗仍有 GERD 症状的情况下，也应做上消化道内镜检查

实验室检查

- 使用经鼻导管 24 h 或无线胶囊 48 h 行连续食管 pH 监测是评估降酸治疗无效患者食管酸暴露程度的敏感性诊断检查；然而这些检查并不实用，而且通常不会进行，但它们对具有非典型 GERD 症状（如胸痛或慢性咳嗽）的患者很有必要
- 食管高分辨率测压（HRM）适用于择期手术治疗的顽固性反流患者
- GERD 没有幽门螺杆菌检测的指征

影像学检查

上消化道影像学检查对于不愿意接受内镜检查或有医学禁忌证的患者很有用，它可以识别溃疡和狭窄，然而它可能遗漏黏膜异常。只有 1/3 的 GERD 患者在上消化道影像学检查中显示食管炎的放射学征象。

 治疗

非药物治疗

- 改变生活方式，避免摄入以下食品（如柑橘和西红柿为主的产品、洋葱、辛辣食品、碳酸饮料、薄荷、巧克力、油炸食品）和服用加剧反流的药物（如咖啡因、β 受体阻滞剂、钙通道阻滞剂、α 肾上腺素能激动剂、茶碱）
- 避免吸烟和酗酒
- 用块状物将床头抬高 4 ～ 8 英寸（10.16 ～ 20.32 cm）
- 避免在晚宴或大餐后直接躺下，少食多餐
- 体重减轻到 BMI $< 25 \ kg/m^2$，减少脂肪摄入量
- 避免穿腰部过紧的衣服

常规治疗

- PPI（埃索美拉唑 40 mg 每天 1 次、奥美拉唑 20 mg 每天 1 次、兰索拉唑 30 mg 每天 1 次、雷贝拉唑 20 mg 每天 1 次、泮托拉唑 40 mg 每天 1 次或右兰索拉唑 30 mg）对大多数患者都是安全、耐受和高效的（表 9-3）。奥美拉唑和埃索美拉唑是 CYP2C19 抑制剂，可以升高苯妥英钠和地西泮的血药浓度，氯吡格雷也应避免与奥美拉唑和埃索美拉唑同时使用。已有住院患者服用 PPI 后患肺炎的风险增加的报告。长期使用 PPI

表 9-3　食管疾病的药物治疗

药物	剂量
抗酸剂：液体（用于缓冲酸和增加 LESP）	
例如，Mylanta Ⅱ /Maalox TC（酸中和能力，25 mEq/5 ml）*	15 ml 每日 4 次，饭后 1 h 服用，剩下一次临睡前或根据需要服用
Gaviscon（通过黏性机械屏障和缓冲酸来减少反流）	
氢氧化铝、碳酸氢钠、三硅酸镁、海藻酸	2～4 片每日 4 次，睡前或根据需要服用
H_2 受体拮抗剂（减少胃酸分泌）	
法莫替丁	20～40 mg 每日 2 次或 2.5～5 ml 每日 2 次
尼扎替丁	150 mg 每日 2 次
质子泵抑制剂（减少胃酸分泌和胃液容量）[†]	
奥美拉唑	首剂量 20 mg/d，维持量 20 mg/d
兰索拉唑	首剂量 30 mg/d，维持量 15 mg/d
泮托拉唑	首剂量 40 mg/d，维持量 40 mg/d
雷贝拉唑	首剂量 20 mg/d，维持量 20 mg/d
埃索美拉唑	首剂量 20～40 mg/d，维持量 20 mg/d
右兰索拉唑	首剂量 30～60 mg/d，维持量 30 mg/d

* 反流患者一般胃酸分泌并不亢进，因此抗酸剂的治疗剂量是基于它们缓冲（正常）基础胃酸分泌速率（1～7 mEq/h，平均为 2 mEq/h）以及餐后刺激胃酸分泌峰值速率（10～60 mEq/h，平均为 30 mEq/h）的能力

[†] 大剂量疗法是常规日剂量每天 2 次

LESP，食管下括约肌压力；mEq，毫当量

（Modified from Goldman L, Schafer AI: Goldman's Cecil medicine, ed 24, Philadelphia, 2012, WB Saunders.）

与骨质疏松症的风险增加有关，应该警告患者长期使用 PPI 会增加骨折的风险。在肝硬化患者中使用 PPI 会增加自发性细菌性腹膜炎和肝性脑病的风险。PPI 的罕见副作用包括急性间质性肾炎、低镁血症和 QT 延长

- 可以使用 H_2 阻滞剂（尼扎替丁 300 mg 每天睡前服用、法莫替丁 40 mg 每天睡前服用），但效果通常比 PPI 低得多
- 抗酸剂（可能对缓解轻微症状有用，但在严重反流情况下通常无效）
- 促胃肠动力药（甲氧氯普胺）只有在 PPI 不完全有效时才能使用。它们可以用于联合治疗，但副作用限制了它们的使用
- 在考虑手术之前，可以尝试将 PPI 与一种降低食管括约肌松弛的药物（巴氯芬）和一种神经调节剂（地昔帕明）相结合，用于难治性胃灼热患者
- 难治病例：先考虑，后切，使用 Nissen 胃底折叠术（图 9-3）。潜在的手术对象应该是通过食管胃十二指肠镜检查证实有反流性食管炎和测压评估食管蠕动正常的患者。手术通常包括有裂孔时减少裂孔疝，并在胃食管（gastroesophageal，GE）结合部放置胃束带（胃底折叠术）。虽然腹腔镜胃底折叠术现在被广泛使用，但对于大多数愿意继续每天服用降酸药物的患者来说，长期药物治疗是更好的选择。对于更喜欢手术干预的患者，建议不应期望 GERD 患者术后不再需要服用抗分泌药物或者这类手术将能预防 GERD 和 Barrett 食管患者得食管癌。在初次接受腹腔镜抗反流手术的患者中，大约 17.7%

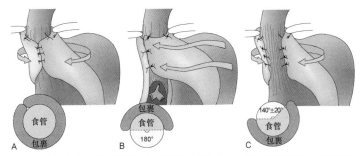

图 9-3　（扫本章二维码看彩图）三种胃底折叠术。**A.** 360° 胃底折叠术；**B.** 部分前胃底折叠术；**C.** 部分后胃底折叠术。（From Yates RB et al：Gastroesophageal reflux disease and hiatal hernia. In Townsend CM et al［eds］：Sabiston textbook of surgery，ed 20，Philadelphia，2017，Elsevier.）

的患者会出现复发，需要长期用药或行二次抗反流手术。胃食管反流复发的危险因素有高龄、女性和合并症

- 经内镜射频加热 GE 结合部（Stretta 治疗）是对传统治疗无效的 GERD 患者的一种治疗方式，其作用机制尚不清楚。内镜胃成形术（EndoCinch 手术）也是治疗 GERD 的一种方法，初步结果似乎令人鼓舞。然而，在推荐这些手术之前，还需要进行长期研究。一种较新的治疗 GERD 的手术方法是 LINX 抗反流装置（图 9-4 和图 9-5）
- 生活方式的改变必须终生遵循，因为 GERD 在大多数患者中通常是一种不可逆转的疾病

处理

- 如果停止治疗，反流的复发是很常见的。初步试验表明，在成功接受 PPI 治疗的严重反流性食管炎患者中，停止 PPI 治疗与 T 淋巴细胞为主的 T 淋巴细胞性食管炎以及基底细胞和乳头状细胞的增生（不伴表面细胞的丢失）有关
- 大多数患者对治疗反应良好。在慢性 GERD 患者中，PPI 药

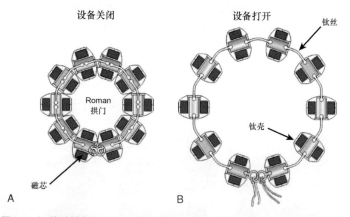

图 9-4　一种磁性括约肌扩大器的机械示意图，该装置包括一个由磁珠串联成的可膨胀的环形设备，旨在通过外科手术将其放置在食管下括约肌（LES）远端的外表面。每颗珠子都由一个钛壳及内含一个小圆盘状磁铁的磁芯组成。这些珠子由特定长度的钛丝连接，限制了任何两个单颗珠子移动的距离。当设备关闭时（**A**），磁力足以防止 LES 塌陷，然而 LES 的开口随着食管蠕动又足以弱到允许设备打开（**B**）。当设备关闭时，Roman 拱形结构可防止对食管组织的压迫。（From Cameron JL，Cameron AM：Current surgical therapy，ed 12，Philadelphia，2017，Elsevier.）

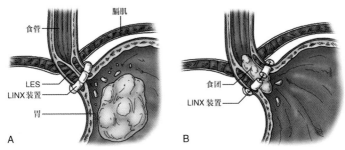

图9-5（扫本章二维码看彩图）**LINX磁性括约肌扩大器在LES的下缘周围植入。A.** 处于关闭位置的磁性装置，可防止LES的塌陷和打开以及随后的反流。每个磁珠都与相邻的磁珠相互依靠，以防止对食管组织的压迫。**B.** 必要时处于打开位置的磁性装置，允许通过食管蠕动、过度膨胀的胃嗳气以及呕吐来运输食物。（From Cameron JL，Cameron AM：Current surgical therapy，ed 12，Philadelphia，2017，Elsevier.）

物治疗和抗反流手术的长期结果相似。长期使用PPI会增加髋部、手腕和脊柱骨折的风险，还增加了艰难梭菌腹泻、肺炎以及铁吸收受损可能导致铁缺乏的风险。PPI还通过抑制细胞色素P450 2C19同工酶来阻断氯吡格雷的作用，因此，在使用氯吡格雷的患者中，应避免所有的PPI（泮托拉唑除外）。H_2受体阻滞剂可用于服用氯吡格雷的GERD患者

- 近20%的患者会出现术后并发症（吞咽困难、嗳气、腹胀、腹泻、恶心）。长期随访研究还显示，在3～5年内，接受过抗反流手术的患者中有52%再次服用抗反流药物

转诊

- 有症状的长期和未经治疗的GERD、Barrett食管和食管腺癌之间有很强的且可能是因果的关系。当患者担心相关的消化性溃疡病、Barrett食管或食管癌时，需要进行上消化道内镜检查
- Barrett食管患者应每隔2年或更短时间接受一次胃镜检查和黏膜活检，因为发生食管腺癌的风险至少比普通人群高出30倍
- GERD患者的幽门螺杆菌检测和治疗并未显示出改善症状的效果
- 所有有牙齿腐蚀的儿童都应该接受GERD的评估

相关内容

贲门失弛缓症（相关重点专题）

吞咽困难（相关重点专题）

推荐阅读

Dunbar KB et al: Association of acute gastroesophageal reflux disease with esophageal histologic changes, *JAMA* 315(19):2104-2112, 2016.

Lacy BE et al: The diagnosis of GERD, *Am J Med* 123:583-592, 2010.

Maret-Ouda J et al: Association between laparoscopic antireflux surgery and recurrence of gastroesophageal reflux, *JAMA* 318(10):939-946, 2017.

Shaheen NJ et al: Upper endoscopy for GERD: best practice advice from the Clinical Guidelines Committee of the American College of Physicians, *Ann Intern Med* 157:808-816, 2012.

Spechler SJ et al: Randomized trial of medical versus surgical treatment for refractory heartburn, *N Engl J Med* 381(16):1513-1523, 2019.

第 10 章　胃炎
Gastritis

Fred F. Ferri

邢俊伟　译　张骅　冯国艳　审校

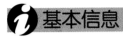 基本信息

定义

从组织学上看，胃炎是指胃内的炎症。在胃镜下表现为一些异常的改变，如红斑、糜烂和上皮下出血。根据胃镜下的表现及组织学特征，胃炎还可以再细分为糜烂性、非糜烂性和特异性胃炎。

同义词

糜烂性胃炎

出血性胃炎

幽门螺杆菌感染性胃炎

ICD-10CM 编码	
K29.00	急性胃炎不伴出血
K29.01	急性胃炎伴有出血
K29.20	酒精性胃炎不伴出血
K29.21	酒精性胃炎伴有出血
K29.30	慢性浅表性胃炎不伴出血
K29.31	慢性浅表性胃炎伴有出血
K29.40	慢性萎缩性胃炎不伴出血
K29.41	慢性萎缩性胃炎伴有出血
K29.50	不明原因慢性胃炎不伴出血
K29.51	不明原因慢性胃炎伴有出血
K29.60	其他原因的胃炎不伴出血
K29.61	其他原因的胃炎伴有出血
K29.70	胃炎，不明原因，不伴出血
K29.71	胃炎，不明原因，伴有出血
K52.81	嗜酸细胞性胃炎或胃肠炎

流行病学和人口统计学

- 糜烂性出血性胃炎最常见于服用非甾体抗炎药（NSAID）的患者、酗酒者以及危重症患者（通常需要呼吸机支持）
- 幽门螺杆菌感染被认为与胃炎有关，存在于 30% ～ 50% 的人群中，其中大多数感染者是无症状的
- 幽门螺杆菌感染率随着年龄的增长而增加，从 < 40 岁白人的 < 10% 到 > 50 岁患者的 > 50%

体格检查和临床表现。

- 胃炎患者一般表现为非特异性临床体征和症状（如上腹部疼痛、腹部压痛、腹胀、厌食、恶心伴或不伴呕吐）
- 急性酒精性胃炎有上腹部压痛（慢性胃炎可能不存在）
- 口臭
- 呕血（呕吐"咖啡渣样物"）

病因学

- 酒精、非甾体抗炎药（NSAID）、应激（危重患者，通常机械呼吸）、肝或肾衰竭、多器官衰竭
- 幽门螺杆菌感染
- 胆汁反流、胰酶反流
- 胃黏膜萎缩，门静脉高压性胃病
- 放疗

Dx 诊断

鉴别诊断

- 消化性溃疡病
- 胃食管反流病
- 非溃疡性消化不良
- 胃淋巴瘤或胃癌
- 胰腺炎
- 胃轻瘫

评估

诊断检查包括全面的病史和内镜活检。

实验室检查

- 推荐通过尿素呼气试验、粪便抗原试验（幽门螺杆菌粪便抗原）、内镜活检或特异性抗体试验进行幽门螺杆菌检测
  1. 尿素呼气试验可以有效测试幽门螺杆菌感染（敏感性和特异性＞90%）。它使用一个呼气采集卡和一个小型分析仪
  2. 粪便抗原检测是一种用多克隆抗幽门螺杆菌抗体鉴定粪便标本中幽门螺杆菌抗原的酶联免疫分析（ELISA）。它与尿素呼气试验一样，对活动性感染的诊断和对接受幽门螺杆菌治疗的患者的随访评估也同样准确。治疗结束8周后，粪便抗原检测结果为阴性，可确定患者根除幽门螺杆菌成功
  3. 内镜下活检的组织学评估被很多人认为是准确诊断幽门螺杆菌感染的金标准。然而，这种检测幽门螺杆菌方法的准确性取决于活检的部位、数量、染色方法和病理学家的经验
  4. 对幽门螺杆菌抗体的血清学检测简单而价廉；然而，抗体的存在仅表明既往曾有感染，无法确定为当前感染。感染清除后，幽门螺杆菌抗体可在数月至数年内保持较高水平；因此，必须根据患者的症状和其他检测结果［如在上消化道出现的消化性溃疡病（peptic ulcer disease，PUD）］来解释抗体水平
- 萎缩性胃炎患者的维生素 B_{12} 水平
- 血细胞比容（如果发生严重出血则偏低）

 治疗

非药物治疗

- 避免酒精和非甾体抗炎药（NSAID）等黏膜刺激物
- 改变生活方式，避免吸烟和会引发症状的食物

急性期常规治疗

- 对于幽门螺杆菌感染可应用以下方法根除幽门螺杆菌：
  1. 四联疗法：质子泵抑制剂（PPI）（奥美拉唑 20 mg，兰索拉唑 30 mg，泮托拉唑 40 mg，雷贝拉唑 20 mg）每日 2 次＋克拉霉素 500 mg 每日 2 次＋阿莫西林 1000 mg 每日 2 次＋甲硝唑 500 mg 每日 2 次，疗程 14 天

2. 三联疗法：PPI 每日 2 次＋克拉霉素 500 mg 每日 2 次＋甲硝唑 500 mg 每日 2 次，疗程 14 天。这种疗法尤其适用于对青霉素过敏的患者

3. 三联疗法：克拉霉素 500 mg 每日 2 次＋阿莫西林 1 g 每日 2 次＋PPI 每日 2 次，疗程 14 天。仅在克拉霉素耐药性 ＜ 15% 的地区有效

4. 铋四联疗法：次水杨酸铋（如 Pepto-Bismol）525 mg 每日 4 次＋甲硝唑 500 mg 每日 4 次＋四环素 500 mg 每日 4 次＋PPI 每日 2 次，疗程 14 天。

- 硫糖铝混悬液（1 g 口服，每 4 ～ 6 h 一次）、H_2 受体拮抗剂或 PPI 预防和治疗呼吸机支持患者的应激性胃炎。

慢性期治疗

- 对于接受长期 NSAID 的患者可口服奥美拉唑、H2RB 或硫糖铝
- 避免饮酒、吸烟，避免长期使用 NSAID 或皮质类固醇

处理

- 治疗结束后 ≥ 4 周应对患者进行根除幽门螺杆菌测试。治疗后至少 4 周检测不到粪便抗原准确地确认了最初血清反应阳性的健康受试者中幽门螺杆菌感染的治愈，具有合理的敏感性。测试前至少 2 周应停止 PPI 治疗
- 萎缩性胃炎患者（患胃癌的风险增加）的胃镜检查

相关内容

幽门螺杆菌感染（相关重点专题）

消化性溃疡病（相关重点专题）

第 11 章　消化性溃疡
Peptic Ulcer Disease

Fred F. Ferri

华娴　译　戴聪　审校

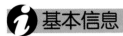 基本信息

定义

消化性溃疡（peptic ulcer disease，PUD）是一种因黏膜保护因子和各种黏膜损伤机制之间的失衡引起的胃或十二指肠溃疡（见"病因学"）。

同义词

PUD

十二指肠溃疡（duodenal ulcer，DU）

胃溃疡（gastric ulcer，GU）

ICD-10CM 编码	
K25.3	急性胃溃疡，无出血或穿孔
K25.7	慢性胃溃疡，无出血或穿孔
K26.3	急性十二指肠溃疡，无出血或穿孔
K26.7	慢性十二指肠溃疡，无出血或穿孔
K27.0	急性消化性溃疡，部位不明，伴出血
K27.1	急性消化性溃疡，部位不明，伴穿孔
K27.2	急性消化性溃疡，部位不明，伴出血和穿孔
K27.3	急性消化性溃疡，部位不明，无出血和穿孔
K27.4	慢性或非特异性消化性溃疡，部位不明，伴出血
K27.5	慢性或非特异性消化性溃疡，部位不明，伴穿孔
K27.6	慢性或非特异性消化性溃疡，部位不明，伴出血和穿孔
K27.7	慢性消化性溃疡，部位不明，无出血和穿孔
K27.9	消化性溃疡，部位不明，未明确急性或慢性，不伴出血或穿孔
P78.82	新生儿消化性溃疡
Z87.11	消化性溃疡既往史

流行病学和人口统计学

- 发病率：每年 25 万～50 万（十二指肠 20 万～40 万，胃 5 万～10 万），十二指肠溃疡 / 胃溃疡比率为 4∶1
- 解剖位置：＜ 90% 的十二指肠溃疡发生在十二指肠的第一部分（球部），胃溃疡最常发生在胃角切迹附近的小弯侧

体格检查和临床表现

- 上腹部疼痛是 PUD 最常见的症状，常可因进食或服用抗酸剂改善，并因禁食而加重
- 体格检查通常无明显发现
- 患者可以有上腹部压痛、心动过速、面色苍白、低血压（因急性或慢性失血造成）、恶心和呕吐（如果出现幽门梗阻）、板状腹和反跳痛（因穿孔）、呕血或黑便（出血性溃疡）。框 11-1 描述了消化性溃疡的主要症状和体征

框 11-1　消化性溃疡的主要症状和体征

单纯性溃疡

无症状（"沉默性溃疡"可占病例的 40%）

上腹部疼痛

疼痛可能放射到背部、胸部、腹部的其他部位（上腹部可能性最大，下腹部可能性最小）

疼痛可能是夜间疼痛（最具特征性）、进食可以缓解的"饥饿痛"或持续性疼痛（特征性最低）

恶心

呕吐

胃烧灼感（类似于或者与胃食管反流相关）

出现并发症的溃疡

急性穿孔

严重的腹痛

休克

板状腹（有反跳痛和其他腹膜刺激征）

腹腔游离气体

出血

呕血和（或）黑便

血流动力学改变、贫血

既往有溃疡症状的病史（80%）

幽门梗阻

饱胀、不能进食、嗳气

恶心、呕吐（和相关功能紊乱）

体重下降

（From Goldman L，Schafer AI：Goldman's Cecil medicine，ed 24，Philadelphia，2012，Saunders.）

病因学

经常是多病因引起的。以下是常见的黏膜损伤因素：

* 幽门螺杆菌感染。幽门螺杆菌感染是导致 PUD 的主要原因。在美国，超过 70% 的十二指肠溃疡和胃溃疡患者发现幽门螺杆菌感染。在世界其他地区，幽门螺杆菌感染率更高（＞90%）。根除幽门螺杆菌可以明显降低消化性溃疡的复发率

* 药物［非甾体抗炎药（NSAID）、糖皮质激素］。NSAID 相关溃疡发生的危险因素见表 11-1

* 幽门或食管下括约肌功能不全

* 胆汁酸（反流）

* 十二指肠近端碳酸氢盐分泌受损

* 胃黏膜血流减少

* 壁细胞分泌的酸和主细胞以胃蛋白酶原方式分泌的胃蛋白酶

* 吸烟

* 饮酒

表 11-1　NSAID 相关溃疡的风险因素

确定的
高龄
有溃疡病史
同时皮质类固醇治疗
同时抗凝治疗
大剂量 NSAID
严重的全身性疾病

可能的
伴有幽门螺杆菌感染
吸烟
饮酒

NSAID，非甾体抗炎药

（From Andreoli TE et al: Andreoli and Carpenter's Cecil essentials of medicine, ed 8, Philadelphia, 2010, Saunders.）

Dx 诊断

鉴别诊断

* 胃食管反流病

- 胆石症
- 胰腺炎
- 胃炎
- 非溃疡性消化不良
- 肿瘤（胃癌、淋巴瘤、胰腺癌）
- 心绞痛、心肌梗死、心包炎
- 夹层动脉瘤
- 其他：高位小肠梗阻、肺炎、膈下脓肿、早期阑尾炎

评估

全面的病史询问和体格检查以排除其他诊断。诊断方法包括内镜和上消化道造影。内镜检查是首选，也是 PUD 诊断的金标准，胃或十二指肠黏膜破损 ≥ 5 mm 就可确诊。

实验室检查

- 常规的实验室评估通常无特殊
- 有明显上消化道出血的患者可能表现为贫血
- 幽门螺杆菌检查推荐行内镜活检、尿素呼气试验或粪便抗原检测（幽门螺杆菌抗原）

  1. 尿素呼气试验显示活动性感染（敏感性和特异性 > 90%）。患者摄入少量标记碳 13 或 14 的尿素，如果体内有尿素酶（由机体产生），则尿素被水解，患者呼出标记的二氧化碳，然后收集并测量。在尿素呼气试验前 2 周内使用质子泵抑制剂（PPI）可能会干扰检查结果

  2. 粪便抗原检测是一种在粪便标本通过多克隆抗幽门螺杆菌抗体识别幽门螺杆菌抗原的 ELISA 方法，与尿素呼气试验一样，无论对活动性感染的诊断还是对幽门螺杆菌治疗患者的随访评估都同样准确。治疗结束后 6 周粪便抗原检测结果为阴性，则表明根除幽门螺杆菌是成功的

  3. 幽门螺杆菌抗体的血清学检测是简单而经济的，然而有抗体表明曾有感染，但不一定是目前的感染。幽门螺杆菌抗体在感染清除后可持续升高数月至数年，因此，抗体水平必须根据患者的症状和其他检测结果（如在上消化道钡餐系列看到的 PUD）来解释

  4. 内镜活检标本的组织学评估被许多人认为是准确诊断幽门

螺杆菌感染的金标准。然而，幽门螺杆菌的检测取决于活
检标本的部位和数量、染色方法和病理学家的经验
- 额外的实验室评估仅在特定情况下进行（如可疑胰腺炎的淀
粉酶水平、可疑卓-艾综合征的血清胃泌素水平）

影像学检查

- 传统的上消化道钡餐检查能明确 70% ～ 80% 的 PUD，通过
使用双重对比，准确度可以提高至约 90%
- 腹部 CT 对怀疑消化性溃疡穿孔有帮助（敏感性＞ 95%）

 治疗

非药物治疗

- 戒烟：吸烟会增加 PUD 的风险，降低治愈率，增加复发率
- 避免非甾体抗炎药和酒精
- 特殊饮食已被证明与溃疡的发展和愈合无关；然而，要避免
引起症状的食物

急性期常规治疗

当有幽门螺杆菌感染时，可以通过各种方案来根除幽门螺杆菌
（见"幽门螺杆菌感染"）。幽门螺杆菌检测阴性的 PUD 患者应使用
抗分泌药物：
- H_2 受体拮抗剂（H_2 receptor antagonists，H_2RA）：雷尼替丁、
法莫替丁和尼扎替丁均有效，通常分次剂量或夜间给予
- PPI：也可以诱导快速愈合，通常在饭前 30 min 给予
抗酸剂和硫糖铝也是治疗和预防 PUD 的有效药物

慢性期治疗

消化性溃疡患者的维持治疗适用于以下情况：
- 长期吸烟者
- 复发性溃疡
- 长期应用非甾体抗炎药、糖皮质激素治疗
- 老年或衰弱的患者
- 侵袭性或有并发症的溃疡病（如穿孔、出血）
- 无症状出血者

处理

- 未治疗的 PUD 复发率约为 60%（吸烟者＞70%），治疗使复发率降低近 30%
- 复发性溃疡患者应再次治疗 8 周，然后用 H_2RA、PPI、硫糖铝或抗酸剂进行维持治疗
- 经过 8 周的十二指肠溃疡和 12 周的胃溃疡治疗，如果没有明显的愈合则认为是难治性溃疡。在这些患者中，最大程度的抑酸（如埃索美拉唑 40 mg 每日 2 次）优于标准抗溃疡的持续治疗
- 如果存在幽门螺杆菌感染则必须根治，治疗后 6 周的幽门螺杆菌粪便抗原检测阴性，可以证实幽门螺旋杆菌被治愈，具有合理的敏感性
- 对多发性复发性溃疡患者也应考虑筛查卓-艾综合征。卓-艾综合征患者血清胃泌素水平＞1000 pg/ml，基础泌酸量通常＞15 mmol/h
- 难治性溃疡现在很少需要手术，包括对十二指肠溃疡采用的高选择性迷走神经切断术，对胃溃疡采用的胃窦切除或半胃切除术（不采用迷走神经切断术）

转诊

- 需要内镜检查的患者可就诊于消化科相关领域专家处
- 通过正规的药物治疗，仍有溃疡未愈合的患者可转诊外科手术

 重点和注意事项

专家点评

- 胃溃疡患者一般应在抑酸治疗 8～12 周后复查内镜，以评估愈合情况，并进行脱落细胞学检查以筛查胃癌。十二指肠溃疡患者和低风险胃溃疡患者（如服用 NSAID 的年轻患者），一般不需要内镜随访
- 经过内镜治疗出血性消化性溃疡后，患者再次出血的发生率高达 20%。静脉连续输注 PPI 可显著降低复发出血的风险。据报道，在内镜成功治疗高危消化性溃疡出血患者后，给予埃索美拉唑高剂量静脉注射（80 mg 静脉团注，然后 8 mg/h

静脉滴注超过 72 h）可减少 72 h 再出血发生率，其临床获益可维持多达 30 天

- 在有消化性溃疡出血的服用低剂量阿司匹林的患者中，持续服用阿司匹林可能增加再出血的风险

相关内容

幽门螺杆菌感染（相关重点专题）

第 12 章　倾倒综合征
Dumping Syndrome

Samantha Ni，Mark F. Brady

翟哲　译　刘娅妮　审校

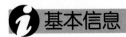

基本信息

定义

倾倒综合征是指由于高渗性胃内容物迅速进入小肠而引起的一系列餐后症状,最常由胃手术引起,如消化性溃疡和胃旁路手术。

同义词

胃切除术后综合征

快速胃排空

餐后高胰岛素血症性低血糖（postprandial hyperinsulinemic hypoglycemia，PHH；晚期倾倒综合征）

胃旁路术后低血糖（post-gastric bypass hypoglycemia，PGBH；晚期倾倒综合征）

ICD-10CM 编码
K91.1　胃手术后综合征

流行病学和人口统计学

据估计有 20% ～ 50% 的胃手术后患者会出现倾倒综合征相关症状,10% ～ 20% 的患者症状更明显,1% ～ 5% 的患者症状更严重（这些数据来自 20 世纪 80 年代的研究报告）

- 迷走神经切断术和幽门成形术（8.5% ～ 20%）
- 迷走神经切断术和胃窦切除术（4% ～ 27%）
- 胃次全切除术（10% ～ 40%）
- 壁细胞迷走神经切断术（3% ～ 5%）
- 胃旁路术（≤ 50%）
- 男性和女性无差异

体格检查和临床表现

- 早期倾倒综合征：症状在进食后 1 h 内开始
  1. 禁食状态下无症状
  2. 早饱、恶心、呕吐和嗳气
  3. 上腹饱胀、痉挛和腹泻
  4. 头晕、潮红、出汗和晕厥
  5. 心悸和心动过速
- 晚期倾倒综合征：进食后 1～3 h 出现症状
  1. 头晕、出汗
  2. 烦躁、疲劳
  3. 注意力不集中
  4. 颤抖、焦虑、心悸
  5. 意识混乱、癫痫、昏迷

病因学

倾倒综合征几乎仅发生在接受过胃外科手术的患者中。但是，亦存在非手术原因。

- 早期倾倒综合征的全身症状，部分是由于血容量过低引起的。低血容量是由于液体从血管内快速转移到肠腔，以及影响胃肠道蠕动和血流动力学状态的胃肠道激素的释放增加导致
- 与快速胃排空有关的血管活性物质增加在倾倒综合征中起一定作用
- 晚期倾倒综合征的症状是由于反应性低血糖和释放反调节激素，尤其是去甲肾上腺素造成

Dx 诊断

详细的临床病史和先前进行胃外科手术的证据对于诊断必不可少。

鉴别诊断

- 胃轻瘫
- 胰功能不全
- 炎症性肠病
- 输入袢综合征
- 手术后胆汁酸反流

- 肠梗阻
- 胃肠瘘

评估

通常是基于临床病因进行诊断。无胃手术史的患者出现症状的临床情况下，可进行口服葡萄糖耐量试验和影像学检查，有助于确立诊断。

实验室检查

口服葡萄糖耐量试验：

- 在禁食一夜后，口服 50 g 葡萄糖，每 15 ～ 30 min 测量一次心率、血糖和氢呼气试验，持续 3 ～ 6 h。30 min 时采集血细胞比容
- 心率增加＞ 12 次 / 分，氢呼气排泄增加，灵敏度为 94%，特异度＞ 92%。口服葡萄糖 50 g 后 30 min 时的血细胞比容升高＞ 3%，也提示检测呈阳性。75% 的晚期倾倒综合征患者的最低血糖＜ 3.3 mmol/L（＜ 59 mg/dl）

影像学检查

- 上消化道系列检查有助于正确了解解剖结构
- 闪烁成像技术显示胃排空迅速，对倾倒综合征且无胃手术史的患者可能有用

℞ 治疗

非药物治疗

- 饮食调整是治疗倾倒综合征的一线方法
  1. 将热量摄入划分为六份小餐
  2. 随餐限制饮水（餐前和餐后 30 min 避免饮水）
  3. 减少碳水化合物的摄入，避免单糖
  4. 增加蛋白质和脂肪的摄入量
  5. 增加或补充膳食纤维
  6. 避免牛奶和奶制品
  7. 避免饮酒
- 餐后平卧 30 min 可能有效，主要通过减缓胃排空和减轻血容

量不足的症状来实现

急性期常规治疗

- 如果饮食调整无效，可以尝试每天口服 50 mg 阿卡波糖
- 餐前 30 min 奥曲肽 25 ～ 50 mg 皮下注射可有效缓解倾倒综合征的症状。[2009 年，一项对 30 名患者的小型研究显示，每月给予长效奥曲肽后（首选皮下，3 次 / 日），患者报告倾倒综合征的症状缓解。]
- 果胶和瓜尔胶已被用来增加管腔内物质的黏度，并缓解快速排空和吸收的症状
- 当阿卡波糖或饮食调整效果不佳时，每天 2 次二氮嗪 50 mg 口服可以用于抑制胰岛素分泌，用于治疗晚期倾倒综合征的低血糖

慢性期治疗

- 对于上述饮食调整和急性常规治疗不能治愈的严重症状患者，可以考虑手术治疗
- 外科干预包括幽门重建术、改 Billroth Ⅱ 式为 Billroth Ⅰ 式吻合术、Roux-en-Y 式重建术、管饲喂养、逆转胃分流术
- 在严重的情况下，可以考虑长效释放型奥曲肽，每 4 周肌注 10 mg，以缓解症状

预后

- 倾倒综合征会随着时间而改善。手术后几个月，1% ～ 2% 的患者将继续出现明显症状
- 早期倾倒综合征通常是自限性的，可在 7 ～ 12 周内缓解
- 饮食调整有效地治疗了大多数患者

转诊

- 怀疑有倾倒综合征的患者建议至胃肠道相关领域专家处咨询
- 如果内科治疗不成功，一般需考虑外科会诊

 重点和注意事项

专家点评

- 大多数患者通常表现为早期倾倒综合征症状，或兼有早期和

晚期症状。很少有人单纯表现为晚期倾倒综合征症状

- 奥曲肽可以抑制胰岛素和肠道分泌的其他血管活性物质的释放，还可以减少胃排空

- 值得注意的是，已有与手术不相关的倾倒综合征报道，与糖尿病和特发性病例有关

- 营养不良是倾倒综合征患者的主要关注点。倾倒综合征可能会使患者改变饮食习惯

推荐阅读

Arts J, Caenepeel P, Bisschops R et al: Efficacy of the long-acting repeatable formulation of the somatostatin analogue octreotide in postoperative dumping, *Clin Gastroenterol Hepatol* 7:432, 2009.

Berg P, McCallum R: Dumping syndrome: a review of the current concepts of pathophysiology, diagnosis, and treatment, *Dig Dis Sci* 61(1):11, 2016.

Emous M et al: Long-term self-reported symptom prevalence of early and late dumping in a patient population after sleeve gastrectomy, primary, and revisional gastric bypass surgery, *Surg Obes Relat Dis*, 2018.

Ellsmere J: *Late complications of bariatric surgical operations*. In Jones D, Chen W, editors: *UpToDate*, 2017.

Kim TY et al: Medical management of the postoperative bariatric surgery patient. [updated 2018 Jan 4]. In De Groot LJ, et al.: *Endotext [Internet]*, South Dartmouth (MA), 2000, MDText.com.

Mine S et al: Large-scale investigation into dumping syndrome after gastrectomy for gastric cancer, *J Am Coll Surg* 211(5):628-636, 2010.

第 13 章　胃癌
Gastric Cancer

Ritesh Rathore

蒋嘉睿　译　刘娅妮　审校

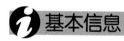

基本信息

定义

　　胃癌是一种发生于胃的腺癌。发生在胃食管交界处（gastroesophageal junction，GEJ）5 cm 以内的贲门癌通常被归为 GEJ 癌。胃癌在组织学上细分为肠型和弥漫型。弥漫型的胃癌比较常见于女性和年轻患者，而肠型主要与环境因素（吸烟，烟熏、盐渍及腌制食品，硝酸盐和亚硝酸盐）及种族（亚裔和太平洋裔）相关。图 13-1 所示为根据浸润深度对胃腺癌进行分类。

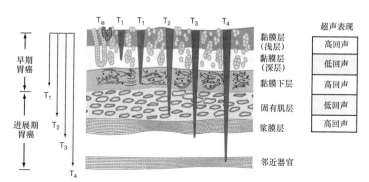

扫本章二维码看彩图

图 13-1 （扫本章二维码看彩图）胃腺癌按浸润深度分类（T 分类）。在 TNM 分类中，T 表示侵袭深度。T_{is} 表示原位癌；T_1 肿瘤局限于黏膜（T_{1a}）和黏膜下层（T_{1b}）；T_2 肿瘤侵犯固有肌层，但不侵犯浆膜层；T_3 肿瘤穿透浆膜下结缔组织，不累及脏层腹膜或邻近结构；而 T_4 肿瘤侵犯浆膜（脏层腹膜），可累及邻近器官和组织。在早期胃癌中，无论淋巴结是否受累，病变都局限于黏膜和黏膜下层（T_1）。（From Feldman M et al [eds]: Sleisenger and Fordtran's gastrointestinal and liver disease, ed 10, Philadelphia, 2016, Saunders.）

同义词

胃腺癌

胃癌（Stomach Cancer）

皮革样胃

ICD-10CM 编码

C16 胃恶性肿瘤

C16.0 胃贲门部恶性肿瘤

C16.1 胃底部恶性肿瘤

C16.2 胃体部恶性肿瘤

C16.3 幽门窦恶性肿瘤

C16.5 胃小弯恶性肿瘤，未特指

C16.6 胃大弯恶性肿瘤，未特指

C16.8 胃重叠部位的恶性肿瘤

流行病学和人口统计学

- 胃癌是世界上第四大常见癌症，每年发病人数约为 95 万例，其中 70% 发生在发展中国家。发病率最高的是亚洲，最低的是北美洲。据估计，全世界每年死于胃癌的人数为 72.3 万
- 在美国，2019 年预计有 27 510 例新增病例和 11 140 例死亡病例
- 在美国，胃癌的发病率为 6.7/10 万，死亡率为 3.4/10 万。过去 30 年中，虽然远端胃肿瘤的发病率大大下降，但近端贲门和胃底肿瘤的发病率却在上升
- 胃癌在 65 岁以上的男性患者中更为常见（70% 的患者＞50 岁）
- 男 / 女比例为 3∶2
- 遗传性弥漫性胃癌（hereditary diffuse gastric cancer，HDGC）呈常染色体显性遗传，癌症发病年龄较小（平均年龄 37 岁）。在这些家庭中，有高达 50% 的家庭发现了肿瘤抑制基因——上皮钙黏蛋白（E-cadherin）基因（CDH1）的种系截断突变。它与 80% 的胃癌终生危险有关
- Lynch 综合征、家族性腺瘤性息肉病、Peutz-Jeghers 综合征、幼年性息肉病综合征和增生性胃息肉也会增加罹患胃癌的风险

体格检查和临床表现

- 病史可能显示餐后饱胀感、体重明显减轻（70%～80%）、恶

心或呕吐（20%～40%）、吞咽困难（20%）和消化不良，通常用抗酸剂不能缓解。上腹不适也较常见，通常因禁食而减轻，并由于进食而加剧

- 上腹部或腹部肿块（30%～50%），上腹部疼痛
- 缺铁性贫血一般见于肿瘤出血，并检测到隐血试验阳性的大便
- 硬的结节性肝：可能表明疾病已转移到肝
- 腹水、淋巴结病或胸腔积液：可能预示着转移

病因学

风险因素

- 慢性幽门螺杆菌胃炎。胃癌在感染幽门螺杆菌的人中发展，但在未感染的人中不发展。组织学发现有严重胃萎缩、以胃体为主的胃炎或肠化生者的患病风险增加。幽门螺杆菌感染者同时合并十二指肠溃疡没有罹患胃癌的风险，而在胃溃疡、非溃疡性消化不良和胃增生性息肉患者中则有罹患胃癌的风险。根除幽门螺杆菌可降低胃癌风险
- 过度吸烟、酗酒
- 食品添加剂（亚硝胺）、烟熏食品，职业性接触重金属、橡胶、石棉
- 慢性萎缩性胃炎伴有肠化生、肥厚性胃炎和恶性贫血
- 框 13-1 总结了胃腺癌的风险因素

框 13-1　胃腺癌的风险因素

明确的

幽门螺杆菌感染

慢性萎缩性胃炎

肠化生

异型增生 *

腺瘤性胃息肉

吸烟

胃部手术史（尤其是 Billroth Ⅱ）

遗传因素：

　胃癌家族史（一级亲属）

　家族性腺瘤性息肉病（伴有胃底腺息肉）

　遗传性非息肉病性结直肠癌

　Peutz-Jeghers 综合征

　幼年性息肉病

续框

很可能的

　　高盐摄入

　　肥胖症（仅贲门腺癌）

　　鼻烟的使用

　　胃溃疡病史

　　恶性贫血

　　定期使用阿司匹林或其他非甾体抗炎药物（保护性）

可能的

　　使用他汀类药物（保护性）

　　酗酒

　　社会经济地位低下

　　Ménétrier 病

　　大量新鲜水果和蔬菜的摄入（保护性）

　　大量抗坏血酸的摄入（保护性）

可疑的

　　增生性和胃底腺息肉

　　高硝酸盐饮食

　　大量饮用绿茶（保护性）

* 建议对有这种风险因素的患者进行癌症监测

（From Feldman M et al（eds）：Sleisenger and Fordtran's gastrointestinal and liver disease，ed 10，Philadelphia，2016，Saunders.）

 诊断

鉴别诊断

- 胃淋巴瘤（占胃恶性肿瘤的 5%）
- 肥厚性胃炎
- 消化性溃疡
- 反流性食管炎

评估

　　上消化道内镜检查（图 13-2）与活检可以明确诊断。内镜超声检查结合 PET/CT 扫描以及术中淋巴结清扫可用于肿瘤的分期。表13-1 和图 13-1 介绍了胃癌的分期系统。

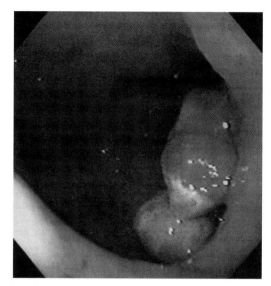

图 13-2 （扫本章二维码看彩图）**息肉样胃癌**。胃角处可见一三叶状息肉。（From Feldman M et al［eds］：Sleisenger & Fordtran's gastrointestinal and liver disease：pathophysiology/diagnosis/management，ed 8，Philadelphia，2006，Saunders.）

表 13-1　基于 AJCC 第 8 版的胃癌 TNM 分期标准和分期

T 分类	T 标准
T_X	原发肿瘤无法评估
T_0	无原发肿瘤证据
T_{is}	原位癌：未浸润黏膜固有层的上皮内肿瘤，高级别异型增生
T_1	肿瘤侵犯黏膜固有层、黏膜肌层或黏膜下层
T_{1a}	肿瘤侵犯固有层或黏膜肌层
T_{1b}	肿瘤侵犯黏膜下层
T_2	肿瘤侵犯固有肌层
T_3	肿瘤穿透浆膜下结缔组织，但未侵犯脏层腹膜或邻近结构
T_4	肿瘤侵犯浆膜（脏层腹膜）或邻近结构
T_{4a}	肿瘤侵犯浆膜（脏层腹膜）
N 分类	**N 标准**
N_X	局部淋巴结无法评估
N_0	无局部淋巴结转移
N_1	转移至 1～2 个局部淋巴结
N_2	转移至 3～6 个局部淋巴结

续表

N_3	转移至 7 个或更多局部淋巴结
N_{3a}	转移至 7 ~ 15 个局部淋巴结
M 分类	**M 标准**
M_0	无远处转移
M_1	有远处转移

分期	pT	pN	M
0 期	T_{is}	N_0	M_0
ⅠA 期	T_1	N_0	M_0
ⅠB 期	T_1	N_1	M_0
	T_2	N_0	M_0
ⅡA 期	T_1	N_2	M_0
	T_2	N_1	M_0
	T_3	N_0	M_0
ⅡB 期	T_1	N_{3a}	M_0
	T_2	N_2	M_0
	T_3	N_1	M_0
	T_{4a}	N_0	M_0
ⅢA 期	T_2	N_{3a}	M_0
	T_3	N_2	M_0
	T_{4a}	N_1 或 N_2	M_0
	T_{4b}	N_0	M_0
ⅢB 期	T_1	N_{3b}	M_0
	T_2	N_{3b}	M_0
	T_3	N_{3a}	M_0
	T_{4a}	N_{3a}	M_0
	T_{4b}	N_1 或 N_2	M_0
ⅢC 期	T_3	N_{3b}	M_0
	T_{4a}	N_{3b}	M_0
	T_{4b}	N_{3a} 或 N_{3b}	M_0
Ⅳ期	任何 T	任何 N	M_1

实验室检查

- 全血细胞计数显示小红细胞性贫血
- 检测到大便隐血试验阳性
- 化学检测可显示低白蛋白血症或肝转移患者的肝酶异常
- 高达 25% 的胃癌过表达 HER2/neu 生长因子受体，目前评估胃食管肿瘤 HER2 过表达已成为标准做法
- 聚合酶链反应扩增后再进行限制性的突变特异性预测基因检测：在家族性弥漫性癌症患者的家庭中，建议对 *CDH1* 的截断突变进行酶解和 DNA 测序，因为每 4 个 *CDH1* 基因突变携带者中就有 3 个会发展为胃癌。胃腺癌的遗传异常汇总于表 13-2

表 13-2　胃腺癌的遗传异常

异常	大概基因频率（%）
微卫星灶不稳定	15 ～ 50
DNA 非整倍体	60 ～ 75
缺失 / 抑制	
p53（肿瘤蛋白 53）	60 ～ 70
FHIT（脆性组氨酸三联基因）	60
APC（腺瘤性结肠息肉病基因）杂合性缺失	50
DCC（结直肠癌基因删除）杂合性缺失	50
由于过度甲基化而导致的低表达	
p16	≈ 50
TFF1（人类三叶因子 1 基因）	≈ 50
p27	< 50
MLH1（人类 mutL 同源蛋白 1 基因）	15 ～ 20
E-cadherin	50
扩增 / 过度表达	
COX-2（环氧化酶 -2）	70
HGF（肝细胞生长因子）	60
VEGF（血管内皮生长因子）	50
c-met	50
AIB-1（乳腺癌扩增性抗原 1）	40
β-catenin	25
EGFR（表皮生长因子受体基因）	15

续表

异常	大概基因频率（%）
突变	
PI3K（磷脂酰肌醇 3- 激酶基因）	25
PTPRT（蛋白酪氨酸磷酸酶受体型基因）	17

（From Feldman M et al（eds）：Sleisenger and Fordtran's gastrointestinal and liver disease，ed 10，Philadelphia，2016，Saunders.）

影像学检查

胸部和腹部 PET/CT 扫描（图 13-3）评估是否有转移。

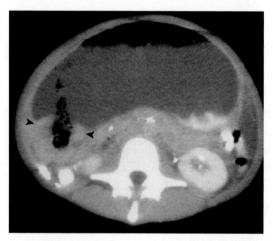

图 13-3　胃出口梗阻：胃窦癌。在计算机断层扫描中可见胃部明显膨胀并有气液平面。在这个病例中，胃窦部远端可见明显的肿块（箭头示）。（From Grainger RG et al［eds］：Grainger & Allison's diagnostic radiology：a textbook of medical imaging，ed 4，St Louis，2001，Churchill Livingstone.）

Rx 治疗

急性期常规治疗

- 胃切除术：大多数可治愈的肿瘤可以通过胃次全切除术切除并保证安全切缘。当肿瘤位于近端胃或根据疾病程度需要，可采用全胃切除术。对于发生在胃体或胃窦的病变，首选的治疗方法是根治性远端次全切除术（图 13-4）。该术式切除约 80% 的胃以及十二指肠的第一部分、肝胃之间网膜组织、胃结肠之间网膜组织，并清扫腹腔干 3 个血管分支周围的淋巴结。弥漫性或近端胃癌需要进行全胃切除术，以获得适当的胃近端切缘（图 13-5）。如果需要进行全胃切除术，有时也要进行脾切除术，特别是胃近端 1/3 的胃癌和胃体大弯侧的肿瘤。这些癌症更容易转移到脾门淋巴结，如果不做脾切除术，这些淋巴结就不能被完全清扫干净。由于并发症增多，常规的脾切除术已不再实行。当出现令人担忧的、可触及的脾门结节时，应进行脾切除术

- 在晚期病例中，当瘤体出血、梗阻时可进行姑息性胃切除术。可以通过进行胃空肠吻合来解决出口梗阻

- 在可手术的胃癌患者中，围术期方案化疗可以缩小肿瘤体积和降低肿瘤分期，同时提高无进展生存和总生存时间。目前使用的标准新辅助治疗方案是 FLOT 方案［5- 氟尿嘧啶（5-FU）、甲酰四氢叶酸、奥沙利铂、多西他赛］

- Ⅱ～Ⅲ期患者可以选择使用较早期的 5-FU 和甲酰四氢叶酸方案进行术后辅助放化疗。另外，现代的方法是采用 FOLFOX

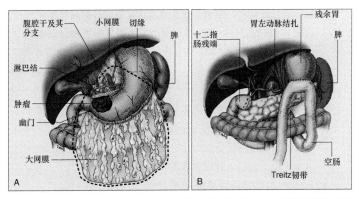

图 13-4　（扫本章二维码看彩图）A. 根治性胃次全切除术。这种胃窦部肿瘤的切除范围包括胃远端 80%、小网膜、大网膜以及胃周淋巴结（日本 N1 组），沿左胃、腹腔干和肝总动脉分布的淋巴结（日本 N2 组）。**B.** 根治性次全切除后重建。关闭十二指肠残端和胃小弯侧后，将残余胃和近端空肠于结肠前进行端-侧吻合。脾和远端胰腺保留于原位。（From Niederhuber JE：Abeloff's clinical oncology，ed 6，Philadelphia，2020，Elsevier. ）

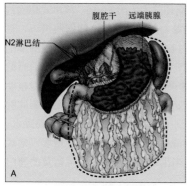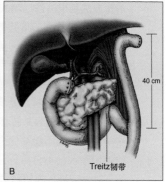

图 13-5 （扫本章二维码看彩图）A. 根治性全胃切除术。全胃切除术适用于这种广泛的胃部肿瘤。手术标本中要包括两块网膜、脾、远端胰腺和日本 N2 组淋巴结。**B.** 根治性全胃切除术后重建。虽然已经描述了各种吻合口和空肠潴袋的方法，但除了使胆汁和胰腺分泌物远离食管黏膜外，似乎任何方法都没有好处。Roux-en-Y 食管空肠端-侧吻合，保留 40 cm 无功能袢。（From Niederhuber JE：Abeloff's clinical oncology，ed 6，Philadelphia，2020，Elsevier.）

（5-FU、甲酰四氢叶酸、奥沙利铂）或 CAPOX（卡培他滨、奥沙利铂）方案联合化疗，放疗仅用于高危患者

- 在转移性胃癌中，使用三联或双联化疗方案可提高总生存时间。在表达 *HER2-2/neu* 癌基因的胃癌患者亚群中（20% ～ 25% 的患者），在铂类加 5-FU 或卡培他滨的基础上加用曲妥珠单抗可延长总生存时间

- 一线化疗后进展的患者使用化疗联合抗血管内皮生长因子受体 -2 抗体雷莫芦单抗可以获得生存获益。用程序性死亡受体 -1 抗体（nivolumab，pembrolizumab）进行免疫治疗已被证明可以改善以前接受过治疗的高微卫星不稳定性（microsatellite instability，MSI）肿瘤患者的生存率

- 新诊断的胃癌或胃食管交界处癌的治疗策略见图 13-6 和图 13-7

预后

- 转移性或复发性胃癌的中位生存率总体为 10 ～ 15 个月
- 早期胃癌的 5 年生存率＞ 35%

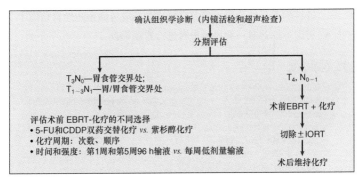

图 13-6　治疗策略：新诊断的胃癌或胃食管交界处癌。辅助治疗先于手术。CDDP，顺二氨二氯铂；EBRT，外照射放疗；IORT，术中放疗；5-FU，5-氟尿嘧啶。（From Niederhuber JE：Abeloff's clinical oncology，ed 6，Philadelphia，2020，Elsevier.）

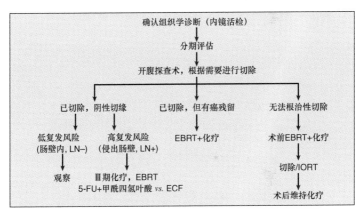

图 13-7　治疗策略：新诊断的胃癌或胃食管交界处癌。手术先于辅助治疗。EBRT，外照射放疗；ECF，表柔比星、顺铂；5-FU，5-氟尿嘧啶；IORT，术中放疗；LN，淋巴结。（From Niederhuber JE：Abeloff's clinical oncology，ed 6，Philadelphia，2020，Elsevier.）

 重点和注意事项

专家点评

- 胃切除术患者需要补充维生素 B_{12}。他们也有倾倒综合征的风险，应建议他们少食多餐
- 对于年轻的、无症状的种系截断 *CDH1* 突变携带者，属于高渗

透性的遗传性弥漫性胃癌家族成员，应考虑预防性胃切除术
- 美国不推荐对一般风险患者进行胃癌筛查

推荐阅读

Al-Batran S et al: Perioperative chemotherapy with fluorouracil plus leucovorin, oxaliplatin, and docetaxel versus fluorouracil or capecitabine plus cisplatin and epirubicin for locally advanced, resectable gastric or gastro-oesophageal junction adenocarcinoma (FLOT4): a randomised, phase 2/3 trial, *Lancet* 393(10):1948-1957, 2019.

Badgwell B: Multi modality therapy of localized gastric adenocarcinoma, *J Natl Compr Canc Netw* 14(10):1321-1327, 2016.

Choi IJ et al: Family history of gastric cancer and *Helicobacter pylori* treatment, *N Engl J Med* 382:427-437, 2020.

Shitara K, Ohtsu A: Advances in systemic therapy for metastatic or advanced gastric cancer, *J Natl Compr Canc Netw* 14(10):1313-1320, 2016.

Shum H, Rajdev L: Multimodality management of resectable gastric cancer: a review, *World J Gastrointest Oncol* 6(10):393-402, 2014.

Siegel RL et al: Cancer statistics, *CA Cancer J Clin* 69(1):7-34, 2019.

第 14 章　吞咽困难
Dysphagia

Fred F. Ferri

韩飚　译　王格　审校

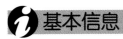 基本信息

定义

"吞咽困难"一词源自希腊语 dys（有困难）和 phagia（进食）。它的特征是食物从口腔到胃的转运异常，这可能涉及吞咽过程中的口腔、咽或食管阶段。

ICD-10CM 编码	
D50.1	缺铁性吞咽困难
I69.091	非创伤性蛛网膜下腔出血后吞咽困难
I69.191	非创伤性脑出血后吞咽困难
I69.291	其他非创伤性颅内出血后吞咽困难
I69.391	脑梗死后吞咽困难
I69.891	其他脑血管疾病后吞咽困难
I69.991	不明原因的脑血管疾病后吞咽困难
R13.10	吞咽困难，非特指
R13.11	吞咽困难，口腔段
R13.12	吞咽困难，口咽段
R13.13	吞咽困难，咽段
R13.14	吞咽困难，咽食管段
R13.19	其他吞咽困难

流行病学和人口统计学

- 在 50 岁以上的人群中患病率为 10%，患病率随着年龄的增长而增加
- 几乎 12% 的住院患者有吞咽困难症状
- 多达 30% ~ 60% 的疗养院患者有某种形式的吞咽困难
- 特殊人群，包括头部创伤、卒中或帕金森病患者，口咽性吞

咽困难的患病率为 30% ～ 50%

病因学

- 口咽：

  1. 神经肌肉原因：

     a. 卒中

     b. 帕金森病

     c. 多发性硬化

     d. 重症肌无力

     e. 肌萎缩侧索硬化

     f. 中枢神经系统肿瘤

     g. 肌营养不良症

     h. 甲状腺功能障碍

     i. 多发性肌炎和皮肌炎

     j. 结节病

     k. 脑性瘫痪

     l. 头部创伤

     m. 代谢性脑病

     n. 痴呆

     o. Bell 麻痹

  2. 结构性原因：

     a. 口咽肿瘤

     b. Zenker 憩室

     c. 咽或颈部感染（念珠菌、疱疹病毒和巨细胞病毒性黏膜炎）

     d. 甲状腺肿大

     e. 手术或放疗史

     f. 骨赘和其他脊柱疾病

     g. 近段食管蹼

     h. 先天性异常（如腭裂）

     i. 齿列不良

- 食管：

  1. 神经肌肉疾病：

     a. 失弛缓症

     b. 弥漫性食管痉挛

     c. 胡桃夹样食管

  d. 食管下括约肌高压

  e. 食管动力下降

  f. 硬皮病

  g. 反射相关性运动障碍

2. 结构性疾病：

  a. 消化性狭窄

  b. 食管环和食管蹼

  c. 憩室

  d. 癌和良性肿瘤

  e. 异物

  f. 血管压迫

  g. 纵隔肿块

  h. 脊柱骨赘

  i. 黏膜损伤［药物、感染、胃食管反流病（GERD）等造成］

发病机制

  吞咽困难通常是由于在推动食物从口腔至胃的过程中，肌肉力量或协调性有问题或者口腔与胃之间发生固定梗阻所引起。

临床表现

口咽性吞咽困难（转运性吞咽困难）：

- 患者无法将食物从口腔转运到食管上段，通常在主动开始吞咽的 2 s 内就出现

- 典型的症状包括流口水、食物溢出、鼻后反流、吞咽起始困难、颈部食物卡顿感、吞咽时咳嗽或窒息、需要反复吞咽以清除咽部的食物或液体、发声困难、鼻音、声音嘶哑和构音障碍

- 对于口咽性吞咽困难的患者来说，包括神经系统、口腔和头颈部的全面体格检查非常重要

食管性吞咽困难：

- 问题通常在吞咽后几秒钟出现

- 患者经常主诉食物被卡在胸骨下部

- 进食固体食物时吞咽困难提示机械性阻塞，而液体或固体-液体混合性吞咽困难提示动力失调

- 神经肌肉疾病会同时导致固体和液体吞咽困难。贲门失弛缓

症患者在进食时倾向于喝大量的液体，或者采取诸如伸直背部、手臂举过头顶或站立等动作增加食管内压力以利于将食物排入胃中

- 摄入非常冷或非常热的食物通常会诱发与神经肌肉疾病相关的吞咽困难
- 延迟性食物反流、烧心和胸痛等症状常出现
- 体重减轻通常与恶性肿瘤或失弛缓症有关
- 结构性梗阻或广泛性食管痉挛等良性原因引起的食管吞咽困难的症状是间歇性的。但患有消化道狭窄、食管癌、硬皮病和贲门失弛缓症的患者症状呈进展性
- 对于结构性梗阻的患者，管腔直径大于 18 ～ 20 mm 者，少有症状，而当管径小于 13 mm 时几乎都有症状
- 食管性吞咽困难的患者通常没有任何特征性的阳性体征

Dx 诊断

实验室评估：
- 血常规
- 甲状腺功能检查
- 通过检查血浆蛋白和白蛋白水平进行营养状况评估
- 根据特定临床状况需要的其他检查

特殊检查：
- 口咽性吞咽困难
  1. 电视透视摄片通常是评估口咽性吞咽困难患者的第一步
  2. 改良钡餐双重造影检查（图 14-1）
  3. 当怀疑存在结构性病变，特别是恶性肿瘤时，必须使用鼻咽喉光纤软镜检查
  4. 咽和食段上段测压（图 14-2）有时可用来预测哪些患者在环咽肌切开术或扩张术后具有良好的预后
  5. 必要时行头颈部 X 线检查
- 食管性吞咽困难
  1. 在上消化道内镜检查之前应行钡餐透视检查，以识别有潜在内镜检查穿孔风险的患者，并有助于透视下进行扩张。钡餐透视一般是吞咽困难患者评估的第一步，尤其是怀疑有梗阻性病变的患者

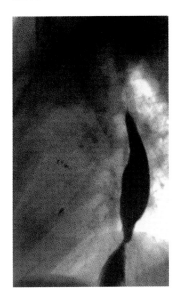

图 14-1　胃食管反流病和吞咽困难的患者钡餐透视显示良性消化道狭窄。（From Talley NJ，Martin C：Clinical gastroenterology：a practical problem-based approach，ed 2，Sydney，2006，Churchill Livingstone.）

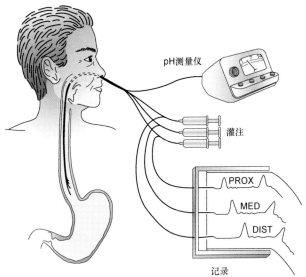

图 14-2　用于评估食管功能的组合式测压 -pH 记录系统。三腔灌注记录导管在食管中的三个水平测量腔内压力。从鼻孔到记录导管近端开口（PROX）以厘米数为单位进行测量。中段导管（MED）记录近端开口的远端 5 cm 处压力，远端导管（DIST）记录中段下方 5 cm 处压力。食管内 pH 电极用于记录胃食管反流。（From Townsend CM et al：Sabiston textbook of surgery，ed 17，Philadelphia，2004，Saunders.）

2. 食管胃十二指肠镜检查（esophagogastroduodenoscopy，EGD）

3. 如果钡餐透视或 EGD 检查未发现异常，需要行食管测压检查

4. 怀疑反流病的患者需要行食管 pH 监测

5. 超声内镜检查

6. 胸部 X 线片、CT 及 MRI 检查

鉴别诊断（图 14-3）

- 咽部异感症
- 吞咽痛
- 进食恐怖症
- GERD

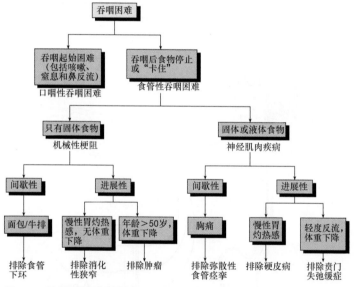

图 14-3 吞咽困难的鉴别诊断。（Modified from Andreoli TE［ed］：Cecil essentials of medicine，ed 7，Philadelphia，2008，Saunders.）

Rx 治疗

- 应在多学科专家（耳鼻喉科、头颈外科、放射科、语言病学专家、理疗师、营养师、胃肠病学家、物理医学和康复专家、牙医、神经科医师等）的帮助下进行治疗

- 治疗目标是保护气道和维持营养
- 改变食物的稠度、容量和输送速度具有重要作用
- 直接疗法的目标是通过对原发疾病治疗、颌面部假体植入和环咽肌切开来改变吞咽生理
- 间接疗法包括在语言治疗师的指导下进行舌协调和咀嚼运动锻炼
- 保持经口进食通常需要辅助性技巧，例如收下颌、头部向患侧旋转、头部向强壮的一侧倾斜，以及吞咽时仰卧或侧卧
- 应用一些自主性动作，包括声门上吞咽、用力吞咽、孟德尔森（Mendelson）吞咽法、振动锻炼和海姆利希（Heimlich）手法
- 当其他措施失败且患者仍存在严重的误吸或营养不良风险时，可考虑放置鼻胃管、空肠造口管或经皮内镜下胃造口（percutaneous endoscopic gastrotomy，PEG）管，用于肠内营养
- 相关的胃食管反流病治疗也不容忽视
- 长期误吸的患者需要手术治疗，可能涉及气管切开术、内推式喉成形术、喉悬吊、喉闭合和（或）喉气管分离–转移术
- 其他措施包括食管扩张、异物取出、食管切除、化法、放疗、内镜下肿瘤消融术、光动力疗法、食管假体/支架、憩室切除术、括约肌内注射肉毒素、肌切开术等。平滑肌松弛剂（如硝酸盐和钙通道阻滞剂）的应用可以有效治疗弥漫性食管痉挛和胡桃夹样食管的患者
- 几种量表可以用来评估患者的功能预后。其中之一就是"吞咽等级量表"

并发症

- 脱水
- 营养不良
- 吸入性肺炎
- 气道阻塞
- 肺部并发症导致的死亡

预后

- 取决于病因
- 患有口咽性吞咽困难及窒息病史的疗养院患者，在 1 年内死

117

亡率约为 45%

- 所有患者，尤其是老年人，应在就寝前以直立姿势用整杯水送服药物
- 吞咽困难应视为报警症状，需要立即评估

患者教育

不应将老年患者吞咽困难的症状归因于衰老。

相关内容

贲门失弛缓症（相关重点专题）

消化不良，非溃疡性（相关重点专题）

食管肿瘤（相关重点专题）

胃食管反流病（相关重点专题）

推荐阅读

Brodsky MB et al: Screening accuracy for aspiration using bedside water swallow tests: a systematic review and meta-analysis, *Chest* 150(1):148-163, 2016.

第 15 章　周期性呕吐综合征
Cyclic Vomiting Syndrome

Fred F. Ferri

王楠　译　王格　审校

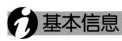 基本信息

定义

周期性呕吐综合征（cyclic vomiting syndrome，CVS）是一种特发性疾病，主要见于儿童，其特征是反复发作的、典型的呕吐，且间歇期无任何症状。

同义词

CVS

ICD-10CM 编码

G43.A0　周期性呕吐，非难治性

G43.A1　周期性呕吐，难治性

流行病学和人口统计学

发病率和患病率：

- 对苏格兰 Aberdeen 学龄儿童的横断面研究估计，1.6% 的人符合诊断标准
- 平均诊断年龄：9.6 岁
- 症状发作的平均年龄：5.3 岁
- 这项研究表明性别比例是相等的，尽管有个别报道称这可能在女孩中更常见
- 在成年人中，没有人口研究可以推断患病率。在一项为期 10 年、随访 17 例患者的研究中，发现平均起病年龄为 35 岁，但诊断年龄为 41 岁。该研究再次发现性别分布相同

遗传学： 线粒体 DNA（mtDNA）突变与儿童患者周期性呕吐综合征和神经肌肉疾病有关。这些突变也更常见于偏头痛、肠易激综合征和甲状腺功能减退症。证据表明，在儿科患者中发现的 mtDNA

突变具有母系遗传模式。

体格检查和临床表现

- 呕吐发作有典型的模式。症状通常发生在清晨，可能伴有前驱症状，包括面色苍白、恶心、腹痛或嗜睡
- 每小时的呕吐率很高，在第 1 h 达到高峰，在接下来的 4 ～ 8 h 内下降。这些发作通常持续长达 24 h
- 许多患者可能有神经系统症状，包括头痛、畏光或眩晕，这些症状支持 CVS 与偏头痛之间的遗传关系

病因学

- mtDNA 突变也与具有两种 mtDNA 多态性（特别是 16519T 和 3010A）的儿童患者的偏头痛有关，在 CVS 患者中以高频率表达。在成年人中，CVS 与这些多态性无关
- 交感神经高反应性和自主神经调节异常可能是 CVS 的发病机制。在呕吐、嗜睡和高血压患者中，促肾上腺皮质激素、皮质醇、加压素和儿茶酚胺水平升高。动物研究表明，促肾上腺皮质激素释放因子引起胃潴留，导致呕吐。因此，由下丘脑-垂体-肾上腺轴介导的应激反应有可能诱发呕吐。应激反应的诱因可能是感染性、心理性或躯体性的

Ⓓ 诊断

鉴别诊断

- 急性卟啉症
- 腹型偏头痛
- 糖尿病酮症酸中毒
- 幽门螺杆菌感染
- 大麻素剧吐综合征
- 牙买加呕吐病
- 代理型孟乔森（Munchausen）综合征
- 机械性梗阻
- 胃肠道恶性肿瘤
- 肠旋转不良

评估

- 周期性呕吐综合征（CVS）是一种临床诊断，因为没有可进行诊断的生化标志物或影像。北美儿科胃肠病学、肝病学和营养学会（NASPGHAN）制订了标准（必须满足所有标准）。框 15-1 总结了标准。在成人中，应符合 Rome Ⅳ 标准作出诊断。框 15-2 总结了 Rome Ⅳ 标准。支持标准除了一套指南之外，还包括偏头痛的个人史或家族史。Rome Ⅳ 标准也将长期过量使用大麻的患者从 CVS 中划分出来，归入大麻素剧吐综合征（cannabinoid hyperemesis syndrome，CHS）。它还通过每周急性发作的独特的时间特征，将慢性恶心呕吐综合征与 CVS 区别开来
- 所有疑似 CVS 患者都应询问是否使用大麻以排除 CHS

框 15-1　北美儿科胃肠病学、肝病学和营养学会（NASPGHAN）关于周期性呕吐综合征标准

- 在任何间隔至少 5 次发作，或在 6 个月期间至少 3 次发作
- 剧烈恶心和呕吐发作，持续 1 h 至 10 天，至少间隔 1 周发生
- 个别患者的典型特征
- 发作时呕吐每小时至少 4 次，持续至少 1 h
- 在两次发作之间基本正常

框 15-2　周期性呕吐综合征的 Rome Ⅳ 诊断标准

必须包括以下所有内容：

- 典型的呕吐发作，包括起病（急性）和持续时间（＜ 1 周）
- 在过去 6 个月至少有 2 次急性发作，每次间隔至少 1 周，持续时间少于 1 周
- 在两次发作之间无恶心和呕吐，但在两次周期之间可以出现其他较为轻微的症状

支持标准

偏头痛的病史或家族史。

实验室检查

在评估可能的胃肠道疾病作为呕吐的病因时，应进行血液学检查。应做全血细胞计数、基础代谢检查（basic metabolic panel，BMP）、肝功能检查、胰淀粉酶、脂肪酶以及红细胞沉降率（ESR）检查。内

分泌和代谢疾病的筛查也是必要的，包括乳酸、血氨、氨基酸、促肾上腺皮质激素（ACTH）和抗利尿激素（ADH），以及尿酮、有机酸、胆色素原和氨基酮戊酸。如果可能发生大麻素剧吐综合征，也应考虑进行药物筛查。

影像学检查

钡餐检查上消化道及小肠，头部 CT 和 MRI 检查，并在发病间期进行内镜检查。对于成人，除了上述检查以外，还应进行腹部和骨盆的 CT 检查以排除恶性肿瘤。其他检查可能包括胃窦十二指肠测压法以评估神经病或肌病、食管 pH 检测以排除呕吐作为胃食管反流病的不典型表现，以及头部 CT 检查以排除占位性病变。

Rx 治疗

- CVS 的治疗包括避免促使疾病发作的某些诱因以及药物治疗，这些药物治疗分为预防性治疗、终止治疗和支持性治疗
- 经常使用大麻的患者应短期戒除，如果症状缓解或改善，则提示可能为大麻素剧吐综合征

非药物治疗

- 避免饮食中的诱因，如巧克力、奶酪或味精，可以预防发作。
- 针对心理社会应激源的压力管理技术可以减少因压力而加剧发作的频率

急性期常规治疗

治疗可以被认为是预防性、终止性或支持性的。

- 预防性治疗适用于每月发作 1 次以上或发作严重到需要住院治疗的患者。即使没有偏头痛的个人史或家族史，也建议试用预防性抗偏头痛药物。预防性治疗包括赛庚啶、阿米替林、普萘洛尔、红霉素和托吡酯。一些专家建议 5 岁以上儿童以 0.5 mg/（kg·d）的剂量开始使用阿米替林，通常增加到 1 mg/（kg·d），效果通常需要几个月的时间才能变得明显
- 越来越多的证据表明，肉碱和辅酶 Q10 以及严格的饮食方案可以减少发病
- 发作期间使用终止治疗。偏头痛发作中使用的药物（如曲普坦）也被发现可有效终止 CVS 的发作。如果终止治疗失败，

可以使用昂丹司琼的止吐治疗作为支持治疗。如果发作严重，可以将昂丹司琼与苯二氮䓬类药物或苯海拉明联合使用

处理

如果发作严重，患者可能需要住院。治疗包括静脉输液、止吐药和止痛药。另外，这可以在门诊的基础上进行管理。

转诊

应转诊至消化内科相关领域专家处对呕吐进行彻底调查，直到可以确定 CVS 的诊断为止。如果某些神经系统表现或实验室检查结果提示存在代谢异常，应考虑尽早转诊至代谢专家或神经病学家处。

 重点和注意事项

专家点评

CVS 是一种临床诊断，见于儿童和成人。应该进行实验室检查和适当的影像学检查以排除其他鉴别诊断。全面的病史（包括家族史）、发病时间和持续时间、报警症状等，以及完整的体格检查，将能使临床医生缩小鉴别诊断的范围。

预防

有新证据表明，肉碱和辅酶 Q10 用于某些亚型的患者，可以防止频繁发作。预防性治疗包括前面提到的药物。如有压力和饮食诱因，避免这些诱因也是必要的。

患者和家庭教育

鼓励家庭成员登录 https：//.cvsaonline.org 获取更多关于该病的信息和患者教育。

推荐阅读

Cyclic Vomiting Syndrome Association: Available at http://cvsaonline.org.
Li BU et al: North American Society for Pediatric Gastroenterology, Hepatology, and Nutrition consensus statement on the diagnosis and management of cyclic vomiting syndrome, *J Pediatr Gastroenterol Nutr* 47:379-393, 2008.
Rome III Criteria: Available at http://theromefoundation.org.

第 16 章　非溃疡性消化不良
Dyspepsia, Nonulcerative

Alvaro M. Rivera, Nadine Mbuyi

王格　译　王格　校

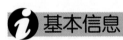 基本信息

定义

消化不良是指发生于上消化道的胃十二指肠区域的一组临床症候群。非溃疡性消化不良是指无器质性原因的持续性或反复发作的消化不良的体征和症状。

同义词

非溃疡性消化不良

功能性消化不良

特发性消化不良

ICD-10CM 编码

K30　功能性消化不良

流行病学和人口统计学

高达 25% 的总人口每年会经历消化不良，其中 75% 没有明显的病因。

体格检查和临床表现

无阳性体征可以解释消化不良的典型临床表现。

病因学

病因及病理生理学尚不清楚。框 16-1 总结了消化不良的原因。目前研究集中于胃动力障碍和内脏超敏反应。也包括：

- 幽门螺杆菌感染
- 心理社会因素——与焦虑和抑郁有关

框 16-1　消化不良的原因

消化道疾病	药物
功能性消化不良	阿卡波糖
慢性胃扭转	阿司匹林和其他 NSAID（包括
慢性胃或肠（肠系膜）缺血	COX-2 选择性抑制剂）
食物不耐受	秋水仙碱
胃或食管肿瘤	洋地黄制剂
胃感染（巨细胞病毒、真菌、结核、梅毒）	雌激素
胃轻瘫（糖尿病、迷走神经切断术后、硬	乙醇
皮病、慢性肠道假性梗阻、病毒感染后、	吉非罗齐
特发性）	糖皮质激素
GERD	铁剂
浸润性胃病（Ménétrier 病、克罗恩病、嗜酸	左旋多巴
粒细胞性胃肠炎、结节病、淀粉样变性）	麻醉剂
IBS	烟酸
寄生虫病（兰伯贾第虫、粪类圆线虫）	硝酸盐
PUD	奥利司他
	氯化钾
全身性疾病	奎尼丁
肾上腺功能不全	西地那非
糖尿病	茶碱
心力衰竭、心肌缺血	
腹腔内恶性肿瘤	**胆胰疾病**
妊娠	胆痛：胆石症、胆总管结石
肾功能不全	病、Oddi 括约肌功能障碍
甲状腺疾病、甲状旁腺功能亢进	慢性胰腺炎
	胰腺肿瘤

COX-2，环氧化酶 -2；GERD，胃食管反流病；IBS，肠易激综合征；NSAID，非甾体抗炎药；PUD，消化性溃疡

［From Feldman M et al（eds）：Sleisenger and Fordtran's gastrointestinal and liver disease，ed 10，Philadelphia，2016，Elsevier.］

风险因素

风险因素包括：

- 遗传易感性：纯合 *GNB3* 基因

- 饮食习惯：如咖啡因、酒精或吸烟

- 药物：如非甾体抗炎药（NSAID）、钙通道阻滞剂、甲基黄嘌呤、阿仑膦酸盐、奥利司他、阿卡波糖和钾补充剂

- 心理障碍：如焦虑、抑郁、躯体化障碍，或童年时遭受性虐待或身体虐待的个人史

Dx 诊断

鉴别诊断

非溃疡性消化不良为排他性诊断。需要排除的其他疾病有：

- 消化性溃疡（PUD）
- 胃食管反流
- 胃、食管或其他腹部癌症
- 胆道疾病
- 胃轻瘫，包括糖尿病性胃轻瘫
- 胰腺炎
- 药物（如 NSAID、红霉素等）
- 代谢紊乱（如高钙血症、重金属或高钾血症等）
- 缺血性肠病
- 系统性疾病（如嗜酸粒细胞性胃炎、克罗恩病、结节病、腹腔疾病、甲状腺疾病等）

诊断

罗马 IV 标准：诊断前症状出现至少 6 个月，且近 3 个月症状至少符合以下一项：

1. 餐后饱胀
2. 早饱
3. 上腹痛
4. 上腹部烧灼感
5. 排除其他可以解释症状的器质性疾病

评估

美国胃肠病学协会，以及 Maastricht III 和第 IV 次欧洲共识，建议如下：

- 所有类型的消化不良症状都有很大的重叠；因此，针对特殊症状的病史采集和体格检查可以帮助排除消化不良的其他原因
- 出现新发消化不良时，大于 55 岁的患者和有报警症状（如体重下降、进行性吞咽困难、反复呕吐、消化道出血证据或癌症家族史）的年轻患者应进行内镜检查。内镜下无幽门螺杆菌（helicobacter pylori，Hp）感染、胃食管反流及黏膜炎症的

表现，有助于非溃疡性消化不良的诊断，但不是决定性的。

注：< 55 岁且没有报警症状的患者可不行内镜检查

实验室检查

Hp 的检测：实验室方法包括血清学试验[①]、单克隆粪便抗原或尿素呼气试验。

 治疗

急性期常规治疗

药物治疗：初级治疗通常从质子泵抑制剂（PPI）开始，可以在不进行内镜检查的情况下开始，特别是如果患者来自 Hp 感染患病率较低的人群。如果症状持续存在，可以加服抗抑郁药。图 16-1 描述了消化不良患者的治疗流程。

伴随症状的治疗包括：

主要症状	可能的病因	推荐的药物
恶心	动力障碍	促动力剂
腹胀	动力障碍	二甲硅油和（或）促动力剂
腹痛	黏膜疾病或幽门螺杆菌感染	抗生素试验
躯体化症状	社会心理因素	精神药物试验

药物分类：

- 抗酸剂（如氢氧化铝、碳酸钙）
- 减少气体制剂，如含有二甲硅油的药物
- H_2 受体拮抗剂（如西咪替丁）
- PPI（如奥美拉唑）
- 促动力药物（如甲氧氯普胺、多潘立酮）
- 抗抑郁剂（如选择性 5- 羟色胺受体拮抗剂、三环类抗抑郁药等）
- 当存在 Hp 感染时，行 Hp 治疗 / 抗生素治疗（通常为 1 种 PPI ＋多种抗生素）

---

① 血清学检测具有较低的预测价值，因为幽门螺杆菌的定植可以是终身的；因此，与发病率相比，它可以更好地评估患病率

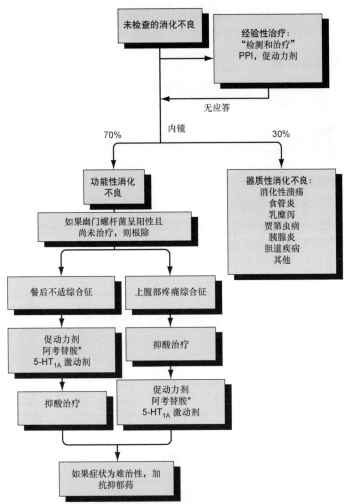

图 16-1 消化不良患者的治疗流程。年龄在 45 ～ 55 岁以下、没有报警症状的患者可以接受经验性治疗，而其他患者应该通过内镜检查进行初步评估。5-HT，5- 羟色胺；PPI，质子泵抑制剂。*在美国不可获得。（From Feldman M et al［eds］: Sleisenger and Fordtran's gastrointestinal and liver disease, ed 10, Philadelphia, 2016, Elsevier.）

慢性期治疗

目前围绕 PPI 的长期使用存在争议。由于消化不良与心理因素的关系非常密切，所以即使对药物治疗方法有良好的反应，功能性消化不良患者也应该接受心理干预。

补充和替代疗法

薄荷、香菜油、针灸可能有帮助，但还没有经临床试验验证。

转诊

- 如果患者有报警症状（如消化道出血、吞咽困难、吞咽痛、不明原因的贫血、食欲改变和体重减轻）或需要内镜检查（尽管对年轻患者是否需要行内镜检查存在争议），转诊至消化内科相关领域专家处
- 如果怀疑心脏病因，转诊至心血管内科

 重点和注意事项

预防

避免摄入过量的咖啡因、酒精，避免吸烟或长期使用类固醇和NSAID。

患者和家庭教育

http：//www.mayoclinic.com/health/stomach-pain/DS00524

推荐阅读

Lloyd RA, McClellan DA: Update on the evaluation and management of functional dyspepsia, *Am Fam Physician* 83(5):547-552, 2011.

Malfertheiner P et al: for the European Helicobacter Study Group: Management of Helicobacter pylori infection—the Maastricht IV/Florence Consensus Report, *Gut* 61(5):646-664, 2012.

Rome III: Criteria. Available at http://www.romecriteria.org/assets/pdf/19_RomeIII_apA_885-898.pdf. and http://www.romecriteria.org/criteria/.

Talley NJ, Ford AC: Functional dyspepsia, *N Engl J Med* 373:1853-1863, 2015.

下消化道疾病

第 17 章　胃肠炎
Gastroenteritis

Daniel K. Asiedu

向冰洁　译　戴聪　审校

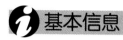 基本信息

定义

- 胃肠炎是一个广泛的术语，用于描述各种胃肠道病理状态。主要表现为腹泻，每日大便至少 200 g，常伴有恶心、呕吐、不适、厌食、发热、腹痛和脱水。胃肠炎通常是自限性的，但如果处理不当，病程可能延长。一般病程持续少于 7 天，不超过 2 周。腹泻持续超过 14 天是慢性或持续性的腹泻
- 胃肠炎可能由病毒、细菌或寄生虫引起。在大多数患者中，急性胃肠炎通常由病毒导致
- 胃肠炎是全世界发病或死亡的常见原因。在发展中国家，它是导致死亡的主要原因之一

ICD-10CM 编码

K52.9　非感染性胃肠炎和结肠炎

558.3　过敏性胃肠炎和结肠炎

K52.1　感染性胃肠炎和结肠炎

K52.0　放射性胃肠炎和结肠炎

流行病学和人口统计学

- 发病率难以确定，成人胃肠炎报告较少，每年约有 25 万人因胃肠炎住院
- 散发的成人病毒性胃肠炎统计尚不清楚。诺如病毒是引起美国儿童急性胃肠炎的主要原因，每年有近 100 万医疗就诊病例与其相关
- 据估计，全世界每年有 15 亿患者
- 它是许多发展中国家的主要死亡原因，5 岁以下儿童是易感

人群

- 病毒性胃肠炎可通过无症状携带者或有症状患者在症状开始之前经粪-口途径传播
- 20%～50% 从工业化国家前往发展中国家的居民会出现旅行者腹泻

性别倾向：

- 无性别差异
- 女性死亡率更高
- 女性弯曲杆菌感染的可能性更高

年龄倾向：

- 可发生在任何年龄段
- 幼儿（5 岁以下）、老年人（65 岁及以上）以及免疫抑制剂使用者的发病率和死亡率较高

危险因素

- 使用质子泵抑制剂（PPI）可能增加患胃肠炎的风险

体格检查和临床表现

- 根据临床症状做诊断，实验室检查不是必需的
- 病史很重要，包括腹泻的发作、持续时间和频率。体格检查的目的是评估患者的脱水程度，这也有助于确定腹泻的原因以及并发症的风险
- 病毒性胃肠炎有短暂的前驱症状，包括呕吐、轻度发热和非血性水样腹泻，通常持续 1～4 天
- 细菌性胃肠炎表现为高热、血性腹泻、剧烈腹痛，24 h 内排便至少 6 次
- 患者通常表现为：
  1. 腹泻：一般来说，一天大便超过 6 次提示细菌性胃肠炎
  2. 呕吐
  3. 腹痛
  4. 粪便含黏液和（或）血：表明细菌或寄生虫感染
  5. 发热
  6. 脱水：这是发病和死亡的主要原因。检查是否有脱水迹象，包括嗜睡、黏膜干燥、皮肤肿胀、眼睛凹陷等
  7. 营养不良：通常发生在慢性腹泻中，患者的肌肉和脂肪含

量减少

8. 腹痛：这是胃肠炎的常见症状

9. 肠鸣音：肠蠕动明显增加，可能通过听觉或触觉感受到肠道活动

10. 肛周红斑：继发于持续潮湿的部位，臀部和肛周潮湿可能导致皮肤发红和皮肤破裂

病因学

- 病毒性胃肠炎（成人）

    1. 杯状病毒，如诺如病毒基因组Ⅰ（如诺瓦克病毒）、诺如病毒基因组Ⅱ（如南汉普顿病毒）、Sapo 病毒（如札幌病毒）

    2. 非 A 组轮状病毒

    3. 星状病毒

    4. 腺病毒

- 细菌性胃肠炎：全球细菌性腹泻的三大主要病因是沙门菌属、志贺菌属和弯曲杆菌属

    1. 沙门菌（鸡蛋、奶制品）

    2. 志贺菌

    3. 弯曲杆菌（乳制品、家禽）

    4. 气单胞菌属（海鲜、牡蛎）

    5. 耶尔森菌（猪肉）

    6. 肠出血性大肠埃希菌（牛肉糜）

    7. 大肠埃希菌

    8. 产气荚膜梭菌（猪肉、蔬菜）

- 寄生虫性胃肠炎

    1. 贾第虫

    2. 隐孢子虫

    3. 微孢子虫

    4. 环孢子虫

- 旅行者腹泻

    1. 通常由产肠毒素的大肠埃希菌引起，其他可引起旅行者腹泻的微生物包括沙门菌、志贺菌和弯曲杆菌

    2. 去非洲旅游的风险最高，但去葡萄牙、西班牙和一些东欧国家旅游的游客也很常见

Dx 诊断

鉴别诊断

- 阿米巴病
- 阑尾炎
- 乳糜泻
- 炎症性肠病（溃疡性结肠炎、克罗恩病）
- 结肠癌
- 肠梗阻
- 肉毒杆菌中毒
- 溶血性尿毒症综合征
- 食物中毒
- 腹腔脓肿
- 霍乱

评估

- 在大多数情况下，实验室检查无提示意义
- 需要进一步检查的患者：
  1. 持续腹泻
  2. 严重脱水
  3. 症状严重
  4. 高热
  5. 剧烈腹痛
  6. 血性腹泻
  7. 持续恶心

实验室检查

- 常规实验室检查：
  1. 全血细胞计数和基础代谢测定等检查对诊断无提示意义。然而，电解质和尿素氮在严重腹泻或脱水的患者中是有意义的
  2. 全血细胞计数对严重腹泻以及毒性反应是有意义的，沙门菌感染时白细胞增多，寄生虫感染时出现嗜酸性粒细胞增多
- 粪便检查：
  1. 粪便中出现血或白细胞提示可能是炎症性腹泻

2. 在沙门菌或志贺菌感染中，粪便白细胞增多

3. 在病毒性腹泻中，粪便中白细胞缺乏

- 粪便培养：

1. 只有阳性时有意义

2. 在大多数腹泻病例中通常是不需要的

3. 粪便培养的适应证：血便、长期未经治疗的腹泻、发热、粪便中可见白细胞、免疫抑制患者、免疫功能低下患者，以及去过偏远地区、国外或发展中国家的患者。同时或最近使用抗生素的患者应考虑排除艰难梭菌感染引起腹泻的可能性

- 对免疫抑制患者、免疫功能低下患者以及去过偏远地区、国外或发展中国家的患者，进行虫卵和寄生虫检查

影像学检查

- 对于怀疑肠梗阻、穿孔或中毒性巨结肠的患者，腹部影像学检查是必需的
- 严重腹痛的老年患者可考虑进行腹部 CT 检查

 治疗

一般注意事项

- 大多数感染性腹泻是自限性的，主要给予对症支持治疗。图 17-1 描述了胃肠炎的处理方法
- 评估脱水程度非常重要，包括检查血压、脉搏、心率、皮肤肿胀情况、黏膜、是否口渴、排尿量以及精神状态变化
- 口服补液在腹泻治疗中非常重要
- 口服补液无效时，考虑静脉补液，并关注钾离子水平
- 早期恢复进食可缩短恢复时间

治疗原则包括：

- 补液：口服或静脉滴注
- 根据发热、腹痛、恶心、呕吐等症状进行对症治疗
- 识别和治疗并发症

补液：

- 口服补液产品包括 Naturalyte、Rehydralyte

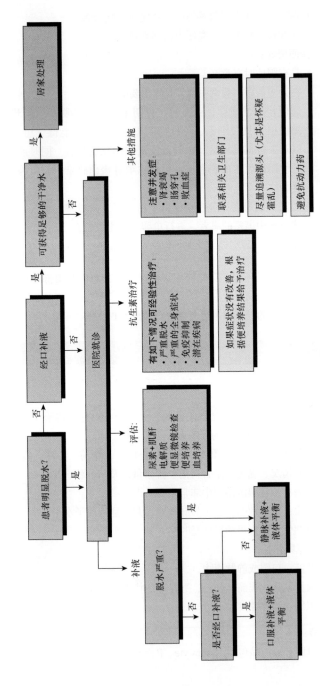

图 17-1 胃肠炎的处理。（From Currie G, Douglas G: Flesh and bones of medicine, St Louis, 2011, Mosby, pp 8-9.）

- 静脉溶液包括 5% 葡萄糖＋ 0.5 mmol 等渗 NaCl ＋ 50 mmol NaHCO$_3$ ＋ 10 ～ 20 mmol KCl：
  1. 静脉补液的适应证包括顽固性呕吐、严重脱水、精神状态或意识改变以及肠梗阻
  2. 某些环境条件下不适合口服补液

对症治疗：

- 感染性腹泻有时需要经验性使用抗生素治疗，食物中毒性腹泻通常不需要
- 旅行者腹泻：无发热或痢疾的患者可使用利福昔明 200 mg，每日 3 次，连续 3 天，或环丙沙星 500 mg 每日 2 次或 750 mg 每日 1 次，连续 1 ～ 3 天；伴有发热或痢疾的患者可单次服用 1000 mg 阿奇霉素
- 用甲硝唑或万古霉素治疗艰难梭菌腹泻以及贾第虫或阿米巴虫引起的寄生虫感染。对于艰难梭菌，停止使用致病性抗生素是很重要的
- 用止吐药治疗严重恶心和呕吐
- 止泻药有助于改善轻至中度腹泻的全身症状
- 洛哌丁胺（Imodium）或次水杨酸铋（Pepto-Bismol）对旅行者腹泻或非血性腹泻的缓解作用有限

饮食措施包括：

- 从香蕉、米饭、苹果酱、烤面包（banana，rice，applesauce，toast diet，BRAT 饮食）开始复食
- 尽可能早地摄入瘦肉及清水

最近几年，益生菌（非致病性活菌）的使用有所增加；但是，最近一项针对儿童胃肠炎进行的复合益生菌（鼠李糖乳杆菌和瑞士乳杆菌联合用药，2 次 / 天）多中心试验并未显示出有任何显著的益处，因此这不应推荐为用于儿童急性胃肠炎的治疗[1]。

转诊

以下患者可能需要至传染病或胃肠病专家处治疗：

- 腹泻持续 7 天以上
- 高钠血症

---

[1] Freedman SB et al：Multicenter trial of a combination probiotic for children with gastroenteritis，N Engl J Med 379：2015-26，2018.

- 伴有心血管症状的严重脱水
- 怀疑有寄生虫病因
- 对甲硝唑和万古霉素耐药的艰难梭菌
- HIV 感染或 AIDS，免疫受损患者
- 肠外受累表现（如脑膜炎、败血症、肺炎）或其他病因（如溶血性尿毒症综合征）
- 复发的患者

 # 重点和注意事项

预防

- 饭前、饭后以及便后都要洗手，以防传给家人
- 避免在某些不受监管的地方食用（生的）贝类
- 避免食用生的或未煮熟的鸡蛋和（或）家禽
- 食用前清洗所有农产品
- 对于前往高风险地区的旅行者：
  1. 只吃熟食
  2. 喝热饮料或碳酸饮料
  3. 避免饮用水、生的去皮水果或蔬菜、绿叶蔬菜和街头小贩出售的街头食品
  4. 伤寒沙门菌和霍乱弧菌的疫苗（后者在 3 ～ 6 个月内可提供约 50% 的保护）

患者及家庭教育

- 强调口服补液的重要性
- 强调早期适当进食的必要性
- 饮食不当导致的复发
- 对前往发展中地区的旅行者在采取适当的防护措施和治疗方面进行教育
- 还应强调良好的卫生、洗手、安全的食物准备以及获得干净水的重要性，这是预防胃肠炎的关键

相关内容

艰难梭菌感染（相关重点专题）

贾第虫病（相关重点专题）

旅行者腹泻（相关重点专题）

推荐阅读

Bok K, Green KY: Norovirus gastroenteritis in immunocompromised patients, *N Engl J Med* 367:2126-2132, 2012.

DuPont HL: Acute infectious diarrhea in immunocompetent adults, *N Engl J Med* 370:1532-1540, 2014.

Payne DC et al: Norovirus and medically attended gastroenteritis in U.S. children, *N Engl J Med* 368:1121-1130, 2013.

Schnadower D et al: *Lactobacillus rhamnosus* GG versus placebo for acute gastroenteritis in children, *N Engl J Med* 379:2002-2014, 2018.

第 18 章　阑尾炎
Appendicitis

Fred F. Ferri

万春琴　译　戴聪　审校

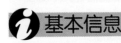 基本信息

定义

阑尾炎是阑尾的急性炎症。

ICD-10CM 编码
K35.2　急性阑尾炎合并广泛性腹膜炎
K35.3　急性阑尾炎合并局限性腹膜炎
K35.80　不明原因急性阑尾炎
K35.89　其他急性阑尾炎
K36　其他阑尾炎
K37　不明原因阑尾炎

流行病学和人口统计学

- 阑尾炎在人群中的患病率大概为 10%，最常见的患病年龄为 10 ~ 30 岁，中位年龄 22 岁。终生风险为 7% ~ 14%
- 在美国每年因阑尾炎而接受手术切除的患者大约有 30 万例
- 腹部外科最常见的急症
- 在过去 30 年阑尾炎的发病率有所下降
- 25 岁之前患者中男：女比率为 3 : 2，30 岁以后患者中男：女比率持平

体格检查和临床表现

- 对于有腹痛症状的儿童，发热是阑尾炎最有意义的征兆。当出现呕吐、直肠压痛和反跳痛伴随发热时，儿童比成人更有可能患阑尾炎
- 腹痛：在近 50% 的患者中，最初的疼痛可能是上腹部或脐周疼痛；随后在 12 ~ 18 h 内，疼痛会局限于右下腹。如果阑尾在盲肠后，疼痛可能出现在背部或右侧，如果阑尾旋转不

142

良，疼痛可能出现在腹部其他位置

- 右大腿后伸时腹痛（腰大肌征），低热：如果阑尾穿孔，体温可能高于 38℃
- 右大腿屈曲内旋时腹痛（闭孔内肌征）
- 腹部触诊左下腹（left lower quadrant，LLQ）引起右下腹（right lower quadrant，RLQ）疼痛（结肠充气试验，Rovsing 征）：盆腔阑尾的患者查体可发现右侧压痛
- 最大压痛点在 RLQ（McBurney 点）
- 可能出现恶心、呕吐、心动过速，T12 水平的皮肤感觉异常

病因学

阑尾管腔梗阻，血管充血、炎症和水肿。常见的梗阻原因有：

- 粪石：占 30% ～ 35%（成年人最常见）
- 异物：占 4%（水果种子、蛲虫、绦虫、蛔虫、结石）
- 炎症：占 50% ～ 60%［黏膜下淋巴样组织增生（为儿童、青少年最常见的病因）］
- 肿瘤：占 1%（类癌、转移性疾病、癌症）

Dx 诊断

鉴别诊断

- 肠道：盲肠局部炎症、嵌顿疝、盲肠憩室炎、肠梗阻、溃疡穿孔、盲肠穿孔、梅克尔（Meckel）憩室炎
- 生殖系统：异位妊娠、卵巢囊肿、卵巢囊肿扭转、输卵管炎、输卵管卵巢脓肿、经间痛、子宫内膜异位症、精囊炎
- 泌尿系统：肾及输尿管结石、肿瘤、肾盂肾炎
- 血管：主动脉瘤渗漏
- 腰大肌脓肿
- 创伤
- 胆囊炎
- 肠系膜淋巴结炎
- 表 18-1 总结了阑尾炎的鉴别诊断

评估

如果患者出现 RLQ 疼痛、恶心、呕吐、厌食和 RLQ 反跳痛，应及时进行临床和实验室评估。典型的阑尾炎通常不需要影像学检查，

表 18-1　阑尾炎的鉴别诊断

诊断	有助于区分实质器官炎症与阑尾炎的表现
细菌或病毒性肠炎	重度恶心、呕吐和腹泻，呕吐后通常会出现疼痛
肠脂垂炎	局灶性腹痛和压痛，疼痛无转移或进展。患者缺乏其他胃肠道症状，如厌食或恶心。实验室检查结果通常正常
肠系膜淋巴结炎	症状持续时间较长，发热不常见，RLQ 体格检查不明显，WBC 计数通常正常
肾盂肾炎	右侧更容易感到疼痛，高热和寒战较常见，有明显脓尿或菌尿或泌尿系统症状，腹部肌强直不明显
肾绞痛	疼痛辐射到右腹股沟，明显血尿，绞痛
急性胰腺炎	疼痛和呕吐更严重，触痛定位不佳，血清淀粉酶和脂肪酶水平升高
克罗恩病	反复类似发作的病史，腹泻更常见，更常触及肿块，肠外表现可能已经发生或存在
胆囊炎	常见既往发作病史，疼痛和压痛更明显，疼痛放射到右肩，恶心更明显，肝的生化检查更易出现异常
Meckel 憩室炎	术前与阑尾炎难以区分
盲肠憩室炎	术前与阑尾炎难以区分，症状较轻且持续时间较长，患者通常年龄较大，CT 对诊断很有帮助
乙状结肠憩室炎	常见于老年患者，排便习惯的改变更为常见，疼痛放射至耻骨上区，而不是 RLQ；发热，WBC 计数较高
小肠梗阻	多有腹部手术史，多为绞痛，呕吐和腹胀更明显，RLQ 部位不常见
异位妊娠	月经不规律史，缺乏症状的特征性进展，晕厥，妊娠试验阳性
卵巢囊肿破裂	发生在月经周期的中期，突然发作疼痛，恶心和呕吐不常见，WBC 计数正常。
卵巢扭转	呕吐更明显，与疼痛同时发生，缺乏症状的进展，腹部或盆腔肿块常可触及。
急性输卵管炎或输卵管卵巢脓肿	症状持续时间较长，疼痛始于下腹部，通常有性传播疾病史，常出现阴道分泌物和宫颈触痛明显

CT，计算机断层扫描；RLQ，右下腹；WBC，白细胞

（From Feldman M et al：Sleisenger and Fordtran's gastrointestinal and liver disease, ed 10, Philadelphia, 2016, Elsevier. ）

一般只对疑似患者进行影像学检查。当诊断不确定时，它们是有用的。腹腔镜检查可能既是一种诊断手段，也是一种治疗手段。

实验室检查

- 全血细胞计数和分类显示 90% 的阑尾炎患者出现白细胞增多和核左移。白细胞（white blood cell，WBC）总数一般低于 20 000/mm³。更高的 WBC 计数可能表明有穿孔的迹象。只有不到 4% 的患者白细胞和分化正常。白细胞计数低于 10 000/mm³ 存在阑尾炎的可能性较小。低血红蛋白和血细胞比容的老年患者应考虑存在胃肠道肿瘤的可能性

- 小于 20% 的患者可能出现镜下血尿和脓尿

- 育龄女性应检查人绒毛膜促性腺激素以排除怀孕

影像学检查

- 多层 CT（图 18-1）用于成年疑似阑尾炎患者的常规评估，是一种有效的检查方法。不加造影剂的腹部和盆腔 CT 对急性阑尾炎的敏感性＞ 90%，准确性＞ 94%。阑尾肿胀、阑尾周

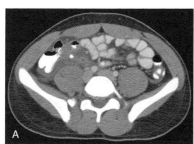
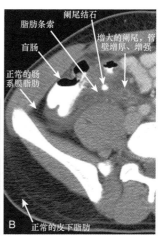

图 18-1　阑尾炎，静脉和口服造影剂 CT。 这张 CT 图像显示了一名 18 岁男性患者右下腹疼痛的阑尾炎的典型表现，如静脉注射和口服造影剂的 CT 所示。研究表明，不加造影剂的 CT 具有相似的敏感性和特异性，盲肠附近可见增大的阑尾，在短轴横切面上显示为右下象限的管状结构，呈圆形。（与几乎是黑色的正常的肠系膜和皮下脂肪相比）周围脂肪呈条索、烟雾状表现，提示炎症。阑尾管壁增强，静脉注射造影剂后变亮。此切面还显示阑尾结石，结石偶尔会发现于阑尾炎。在这个切面中，结石看起来并不在阑尾腔内，因为阑尾并不在这个切面内。阑尾结石通常表现为钙化的（白色）圆形结构，不用造影剂也可看见。**A.** 轴位 CT 图像；**B.** 局部放大后的图片。（From Broder JS：Diagnostic imaging for the emergency physician，Philadelphia，2011，Saunders.）

围炎症和阑尾壁增厚都提示阑尾炎。表 18-2 描述了阑尾炎的 CT 表现。在儿童和年轻患者中，需要注意 CT 辐射暴露的风险。低剂量 CT（116 mGy cm）的试验表明，在疑似阑尾炎的年轻患者中，低剂量 CT 的阴性诊断（不必要的阑尾切除率）并不劣于标准 CT（521 mGy cm）

- 超声检查（图 18-2）对急性阑尾炎的诊断敏感性为 75%～90%，

表 18-2　阑尾炎的 CT 表现：SCALPEL（外科手术刀）助记

术语	描述
条索（Stranding）	脂肪条索提示局部炎症，可能是因为阑尾炎
盲肠（Cecum）	阑尾起源于盲肠，应该首先识别盲肠以帮助定位阑尾。盲肠可能显示肠壁增厚，这提示阑尾炎
气体（Air）	阑尾腔外的气体是病理性表现，提示穿孔。阑尾壁内的气体也不正常
大（Large）	正常阑尾直径＜6 mm，＞6 mm 则提示阑尾炎。壁厚＞1 mm 也提示阑尾炎
蜂窝织炎（Phlegmon）	阑尾周围的炎性改变提示阑尾穿孔，可见称为蜂窝织炎的异质物汇聚。如果阑尾破裂，仅存的证据可能只是盲肠周围的蜂窝织炎，阑尾本身可能看不见
增强（Enhancement）	在静脉造影下异常阑尾壁增强，比未病变的肠或腰肌更亮
结石（Lith）	阑尾结石是一种钙化的结石，有时发现于发炎的阑尾管腔内

（From Broder JS：Diagnostic imaging for the emergency physician，Philadelphia，2011，Saunders.）

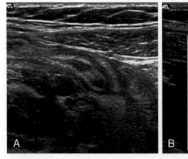
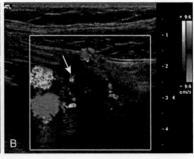

图 18-2　（扫二维码看彩图）阑尾炎。A. 使用线阵探头的经腹超声显示厚的管状非压缩结构。**B.** 加上彩色多普勒超声的同样部位的成像方法显示管腔壁内的血管增多，与炎症表现一致（箭头）。（From Fielding JR et al：Gynecologic imaging，Philadelphia，2011，Saunders.）

扫二维码看彩图

尽管其高度依赖于操作者且在体型较大的患者中很难诊断，但是在怀孕和年轻女性患者诊断不确切的情况下超声检查特别有价值。如果病史和体格检查提示阑尾炎，正常的超声检查不应延误手术治疗

- 腹部和盆腔 MRI 还可以在无电离辐射的情况下准确诊断孕妇的急性阑尾炎（敏感性为 100%，特异性为 93.6%）

治疗

非药物治疗

- 禁食
- 在确诊之前不要使用止痛药

急性期常规治疗

- 急诊阑尾切除术（腹腔镜或开放手术），通过积极地静脉补液并补充电解质，纠正体液和电解质不平衡
- 静脉预防性使用抗生素，应覆盖革兰氏阴性杆菌和厌氧菌（成人使用氨苄西林 / 舒巴坦 3 g 静脉注射，每 6 h 一次，或哌拉西林 / 他唑巴坦 4.5 g 静脉注射，每 8 h 一次）

重点和注意事项

专家点评

- 穿孔很常见（成年患者中占 20%）。穿孔的征象：疼痛持续时间 > 24 h，白细胞增多 > 20 000/mm^3，体温 > 102°F（38.9℃），可触及腹部肿块，及腹膜炎征象
- 总体而言，预后良好。青年患者中无并发症的死亡率 < 1%；然而，老年患者阑尾破裂死亡率 > 10%
- 大约 20% 因疑似阑尾炎而接受剖腹探查的患者中，阑尾是正常的
- 越来越多的证据支持在无并发症的阑尾炎患者中使用抗生素而不是手术治疗。一项评估无并发症的儿童急性阑尾炎患者使用哌拉西林-他唑巴坦或环丙沙星-甲硝唑静脉注射治疗至少 24 h，然后口服抗生素 10 天的非手术治疗可行性的临床试验显示，90% 的非手术治疗的儿童患者在 30 天内病情没有进

展[1]。另一项对经 CT 证实的无并发症的阑尾炎患者的研究显示，与阑尾切除术相比，抗生素治疗并不满足（上述的）非劣效性标准。大多数随机接受抗生素治疗的无并发症的阑尾炎患者在 1 年随访期内不需要阑尾切除术，那些需要阑尾切除术的患者也没有出现明显的并发症[2]。在 APPAC 随机临床试验中，对无并发症急性阑尾炎的抗生素治疗进行的 5 年随访显示，在最初用抗生素治疗的无并发症急性阑尾炎的患者中，5 年内晚期复发的可能性为 39.1%[3]。仍待确定的是：抗生素治疗避免可能手术的益处能否超过将来阑尾炎发作、更长时间的抗生素治疗、持续的症状以及不确定性带来生活质量的影响等这些风险[4]

推荐阅读

Kim K et al: Low-dose abdominal CT for evaluating suspected appendicitis, *N Engl J Med* 366:1596-1605, 2012.

Pickhardt P et al: Diagnostic performance of multidetector computed tomography for suspected acute appendicitis, *Ann Intern Med* 154:789-796, 2011.

Vons C et al: Amoxicillin plus clavulanic acid versus appendicectomy for treatment of acute uncomplicated appendicitis: an open-label, non-inferiority, randomized controlled trial, *Lancet* 377:1573-1579, 2011.

---

[1] Minneci PC et al：Feasibility of a nonoperative management strategy for uncomplicated acute appendicitis in children，J Am Coll Surg 219：272-279，2014.

[2] Salminen P et al：Antibiotic therapy vs appendectomy for treatment of uncomplicated acute appendicitis，the APPAC Randomized trial，JAMA 313（23）：2340-2348，2015.

[3] Salminen P et al：Five-year follow-up of antibiotic therapy for uncomplicated acute appendicitis in the APPAC randomized clinical trial，JAMA 320（12）：1259-1265，2018.

[4] Flum DR：Acute appendicitis—appendectomy or the "antibiotics first" strategy，N Engl J Med 372：1937-43，2015.

第 19 章　急性下消化道出血
Acute Lower Gastrointestinal Bleeding

Ana Castaneda-Guarderas，Michael S. Reich

张苗苗　译　戴聪　审校

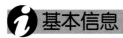 基本信息

定义

急性下消化道出血是指突然发生的结肠出血。

同义词

急性结肠出血

消化道出血

黑粪症

便血

ICD-10CM 编码

K92.2　消化道出血，非特异性

K92.1　黑粪症

K62.5　直肠和肛门出血

流行病学和人口统计学

发病率：

- 美国每年下消化道出血的发病率为 72/10 万
- 美国每年因下消化道出血住院治疗的发病率为 36/10 万（大约为上消化道出血的一半）

发病高峰：下消化道出血的比率，包括需要住院治疗的比率，在老年人中较高。

好发性别和年龄：男性中患病率为 24.2/10 万，女性中患病率为 17.2/10 万。到 80 ～ 90 岁时，患病率增加了 200 倍。

危险因素：危险因素包括非甾体抗炎药（NSAID）的使用（如阿司匹林）、酒精滥用、胃肠道恶性肿瘤、心房颤动、凝血功能异

常、既往消化道出血、肝硬化、便秘、先天性畸形、辐射暴露、近期感染性疾病、近期旅行、腹主动脉瘤（abdominal aortic aneurysm, AAA）修复和炎症性肠病。

体格检查和临床表现

- 在病史中应注意出血部位和病因的探讨。例如，体重减轻和腹痛提示炎症性肠病；近期 AAA 修复，特别是有前哨出血史，引起对主动脉肠瘘的怀疑；肝硬化病史提示门静脉高压出血，如静脉曲张。鲜红的血液通常来自短期大量的上消化道出血、远端结肠或肛肠疾病。黑便起源于上消化道、小肠或近端结肠。记录详细的用药史，不但要记录 NSAID 或其他可能导致或类似胃肠道出血的药物，而且要记录在严重失血情况下可能掩盖心动过速的 β 受体阻滞剂
- 临床医生首先应该检查生命体征，包括体位，是否稳定。按照指示执行 ABC。检查皮肤是否苍白，是否有血容量不足的迹象，如毛细血管充盈的延迟和皮肤表现。观察肝脏疾病的皮肤改变，如毛细血管扩张、黄疸的迹象。听诊肠鸣音。肠鸣音消失可提示肠穿孔。触诊腹部，检查是否有疼痛、肿块和肝脾大。应进行直肠检查，注意出血表现、出血量、肿块、肛裂、痔疮、压痛和皮肤变化。如果没有明显出血，进行潜血试验。确保出血确实是胃肠道出血，排除血尿、阴道出血和创伤

病因学

憩室病是下消化道出血的最常见原因，占 30%。内痔是第二常见的原因。15% 的下消化道出血是由上消化道出血引起的。

Dx 诊断

鉴别诊断

- 上消化道出血
- 憩室病
- 憩室炎
- 缺血性结肠炎
- 息肉切除术后出血
- 血管扩张（血管发育不良、动静脉畸形）

- 肛裂
- 直肠溃疡
- 结肠息肉
- 晚期肿瘤
- 痔
- 肠套叠
- 凝血功能障碍
- 感染性结肠炎（大肠埃希菌、志贺菌、沙门菌、贾第虫）
- 自身免疫性疾病（溶血性尿毒症综合征）
- 放射性结肠炎或直肠炎
- 主动脉肠瘘
- 血管炎
- 炎症（溃疡性结肠炎、克罗恩病）
- 结肠静脉曲张
- 药物（铁剂、NSAID）
- 异物

评估

建立大口径的静脉通道。如果患者有明显的便血，但没有呕血，考虑进行鼻胃灌洗以评估是否存在上消化道出血。处理严重便血的流程如图 19-1 所示。

实验室检查

- 全血细胞计数可提示贫血和（或）血小板减少。血细胞比容和血红蛋白一般应每 4 ～ 6 h 检测一次，以记录出血的状态
- 进行全面的代谢检查来评估以下情况：血尿素氮升高，表明红细胞的重吸收；肌酐升高，提示肾灌注不良；肝功能检测，可提示加重出血的肝病
- 国际标准化比值，特别是如果患者正在服用华法林
- 部分凝血活酶时间，特别是如果患者正在使用肝素
- 预计对血液制品有需求，进行血型测定和筛检及交叉配血
- 粪便检测，包括白细胞计数、革兰氏染色、便培养和特异性病原检测，以确定传染病的病因

影像学检查

- 计算机断层摄影（CT）血管造影可以确定潜在出血的位置以

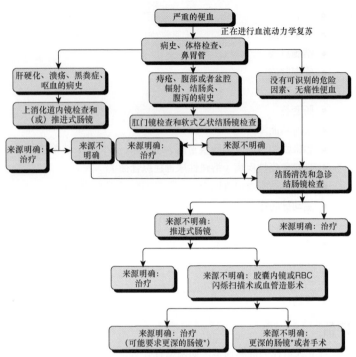

图 19-1　根据患者病史，改进的严重便血治疗方案。* 更深的肠镜检查包括双气囊肠镜、单气囊肠镜和推进式肠镜。RBC，红细胞。（From Feldman M et al：Sleisenger and Fortran's gastrointestinal liver disease，ed 10，Philadelphia，2016，Elsevier.）

　　及异常的血管系统

- 如果 CT 血管造影未发现出血来源，可进行标记红细胞扫描
- 腹部和骨盆 CT 扫描可确定恶性肿瘤是否出血的来源
- 如果怀疑有穿孔导致的游离气体，应立即预约腹部或胸部 X 线平片。腹部 X 线平片也可以识别射线不能穿透的异物
- 如怀疑肠套叠，可进行腹部超声检查
- 如果怀疑梅克尔（Meckel）憩室，可进行 Meckel（锝 -99）扫描

Rx 治疗

　　开始给予晶体补液治疗来维持至少 100 mmHg 的收缩压。血红蛋白和血细胞比容分别为 70 g/L 和 0.21 L/L，或更少时进行输血治疗。如果患者有冠状动脉疾病或多种共患疾病并且年龄大于 65 岁，

目标血红蛋白和血细胞比容分别为 80 g/L 和 0.24 L/L。血小板应保持在 50×10^9/L 以上，国际标准化比值应为 1.5 或更少。

非药物治疗

- 结肠镜检查确定结肠的解剖结构，可以确定出血的来源，并为潜在的治疗提供了条件
- 如果怀疑出血的来源在 Treitz 韧带以上，可以进行内镜检查
- 出血性内痔或其他肛门直肠疾病可采用肛门镜检查
- 食管或肛门直肠出血的球囊填塞
- 如果出血的来源不能确定，如主动脉肠瘘，或如果空气灌肠治疗肠套叠不成功，可进行手术
- 介入放射治疗栓塞
- 手术切除

急性期常规治疗

如果怀疑急性上消化道出血，应给予质子泵抑制剂和 H_2 受体阻滞剂。

慢性期治疗

避免使用非甾体抗炎药和饮酒。治疗出血的潜在原因，如凝血障碍、门静脉高压等。大多数患者都给予每日服用质子泵抑制剂。纤维、粪便软化剂和镇痛药膏可减轻痔疮的发展和（或）症状。

处理

80% ～ 85% 的患者下消化道出血会自愈。因此，如果患者血流动力学稳定，没有贫血症状或急剧的出血，可以在初级保健医师或胃肠病医师那里随访观察。然而，休克或其他血流动力学障碍、严重出血或严重共患病的患者应住进重症监护病房。这些患者急性失代偿的风险很高，因此需要密切监测和积极复苏；此外，他们需要立即诊断和干预来停止出血。预测严重结肠出血的临床因素包括阿司匹林的使用、至少 2 种共患病、脉搏超过 100 次 / 分、收缩压 < 115 mmHg。结肠出血的总死亡率为 2.4% ～ 3.9%。70 岁以上、肠道缺血和 ≥ 2 种共患病是住院死亡的独立预测因子。

转诊

患者应转到消化科相关领域专家处进行随访。

相关内容

胃肠道出血（流程）

结直肠癌（相关重点专题）

憩室病（相关重点专题）

Meckel 憩室（相关重点专题）

推荐阅读

Cagil B: *Lower gastrointestinal bleeding, Practice Essentials, Background, Anatomy, Medscape 06, Jan*, 2017. Web. 01 Aug. 2017.

Ghassemi KA, Jensen DM: Lower GI bleeding: epidemiology and management, *Curr Gastroenterol Rep* 15(7), 2013.

Gralnek IM et al: Acute lower gastrointestinal bleeding, *N Engl J Med* 376: 1054-1063, 2017.

第 20 章　肠易激综合征
Irritable Bowel Syndrome

Fred F. Ferri

李迎杰　译　张　骅　冯国艳　审校

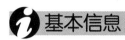 基本信息

定义

　　肠易激综合征（irritable bowel syndrome，IBS）是一种慢性功能性疾病，表现为排便习惯改变，反复腹痛、腹胀。IBS 是症状性疾病，受脑-肠轴多种生理因素影响。IBS 的罗马Ⅳ诊断标准包括：

- 反复腹痛病史至少 6 个月，发病的前 3 个月，腹痛发作平均 ≥ 1 天 / 周
- 腹痛至少与以下 3 种症状中的 2 种有关：
  1. 腹痛与排便相关
  2. 大便频率改变
  3. 大便的形态（外观）变化
- 患者没有下列报警症状
  1. 年龄 ≥ 50 岁，无结肠癌症状及病史
  2. 近期排便习惯改变
  3. 明显的胃肠道出血证据（如黑粪或便血）
  4. 夜间疼痛或排便
  5. 不经意的体重减轻
  6. 结直肠癌或炎症性肠病家族史
  7. 可触及的腹部肿块或淋巴结病
  8. 血液检查有缺铁性贫血的证据
  9. 粪便隐血试验阳性
- 标准必须满足病程 6 个月且近 3 个月症状持续存在
- 表 20-1 依据主要粪便性状对 IBS 进行了分型

同义词

　　结肠易激

　　结肠痉挛

表 20-1　依据主要粪便性状，对肠易激综合征（IBS）进行的分型

- 便秘型 IBS（IBS-C）——硬质或块状大便 * ≥ 25%，稀便（糊状）或水样便 † < 25%‡

- 腹泻型 IBS（IBS-D）——稀便（糊状）或水样便 † ≥ 25%，硬质或块状大便 * < 25%‡

- 混合型 IBS——硬质或块状大便 * ≥ 25%，且稀便（糊状）或水样便 † ≥ 25%‡

- 未分型 IBS（IBS unclassified）——大便性状改变不满足便秘型、腹泻型或混合型 IBS 标准 ‡

IBS，肠易激综合征

* Bristol 粪便性状量表 1-2［单独的硬便，如坚果（很难排泄）或香肠形状，但很硬］

† Bristol 粪便性状量表 6-7（松散的碎片，边缘粗糙，糊样便或水样便，没有固形成分，完全是液体）

‡ 没有使用止泻药或泻药

（Adapted from Sayuk GS，Gyawali CP：Irritable bowel syndrome：modern concepts and management options，Am J Med 128（8）：817-827，2015.）

ICD-10CM 编码

K58　肠易激综合征

K58.9　非腹泻型肠易激综合征

K58.0　腹泻型肠易激综合征

流行病学和人口统计学

- 肠易激综合征是最常见的功能性肠道疾病。据估计，美国有 1500 万人患有 IBS

- 在工业化国家，IBS 发生于 7% ～ 21% 的普通人群中，占胃肠疾病门诊人数的 > 50%。全世界成人患病率为 12%。发病率在青春期增加，在 20 ～ 40 岁达到高峰

- 女性：男性患病率比值为 2：1。患病率高峰从 20 ～ 39 岁

- 近 50% 的患者有精神异常，焦虑症最常见

体格检查和临床表现

- IBS 临床表现包括腹痛和排便异常，包括稀便，通常在饭后和早上，与便秘发作交替发生

- 体格检查一般正常

- 可有非特异性腹部压痛和腹胀

病因学

- 病因不明，研究认为有多因素参与。图 20-1 揭示了 IBS 病理生理学的生物心理社会模型

- 相关病理生理学包括胃肠动力改变、肠道菌群改变和肠道敏感性增加

- 风险因素：焦虑、抑郁、人格障碍、儿童性虐待和妇女的家庭暴力

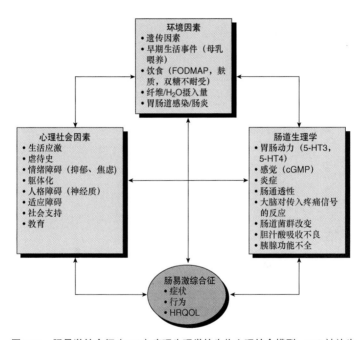

图 20-1 肠易激综合征（IBS）病理生理学的生物心理社会模型。 IBS 被认为是一种多因素导致的疾病，具有潜在的多种致病因素，包括环境、心理和生理因素。这个模型突出了致病因素的复杂性，强调这些因素在 IBS 中的相互作用。cGMP，环鸟苷单磷酸；5-HT3,5- 羟色胺 3 型；5-HT4,5- 羟色胺 4 型；FODMAP，可发酵寡糖、双糖、单糖和多元醇；HRQOL，与健康有关的生活质量；IBS，肠易激综合征。（Modified from Sayuk GS，Gyawali CP：Irritable bowel syndrome：modern concepts and management options，Am J Med 128（8）：817-827，2015.）

Dx 诊断

鉴别诊断

- 炎症性肠病（inflammatory bowel disease，IBD）
- 憩室炎
- 结肠恶性肿瘤
- 子宫内膜异位症
- 消化性溃疡
- 肝胆管疾病
- 慢性胰腺炎
- 药物引起的便秘（阿片类药物、钙通道阻滞剂、抗胆碱药物）
- 药物引起的腹泻（二甲双胍、秋水仙碱、质子泵抑制剂、抗酸剂、抗生素）
- 小肠细菌过度生长
- 乳糜泻
- 寄生虫
- 胃肠道淋巴瘤
- 盆底功能障碍

评估

诊断性检查（表 20-2）的主要目的是排除鉴别诊断中列出的疾病。循序渐进的方法至关重要。重要的是要识别其他疾病的报警症状，如体重减轻、直肠出血、患者发病年龄 > 50 岁、发热、夜间疼痛，以及恶性肿瘤或 IBD 家族史。其他报警症状包括异常的检查（如肿块、淋巴结增大、大便隐血试验阳性、肌肉萎缩）和异常的实验室检查结果（贫血、白细胞增多、生化检查异常）。

实验室检查

- 血液检查一般正常。全血细胞计数可用于评估贫血。贫血的存在应警惕结肠恶性肿瘤或 IBD 的可能性
- 其他检查包括 C 反应蛋白、组织转谷氨酰胺酶抗体（排除腹腔疾病）和 TSH（排除甲状腺异常）
- 粪便钙卫蛋白用于腹泻型或便秘型 IBS 与炎症性肠病（IBD）的鉴别诊断。粪便钙卫蛋白水平小于 40 μg/g，排除 IBD

表 20-2 肠易激综合征治疗策略

1. 评估
   a. 考虑模拟 IBS 的情况（如乳糜泻、显微镜下结肠炎、胆汁酸腹泻、胰腺功能不全、碳水化合物不耐受、药物副作用、手术后新造口）
   b. 评估是否存在报警症状
   c. 评估症状触发因素（如应激因素、饮食）
   d. 探讨是否存在其他功能性胃肠道（如功能性消化不良）和非胃肠道疾病（如纤维肌痛），是否精神病患者和存在药物不耐受
   e. 了解之前 IBS 的治疗方案
2. 治疗方法的选择
   a. 预测症状严重程度和主要症状
   b. 症状严重程度（强度、困扰、对生活质量的影响）
      i. 轻度症状、间歇性症状、低症状负担：对症或外周治疗
      ii. 中度症状：中枢作用的神经调节剂，尤其是如果对症治疗效果不明显
      iii. 症状严重和有合并症（非胃肠道功能障碍，精神病）：中枢性神经调节剂和外周治疗
         （a）并发情感障碍需要进行治疗。
         （b）其他中枢疗法（认知和行为疗法、催眠、减压）可以考虑。
   c. 主要症状（腹泻、便秘、疼痛、其他胃肠道症状）
      i. 便秘型
         （a）泻药，纤维
         （b）新型制剂（利那洛肽、芦比前列酮）
      ii. 腹泻型
         （a）止泻药
         （b）阿洛司琼
         （c）解决生态失调（利福昔明、益生菌）
         （d）饮食（低 FODMAP 饮食）
         （e）胆汁结合剂（考来烯胺、考来维仑）
         （f）二糖酶（乳糖酶）
      iii. 腹痛型
         （a）抗抑郁药（首选 TCA 和 SNRI）
         （b）当有便秘时，考虑利那洛肽
         （c）避免麻醉剂
3. 教育和治疗
   a. 告知患者发病机制
   b. 进一步证实诊断是否正确，减少患者对器质性疾病的担忧
   c. 提供有关支持组织的信息（国际功能性胃肠疾病基金会）

FODMAP，可发酵寡糖、双糖、单糖和多元醇；IBS，肠易激综合征；SNRI，5-羟色胺-去甲肾上腺素再摄取抑制剂；TCA，三环类抗抑郁药

- 仅在患有慢性腹泻的患者中应考虑对粪便进行卵和寄生虫检查。粪便艰难梭菌的评估可能对最近服用抗生素的主要腹泻症状患者有帮助

影像学检查

- 影像学检查（如平卧位或立位腹部 X 线平片、小肠系列、腹部和骨盆的超声或 CT 检查）是正常的，不是诊断必需的
- 下消化道内镜检查通常是正常的，除了有一些痉挛。结肠镜检查只用于有报警症状的患者以排除器质性疾病，或用于年龄 50 岁以上的患者以筛查结直肠癌

Rx 治疗

非药物治疗

- 应鼓励患者保持足够的纤维摄入量，忌加重症状的食物。避免咖啡因、乳制品、高脂肪食物和饮食过量也是有帮助的。几项临床试验表明，低发酵寡糖、双糖、单糖和多元醇（FODMAP）饮食改善了近 70% IBS 患者的症状
- 认知行为疗法也被推荐，特别是在年轻的患者，因为社会心理压力是 IBS 的重要触发因素。确保这种疾病是良性的，关于避免促发因素和压力管理的教育是重要的
- 应强调规律锻炼和充分液体摄入的重要性
- 图 20-2 介绍了肠易激综合征的治疗

常规治疗

- IBS 的治疗主要是高纤维饮食。纤维膳食有助于缓解便秘，但不能减轻疼痛。由于 IBS 症状是慢性的，一般不推荐应用泻药
- 在症状缓解方面，可溶性纤维（欧车前）优于不可溶性纤维（糠）。对于一些患者，1 汤匙欧车前，2 次 / 日，或聚卡波非钙（FiberCon）2 片，1 ~ 4 次 / 日，然后喝 8 盎司的水可能是必要的
- 应告知患者膳食纤维补充开始时可能导致腹胀或腹胀加重，2 ~ 3 周后一般会缓解。患者定期服用这些纤维产品很重要，而不仅是根据需要进行补充。膳食纤维对腹泻型 IBS 患者无效，甚至可能会加重患者症状

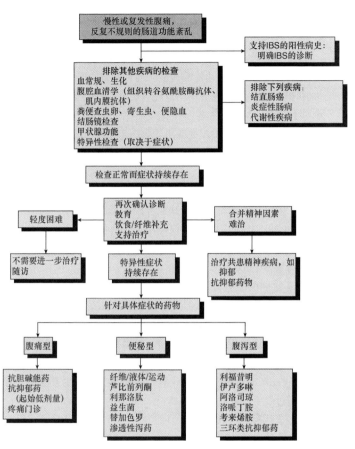

图 20-2　**肠易激综合征的诊治流程。** IBS，肠易激综合征。（Modified from Palmer KR，Penman ID：22 Alimentary tract and pancreatic disease. In Colledge NR，Walker BR，Ralston SH：Davidson's principles and practice of medicine，Philadelphia，2010，Elsevier.）

- 对于伴有焦虑的患者，镇静剂或选择性 5- 羟色胺再摄取抑制剂（selective serotonin reuptake inhibitors，SSRI）可能有效。低剂量三环类抗抑郁药对一些腹泻型 IBS 患者有效

- C-2 氯通道激活剂：芦比前列酮（Amitica）是一种氯通道激活剂，刺激富含氯化物的肠液分泌，加速小肠和结肠传输时间。对慢性便秘型 IBS 经常规治疗无效，氯通道激活剂可能有效。常规剂量为 8 ～ 24 μg，2 次 / 日，与食物一起服用。副作用包括头痛和恶心

- 利那洛肽（Linzess）是一种鸟苷酸环化酶 -C（GC-C）激动剂，FDA 批准用于便秘型 IBS。它能刺激肠道分泌氯化物和碳酸氢盐进入管腔，主要通过激活 CFTR 离子通道，导致肠道液体量增加和加速传输速度。通常剂量为进食前 30 min 服用 IBS 290 μg。最常见的不良反应是腹泻、腹痛、胀气和腹胀

- 伊卢多啉（Viberzi）是一种 μ 类阿片受体激动剂和 Δ 类阿片受体拮抗剂，经 FDA 批准用于腹泻型 IBS。它减少肌肉收缩力，抑制水和电解质分泌，并增加直肠括约肌张力。通常剂量为 100 mg，2 次 / 日，与食物一起口服

- 洛哌丁胺对腹泻有效。阿洛司琼，一种血清素 3 型受体拮抗剂，因可导致严重便秘和缺血性结肠炎而被停用，现已重新推出，但临床应用有限。仅应用于非解剖或代谢异常引起的且经常规治疗无效的严重慢性腹泻为主的 IBS 女性患者。起始剂量为 1 mg，1 次 / 日

- 肠道菌群的变异已被确认是 IBS 的潜在机制（IBS 患者中 84% 有乳果糖呼吸试验异常，提示小肠细菌过度增长）。利福昔明，一种选择性作用于肠道的抗生素，最近的试验中被用来清除肠道细菌过度生长（70% 根除率）。剂量为 400 mg，3 次 / 日，疗程 10 天，停止治疗后 10 周仍可有效改善 IBS 症状。在获得其他证据之前，利福昔明或其他抗生素应用于有细菌过度生长证据的患者

- 抗痉挛药-抗胆碱药（如双环维林、莨菪碱）临床常用，但临床试验的有效性不确定

- 益生菌：双歧杆菌和一些益生菌制品的临床应用效果有限。乳酸杆菌对于 IBS 治疗无效。需要证实益生菌治疗 IBS 的有效性，才能应用于临床

- 抗抑郁药：与安慰剂相比，选择性 5- 羟色胺再摄取抑制剂（SSRI）可有效缓解 IBS 症状

处理

在开始治疗的 12 个月，超过 60% 的患者治疗有效；然而，IBS 是一种慢性复发性疾病，需要长期治疗。

转诊

有直肠出血、发热、夜间腹泻、贫血、体重减轻或症状超过 40

年的患者，建议至消化科相关领域专家处就诊。对于专科的诊断性检查如结肠镜检查，会诊是有必要的。

 重点和注意事项

专家点评

- 建议患者高纤维饮食，解除可能导致 IBS 加重的应激因素。并告知患者本病不会导致癌症
- 最近的药物研究（阿洛司琼、替加色罗）是针对肠道的 5- 羟色胺能受体。体内大部分的 5- 羟色胺是在胃肠道中发现的，被认为参与内脏感觉和动力的调控
- 认知-行为疗法对于 IBS 的治疗是有效的，是用于治疗本病的一种方法
- 一些无乳糜泻的 IBS 患者给予无小麦饮食显示症状改善。对于治疗无效的 IBS 患者，无小麦饮食 2 ～ 3 周可能是有效的

推荐阅读

Camiueri M: Peripheral mechanisms in irritable bowel syndrome, *N Engl J Med* 367:1626-1635, 2012.

Carroccio A et al: Non-celiac wheat sensitivity diagnosed by double-blind place-bo-controlled challenge: exploring a new clinical entity, *Am J Gastroenterol* 107:1898-1906, 2012.

Chey WD et al: Irritable bowel syndrome: a clinical review, *J Am Med Assoc* 313(9):949-958, 2015.

Dugum M et al: Managing irritable bowel syndrome: the low-FODMAP diet, *Cleve Clin J Med* 83:655-662, 2016.

Ford AC et al: Irritable bowel syndrome, *N Engl J Med* 376:2666–2678, 2017.

Lembo AJ et al: Eluxadoline for irritable bowel syndrome with diarrhea, *N Engl J Med* 374:242-253, 2016.

Marteaus P: Probiotics in functional intestinal disorders and IBS: proof of action and dissecting the multiple mechanisms, *Gut* 59:285-286, 2010.

Mearin F et al: Bowel disorders, *Gastroenterology* 150:1393-1407, 2016.

Pimentel M et al: Rifaximin therapy for patients with irritable bowel syndrome without constipation, *N Engl J Med* 364:22-32, 2011.

Rao VL et al: Pharmacologic management of irritable bowel syndrome, *J Am Med Assoc* 314:2684-2685, 2015.

Sayuk GS, Gyawali CP: Irritable bowel syndrome: modern concepts and manage-ment options, *Am J Med* 128:817-827, 2015.

Simrén M et al: Management of the multiple symptoms of irritable bowel syn-drome, *Lancet Gastroenterol Hepatol* 2(2):112-122, 2017.

Wilkins T et al: Diagnosis and management of IBS in adults, *Am Fam Physician* 86(5):419-426, 2012.

第 21 章 肠系膜静脉血栓形成
Mesenteric Venous Thrombosis

David J. Lucier

董子鸢 译 戴聪 审校

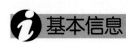 基本信息

定义

肠系膜静脉血栓形成（mesenteric venous thrombosis，MVT）是指肠系膜静脉主干及分支的血栓阻塞，并可导致急性肠梗死。

同义词

MVT

ICD-10CM 编码
K55.0 *急性肠道血管性疾病*
K55.1 *慢性肠道血管性疾病*

流行病学和人口统计学

5% ～ 15% 的急性肠系膜缺血患者存在 MVT。MVT 在男性中稍多见。发病年龄多为 50～60 岁。表 21-1 总结了缺血性肠病的发病率。

表 21-1 缺血性肠病的发病率

疾病	发病率（%）*
肠系膜上动脉（SMA）栓塞： • SMA 易发生栓塞，因为其起始部位与主动脉夹角较小且血管口径大 • SMA 近端最常阻塞于距离主动脉 6 ～ 8 cm 范围内	50
非阻塞性缺血	25
SMA 血栓形成	20
肠系膜静脉血栓形成	5

* 急性肠系膜缺血的百分比

（From Adams JG et al: Emergency medicine, clinical essentials, ed 2, Philadelphia, 2013, Elsevier.）

体格检查和临床表现

急性 MVT：

- 症状：90% 的患者有腹痛，常与查体情况不符。50% 的患者有恶心和呕吐，50% 的患者有隐匿性消化道出血，15% 的患者有肉眼可见的消化道出血
- 体格检查：
  1. 早期：腹部压痛，肠鸣音减弱，腹胀。
  2. 晚期：肌紧张和反跳痛，发热，感染性休克

亚急性 MVT：

- 症状：非典型腹痛数周或数月
- 体格检查：无

慢性 MVT：

- 症状：大多数患者无症状，常伴有因门静脉或脾静脉血栓形成所致的门静脉高压（静脉曲张出血、腹水）
- 体格检查：若门静脉或脾静脉也受累，可有门静脉高压的体征

病因和发病机制

高凝状态：

- 有血栓形成倾向的个人史或家族史，或血栓栓塞的个人史
- 肿瘤
- 抗凝血酶Ⅲ、蛋白 C、蛋白 S 缺乏，或活化蛋白 C 抵抗
- 狼疮抗凝物（抗磷脂抗体综合征）
- Leiden Ⅴ因子或凝血酶原 G20210A 基因突变
- 口服避孕药，妊娠
- 骨髓增生性疾病（真性红细胞增多症，原发性血小板增多症）
- 阵发性睡眠性血红蛋白尿

门静脉高压：

- 肝硬化

炎症：

- 胰腺炎
- 腹膜炎（如阑尾炎、憩室炎、内脏穿孔）
- 炎症性肠病
- 盆腔或腹腔内脓肿
- 腹腔内肿瘤

术后状态或创伤：

- 腹部钝伤
- 术后状态（腹部手术）
- 框 21-1 总结了肠系膜静脉血栓形成的相关因素

血栓形成可起始于小的肠系膜静脉分支（如处于高凝状态），并逐渐到达肠系膜静脉主干，或起始于大静脉（如肝硬化、腹腔内肿瘤、手术）并向远端延伸。若侧支循环建立不充分，会出现肠壁充血、水肿、缺血、出血，甚至梗死。

框 21-1　肠系膜静脉血栓形成相关因素

高凝状态
　真性红细胞增多症
　镰状细胞病
　抗凝血酶Ⅲ缺乏症
　蛋白 C 或 S 缺乏
　恶性肿瘤
　骨髓增生性疾病
　雌激素治疗，口服避孕药
　妊娠
炎症
　胰腺炎
　憩室炎
　阑尾炎
　胆管炎
创伤
　术后静脉损伤
　脾切除术后
　钝器伤或腹部外伤
　充血性心力衰竭
　肾衰竭
　减压病
　门静脉高压症

（From Marx JA et al：Rosen's emergency medicine，ed 8，Philadelphia，2014，WB Saunders.）

 诊断

鉴别诊断

所有其他能引起腹痛的原因（如腹膜炎、肠梗阻、胰腺炎、消化性溃疡、胃炎、炎症性肠病、内脏穿孔）均应纳入鉴别诊断。

评估

实验室检查和影像学检查。

实验室检查

- 全血细胞计数：白细胞增多
- 电解质：代谢性酸中毒（乳酸）提示肠梗死
- 高凝状态检查

影像学检查

- 不论是否使用经口或经静脉的造影剂，CT 均是较好的初筛检查（图 21-1），因为 CT 应用广泛，并能探测 MVT 的转归（如肠缺血或梗死）
- 若 CT（平扫或增强）不提示 MVT，但临床高度怀疑，可选择敏感性较高的 CT 血管造影（CTA），其缺点是需使用较多

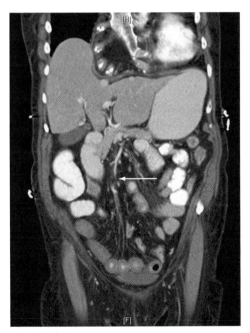

图 21-1　在肠系膜上动脉栓塞及小肠和右结肠缺血的患者，口服和静脉注射造影剂后的 CT 图像。箭头指示肠系膜上动脉栓子。（From Vincent JL et al：Textbook of critical care，ed 7，Philadelphia，2017，Elsevier.）

167

造影剂。双期成像技术提高了对静脉血栓形成的敏感性

- 磁共振血管造影（MRA）或静脉造影（MRV）可以避免辐射和造影剂的应用，其缺点是耗时较长，且结果可能会受运动伪影的影响

(Rx) 治疗

- 急性和亚急性 MVT：常采用普通肝素或低分子量肝素作为过渡性治疗，随后开始使用维生素 K 拮抗剂或新型口服抗凝药 3 ～ 6 个月或更长时间（若为高凝状态）。若药物治疗无效，可选择手术治疗，包括经肝和经皮机械性血栓切除术、血管内导管溶栓和开放性动脉内溶栓
- 静脉补液（由于肠壁水肿导致的相对血容量不足），若有肠梗阻需行胃肠减压
- 可考虑预防性抗感染治疗以减少细菌移位的发生率
- 若怀疑肠梗死，需行剖腹手术

慢性 MVT

- 个体化制订抗凝治疗方案
- 应用抗凝药前需确保潜在的出血风险（食管静脉曲张）已得到识别及治疗
- 若存在如肝硬化门静脉高压导致的静脉曲张，须应用 β 受体阻滞剂

预后

- 急性 MVT 死亡率：在及时的诊断和抗凝治疗下，死亡率为 10% ～ 20%。肠梗死是总死亡率的不良预后指标
- 复发率：15% ～ 25%

相关内容

急性肠系膜缺血（相关重点专题）

推荐阅读

Clair DG: Beach JM: mesenteric ischemia, *N Engl J Med* 374:959-968, 2016.

第 22 章　肠系膜淋巴结炎
Mesenteric Adenitis

Fred F. Ferri

李迎杰　译　王格　审校

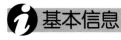 基本信息

定义

急性肠系膜淋巴结炎的典型表现为急性右下腹疼痛，伴有肠系膜淋巴结肿大，而阑尾正常。

ICD-10CM 编码

188.0　非特异性肠系膜淋巴结炎

流行病学和人口统计学

- 发病率不详
- 儿童（＜18 岁）高发，无性别差异
- 如果病因是耶尔森菌小肠结肠炎，则男孩更多见。

体格检查和临床表现

- 不同程度的腹痛（轻度疼痛到重度绞痛），起始于上腹部或右下腹部；最终定位于右侧，但位置不确切（不同于阑尾炎）
- 在耶尔森菌感染暴发时（见表 22-1），症状包括腹痛（84%）、腹泻（78%）、发热（43%）、厌食（22%）、恶心（13%）和呕吐（8%）
- 体征：
  1. 其他淋巴结肿大（20% 的病例）
  2. 右下腹压痛（压痛最明显部位不固定）
  3. 腹肌抵抗，拒按（少见）
  4. 低热

病因和发病机制

- 引流回盲区的淋巴结反应性增生，类似于炎症反应或过敏反

表 22-1　耶尔森菌小肠结肠炎导致的 4 次肠系膜淋巴结炎暴发的症状

部位	日本（110）	日本（111）	日本（111）	美国（112）
血清型	03	03	03	08
病例数	198	188	544	38
腹痛（%）	76	86	64	97
发热（%）	61	76	50	100
腹泻（%）	36	60	32	74
呕吐（%）	12	4	11	
阑尾切除率（%）	2	—	—	42

（From Mandell GL et al：Principles and practice of infectious diseases，ed 7，Philadelphia，2010，WB Saunders.）

应。一项研究表明，近 2/3 病例是继发性的（反应性），1/3 是原发性的（没有明显的相关炎症过程）

● 小肠结肠炎耶尔森菌、假结核分枝杆菌、沙门菌属、大肠埃希菌和链球菌与肠系膜淋巴结炎有关。耶尔森菌病的临床表现见表 22-2

表 22-2　耶尔森菌病临床表现

耶尔森菌小肠结肠炎	耶尔森菌假结核病
胃肠炎	肠系膜淋巴结炎
肠系膜淋巴结炎	溃疡性回肠炎
溃疡性回肠炎	败血病
败血病	结节性红斑
肝脓肿或脾脓肿	
反应性多关节炎（HLA-B27）	
Reiter 综合征	
结节性红斑	
脑膜炎	
渗出性咽炎	

HLA，人类白细胞抗原
（From Cohen J，Powderly WG：Infectious diseases，ed 2，St Louis，2004，Mosby.）

Dx 诊断

通常该病是在怀疑患者患有急性阑尾炎探查时被发现。检查时阑尾显示正常，肠系膜淋巴结肿大。切除肿大的淋巴结进行培养和淋巴结组织学检查可能提供有关病因的信息，但不作为常规操作。

鉴别诊断

- 急性阑尾炎（5% ～ 10% 被诊断为阑尾炎收住院的患者，出院时被诊断为肠系膜淋巴结炎）
- 克罗恩病

实验室检查

- 全血细胞计数可能显示白细胞增多
- 腹部超声及口服或静脉注射造影剂 CT 检查（图 22-1）可能有助于诊断

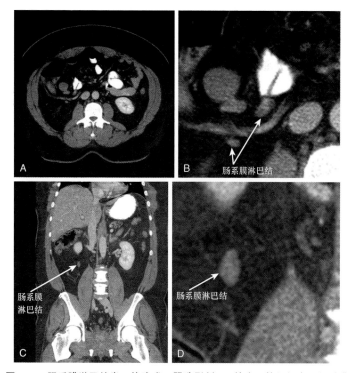

图 22-1　肠系膜淋巴结炎，静脉或口服造影剂 CT 检查，软组织窗。肠系膜淋巴结炎的临床表现与阑尾炎相似。CT 可见肿大的淋巴结。淋巴结显示软组织密度影，呈离散的圆形结构。在单个图像上，它们可能与血管或阑尾相似，但在检查相邻图像时，很明显淋巴结是圆形的，而不是像血管或阑尾那样的管状。**A.** 轴位图像；**B.** A 图部分结构的特写；**C.** 冠状位重建；**D.** C 图部分结构的特写。（From Broder JS：Diagnostic imaging for the emergency physician，Philadelphia，2011，WB Saunders.）

- 如果怀疑阑尾炎，可以剖腹探查

预后

本病通常反复发作，因此剖腹探查时，即使阑尾正常，也应切除。

第 23 章　急性肠系膜缺血
Acute Mesenteric Ischemia

Sehrish Jamot，Sarah Hyder

刘凯雄　译　王格　审校

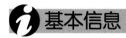 基本信息

定义

急性肠系膜缺血（acute mesenteric ischemia，AMI）是突然发作的由动静脉血栓或低血流状态致血管收缩引起的部分或全部小肠血流灌注不足，从而导致的肠局部缺血和继发性炎症。

同义词

AMI

肠系膜缺血，急性

ICD-10CM 编码

K55.0　肠急性血管疾病

流行病学和人口统计学

发病率：

- 占急诊科患者的 0.09% ～ 0.2%
- 死亡率为 50% ～ 80%
- 发病率上升，原因包括临床医生意识增强、诊断方式的改善、人口老龄化，以及重症监护水平提升使患者生存期更长

好发性别与年龄：

- 由动脉栓塞或血栓形成引起的 AMI 在老年人中更常见
- 由肠系膜静脉血栓形成引起的 AMI 在年轻人群中更常见

遗传学：无遗传易感性，可能与心脏病、动脉粥样硬化和高凝状态等潜在因素有关。

危险因素：

- 高龄、动脉粥样硬化、低心排血量（尤其是心房颤动）、严重心脏瓣膜疾病、腹腔恶性肿瘤

173

- 由静脉血栓形成引起的亚组病例中，危险因素包括高凝状态、门静脉高压、腹腔感染、钝伤、胰腺炎和肝门恶性肿瘤
- 由非阻塞性肠系膜缺血引起的 AMI 的危险因素包括近期心脏或主动脉手术、透析、血容量不足和血管收缩药物（包括可卡因等非法药物）
- 表 23-1 总结了缺血性肠病的危险因素

表 23-1　缺血性肠病危险因素 *

危险因素	动脉血栓形成	栓塞	肠系膜静脉血栓形成	非阻塞性肠系膜缺血
高龄	+	+	+	+
动脉粥样硬化	+			
主动脉夹层	+			
低心排血量	+	+		+
充血性心力衰竭				+
休克				+
严重脱水	+		+	
心律失常，尤其心房颤动		+		+
严重心血管疾病		+		
近期心肌梗死	+			+
腹腔恶性肿瘤			+	
腹部外伤			+	
腹腔感染			+	
腹腔炎性疾病			+	
寄生虫感染（蛔虫病）			+	
高凝状态（静脉血栓形成）			+	
镰状细胞性贫血			+	
近期心脏手术	+	+		+
近期腹部手术			+	
肠系膜上动脉近端的主动脉人工血管		+		
血液透析				+

续表

危险因素	动脉血栓形成	栓塞	肠系膜静脉血栓形成	非阻塞性肠系膜缺血
血管炎	＋		＋	
妊娠			＋	
减压病			＋	
空气栓塞引起的肺爆震伤		＋		
引起血管收缩的药物				
● 洋地黄				＋
● 可卡因				＋
● 苯丙胺类				＋
● 伪麻黄碱				＋
● 血管加压素			＋ [†]	＋
雌激素治疗			＋	

* 加号 "＋" 提示为疾病亚型的危险因素

[†] 尤其硬化治疗后

（From Adams JG et al：Emergency medicine, clinical essentials, ed 2, Philadelphia, 2013, Elsevier.）

- 无明确危险因素的个体中，AMI 可能很少发生

体格检查和临床表现

- 常见表现是严重突发的脐周痛，与体格检查所见不符
- 大约 1/3 的患者出现腹部疼痛、发热和粪隐血阳性。恶心和呕吐常见
- 与急性动脉闭塞的患者相比，肠系膜静脉血栓患者突发腹痛较少
- 最初的腹部检查可能是正常的，无反跳痛或肌紧张，或可能有轻微的腹胀或隐血阳性。部分患者可能存在上腹部血管杂音
- 病程后期，患者可能会出现败血性休克、严重腹胀、肠鸣音消失和腹膜炎。在老年人中，精神状态可能发生变化
- 如果体格检查显示腹膜炎的征象，则可能是不可逆性肠缺血伴肠坏死

病因学

　　AMI 按病因分为四类：动脉栓塞、动脉血栓形成、静脉血栓形成和非阻塞性肠系膜缺血（nonocclusive mesenteric ischemia，NOMI）。表 23-2 总结了不同病因背后的病理生理学。表 23-3 总结了急性肠系膜缺血的病因和发病率。引起 AMI 的病理生理机制包括：

表 23-2　急性肠系膜缺血（AMI）四种不同原因的病理生理学

病因	病理生理学
栓塞	多见于心房颤动患者 栓子多位于 SMA 起源远端 3 ~ 10 cm 处，多经过结肠中动脉分支 近端空肠中段少见
血栓形成	通常这些患者有症状性肠系膜动脉狭窄的病史 任何导致低血流量或低血压的临床情况会导致慢性动脉血栓形成急性发作 影响 SMA 管口大小 病程初期 SMA 平齐闭塞和整个结肠受累
非阻塞性	休克或使用血管收缩药物而导致的低血流状态 整个肠段受累
肠系膜静脉血栓形成	肠引流静脉血栓形成，如肿瘤高凝患者或高凝状态患者的 SMV、IVM、脾静脉和门静脉受累 静脉血流减少、肠水肿、腹胀、肠系膜灌注减低

SMA，肠系膜上动脉；SMV，肠系膜上静脉；IMV，肠系膜下静脉
（Modified from Cameron JL，Cameron AM：Current surgical therapy，ed 12，Philadelphia，2017，Elsevier.）

表 23-3　急性肠系膜缺血的原因和发病率

原因	发病率（%）
SMA 血栓形成	54 ~ 68
SMA 栓子	26 ~ 32
非阻塞性肠系膜缺血	10
肠系膜静脉血栓形成	5
小肠的局部节段性缺血	5

SMA，肠系膜上动脉。
（From Feldman M，Friedman LS，Brandt LJ：Sleisenger and Fordtran's gastrointestinal and liver disease，ed 10，Philadelphia，2016，Elsevier.）

- 肠系膜动脉栓塞（占 AMI 病例的 40%～50%）通常为心源性：左心房心律失常（心房颤动）、左心室功能不全伴射血分数减低或瓣膜心内膜炎。因为直径较大且与主动脉的分叉角较小，肠系膜上动脉（superior mesenteric artery，SMA）栓塞最常见
- 肠系膜动脉血栓形成（占 AMI 病例的 20%～35%）通常发生在既往进行性动脉粥样硬化性狭窄伴腹部外伤或感染的患者。很多患者有慢性肠系膜缺血（chronic mesenteric ischemia，CMI）的病史，包括餐后疼痛、体重减轻或厌食症
- 非阻塞性肠系膜缺血（占 AMI 病例的 20%）通常由 SMA 血管收缩与内脏低血流量（如低血压、血容量不足、血管收缩药和血液透析）造成
- 肠系膜静脉血栓形成（不足 AMI 病例的 10%）多发生在高凝状态（获得性或遗传性）、钝性创伤、腹部感染、门静脉高压、胰腺炎和肝门恶性肿瘤。上述情况造成肠水肿以及继发于静脉血栓形成的血管阻力增加，导致动脉血流量减少，从而导致肠缺血
- 肠系膜动脉夹层或炎症占 AMI 病例的不足 5%

Dx 诊断

鉴别诊断

首先需鉴别引起急性腹痛的其他原因，包括消化性溃疡穿孔、急性胰腺炎、早期阑尾炎，以及引起腹膜炎的各种原因。

评估

- 早期诊断是关键，而早期诊断的关键是需要临床高度疑诊
- 治疗成功与诊断前症状的持续时间有关
- 若无相关影像学检查，而临床高度疑诊，则考虑早期剖腹探查以进行诊断

实验室检查

- 典型 AMI 患者有白细胞增多、代谢性酸中毒、D- 二聚体升高和血清乳酸升高。但上述实验室检查缺乏特异性，尤其是在病程初期。乳酸升高、白细胞增多和血液浓缩引起的血细胞比容升高出现在病程后期，通常是疾病进展至肠坏死所致，

因此不适用于早期诊断

- 据报道，D-二聚体是肠道缺血的独立危险因素，反映了持续血凝块形成和通过纤维蛋白溶解的内源性降解。正常 D-二聚体水平有助于排除 AMI，而升高缺乏特异性

- 当怀疑处于高凝状态，相关检查包括蛋白 C 和蛋白 S、抗凝血酶 III 和因子 V Leiden。上述指标不会影响 AMI 的诊断，但可能有助于指导长期治疗

- 高达 50% 的肠缺血患者淀粉酶水平可能会升高，多达 80% 的患者磷酸盐水平可能升高

影像学检查

- 增强计算机断层扫描（CT）已取代传统血管造影术成为 AMI 诊断金标准。该检查更容易获得，并且与血管造影（先前的金标准检查）具有相似的敏感性。CT 血管造影（CTA）对内脏缺血综合征的诊断准确度为 95% ～ 100%，也可用于发现栓塞的潜在来源和其他病理过程

- 平扫 CT 检查缺乏特异性，阳性结果通常在病程后期发现。坏疽可能会出现门静脉积气或肠壁内积气（图 23-1）。在很多病例，即使在晚期阶段，CT 表现仍非特异性

- 钆增强磁共振成像（MRI）可用于检测 SMA 和腹腔干的近端梗阻，但在评估 AMI 的远端动脉闭塞和其他肠道表现方面价值较小。磁共振血管造影（MRA）对于诊断肠系膜静脉血栓

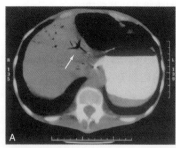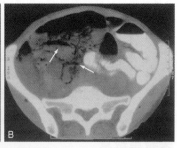

图 23-1　急性肠系膜缺血患者 CT 显示门静脉积气（**A**，箭头）和肠壁、肠系膜及其血管积气（**B**，箭头）。肠管积气是缺血性损伤的晚期征象，提示肠坏死，需剖腹探查。（From Feldman M，Friedman LS，Brandt LJ：Sleisenger and Fordtran's gastrointestinal and liver disease，ed 10，Philadelphia，2016，Elsevier.）

引起的 AMI 更有效。它还可用于监测未经手术治疗的肠系膜上静脉血栓的进展。MRA 所需时间比 CTA 长，且可能高估狭窄程度

- X 线平片对 AMI 诊断无用。早期阶段，25% 的患者 X 线平片正常。可能的阳性征象包括肠梗阻（图 23-2）、肠壁增厚、壁内积气。门静脉积气是肠道广泛积气、肠坏死进展的征兆。进一步放射学评估前，膈下游离气体支持早期手术干预

- 若可以行 CT 检查，则不建议在 AMI 中使用超声检查。对肠道血流进行多普勒超声检查不仅耗时，而且常常受到肠管气体的干扰。

- 若 CT 或 MRI 诊断不清，可考虑血管造影

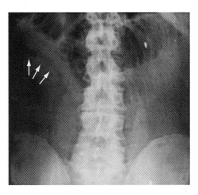

图 23-2　肠系膜上动脉栓塞的急性肠系膜缺血患者，腹部 X 线平片显示肠梗阻和小肠不规则的固定肠襻（箭头）。（From Feldman M，Friedman LS，Brandt LJ：Sleisenger and Fordtran's gastrointestinal and liver disease，ed 10，Philadelphia，2016，Elsevier.）

Rx 治疗

- 治疗目的是在肠梗死前尽快恢复缺血性肠管的血流灌注（图 23-3）
- 治疗方法因具体病因而异

急性期常规治疗

- 初始治疗应包括血流动力学监测和支持治疗、晶体和血液制品液体复苏、纠正酸中毒、镇痛（经肠胃外使用阿片类药

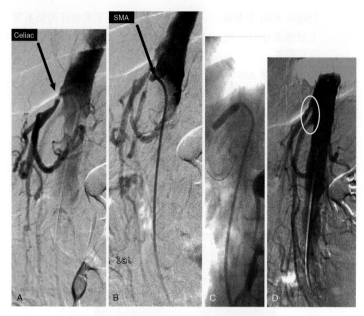

图 23-3 肠系膜狭窄。A 和 **B.** 血管严重狭窄。**C** 和 **D.** 经血管介入治疗，腹腔干及 SMA 再通（如 **D** 所示）。患者的症状减轻，体重增加。SMA，肠系膜上动脉。（From Zipes DP：Braunwald's heart disease，a textbook of cardiovascular medicine，ed 11，Philadelphia，2019，Elsevier.）

物）、使用广谱抗生素以及鼻胃管减压

- 血管加压药物应谨慎使用，仅用于避免体液负荷过重和腹腔间隔室综合征。多巴酚丁胺、小剂量多巴胺和米力农改善心功能，对肠系膜血流影响较小
- 若无活动性出血，通常需要全身性抗凝治疗。抗凝开始的最佳时机尚不明确

非药物治疗

- 具体治疗取决于患者的状态和缺血病因。出现腹膜炎征象需早期剖腹手术和梗死肠切除术
- 若检查结果示 SMA 栓塞，在无腹膜体征的情况下栓子切除术是标准治疗。根据栓塞位置和阻塞程度，可以考虑手术血运重建、动脉内灌注溶栓药物或血管扩张剂、全身性抗凝剂
- 在 SMA 血栓形成的情况下，首选紧急外科血运重建术治疗。支架置入可以作为治疗选择

- 非阻塞性肠系膜缺血（NOMI）的处理在于对潜在原因的处理。液体复苏、改善心排血量以及消除血管痉挛仍然是主要措施。额外治疗包括全身性抗凝，以及经导管灌注血管扩张剂和抗痉挛剂，最常用罂粟碱
- 肠系膜静脉血栓患者的治疗取决于是否存在腹膜炎体征。进展期患者建议行剖腹术和梗死肠段切除术。若无腹膜炎体征，立即行肝素抗凝治疗，后续使用华法林
- 一般说来，由于常存在肠坏死，使得经皮穿刺治疗、球囊血管成形术或支架置入术治疗受限。而且即使经皮治疗成功，仍需开腹手术
- 初次血运重建术后 24 ～ 48 h，大多数患者都需要进行"第二次检查"手术

慢性期治疗

患者应在门诊定期随访。

- 接受血管内治疗的患者应接受 3 ～ 6 月的氯吡格雷治疗，此外还需要双功能超声或 CTA 定期监测术后再狭窄
- 肠系膜静脉血栓患者需要进一步预防血栓形成。抗凝治疗的最佳疗程尚不清楚

预后

- 由肠系膜静脉血栓形成导致的 AMI 以及急性动脉栓塞行手术治疗后，预后最好。动脉血栓形成和非阻塞性缺血病例，预后很差
- 诊断延迟通常会引起肠梗死（导致穿孔、坏疽、败血症、休克和死亡）

转诊

- 应考虑及早进行外科咨询。有腹膜体征患者不应延误
- 出于诊断目的也可能需要手术

 # 重点和注意事项

专家点评

- 任何急性腹痛与查体不符的患者都应考虑 AMI 的诊断，特别

是在有风险的患者

- 在肠梗死发生之前早期诊断至关重要，与改善生存率相关
- 血管内介入术是 AMI 更常用的治疗方法，尤其适用于缺血不严重和有严重合并症的患者，后者开放手术的并发症和死亡风险高

预防

一级预防和预防复发在于预防病因，尤其是动脉粥样硬化性疾病（戒烟、控制高血压和他汀类药物的使用）。

相关内容

肠系膜静脉血栓形成（相关重点专题）

推荐阅读

Acosta S, Björck M: Modern treatment of acute mesenteric ischaemia, *Br J Surg* 101(1):e100-e108, 2014.

Bala M et al: Acute mesenteric ischemia: guidelines of the World Society of Emergency Surgery, *World J Emerg Surg* 12:38, 2017.

Clair DL, Beach JM: Mesenteric ischemia, *N Engl J Med* 374:959-968, 2016.

Kärkkäinen JM, Acosta S: Acute mesenteric ischemia (part I)–Incidence, etiologies, and how to improve early diagnosis, *Best Pract Res Clin Gastroenterol* 31(1):15-25, 2017.

Zhao Y et al: Management of acute mesenteric ischemia: a critical review and treatment algorithm, *Vasc Endovascular Surg* 50:183-192, 2016.

第 24 章　小肠梗阻
Small Bowel Obstruction

Daniel K. Asiedu

崔勇鹤　译　王格　审校

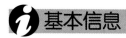 基本信息

定义

- 小肠梗阻（small bowel obstruction，SBO）可能是**功能性**的（由于肠道内部的病理生理改变）或**机械性**的（急性或慢性）
- 小肠梗阻是由腔内或腔外的机械压迫引起的
- 机械性梗阻是指肠腔的堵塞，阻止肠腔内容物的通过。粘连性疾病是发达国家机械性小肠梗阻最常见的病因
- 机械性梗阻可以是：
  1. **单纯性梗阻**：肠管部分或完全阻塞，但仍有完整的肠道血供
  2. **绞窄性梗阻**：
     a. 这是外科急诊
     b. 完全堵塞肠管，相应肠段发生血运障碍，组织发生坏死、坏疽甚至穿孔

ICD-10CM 编码

K56	麻痹性肠梗阻
K56.1	肠套叠
K56.2	肠扭转
K56.3	胆石性肠梗阻
K56.4	其他肠嵌塞
K56.5	肠粘连合并梗阻
K56.6	其他和未特指的肠梗阻
K56.9	肠梗阻，未特指

流行病学和人口统计学

- 最常见的小肠外科疾病是机械性小肠梗阻（SBO），这是一种常见的外科急症

- 75% 的小肠梗阻病例是由于与先前腹部手术相关的粘连性肠梗阻，如阑尾切除术、结直肠手术和妇科手术

好发性别和年龄：无

危险因素

- 既往腹部或盆腔手术——在美国机械性 SBO 是最重要的危险因素
- 疝（腹壁或腹股沟）
- 既往腹部放疗
- 肠道肿瘤
- 异物食入
- 寄生虫感染
- 胆结石
- 炎症 / 缺血性狭窄

体格检查与临床表现

体格检查：可能有以下发现

- 脱水（表现为心动过速、尿量减少、直立性低血压、黏膜干燥）
- 腹胀提示空气或液体积聚
- 肠鸣音亢进（早期出现）
- 腹部膨隆时叩诊呈鼓音，提示有大量气体
- 腹部膨隆时叩诊浊音，可能提示有液体
- 腹部听诊可闻及高调的"叮叮"声
- 肠鸣音减弱（晚期发现）
- 疝
- 直肠检查可能发现：
  1. 血液（提示肿瘤、绞窄或黏膜缺血）
  2. 团块（可能提示闭孔疝）
  3. 粪便嵌塞

临床表现：有四种主要症状，包括腹痛、呕吐、胀气和便秘。

- 腹痛（突然发作）：
  1. 阵发性、绞痛
  2. 持续的疼痛（即疼痛性质的变化）意味着严重的并发症
- 腹胀：表示异常的空气或液体积聚

- 恶心
- 呕吐（近端梗阻出现胆汁性呕吐）
- 腹泻（早期症状）
- 便秘（晚期症状）
- 顽固性便秘（不能排气）

低血压、发热、心动过速、白细胞增多和腹膜征象（这些晚期发现可能与绞窄或肠缺血有关）倾向紧急手术治疗

- 进行一系列腹部检查以尽早发现变化

病因学

- 术后粘连，特别是既往腹部手术（可能导致急性梗阻，通常在手术 1 个月内；或者慢性梗阻可能在 1 年之后发生）
- 嵌顿的腹股沟疝
- 恶性肿瘤
- 炎症性肠病
- 胆石性肠梗阻
- 狭窄
- 囊性纤维化
- 肠扭转
- 儿童中考虑幽门狭窄、肠套叠、先天性闭锁

Dx 诊断

鉴别诊断

- 麻痹性肠梗阻
- 假性肠梗阻
- 急性胆管炎
- 胆囊炎
- 肠胃炎
- 炎症性肠病
- 憩室炎
- 子宫内膜异位症
- 肠系膜缺血
- 胰腺炎
- 痛经

- 卵巢扭转

评估

在疑似 SBO 患者的初步评估中，主要目的是评估代谢紊乱和容量不足程度，并评估手术的必要性和可行性。排除败血症、穿孔和肠缺血也很重要。与许多外科疾病一样，确定正确的诊断和治疗策略，依赖于明确而彻底的病史和体格检查。

实验室检查

- 实验室检查异常不能诊断肠梗阻，但可能提示肠梗阻的并发症。基本的实验室检查包括：
  1. 水、电解质（低钠血症、低钾血症）
  2. 全血细胞计数：血浓缩、白细胞增多
  3. 尿常规
  4. 血清淀粉酶：可能升高
  5. 乳酸脱氢酶
  6. 肝功能
  7. 对于有发热、低血压或精神状态改变的患者，检查血清乳酸、血培养、动脉血气分析
  8. 血型和交叉配血（为可能的手术干预做准备）

影像学检查

- 通过影像确认诊断，确定梗阻位置，探查梗阻类型
- 影像还有助于识别并发症（穿孔、坏死等）和可能的梗阻原因
- 最初的 X 线检查为腹部 X 线平片（仰卧位和直立位）和直立位 X 线胸片。对于有呕吐史的患者来说，直立位 X 线胸片对于检查气胸和积液是至关重要的。怀疑小肠梗阻的患者，仰卧位和直立位腹部 X 线平片可显示：
  1. 阶梯状的小肠肠袢扩张伴气液平（图 24-1）提示小肠梗阻
  2. 梗阻后近端积气积液，而远端塌陷
- 小肠钡剂造影（对小肠的 X 线透视）有助于检测肠梗阻，可以区分部分梗阻与完全梗阻、粘连与转移性病变
- 如果患者有发热、心动过速、腹痛和白细胞增多，CT 扫描是首选。它可以揭示梗阻的病因，如脓肿、炎症、肠腔外病变和（或）转移性病变
- CT 可以揭示病因，如肿块（图 24-2）或疝继发梗阻（图 24-3）。

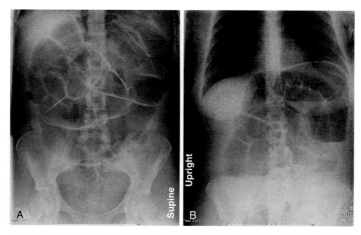

图 24-1　**A.** 仰卧位摄片显示小肠梗阻患者的小肠肠袢扩张。**B.** 直立位腹部摄片显示多重气液平面和小肠扩张，符合小肠梗阻的诊断。（From Marx J：Rosen's emergency medicine：concepts and clinical practice，ed 6，Philadelphia，2006，Saunders.）

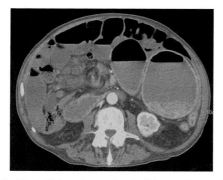

图 24-2　计算机断层扫描（**CT**）显示小肠扭转与明显的肠系膜扭转。（From Cameron JL，Cameron AM：Current surgical therapy，ed 10，Philadelphia，2011，Saunders.）

而且 CT 对绞窄和气腹的检出灵敏度高，提示穿孔可能性，尤其适用于早期术后排除缺血、腹腔内脓肿或其他潜在病因。对于有恶性肿瘤病史的患者，它也有助于区分复发和粘连（图 24-4）

- CT 肠道造影，通过使用大量口服造影剂（如水甲基纤维素溶液）来使肠腔扩张，是有用的。这种方法最常用于诊断克罗

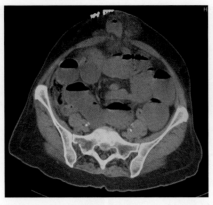

图 24-3　CT 显示由于切口疝导致的小肠完全梗阻。（From Cameron IL，Cameron AM：Current surgical therapy，ed 10，Philadelphia，2011，Saunders.）

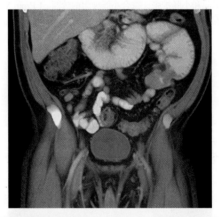

图 24-4　CT 冠状位图像显示在近端小肠有肿块，并在梗阻远端有减压的肠袢。（From Cameron JL，Cameron AM：Current surgical therapy，ed 10，Philadelphia，2011，Saunders.）

恩病相关狭窄的患者，其好处是能够得到肠壁的高分辨率成像；然而对于有恶心和呕吐肠胃疾患的患者是不实际的

Rx 治疗

急诊治疗

- 积极的液体复苏和纠正电解质紊乱是非手术治疗和术前管理

策略的初始治疗目标。放置 Foley 导管测量尿排出量，建立适当的静脉通路，重新评估血流动力学和电解质状态，这些都是最初治疗中必不可少的

- 初始治疗包括：

  1. 禁食水

  2. 液体复苏（用等渗林格液或生理盐水）

  3. 胃肠减压（通过放置鼻胃管）：标准的鼻胃管能缓解症状，防止气体和液体在近端积聚，并能对顺行液体流动进行连续评估

  4. 纠正代谢和电解质异常

  5. 腹痛治疗

  6. 止吐治疗

  7. 外科会诊：必须早期进行

  8. 抗生素使用

非手术住院患者护理

一般原则：

- 禁食水

- 继续胃肠减压

- 连续腹部检查（每 4 ～ 6 h 一次）

- 实验室检查，如全血细胞计数（CBC）、基础代谢检查（BMP）、乳酸，每 6 h 一次

- 充分补液

轻症部分 SBO 患者在保守治疗如禁食水、胃肠减压和适当的液体复苏后，有自发缓解倾向。对于部分或单纯性肠梗阻，通常在 72 h 内可缓解。

手术治疗

超过 25% 的因 SBO 住院的患者需要手术。完全或严重部分 SBO 的患者最可能需要手术治疗，只有不到 20% 的患者经非手术治疗可缓解。手术指征包括：

- 绞窄性肠梗阻（外科急诊）

- 有坏死或穿孔征象的患者（需要立即手术）

- 单纯完全性梗阻：非手术治疗失败后

第 25 章　大肠梗阻
Large Bowel Obstruction

Justin Pinkston，Mark F. Brady

崔勇鹤　译　高炜　审校

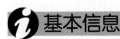 基本信息

定义

结肠内容物因机械性或功能性障碍造成的通过受阻。

同义词

结直肠梗阻

流行病学和人口统计学

发病高峰：在 73 岁以上老年人中更高，因为结直肠癌的发病率增加。

患病率：所有肠梗阻中约占 25%。

好发性别和年龄：男女发病率相同，多见于老年人。

危险因素：结直肠癌、腹部手术史、结直肠切除术史、慢性便秘、放疗、憩室炎。

体格检查和临床表现

- 病史
  1. 患者通常表现为腹痛、腹胀和便秘
  2. 患者在后期可有恶心和呕吐的症状
  3. 患者在病情加重前可有长期腹胀或便秘的病史
  4. 应询问最近是否有体重减轻或增加、排便习惯的改变、麻醉药物的使用，以及既往手术史及肿瘤史
- 体格检查
  1. 由于穿孔、绞窄或缺血，患者可能出现心动过速或发热

2. 检查应包括腹部触诊，需检查脐、腹股沟和股疝，以及直肠检查

3. 阳性体征可能包括：

   a. 腹部膨隆

   b. 下腹部压痛

   c. 可触及疝

   d. 直肠检查可发现直肠肿物或出血

4. 如果可能，肠镜检查以评估肠扭转或乙状结肠肿物

病因学

- 结直肠癌、肠扭转、憩室炎、脓肿、粘连、吻合口狭窄、疝、粪便嵌塞、炎症性肠病、缺血性结肠炎、肠套叠、结肠假性梗阻、麻痹性肠梗阻、脓毒症或艰难梭菌感染
- 框 25-1 总结了成人大肠梗阻的病因

框 25-1　成人大肠梗阻的病因

机械性
- 肿瘤
- 扭转（乙状结肠、盲肠、横结肠）
- 憩室炎
- 盲肠扭转（Cecal bascule）
- 肠套叠
- 炎症性肠病
- 嵌顿性疝
- 感染（脓肿、炎症）
- 粘连性肠梗阻
- 异物

功能性
- 急性中毒性或慢性巨结肠
- 结肠假性梗阻（Ogilvie 综合征）

（From Cameron JL，Cameron AM：Current surgical therapy，ed 12，Philadelphia，2017，Elsevier.）

Ⓓ诊断

鉴别诊断

- 结直肠癌

- 肠扭转
- 憩室炎
- 腹部脓肿
- 腹部粘连
- 吻合口狭窄
- 疝
- 粪便嵌塞
- 克罗恩病
- 缺血性结肠炎
- 肠套叠
- 假性梗阻（Ogilvie 综合征）
- 便秘
- 中毒性巨结肠

评估

- 建立 2 个大孔径静脉注射通路
- 患者禁食（nothing by mouth，NPO）
- 对于稳定的患者，可行乙状结肠镜或结肠镜检查

实验室检查

- 全血细胞计数及分类
- 基础代谢检查

影像学检查

- 急性腹部检查系列可显示结肠扩张（图 25-1）：
  1. 灵敏度 84%
  2. 特异度 72%
- 腹部 CT 和骨盆成像有助于明确梗阻情况，并确定病因（图 25-2）：
  1. 灵敏度 83%
  2. 特异度 93%
- 消化道钡餐检查对于评估肠扭转或远端梗阻性癌是有用的：
  1. 灵敏度 96%
  2. 特异度 98%
  3. 偶可用于治疗

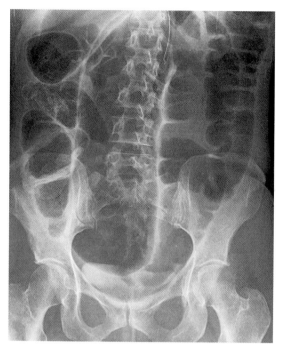

图 25-1　乙状结肠扭转。（Courtesy Harisinghani Mukesh，MD，MGH Radiology. In Cameron JL，Cameron AM：Current surgical therapy，ed 12，Philadelphia，2017，Elsevier.）

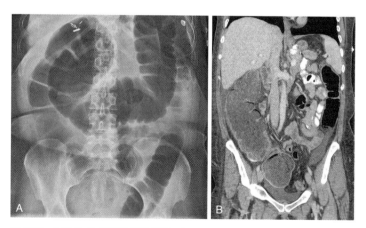

图 25-2　A 和 B. 乙状结肠癌性梗阻。（Courtesy Harisinghani Mukesh，MD，MGH Radiology. In Cameron JL，Cameron AM：Current surgical therapy，ed 12，Philadelphia，2017，Elsevier.）

Rx 治疗

- 静脉液体复苏：
  1. 考虑放置 Foley 导管监测尿排出量（UOP）
- 纠正电解质异常（改成紊乱）
- 胃肠道减压（通过鼻胃管）
- 停止服用麻醉药和抗组胺药

手术治疗

- 对于穿孔、闭合性梗阻、腹膜炎或缺血，紧急行开腹术
  1. 放置环型结肠造瘘口
- 直肠癌：环型结肠造口术可用于癌症治疗，并可用于新辅助放化疗
- 结肠癌：取决于位置；乙状结肠癌可行 Hartmann 手术，部分或全结肠切除术适用于其他类型结肠癌
- 可屈性乙状结肠镜可用于肠扭转的结肠减压
- 内镜支架置入可缓解疼痛或作为手术的桥梁

急性期常规治疗

新斯的明可用于结肠假性梗阻

慢性期治疗

无

处理

立即住院并转入普通外科

转诊

普通外科

相关内容

急性结肠假性梗阻（Ogilvie 综合征）（相关重点专题）

便秘（相关重点专题）

结直肠癌（相关重点专题）

推荐阅读

Fabrizio AC, Wick EC: The management of large bowel obstructions. In Cameron JL, Cameron AM, editors: *Current surgical therapy*, ed 12, Philadelphia, 2017, Elsevier.

Mahmoud NN et al: Large bowel obstruction and pseudo-obstruction. In Townsend CM et al., editor: *Sabiston textbook of surgery*, Philadelphia, 2017, Elsevier.

第 26 章　急性结肠假性梗阻（Ogilvie 综合征）

Acute Colonic Pseudo-Obstruction（Ogilvie Syndrome）

Jason D. Ferreira

沈祥国　译　王格　审校

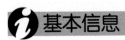 基本信息

定义

Ogilvie 综合征以急性右半结肠和盲肠显著扩张为主要特征，偶尔可以延伸累及直肠，不合并任何形式的机械性梗阻。急性结肠假性梗阻（acute colonic pseudo-obstruction，ACPO）多发生在外科手术以后，患者多合并严重的原发疾病。当盲肠直径在腹部 X 线片上大于 12 cm 时，需要高度警惕自发穿孔的风险。阿片类药物和抗胆碱能药物也可能诱发此病。

同义词

Ogilvie 综合征

ACPO

急性巨结肠

ICD-10CM 编码

K56.6　其他和未特指的肠梗阻

流行病学和人口统计学

发病率： 未知

患病率： 未知

好发性别与年龄： 虽然缺乏近期的数据，但是一项 1986 年的回顾性研究提示 50 ～ 60 岁的男性更容易患病。总体而言，患病率伴随年龄增长而增加，但是由于产科并发症导致的急性结肠假性梗阻，女性患者发病年龄趋向年轻化。

　　发病高峰：未知

　　危险因素：老龄似乎是最大的危险因素。其他危险因素包括：严重的原发疾病、脓肿、电解质紊乱、近期心脏事件、特殊药物史（阿片类药、抗胆碱能药物、吩噻嗪类药物、苯二氮䓬类药物、钙通道阻滞剂、化疗药物、抗帕金森病药物）和术后患者（框 26-1）。

　　遗传学：无

框 26-1　Ogilvie 综合征或急性结肠假性梗阻的临床诱因

心脑血管
- 心力衰竭、卒中
- 胃肠缺血

严重疾病
- 严重脓毒血症
- 急性胰腺炎
- 休克或低氧血症

术后状态或创伤
- 肠道手术
- 腹膜炎
- 制动和脱水
- 脊椎、骨盆或髋关节骨折或手术
- 腹膜后血肿

代谢因素
- 低钾血症和高血糖
- 甲状腺功能减退、糖尿病
- 肝或肾衰竭
- 淀粉样变性

药物
- α- 肾上腺素受体激动剂，多巴胺
- 可乐定和右美托咪定
- 阿片类药物
- 抗胆碱能药物、钙通道阻滞剂
- 抗精神病药物
- 大剂量磷酸二酯酶抑制剂

消化道感染
- 巨细胞病毒、带状疱疹病毒
- 结核

续框

神经病学
- 脊髓横断
- 低位脊髓疾病
- 帕金森病

产科
- 剖宫产
- 正常分娩

（From Vincent JL et al：Textbook of critical care，ed 6，Philadelphia，2011，Saunders.）

体格检查和临床表现

- Ogilvie 综合征最常见的表现是急性腹部膨隆和痉挛性腹痛。腹部膨隆严重者可导致呼吸困难。恶心、呕吐、顽固性便秘、便秘腹泻交替都有可能出现，但非一直存在。40%～50% 的患者会出现连续性的排气
- 体格检查可见显著的腹部膨隆，叩诊鼓音，及不同程度的腹痛或不适表现。肠鸣音常减弱或亢进。腹膜刺激征早期可以缺如，一旦出现即提示可能出现穿孔

病因学

结肠的蠕动和分泌功能是由自主神经系统调节的，升结肠接受延髓经迷走神经的副交感神经支配，该神经支配可增加肠道运动，而来自脊髓的交感神经支配可减少运动。一般认为副交感神经功能障碍是导致 Ogilvie 综合征主要的驱动因素，但具体机制尚不明确。

 诊断

鉴别诊断

- 机械性梗阻
- 肠扭转
- 肠套叠
- 肠梗阻
- 中毒性巨结肠

评估

- 病史回顾重点集中在可感知的腹部膨隆进展、最近的排气和

肠道运动变化情况，还要确定发病诱因，如近期手术、严重疾病和近期用药调整

- 体格检查重点关注 Ogilvie 综合征最显著的标志——腹部膨隆程度，并叩诊评估鼓音情况。连续腹部查体需要重点排除预示出现穿孔的反跳痛、腹肌紧张、拒按及板状腹等情况
- 实验室检查重点关注代谢异常，如乳酸酸中毒、白细胞增多。这两者既可以评估患者原发病的严重程度，也是即将穿孔的表现
- 腹部 X 线平片影像对于腹部膨隆的评估具有重要意义

实验室检查

- 代谢异常主要包括低钙、低镁、低钾血症，需要相应地纠正
- 白细胞增多以及乳酸酸中毒是原发病及即将穿孔的表现

影像学检查

- 腹部立位 X 线平片（图 26-1）对于评估结肠膨隆程度非常重要，常累及盲肠，也可累及脾曲或直肠。结肠袋标志一般正常

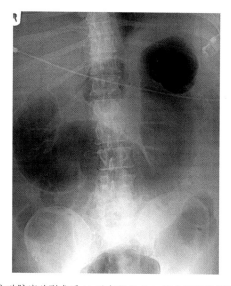

图 26-1　腹主动脉瘤破裂术后 11 天出现 Ogilvie 综合征患者的腹部平片。左半和右半结肠同时扩张（可能由于缺血所致）。采用血管扩张剂和静脉用新斯的明后，Ogilvie 综合征缓解。（From Vincent JL et al: Textbook of critical care, ed 6, Philadelphia, 2011, Saunders.）

- 为了确定诊断或者排除机械性肠梗阻，必要时进行 CT 或灌肠增强影像学检查

℞ 治疗

治疗目标是通过结肠减压减轻患者的腹部不适症状，降低肠缺血或穿孔的风险。图 26-2 所示为急性结肠假性梗阻（ACPO）的处理流程示意图。

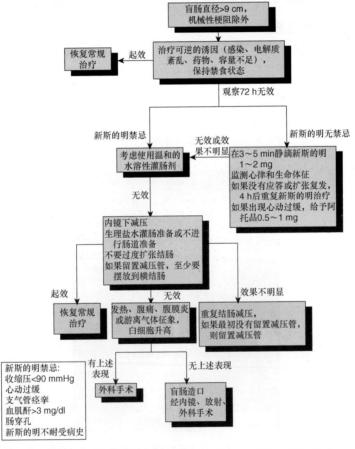

图 26-2　急性结肠假性梗阻治疗流程示意图。（From Feldman M，Friedman LS，Brandt LJ: Sleisenger and Fortran's gastrointestinal and liver disease，ed 10，Philadelphia，2016，Elsevier.）

非药物治疗

- 在结肠扩张 < 12 cm 或尚未有显著腹痛时，每 12 ～ 24 h 复查腹部平片、连续腹部体格检查、消除潜在诱因（药物、治疗原发病）、纠正电解质紊乱、限制经口进食、通过鼻胃管间断负压吸引行胃肠减压、留置肛管依靠重力直肠减压、静脉输液、如果可能鼓励步行运动、左右侧交替卧位和抬高臀部的俯卧位等支持治疗，都是合适的非药物治疗手段

- 进一步的处理包括留置或不留置减压管的结肠镜下减压。此项技术一直存在争议，因为一些研究提示大多数患者可在 48 h 内自发缓解。此种情况下结肠镜并发症风险是 3%，有报道死亡率是 1%。其他研究提示结肠镜减压的成功率是 69% ～ 90%

- 结肠镜减压的指征是支持治疗失败、临床病情恶化或结肠扩张直径在 11 ～ 13 cm 之间。大约 40% 的患者需要反复结肠镜减压。结肠镜减压同时留置减压管有助于减少反复结肠镜减压次数。尚未有研究对比留置或不留置减压管后重复减压的次数变化情况

- 当结肠镜减压失败后，替代的微创措施包括放射引导下盲肠造口术和经皮内镜结肠造口术后经皮置管。这两项技术都是通过经皮连通结肠达成减压和灌洗，促进传输的目的

- 当微创措施失败、出现腹膜炎或穿孔症状时需要进行外科手术处理。没有肠穿孔时，可进行外科盲肠造口置管术和右半结肠切除术。反之，伴有穿孔或严重缺血时，可进行回肠造口术、结肠切除和 Hartmann 术

急性期常规治疗

- 新斯的明是一种静脉抗胆碱酯酶抑制剂。对于 80% ～ 100% 具有适应证的患者而言，以 2 mg 的起始剂量快速诱导结肠减压平均用时仅需 4 min。使用时需要进行心血管监测以避免一些严重的并发症。慢性肾病患者使用时需要调整剂量，而心动过缓、近期出现过心血管意外、服用 β 受体阻滞剂和哮喘的患者要慎用。阿托品需要备用，而格隆溴铵，一种抗胆碱能药物，可以降低心率减慢和支气管痉挛的风险

- 甲基纳曲酮，一种作用于外周的阿片受体拮抗剂，被认为可以用于由阿片类药物导致的 ACPO 病例中，但是相应的研究数据较少

慢性期治疗

无。

补充和替代治疗

无。

处理

应对住院患者进行密切监测，直到肠道功能恢复和腹胀缓解。

转诊

Ogilvie 综合征应由外科医师和消化科医师共同组成的团队进行管理。没有腹膜刺激征的患者可以考虑使用新斯的明或结肠镜减压。穿孔是外科手术指征。

 # 重点和注意事项

专家点评

- 在发病不超过 48 h 内应进行最积极的支持治疗，避免出现严重的腹痛或影像学上显著扩张（＞ 12 cm）
- 新斯的明的使用需要注意患者选择
- 新斯的明治疗失败或有使用禁忌证的患者，需要考虑结肠镜下减压，伴或不伴留置减压管
- 微创的 X 线透视、内镜或外科手段较少使用
- 外科手术主要处理有穿孔症状的患者
- 一旦诊断明确就不应继续口服泻药，但当减压达成时可以恢复使用

预防

框 26-2 总结了重症患者预防 Ogilvie 综合征的一些策略。

框 26-2　危重症患者预防 Ogilvie 综合征的策略

- 早期循环复苏
- 尽量缩短高剂量 α - 肾上腺素类药物的灌注时间
- 尽量减少多巴胺的使用
- 尽量缩短阿片类药物使用时间
- 进行胸部硬膜外麻醉
- 微创或腹腔镜手术
- 消化道选择性清肠
- 避免抗生素干扰肠道厌氧菌生长
- 早期恢复肠内营养
- 避免使用质子泵抑制剂
- 早期恢复运动和排气
- 促进早期排便：
  1. 从第 3 天开始口服聚乙二醇
  2. 从第 5 天开始静脉用新斯的明

（From Vincent JLet al：Textbook of critical care，ed 6，Philadelphia，2011，Saunders.）

推荐阅读

Chudzinski AP, Thompson EV, Ayscue JM: Acute colonic pseudoobstruction, *Clin Colon Rectal Surg* 28:112-117, 2015.

Valle RG, Godoy FL: Neostigmine for acute colonic pseudo-obstruction: a meta-analysis, *Ann Med Surg (Lond)* 3:60-64, 2014.

Vogel JD et al: Clinical practice guidelines for colon volvulus and acute colonic pseudo-obstruction, *Dis Colon Rectum* 59:589-600, 2016.

Wells CI et al: Acute colonic pseudo-obstruction: a systematic review of aetiology and mechanisms, *World J Gastroenterol* 23(30):5634-5644, 2017.

第 27 章　显微镜下结肠炎（淋巴细胞性结肠炎）
Microscopic Colitis（Lymphocytic Colitis）

Breton Roussel，Sarah Hyder

戴聪　译　戴聪　审校

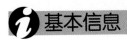 基本信息

定义

显微镜下结肠炎（microscopic colitis，MC），又称为淋巴细胞性结肠炎，是一种结肠炎症性疾病，主要临床表现为水样泻。尽管淋巴细胞性结肠炎和胶原性结肠炎的临床表现相似，但是它们代表显微镜下结肠炎的两种不同组织病理学类型。

同义词

淋巴细胞性结肠炎

胶原性结肠炎

MC

ICD-10CM 编码
K52.839　显微镜下结肠炎
K52.838　其他显微镜下结肠炎
K52.832　淋巴细胞性结肠炎
K52.831　胶原性结肠炎
K52.9　结肠炎，非特异性

流行病学和人口统计学

发病率：显微镜下结肠炎的发病率是每年（24～103）/10 万。

发病高峰：大多数显微镜下结肠炎病例是在患者 60～70 岁时诊断出来。

患病率：大约 7.5% 的慢性水样泻患者被诊断为显微镜下结肠炎。

好发年龄和性别：显微镜下结肠炎，尤其是胶原性结肠炎，常诊断于 65 岁以上人群，最常影响女性。

遗传学：目前尚无法明确特定基因多态性在显微镜下结肠炎发生中的重要性。然而，最近一项研究描述了显微镜下结肠炎和克罗恩病有相似的人类白细胞抗原（HLA）基因。

危险因素：

- 高龄
- 吸烟：一项研究表明吸烟患者比非吸烟患者平均提前 10 年诊断为显微镜下结肠炎
- 自身免疫性疾病，如类风湿关节炎、甲状腺疾病和 1 型糖尿病
- 乳糜泻
- 药物：非甾体抗炎药（NSAID）、质子泵抑制剂（PPI）、选择性 5- 羟色胺再摄取抑制剂（SSRI）和 HMG-COA 还原酶抑制剂（他汀类药物）

体格检查和临床表现

- 最常表现为慢性水样泻（每天＞ 3 次），典型症状为夜间排便
- 其他症状包括腹痛、大便失禁、排便紧迫感、体重减少（较不常见）
- 黑粪和便血不是此病的特征

病因学

- 显微镜下结肠炎的病理生理机制仍不确切。一些研究表明结肠炎症会干扰电解质转运，导致渗透性和分泌性腹泻。肠腔内物质包括饮食、肠道菌群和药物都会影响肠道炎症
- 5- 羟色胺信号通路同样在显微镜下结肠炎的发生中起到重要作用，例如具有特定 5- 羟色胺受体基因多态性的患者发生显微镜下结肠炎的风险明显增加
- 微生物组学研究显示显微镜下结肠炎患者的肠道菌群多样性出现下降和失调

 诊断

鉴别诊断

- 肠易激综合征（IBS）

- 炎症性肠病（IBD）
- 缺血性肠炎
- 感染性肠炎（艰难梭菌、大肠埃希菌、贾第虫、隐孢子虫、溶组织内阿米巴）
- 胰腺功能不全
- 乳糜泻
- 肠道淋巴瘤
- 类癌
- 憩室炎
- 小肠细菌过度生长

评估

- 水样泻病因复杂，诊断流程主要根据病史
- 首先应该除外感染病因，特别是患者有特殊的危险因素，包括近期的旅行史、饮用未处理的水、近期使用过抗生素或住院史
- 仔细的病史询问能够除外特殊食物诱发的情况，如乳糖不耐受
- 慢性水样泻的患者应注意除外乳糜泻合并显微镜下结肠炎的情况

实验室检查

- 血常规
- 肝功能检测
- 电解质检测
- 艰难梭菌粪便 PCR 检测
- 如果患者有不洁饮水史，需要进行贾第虫、隐孢子虫和溶组织内阿米巴检测
- IgA 组织转谷氨酰胺酶检测
- 如果患者有胰腺功能不全病史，需要进行粪便弹力蛋白酶检测
- 粪便钙卫蛋白检测，目前诊断价值不确切

影像学检查

- 显微镜下结肠炎需要结合临床和组织病理学诊断
- 腹部影像学检查对于诊断显微镜下结肠炎价值不大，但对于有严重腹痛、肠梗阻症状以及临床病史提示感染性肠炎或憩

室炎的患者是有必要的。肠穿孔是显微镜下结肠炎罕见的并发症

- 结肠镜检查是诊断显微镜下结肠炎的必要检查。在普通肠镜检查中，结肠黏膜大多看起来正常。非特异性表现，包括红斑或黏膜破损，可以在极少一部分患者中出现
- 对每个部位的肠黏膜进行多次活检是内镜评估的基本要求，可最大化提高诊断的敏感性。淋巴细胞性结肠炎和胶原性结肠炎是显微镜下结肠炎中两种不同的组织学类型。淋巴细胞性结肠炎定义为在正常肠黏膜中每 100 个上皮细胞中超过 20 个淋巴细胞。胶原性结肠炎定义为在正常肠黏膜上皮内淋巴细胞增多且上皮下胶原带增厚（＞1 mm）

Rx 治疗

目前尚无证据表明显微镜下结肠炎会增加结直肠癌和死亡的风险。然而，治疗有助于提高生活质量和降低医疗费用的负担。显微镜下结肠炎的两种组织病理学类型在临床上相似，并且治疗方式一致。针对胶原性结肠炎和淋巴细胞性结肠炎的治疗策略如图 27-1 所示。

非药物治疗

- 第一步是停用任何可能引起疾病活动的药物
  1. 非甾体抗炎药（NSAID）是与显微镜下结肠炎最相关的药物，应该停用
  2. 其他可能与显微镜下结肠炎相关的药物包括 SSRI、PPI、他汀类药物和双磷酸盐。许多药物是我们常用的，而且对很多疾病是有效的，因此在停用之前应该权衡利弊
- 戒烟

急性期常规治疗

- 止泻药，包括洛哌丁胺，可用于轻症患者。夜间给予这些药物可以控制夜间腹泻症状
- 布地奈德（见表 27-1）是最有效的一线诱导治疗方案，给药时间通常不超过 8 周
  1. 诱导治疗剂量：9 mg，1 次 / 日，疗程 6 ～ 8 周
  2. 维持治疗剂量：用于完全诱导治疗后复发的患者。每天 6 mg

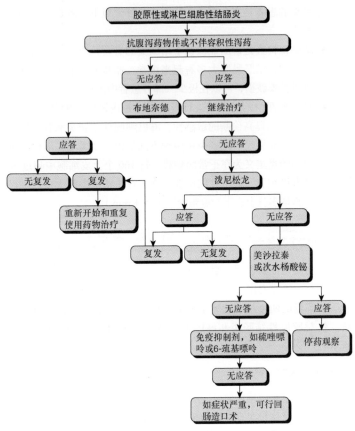

图 27-1　胶原性或淋巴细胞性结肠炎的治疗策略。（From Feldman M et al: Sleisenger and Fordtran's gastrointestinal and liver disease，ed 10，Philadelphia，2016，Elsevier.）

　　逐渐减量至最低有效剂量，维持 6 ～ 12 个月；或者每天 3 mg 和 6 mg 剂量交替使用，维持 12 个月

- 美沙拉秦（见表 27-1）：尽管一些研究认为美沙拉秦的疗效低于布地奈德，但是每天 1 次美沙拉秦 3 mg 口服，同样可以用于诱导治疗

- 次水杨酸铋（见表 27-1）：对于布地奈德和美沙拉秦有禁忌证的患者，次水杨酸铋是另外一种对轻症患者有效的治疗药物。次水杨酸铋用法是每天 3 次，共 9 片（262 mg 片剂）

- 胆汁酸螯合剂：目前只有有限的证据支持胆汁酸螯合剂（如

表 27-1　淋巴细胞性结肠炎的治疗方案

药物	诱导期	维持期
布地奈德	9 mg，1 次 / 日，疗程 6 ～ 8 周	每天 6 mg 逐渐减量至最低有效剂量，维持 6 ～ 12 个月 *；或者每天 3 mg 和 6 mg 剂量交替服用，维持 12 个月
美沙拉秦	3 mg 口服，1 次 / 日 †	缺乏维持治疗的相关研究
次水杨酸铋	每日 9 片（262 mg 片剂），分 3 次服用	缺乏维持治疗的相关研究

* 在完全诱导治疗后复发的患者中使用
† 在头对头（head-to-head）随机临床试验中显示疗效劣于布地奈德

考来烯胺）在轻症患者的单一药物或辅助诱导治疗中可能有效

- 免疫调节剂：尽管目前证据有限，但是免疫调节剂如硫唑嘌呤、维多珠单抗和抗 TNF-α 抑制剂在布地奈德抵抗性患者的诱导治疗中也存在一定作用
- 系统性类固醇激素（如泼尼松）在显微镜下结肠炎的治疗中没有作用
- 极少情况下，患者需要进行肠道转流手术

慢性期治疗

大约 2/3 的显微镜下结肠炎患者会出现复发的情况，因此这部分患者需要维持治疗。布地奈德是目前研究最多的能用于维持治疗的药物，可使用低于诱导治疗的剂量维持到 12 个月。对于病情不太严重的患者，同样可以继续使用次水杨酸铋或考来烯胺维持治疗。

补充和替代治疗

目前尚不明确益生菌能否给患者带来获益。

处理

显微镜下结肠炎的症状通常呈发作性的特点。虽然诱导治疗非常有效，但是 66% 的缓解期患者仍然会出现疾病复发的情况。

转诊

- 通过相关检查排除急性感染因素的长期慢性腹泻患者，应该

到消化科相关领域专家处就诊

- 建议针对有严重症状（如体重下降）的患者给予营养治疗

 ## 重点和注意事项

专家点评

- 显微镜下结肠炎对患者的生活质量有显著影响，且常常被人们忽视
- 老年人的慢性水样泻，尤其是夜间存在这种症状，应该首先考虑显微镜下结肠炎。尽管诱导治疗能显著改善疾病的症状，也不能延误通过病史和内镜检查去评估显微镜下结肠炎的情况
- 布地奈德仍然是最有效的诱导和维持治疗药物。其他药物，包括次水杨酸铋和考来烯胺，耐受性良好，适合作为辅助或单药治疗。一些难治性病例可能需要免疫调节剂治疗（如硫唑嘌呤），或抗肿瘤坏死因子（TNF）生物制剂（如英利昔单抗）

预防

与许多其他慢性疾病一样，戒烟是管理和预防该病的重要措施。

患者和家庭教育

目前未发现此病与基因异常相关，但是有家族聚集性发病的趋势。

相关内容

肠易激综合征（相关重点专题）

克罗恩病（相关重点专题）

溃疡性结肠炎（相关重点专题）

旅行者腹泻（相关重点专题）

推荐阅读

American Gastroenterological Association: AGA Institute guideline on the management of microscopic colitis: clinical decision support tool, *Gastroenterology* 150(1):276, 2016.

Gentile N, Yen EF: Prevalence, pathogenesis, diagnosis, and management of microscopic colitis, *Gut Liver* 12(3):227-235, 2018.

Kafil TS et al: Interventions for treating collagenous colitis, *Cochrane Database Syst Rev* 11:CD003575, 2017.

Miehlke S et al: Efficacy of budesonide, vs mesalamine or placebo, as induction therapy for lymphocytic colitis, *Gastroenterology* 155(1):1795-1804, 2018.

Munch A et al: Low-dose budesonide for maintenance of clinical remission in collagenous colitis: a randomised, placebo-controlled, 12-month trial, *Gut* 65(1):47-56, 2016.

第 28 章　溃疡性结肠炎
Ulcerative Colitis

Fred F. Ferri

王格　译　王格　审校

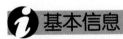 基本信息

定义

溃疡性结肠炎（ulcerative colitis，UC）是一种特发性、反复发作的慢性炎症性肠病。病变通常从直肠开始，并可延伸至近端结肠。

同义词

UC

炎症性肠病（IBD）

特发性直肠结肠炎

全结肠炎

ICD-10CM 编码

K51.0　溃疡性全结肠炎

K51.2　溃疡性直肠炎

K51.3　溃疡性直肠乙状结肠炎

K51.5　左侧结肠炎

K51.90　溃疡性结肠炎，未特指，无并发症

K51.80　无并发症的其他溃疡性结肠炎

K51.811　合并直肠出血的其他溃疡性结肠炎

K51.812　合并肠梗阻的其他溃疡性结肠炎

K51.813　合并瘘管的其他溃疡性结肠炎

K51.814　合并脓肿的其他溃疡性结肠炎

K51.818　合并其他并发症的其他溃疡性结肠炎

K51.819　合并未特指并发症的其他溃疡性结肠炎

K51.911　溃疡性结肠炎，未特指，伴直肠出血

K51.912　溃疡性结肠炎，未特指，伴肠梗阻

K51.913	溃疡性结肠炎，未特指，伴瘘管
K51.914	溃疡性结肠炎，未特指，伴脓肿
K51.918	溃疡性结肠炎，未特指，伴其他并发症
K51.919	溃疡性结肠炎，未特指，伴未特指并发症

流行病学和人口统计学

发病率： 美国溃疡性结肠炎（UC）的年发病率为（9～12）/10 万，而在世界范围内，UC 的年发病率为（1.2～20.3）/10 万，年患病率为（7.6～246.0）/10 万，比克罗恩病更常见。UC 最常见于 15～40 岁，第二发病高峰为 50～80 岁。男女发病率相似。感染非伤寒沙门菌或弯曲杆菌的患者在下一年发生 UC 的风险高 8～10 倍。

患病率： UC 年患病率为（7.6～246.0）/10 万。德系犹太人后裔 UC 患病率更高。

地理分布： IBD 发病率和患病率最高的是北欧和北美，最低的是亚洲大陆。

遗传学：

- 特异性和非特异性基因变异都与 UC 相关
- 有 47 个与 UC 相关的基因变异位点，其中 19 个是 UC 的特异性位点，28 个是与克罗恩病共同的变异位点
- 在 UC 中也发现体液免疫和细胞适应性免疫的异常

病因和发病机制

越来越多的证据表明，UC 可能是在遗传易感宿主基础上，由环境因素触发和 $CD4^+$ T 细胞介导 Th2 反应的免疫失调共同导致的不适当炎症反应。

体格检查和临床表现

- UC 患者常以急性便血及腹泻起病，伴里急后重、发热和脱水。目前成年直肠型 UC 占 40%，左半结肠型 UC 占 40%，全结肠型 UC 占 20%。在直肠乙状结肠型和直肠型的 UC 患者中，腹泻并不总是存在，反而可能有便秘
- 腹痛通常不是突出的症状。腹胀和压痛表明可能有并发症，如中毒性巨结肠
- 症状的发作通常是急性的，伴随着自发缓解和频繁复发
- 在急性发作期间可能存在发热和脱水

- 约 25% 的 UC 患者可能存在肠外表现：肝病、硬化性胆管炎、虹膜炎、葡萄膜炎、巩膜外层炎、关节炎、结节性红斑、坏疽性脓皮病、阿弗他口炎。框 28-1 总结了 UC 的常见肠外表现

框 28-1 溃疡性结肠炎的常见肠外表现

皮肤 / 口腔
　口角炎
　阿弗他口炎
　结节性红斑
　口腔溃疡
　银屑病
　坏疽性脓皮病
　增生性脓性口炎
　Sweet 综合征（急性发热性中性粒细胞增多性皮肤病）

眼科
　结膜炎
　巩膜外层炎
　视网膜血管病
　巩膜炎
　葡萄膜炎，虹膜炎

骨骼肌
　强直性脊柱炎
　骨软化症
　骨坏死
　骨质减少症
　骨质疏松
　周围性关节病
　骶髂关节炎

肝胆
　自身免疫性肝炎
　胆管癌
　胆管周围炎
　原发性硬化性胆管炎（PSC）
　脂肪肝

血液学
　慢性病性贫血
　自身免疫性溶血性贫血

续框

高凝状态
缺铁性贫血
白细胞增多症或血小板增多症
白细胞减少症或血小板减少症

（From Feldman M，Friedman LS，Brandt LJ：Sleisenger and Fordtran's gastrointestinal and liver disease，ed 10，Philadelphia，2016，Elsevier.）

Dx 诊断

鉴别诊断（表 28-1，框 28-2）

- 克罗恩病
- 细菌感染
  1. 急性：弯曲杆菌、耶尔森菌、沙门菌、志贺菌、衣原体、大肠埃希菌、艰难梭菌、淋球菌性直肠炎
  2. 慢性：Whipple 病、肺结核、小肠结肠炎
- 肠易激综合征
- 原虫和寄生虫感染（阿米巴病、贾第虫病、隐孢子虫病）
- 肿瘤（肠淋巴瘤、结肠癌）
- 缺血性肠病
- 憩室炎
- 乳糜泻、淋巴细胞性或胶原性结肠炎、放射性肠炎、子宫内膜异位症

表 28-1　溃疡性结肠炎（UC）与其他疾病的鉴别特征

诊断	临床特征	影像学和结肠镜检查特征	组织学特征
UC	血便，腹泻	病变从直肠开始，向近端延伸；黏膜溃疡	隐窝扭曲，急慢性弥漫性炎症细胞浸润，杯状细胞减少，隐窝脓肿，淋巴结聚集
克罗恩病	肛周病变常见，可伴有回肠炎，出血较 UC 少见	节段性病变，直肠病变轻；狭窄、裂隙样溃疡、瘘管；小肠受累	局灶性炎症，黏膜下受累，肉芽肿；杯状细胞存在，透壁性炎症，裂隙样改变

续表

诊断	临床特征	影像学和结肠镜检查特征	组织学特征
缺血性结肠炎	老年人多见，突然发病，伴腹痛，可在数日内自发缓解	脾曲和乙状结肠受累最常见，早期拇纹征，24～72 h后可出现溃疡；直肠受累少见	黏膜坏死，可见鬼影细胞；充血，可见含铁血黄素沉积的巨噬细胞和纤维化（当疾病是慢性时）
显微镜下结肠炎	水样便，结肠镜下黏膜正常	通常正常	慢性炎症浸润；上皮内淋巴细胞增多（淋巴细胞性结肠炎）和（或）上皮下胶原带（胶原性结肠炎）
感染性结肠炎	突然发病，有明确感染来源（如沙门菌属），以腹痛为主（如弯曲杆菌），粪便中可找到病原体	非特异性改变	隐窝结构通常正常；水肿，浅层中性粒细胞浸润，隐窝脓肿
阿米巴性结肠炎	疫区旅行史；在新鲜粪便标本中可以检测到阿米巴，但ELISA检测阿米巴凝集素抗原是较好的诊断试验	散在溃疡，阿米巴瘤或狭窄	类似于UC；阿米巴存在于黏膜固有层或瓶状溃疡中，由高碘酸-希夫染色鉴定
淋球菌性直肠炎	直肠痛，脓	直肠颗粒样改变	密集的多形核中性粒细胞浸润，脓性渗出物，革兰氏阴性双球菌
伪膜性结肠炎	通常有抗生素使用史，乙状结肠镜下可见特征性假膜，粪便中可检测到艰难梭菌毒素	水肿，结肠轮廓粗糙，影像学或结肠镜检查可见假膜	可能类似于急性缺血性结肠炎，顶部病变含有纤维蛋白脓性渗出物

ELISA，酶联免疫吸附试验；UC，溃疡性结肠炎

（From Feldman M，Friedman LS，Brandt LJ：Sleisenger and Fordtran's gastrointestinal and liver disease，ed 10，Philadelphia，2016，Elsevier.）

框 28-2　溃疡性结肠炎的鉴别诊断

感染性原因

嗜水气单胞菌

空肠弯曲杆菌

衣原体

艰难梭菌

巨细胞病毒

溶组织内阿米巴

大肠埃希菌 O157：H7，其他 EHEC

HSV

单核细胞增多性李斯特菌

淋球菌

沙门菌

血吸虫病

志贺菌

小肠结肠炎耶尔森菌

非感染性原因

急性自限性结肠炎

白塞病

克罗恩病

改道性结肠炎

憩室炎

药物和毒物

　化疗

　金

　青霉胺

嗜酸细胞性结肠炎

移植物抗宿主病

缺血性肠炎

显微镜下结肠炎

　胶原性

　淋巴细胞性

中性粒细胞减少性结肠炎（盲肠炎）

NSAID

放射性结肠炎

SCAD

孤立性直肠溃疡综合征

EHEC，肠出血性大肠埃希菌；HSV，单纯疱疹病毒；NSAID，非甾体抗炎药；SCAD，节段性结肠炎伴憩室病

（From Feldman M，Friedman LS，Brandt LJ：Sleisenger and Fordtran's gastrointestinal and liver disease, ed 10，Philadelphia，2016，Elsevier.）

- 孤立性直肠溃疡
- 急性自限性结肠炎
- 药物（NSAID，化疗）

评估

UC 的准确诊断应描述炎症的范围和严重程度。有助于诊断的检查包括：

- 详细的病史询问，体格检查
- 实验室检查
- 结肠镜检查确定黏膜炎症的存在；UC 的典型内镜表现为连续质脆的黏膜，弥漫性、均一的红斑取代了正常的黏膜血管模式（表 28-2），假性息肉。异常黏膜和正常黏膜之间分界线明显。如果疾病处于活动期，直肠受累总是存在的。提示 UC 的病理表现包括隐窝脓肿和萎缩、黏液减少、基底浆细胞增多、基底淋巴结聚集、固有层细胞增多和潘氏细胞（Paneth cell）化生

实验室检查

- 贫血和红细胞沉降率升高在严重结肠炎中是常见的，但血红蛋白和红细胞沉降率正常不能排除 UC
- 钾、镁、钙、白蛋白可能降低
- 核周型抗中性粒细胞胞质抗体（antineutrophil cytoplasmic antibodies，ANCA）可见于 > 45% 的患者。左半结肠型 UC

表 28-2　溃疡性结肠炎和克罗恩病的内镜鉴别

特征	溃疡性结肠炎	克罗恩病
分布	弥漫性炎症，病变从肛直肠交界处向近端延伸	直肠病变轻，常为跳跃性病变
炎症	弥漫性红斑，黏膜颗粒感、质脆，血管网消失	局灶性，非均一性，铺路石样改变，颗粒感和质脆相对少见
溃疡	弥漫性黏膜炎症中散布小溃疡，严重病变可见深的、不规则溃疡	阿弗他溃疡，线样或匍匐性溃疡，溃疡间黏膜正常
结肠腔	长期慢性病程中常变窄；管样改变，但狭窄少见	狭窄常见

（From Feldman M，Friedman LS，Brandt LJ：Sleisenger and Fordtran's gastrointestinal and liver disease，ed 10，Philadelphia，2016，Elsevier.）

出现治疗药物抵抗的频率增加，可能与体内存在这些抗体有关

- 粪钙卫蛋白作为肠黏膜白细胞活动性的标志，可能有助于筛查疑似 IBD 患者。试验表明，基于成人 IBD 的先验概率为 32%，粪钙卫蛋白异常将使后验概率提高到 91%，而粪钙卫蛋白正常将使后验概率降低到 3%
- 粪便乳铁蛋白也是一个肠道炎症的敏感标志物
- 粪便检查虫卵和寄生虫、粪便培养、艰难梭菌毒素和大肠埃希菌 O157：H7 检测可能有助于排除具有危险因素的患者腹泻的其他原因

影像学检查

影像学检查［X 线平片、CT 扫描（图 28-1）］通常用于疑似有并发症时，如肠穿孔或中毒性巨结肠。

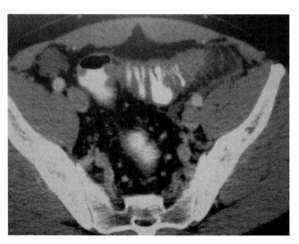

图 28-1　计算机断层扫描显示溃疡性结肠炎患者结肠壁增厚。（From Adams JG et al：Emergency medicine，clinical essentials，ed 2，Philadelphia，2013，Elsevier.）

 治疗

非药物治疗

- 改善营养不良，在严重情况下全肠外营养加上肠道休息可能是必要的。补充叶酸可能降低慢性 UC 的异型增生和癌症的

发生率

- 为了减少结肠蠕动，避免在急性加重期进食；在疾病早期复发时低粗纤维饮食可能是有利的

- 心理治疗对于大多数患者是有用的。由于疾病的慢性化和患者较为年轻，转诊到自助小组也很重要

急性期常规治疗

治疗方案随疾病严重程度（轻度、重度、暴发性）和受累部位（远端、广泛性）不同而有所变化。

- 轻症可用 5- 氨基水杨酸盐制剂（美沙拉秦、奥沙拉秦、巴柳氮、柳氮磺吡啶）治疗。它可通过灌肠（每晚 40 mg，疗程 3 ～ 6 周）或栓剂（500 mg，2 次 / 日）治疗远端结直肠炎。口服剂型如缓释型或 pH 依赖型的 5- 乙酰水杨酸（Asacol 800 mg 口服，3 次 / 日；Pentasa 1 g，4 次 / 日）可治疗近端小肠或远端回肠炎症。奥沙拉秦可用于对柳氮磺吡啶不耐受的 UC 患者的维持缓解，用法通常为 500 mg，2 次 / 日，随餐服用。巴柳氮用于轻中度活动性 UC，用法通常为 750 mg 胶囊，3 次 / 日。益生菌也可能有助于诱导轻中度 UC 的缓解

- 轻中度 UC 的治疗常联用局部栓剂和口服 5- 氨基水杨酸盐。难治性的 UC 患者需要口服糖皮质激素或免疫抑制剂（如环孢素）。图 28-2 中所示为轻中度活动性 UC 的治疗方案

- 重度 UC 通常使用口服皮质类固醇激素有效（如泼尼松 40 ～ 60 mg/d）。FDA 最近批准了皮质类固醇的缓释制剂布地奈德，用于诱导轻中度 UC 的缓解。皮质类固醇栓剂或灌肠剂也可用于远端结肠炎。免疫抑制剂硫唑嘌呤或巯基嘌呤也可为克罗恩病提供有效的长期治疗。图 28-3 中所示为重度活动性 UC 的治疗方案

- 生物制剂是新的治疗溃疡性结肠炎的药物。嵌合单克隆抗体——英利昔单抗，已被证明可有效治疗对皮质类固醇治疗无效的 UC 患者。新的肿瘤坏死因子抑制剂，包括阿达木单抗（adalimumab，ADA）、戈利木单抗（golimumab）和维多珠单抗（vedolizumab），可治疗中重度 UC。这些药物可用于其他药物治疗无效或皮质类固醇依赖的 UC 的诱导和维持缓解。还需要针对这些生物制剂的头对头的临床试验，以帮助制订最佳治疗方案

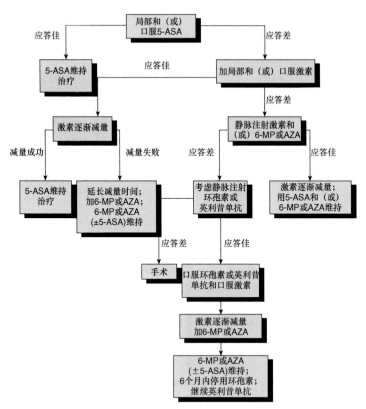

图 28-2 轻中度活动性溃疡性结肠炎（UC）的治疗方案。5-ASA，5-氨基水杨酸；AZA，硫唑嘌呤；6-MP，6-巯基嘌呤。（From Feldman M，Friedman LS，Brandt LJ：Sleisenger and Fordtran's gastrointestinal and liver disease，ed 10，Philadelphia，2016，Elsevier.）

- 暴发性 UC 通常需要住院和静脉激素治疗（如氢化可的松 100 mg 静脉注射，每 6 h 一次）。当肠道运动恢复正常，患者能够正常进食时，可恢复口服泼尼松。静脉环孢素也可用于严重难治性病例，肾毒性是潜在的并发症

- 手术应用于药物强化治疗失败的患者。图 28-4 所示为慢性 UC 的外科治疗

- 在这些患者中，直肠结肠切除术通常是治愈性的，也去除了发生结肠腺癌的高风险（10% ～ 20% 的患者在患该病 10 年后发生癌变）。全直肠结肠切除术伴回肠袋-肛管吻合术（IPAA）是大多数需要择期手术患者的首选手术方法，因为

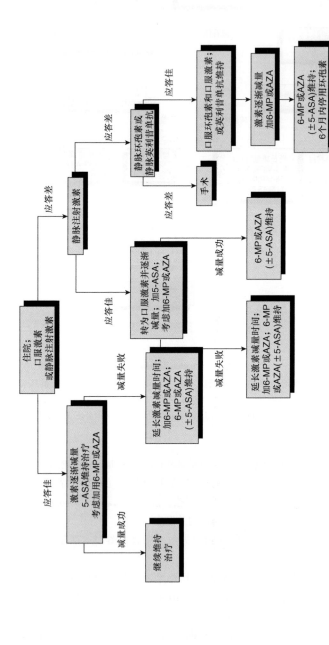

图 28-3　重度活动性溃疡性结肠炎（UC）的治疗方案。5-ASA，5- 氨基水杨酸；AZA，硫唑嘌呤；6-MP，6- 巯基嘌呤。（From Feldman M, Friedman LS, Brandt LJ: Sleisenger and Fordtran's gastrointestinal and liver disease, ed 10, Philadelphia, 2016, Elsevier.）

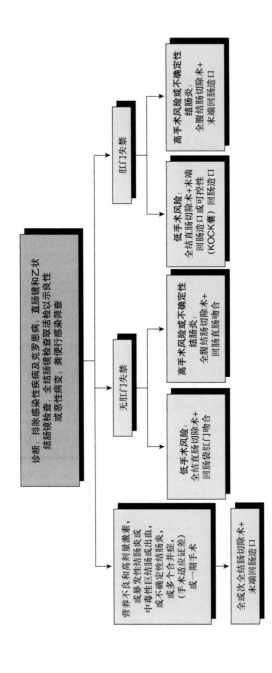

图 28-4 慢性溃疡性结肠炎（UC）的手术治疗方案。（From Cameron JL, Cameron AM: Current surgical therapy, ed 12, Philadelphia, 2017, Elsevier.）

它保留了肛门括约肌的功能。可控性回肠造口术也是一种替代方法

慢性期治疗

- 由于患结肠癌的风险增加，诊断 UC 约 10 年后应行结肠镜检查和多次活检
- 促红细胞生成素对于铁剂和维生素治疗效果差的难治性贫血患者是有效的
- 在长期使用激素治疗的患者中，建议定期进行骨密度扫描，以筛选糖皮质激素引起的骨质疏松症

预后

- 疾病的自然史是缓解和复发交替
- 疾病进程不一。约 66% 的患者可通过药物治疗实现临床缓解，近 80% 的依从性好的患者可通过治疗维持缓解。15% ～ 20% 的患者最终需行结肠切除术。隐窝炎是 IPAA 最常见的长期并发症（发生于高达 40% 的患者）。超过 75% 的患者治疗后仍会复发

转诊

- 疑似病例首次行乙状结肠镜或结肠镜检查，须咨询消化内科相关领域专家
- 内科治疗无效的重度 UC 患者需转到外科手术治疗。框 28-3 中总结了 UC 患者的手术适应证

框 28-3　溃疡性结肠炎（UC）患者的手术适应证

结肠异型增生或癌变
结肠穿孔
生长发育迟缓
不能耐受或不能接受的严重药物不良反应
药物治疗无效的难治性 UC
反复发作或难以控制的全身并发症
中毒性巨结肠
不可控制的结肠出血

（From Feldman M，Friedman LS，Brandt LJ：Sleisenger and Fordtran's gastrointestinal and liver disease，ed 10，Philadelphia，2016，Elsevier.）

推荐阅读

Adams MA, Bornemann PH: Ulcerative colitis, *Am Fam Physician* 87(10):699-705, 2013.

Danese S, Fiocchi C: Ulcerative colitis, *N Engl J Med* 365:1713-1725, 2011.

Danese S et al: Biological agents for moderately active ulcerative colitis, a systematic review and network meta-analysis, *Ann Intern Med* 160:704-711, 2014.

Feuerstein JD, Cheifetz AS: Ulcerative colitis: epidemiology, diagnosis, and management, *Mayo Clin Proc* 89(11):1553-1563, 2014.

Sanborn WJ et al: Tofacitinib, an oral Janus kinase inhibitor, in active ulcerative colitis, *N Engl J Med* 367:616-624, 2012.

Sands BE et al: Vedolizumab versus adalimumab for moderate-to-severe ulcerative colitis, *N Engl J Med* 381:1215-1226, 2019.

Van Rheenen PF et al: Fecal calprotectin for screening of patients with suspected inflammatory bowel disease: diagnostic meta-analysis, *BMJ* 341:c3369, 2010.

第 29 章　缺血性结肠炎
Ischemic Colitis

Paul White，Mark F. Brady

张福成　译　王格　审校

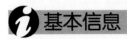 **基本信息**

定义

缺血性结肠炎（ischemic colitis，IC）是由于大肠血流量减少导致大肠组织损伤和炎症的一种疾病。

同义词

肠缺血

结肠缺血

IC

ICD-10CM 编码

K51.50　左侧结肠炎无并发症

K51.51　左侧结肠炎伴有并发症

K51.511　左侧结肠炎伴直肠出血

K51.512　左侧结肠炎伴肠梗阻

K51.513　左侧结肠炎伴瘘

K51.514　左侧结肠炎伴脓肿

K51.518　左侧结肠炎伴其他并发症

K51.519　左侧结肠炎伴未特指的并发症

K52.3　不确定性结肠炎

K55.0　肠急性血管疾病

K55.031　大肠局灶性（节段性）急性（可逆性）缺血

K55.032　大肠弥漫性急性（可逆性）缺血

K55.039　大肠急性（可逆性）缺血，程度不明

K55.9　肠血管疾病，未特指

流行病学和人口统计学

发病率：缺血性结肠炎是缺血性肠病最常见的一种类型，年发病率为（15.6 ~ 17.7）/10 万。

发病高峰：未知。

患病率：未知。

好发性别与年龄

- 老年患者更常见（60 ~ 70 岁）
- 好发于女性

危险因素

- 老年（60 ~ 70 岁）
- 动脉粥样硬化性疾病
- 血液透析
- 高血压
- 心房颤动
- 糖尿病
- 小血管疾病
- 镰状细胞病
- 感染（CMV，大肠埃希菌）
- 主动脉手术、血管内介入治疗、心肺转流术
- 长跑、极限运动
- 高凝状态
- 心肌缺血
- 机械性肠梗阻
- 低白蛋白血症
- 药物
- 休克

体格检查和临床表现

- 病史要点
  1. 突发痉挛和腹痛（通常多累及左侧，但新近文献表明，没有主要受累区域）。大肠缺血继发的疼痛通常比小肠缺血相关的疼痛轻
  2. 急迫排便可能伴随进行性腹痛
  3. 便血（通常在 24 h 内）。与小肠受累相比，更常与大肠的缺血性结肠炎相关

- 查体提示缺血性结肠炎
  1. 腹部查体早期无特异性表现
  2. 重症或肠穿孔患者可有腹膜（炎）体征
  3. 重症病例可有低血压和心动过速
  4. 大便愈创木酚（潜血）阳性

病因学

概况

- 通常由于大肠供血突然减少，血流量不足以提供正常细胞代谢所必需的氧气和营养所致
- 由于结肠的分水岭区（脾曲和乙状结肠）侧支循环受限，因而受影响较大（图 29-1）
- 与缺血性结肠炎相关的内科和外科疾病总结于框 29-1

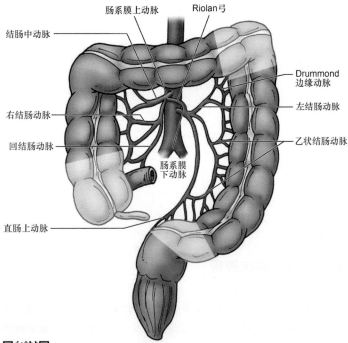

扫二维码看
彩图

图 29-1　（扫二维码看彩图）结肠的动脉血供。阴影区域描绘了潜在的分水岭区。（From Cameron JL，Cameron AM：Current surgical therapy，ed 12，Philadelphia，2017，Elsevier.）

框 29-1　与缺血性结肠炎相关的内科和外科疾病

心血管 / 肺
　动脉粥样硬化 *
　心房颤动
　慢性阻塞性肺疾病
　高血压

胃肠道
　便秘
　腹泻
　肠易激综合征

低灌注状态
　感染性休克
　充血性心力衰竭
　失血性休克
　低血压

手术
　腹部手术
　主动脉手术
　心血管手术

介入操作
　腹腔血管内操作（如化疗栓塞）
　结肠镜检查后

风湿 / 代谢性疾病
　糖尿病
　血脂异常
　风湿性关节炎
　系统性红斑狼疮

其他
　高凝状态 †
　镰状细胞病
　长跑

* 如缺血性心脏病、脑血管疾病、周围血管疾病。
† 抗磷脂综合征、V 因子 Leiden 缺乏症、蛋白 C 和 S 缺乏症。
（From Cameron JL，Cameron AM：Current surgical therapy，ed 12，Philadelphia，2017，Elsevier.）

特定病因

- 非（血管）闭塞性疾病：
  1. 灌注不足：心力衰竭、感染性休克、失血性休克、血液透析

2.医源性：药物（尤其是诱发便秘的药物）。框 29-2 总结了与缺血性结肠炎有关的药物

3.结肠梗阻：结肠癌、便秘、肠扭转

4.长跑

- （血管）闭塞性疾病：

1.动脉：血栓或栓塞、胆固醇栓塞、小血管疾病（动脉粥样硬化、糖尿病、血管炎、风湿性关节炎、辐射、淀粉样变性）、创伤

2.手术：主动脉瘤修复术、心导管术、心肺转流术、结肠切除术、内镜、肾移植手术

3.静脉：肠系膜静脉血栓形成、高凝状态、镰状细胞病、胰腺炎、门静脉高压、淋巴细胞性静脉炎

框 29-2　与缺血性结肠炎有关的药物

便秘诱导药物（阿片类药物和非阿片类药物）
免疫调节药物（抗 TNFα、1 型干扰素 -α、1 型干扰素 -β）
化学治疗药物（如紫杉烷类）
可卡因和甲基苯丙胺类
女性激素
口服避孕药
抗生素类
伪麻黄碱
血清素源性（阿洛司琼、舒马普坦）
利尿药

TNF，肿瘤坏死因子。
（From Cameron JL，Cameron AM：Current surgical therapy，ed 12，Philadelphia，2017，Elsevier.）

 诊断

鉴别诊断

- 感染性结肠炎（如艰难梭菌、沙门菌、志贺菌）
- 炎症性肠病、炎性肠病综合征、乳糜泻
- 小肠缺血
- 便秘
- 憩室炎

- 肠梗阻
- 胰腺炎
- 恶性肿瘤
- 放射性肠炎

评估

缺血性结肠炎临床表现不典型，并且不同患者间表现也不相同。任何出现腹痛、血便的患者都必须高度怀疑缺血性结肠炎。除了查体外，以下是确诊的关键：

- 实验室检查
- CT 检查
- 结肠镜

实验室检查

- 常规：
  1. 全血细胞计数（可见白细胞增多）
  2. 代谢检查
  3. 肝功能检查
- 特定标志物：没有针对缺血性结肠炎的特定实验室检查。但是，某些标志物的水平升高提示整体灌注不足：
  1. 乳酸盐
  2. 乳酸脱氢酶
  3. 肌酸激酶（CK）
  4. 淀粉酶
- 凝血功能检查
- 粪便检查：粪便培养，卵和寄生虫检查，艰难梭菌毒素检测，沙门菌、志贺菌、弯曲杆菌和大肠埃希菌检测

影像学检查

- 腹部增强 CT：尽管缺血性结肠炎的 CT 表现无特异性，但 CT 可区分缺血性结肠炎引起的腹痛与非缺血性原因所致腹痛。它还可以评估缺血程度以及是否需要手术干预。它可以识别动脉栓塞或静脉阻塞。肠壁增厚、拇纹征、结肠周围条纹征、腹水以及腹腔游离气体等特征性表现提示缺血性结肠炎。存在积气症（结肠壁中有气体）、门静脉气体和巨结肠通常提示病情严重，需要立即进行手术干预

- 腹部 X 线片：X 线检查对缺血性结肠炎的诊断价值很小。除了发生透壁坏死和穿孔导致气腹外，缺血性结肠炎几乎没有特征性 X 线表现
- 结肠镜检查：这是确诊缺血性结肠炎的金标准。在没有腹膜炎体征的情况下，结肠镜检查是评估缺血程度的一种选择。如果怀疑存在缺血，则应在最初的 24～48 h 内进行结肠镜检查。在大多数情况下，结肠镜能够对结肠壁进行直接观察，可以确诊缺血性结肠炎，并提示需要保守治疗还是手术治疗。但对于急性腹膜炎或 CT 检查提示有不可逆缺血性损害的患者，不应进行内镜检查

℞ 治疗

- 治疗方法取决于疾病的严重程度和结肠缺血的具体病因。然而，治疗的主要内容包括改善肠缺血区域的血供以及消除潜在的加剧因素。最初的支持治疗包括积极的静脉晶体液复苏、肠道休息和应用覆盖需氧和厌氧（菌）的广谱抗生素。治疗流程如图 29-2 所示
- 血流动力学稳定且没有腹膜炎表现的轻度患者，应行结肠镜检查。内镜下观察不到肠蠕动的患者需要立即手术干预。但是，其余患者应继续静脉输液、肠道休息和广谱抗生素治疗。对于有腹胀、肠梗阻迹象或肠梗阻的患者，应考虑使用鼻胃管。避免使用血管收缩药，因为这会加剧结肠低灌注。监测末梢器官充分灌注的体征（如精神状态、腹痛、尿量）。应考虑对潜在病因（如心力衰竭、血管疾病、脓毒症）进行治疗
- 在对支持治疗无反应的严重病例，若患者出现急性腹膜炎、败血症、低血压或与临床检查不相符的疼痛时，则应行腹部手术探查。可能需要切除坏疽的肠段。这些患者应避免进行结肠镜检查

非药物治疗

- 开腹或腹腔镜腹部探查以鉴别肠坏死。框 29-3 总结了缺血性结肠炎患者手术干预的适应证
- 如果存在肠梗阻，则用鼻胃管进行胃肠减压

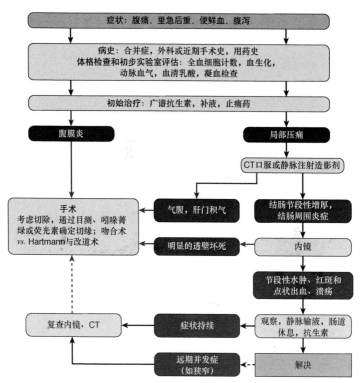

图 29-2 缺血性结肠炎治疗流程图。CT，计算机断层扫描。（From Cameron JL, Cameron AM：Current surgical therapy, ed 12，Philadelphia，2017，Elsevier.）

框 29-3 缺血性结肠炎患者手术干预的指征

急性
　腹膜炎
　肠穿孔
　肠坏死
　暴发性结肠炎
　大出血
　败血症

慢性
　持续＞2周的顽固性症状（腹痛、血性腹泻等）
　复发性败血症
　慢性结肠炎
　缺血性狭窄
　因蛋白质丢失性肠病引起的营养不良

（From Cameron JL，Cameron AM：Current surgical therapy，ed 12，Philadelphia，2017，Elsevier.）

急性期常规治疗

- 支持治疗：
  1. 静脉输液
  2. 肠道休息
  3. 广谱抗生素（覆盖需氧和厌氧菌）
- 抗凝（在非闭塞性缺血中无应用指征，但可考虑在已证实的动脉闭塞或肠系膜静脉血栓形成的患者中使用）
- 腹部探查：
  1. 应给予肠道准备
  2. 严重结肠炎患者可考虑行肠切除
  3. 通常在 12～24 h 内（尤其是在结肠切除后）重复进行外科手术探查，以评估结肠组织存活程度和吻合状态。基于静脉注射吲哚菁绿的术中红外血管造影术（图 29-3）可作为辅助手段决定是否切除或确定肠吻合的切缘完整性
  4. 注意在某些情况下（如存在主动脉或髂骨移植物，或组织太脆弱而无法稳定吻合），结肠切除术后一期吻合是禁忌的

慢性期治疗

- 避免过于激进的高血压治疗
- 避免脱水
- 避免过度运动

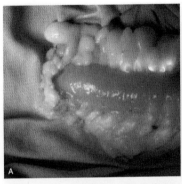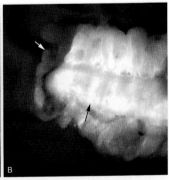

图 29-3　基于吲哚菁绿的红外血管造影。A. 注射前结肠。**B.** 注射后结肠：（白色短箭头）切除边缘的局部缺血；（黑色箭头）结肠正常灌注。（From Cameron JL，Cameron AM：Current surgical therapy，ed 12，Philadelphia，2017，Elsevier.）

处理

* 大多数急性缺血性结肠炎病例是非坏疽性的，并在 1～2 天内经内科治疗可以完全治愈。然而，需要行手术治疗的严重病例预后较差，并与发病率和死亡率升高有关。缺血性结肠炎的任何危险因素都应尽可能被识别和改善。

转诊

在以下情况，应尽快进行普外科会诊：

* 血流动力学不稳定和查体有腹膜（炎）体征
* CT 显示肠梗死或穿孔征象
* 内镜检查显示肠坏死或腹膜（炎）征象

 重点和注意事项

专家点评

缺血性结肠炎通常发生在有多种合并症的老年患者中。对于近期进行了血管内操作的患者，应保持较高的警惕。这些患者需要初级保健提供者进行密切的门诊随访和管理。

预防

避免过于激进的高血压治疗、脱水以及过度运动。

相关内容

肠系膜静脉血栓形成（相关重点专题）

急性肠系膜缺血（相关重点专题）

推荐阅读

FitzGerald JF et al: Ischemic colitis, *Clin Colon Rectal Surg* 28:93-98, 2015.
Washington C et al: Management of ischemic colitis, *Clin Colon Rectal Surg* 25:228-235, 2012.

第 30 章 克罗恩病
Crohn Disease

Fred F. Ferri

沈祥国　译　王格　审校

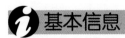 ## 基本信息

定义

克罗恩病（Crohn disease，CD）是一种病因不明的炎症性肠病，最常累及末端回肠，主要表现为腹泻、腹痛、疲劳及体重下降。

同义词

CD

局限性肠炎

炎症性肠病（IBD）

ICD-10CM 编码
K50.00　无并发症的小肠克罗恩病
K50.011　伴有直肠出血的小肠克罗恩病
K50.012　伴有肠梗阻的小肠克罗恩病
K50.013　伴有瘘的小肠克罗恩病
K50.014　伴有脓肿的小肠克罗恩病
K50.018　合并其他并发症的小肠克罗恩病
K50.019　合并未特指并发症的小肠克罗恩病
K50.10　无并发症的大肠克罗恩病
K50.111　伴有直肠出血的大肠克罗恩病
K50.112　伴有肠梗阻的大肠克罗恩病
K50.113　伴有瘘的大肠克罗恩病
K50.114　伴有脓肿的大肠克罗恩病
K50.118　合并其他并发症的大肠克罗恩病
K50.119　合并未特指并发症的大肠克罗恩病
K50.80　无并发症的大肠小肠同时受累的克罗恩病
K50.811　伴有直肠出血的大肠小肠同时受累的克罗恩病

K50.812　伴有肠梗阻的大肠小肠同时受累的克罗恩病

K50.813　伴有瘘的大肠小肠同时受累的克罗恩病

K50.814　伴有脓肿的大肠小肠同时受累的克罗恩病

K50.818　合并其他并发症的大肠小肠同时受累的克罗恩病

K50.819　合并未特指并发症的大肠小肠同时受累的克罗恩病

K50.90　克罗恩病，未特指，无并发症

K50.911　克罗恩病，未特指，伴有直肠出血

K50.912　克罗恩病，未特指，伴有肠梗阻

K50.913　克罗恩病，未特指，伴有瘘

K50.914　克罗恩病，未特指，伴有脓肿

K50.918　克罗恩病，未特指，合并其他并发症

K50.919　克罗恩病，未特指，合并未特指并发症

流行病学和人口统计学

患病率：

- 年发病率为（3 ～ 20）/10 万
- 发病中位年龄为 30 岁
- 克罗恩病存在 2 个发病高峰，第一个高峰是在 20 ～ 30 岁，第二个稍小的高峰是在 50 岁左右。

体格检查和临床表现

- 体格检查发现有所不同，取决于疾病部位和病情严重程度
- 腹部压痛、包块或膨隆
- 慢性或夜间腹泻
- 体重下降、发热、夜间盗汗
- 部分梗阻患者肠鸣音亢进，血性腹泻
- 儿童患者发育迟缓或正常发育受限
- 肛周或直肠脓肿、多发肛窦炎和瘢痕（图 30-1）、口腔溃疡、口腔黏膜鹅卵石样改变（图 30-2），以及萎缩性舌炎
- 肠外表现（表 30-1）：关节肿胀和压痛、肝脾大、结节性红斑、杵状指、骶髂关节触诊压痛
- 症状发作可能是间歇性的，有不同时长的缓解期
- 总体来说，45% ～ 50% 的患者有回肠结肠炎，30% 病变仅累及小肠，20% 单纯累及结肠，5% 仅累及上消化道或仅表现为肛周病变

扫本章二维
码看彩图

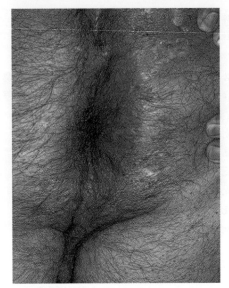

图 30-1 （扫本章二维码看彩图）克罗恩病累及肛周皮肤，多肛窦炎和瘢痕。该患者初诊时合并有坏疽性脓皮病，后发展为类似 Sweet 综合征的躯体炎性斑块（伴有新鲜瘢痕的明显 Koebner 反应特征）。（From White GM, Cox NH ［eds］：Diseases of the skin：a color atlas and text，ed 2，St Louis，2006，Mosby.）

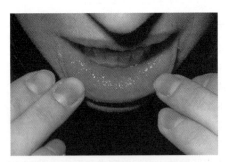

图 30-2 （扫本章二维码看彩图）克罗恩病口腔黏膜表现。在这个静止期病例中，表现为颗粒状铺路石样改变。部分患者可有进一步的皲裂和溃疡斑块病变。（From White GM，Cox NH ［eds］：Diseases of the skin：a color atlas and text，ed 2，St Louis，2006，Mosby.）

病因学

未知，从病理生理学上来说，克罗恩病主要是免疫系统功能紊乱所致。

表 30-1　炎症性肠病的肠外表现

疾病特征	克罗恩病	溃疡性结肠炎
外周关节炎	约 15%	约 10%
中轴或骶髂关节炎	15%～20%	10%～25%
脓毒性关节炎	罕见	未见报道
皮肤		
结节性红斑	多达 15%	＜15%
多形性红斑	罕见	?
坏疽性脓皮病	0.5%～2%	在重度疾病中 0.3%～0.4%
阿弗他溃疡	罕见	1%～8%
肾结石（草酸盐）	＜15%	?
淀粉样变性	非常罕见	未见报道
肝病	3%～5%	7%
葡萄膜炎	13%	4%
血管炎	大动脉炎	＜5%
杵状指	是	1%～5%
哮喘患病率增加	是	是
多发性硬化患病率增加	否	是

（From Firestein GS et al：Kelly's textbook of rheumatology，ed 9，Philadelphia，2013，Saunders.）

 诊断

鉴别诊断

- 溃疡性结肠炎（见表 30-2）
- 感染性疾病（结核、耶尔森菌、沙门菌、志贺菌、弯曲杆菌）
- 寄生虫感染（阿米巴感染）
- 伪膜性结肠炎
- 老年人缺血性结肠炎
- 淋巴瘤
- 结肠癌
- 憩室炎
- 放射性肠炎

表 30-2 溃疡性结肠炎和克罗恩病的鉴别特征

	溃疡性结肠炎	克罗恩病
病变部位	仅累及结肠 直肠常受累	全消化道可累及 直肠常不受累
病变分布	连续性	跳跃性
腹泻	血性	常为非血性
严重腹痛	罕见	常见
肛周病变	无	30% 患者
瘘	无	有
内镜表现	黏膜红斑并质脆 浅表溃疡	口疮样或较深溃疡 鹅卵石样改变
放射学表现	铅管样改变 结肠袋消失	末端回肠线样征 右下腹肿块、瘘、脓肿
组织学特征	局限于黏膜 隐窝脓肿	透壁隐窝脓肿 肉芽肿（约 30%）
吸烟	保护性因素	高危因素
血清学	p-ANCA 更常见	ASCA 更常见

p-ANCA，核周型抗中性粒细胞胞质抗体；ASCA，抗酿酒酵母菌抗体
（From Andreoli TE et al: Andreoli and Carpenter's Cecil essentials of medicine, ed 8, Philadelphia, 2010, Saunders.）

- 胶原性结肠炎
- 真菌感染（组织胞浆菌、放线菌）
- 肛门直肠和结肠疾病，之前称之为同性恋者肠道综合征
- 类癌
- 乳糜泻
- 肠系膜淋巴结炎

实验室检查

- 由于慢性肠道失血、炎症对骨髓的影响以及维生素 B_{12} 吸收不良导致的血红蛋白和血细胞比容下降
- 慢性腹泻导致低钾、低镁、低钙和低白蛋白血症
- 维生素 B_{12} 和叶酸缺乏
- 红细胞沉降率和 C 反应蛋白升高
- 抗酿酒酵母菌抗体阳性
- 维生素 K 吸收不良导致的国际标准化比值（INR）升高

- 有报道对于疑诊 IBD 的成人患者进行粪钙卫蛋白监测有效。基于 32% 的验前概率，粪钙卫蛋白升高使验后概率增加至 91%，粪钙卫蛋白正常则把 IBD 可能性降低至 3%。假性升高可能发生在其他一些胃肠道疾病，如细菌、病毒和原虫导致的感染性腹泻

内镜评估

克罗恩病的镜下特征主要包括：非对称、节段性病变，较深的纵行裂隙状溃疡、鹅卵石样改变和狭窄（图 30-3）。也可见隐窝扭曲和炎症，可能会出现肉芽肿。

影像学检查

- 腹部 CT 表现为回肠末端增厚，并可帮助检出腹腔脓肿、瘘（图 30-4）和其他并发症

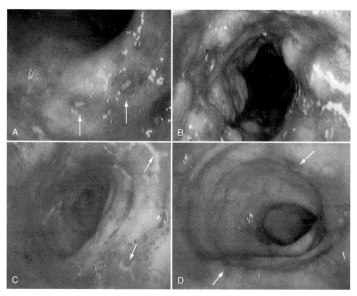

图 30-3　（扫本章二维码看彩图）克罗恩病镜下表现。内镜下可见广泛病灶，镜下表现与病程及病情严重程度不完全平行。**A.** 典型的阿弗他溃疡（箭头所示），中央白色凹陷，四周轻度隆起，边缘红肿，直径数毫米。**B.** 进展期疾病更加典型的表现，红斑、水肿、铺路石样改变；**C.** 末端回肠星状溃疡（箭头所示）。**D.** 克罗恩病炎症区域散在的孤立性溃疡（箭头所示）。（From Feldman M et al：Sleisenger and Fortran's gastrointestinal and liver disease，ed 10，Philadelphia，2016，Elsevier.）

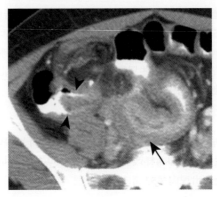

图 30-4   克罗恩病：瘘。右下腹回肠（箭头所示）可见肠壁显著增厚和肠系膜炎症引起的肠袢肿胀。可见肠腔双轨征（无尾箭头所示），提示回肠间瘘形成。（From Webb WR，Brant WE，Major NM：Fundamentals of body CT，ed 4，Philadelphia，2015，Saunders.）

- 磁共振小肠成像（magnetic resonance enterography，MRE）与其他影像学检查相比，能更好地从慢性纤维性病变中区分活动性病变。但该检查比较昂贵
- 10% ～ 15% 的 IBD 患者不能进一步在溃疡性结肠炎（UC）和克罗恩病（CD）中进行区分。总体来说，从活检病理看，CD 和 UC 的区别在于 CD 表现为透壁炎症、非干酪样肉芽肿以及淋巴细胞聚集

Rx 治疗

　　克罗恩病的药物治疗取决于疾病活动情况。依据 Hanauer 和 Sanborn 两位作者所描述的，活动期疾病定义如下：

- 轻中度疾病：患者可以自由活动并可口服补充营养制剂。此类患者无脱水、高热、腹部压痛、痛性包块、梗阻以及超过 10% 的体重下降
- 中重度疾病：治疗无应答的轻中度疾病患者，或具有更加严重症状的患者，如发热、显著的体重下降、腹痛或压痛、间断的恶心或呕吐、显著的贫血
- 重度暴发性疾病：包括门诊患者接受激素治疗后仍有持续症状，或有高热、持续呕吐、肠梗阻证据、腹部反跳痛、恶病质及脓肿证据

- 缓解：患者无临床症状或没有炎症后遗症，包括对于急性治疗干预有应答的患者

非药物治疗

- 疾病进展期予以营养制剂补充。对于部分患者，全肠外营养可能是必需的
- 有肠道梗阻的患者少渣饮食是必要的
- 如果腹泻严重，增加膳食纤维摄入并低脂饮食可能有效
- 心理治疗对于危机情况应对有利。由于该病是慢性疾病以及患者相对较为年轻，信任与相互理解的关系以及加入自助小组变得十分重要
- 在急性加重期避免经口进食有助于降低结肠疾病活动；在疾病复发早期，低粗纤维饮食可能有益

急性期常规治疗

- 激素被用于诱导缓解，曾是中重度活动期克罗恩病的主要治疗方式。在急性加重期，泼尼松 40 ~ 60 mg/d 治疗是有效的。激素常在 2 ~ 3 个月逐步减量。少部分患者需要低剂量长期维持
- 类固醇类似物可在肠道局部炎症中起到类似皮质类固醇激素的作用。布地奈德控释剂型适用于回肠和（或）升结肠轻中度活动性克罗恩病。成人剂量为每日 9 mg，最长不超过 8 周
- 糖皮质激素起效后逐步减量，转换成免疫调节剂维持
- 免疫抑制剂如硫唑嘌呤或巯嘌呤常用于维持缓解。甲氨蝶呤是另一种可选择的药物
- 甲硝唑（500 mg，4 次 / 日）对于结肠瘘或者轻中度活动性克罗恩病可能有效。环丙沙星（1 g，1 次 / 日）对降低疾病活动度也可能有效
- 肿瘤坏死因子（TNF）抑制剂可用于中重度克罗恩病的诱导和维持缓解。英利昔单抗，一种抗 TNF-α 的嵌合单克隆抗体，对于治疗肠外瘘有效。其他药物疗效不佳的顽固性克罗恩病患者，80% 经过该药治疗可以获得临床好转。对于重度克罗恩病患者，英利昔单抗可以联合其他药物（如硫唑嘌呤）进行治疗。治疗开始前，必须进行 PPD 检测。其他 TNF 抑制剂——阿达木单抗和赛妥珠单抗（certolizumab），对于英

利昔单抗不能耐受或疗效不佳的成人克罗恩病患者同样具有诱导缓解作用。抗 TNF 联合免疫调节剂治疗效果更佳

- 那他珠单抗，一种选择性黏附分子抑制剂，被报道可以增加活动期克罗恩病的缓解和应答率。该药对于抗 TNF 治疗失应答患者是有效的。用该药治疗前需要对 JC 病毒（人乳头多瘤空泡病毒的一种）进行筛查，因为该病毒可导致多灶性脑白质病（multifocal leukoencephalopathy，PML）。如 JC 病毒血清学检查为阴性，则 PML 风险较低。维多珠单抗是另一种整合素受体拮抗剂，FDA 近期批准用于标准治疗无效或不能耐受的中重度克罗恩病患者。维多珠单抗不会带来较高的 PML 风险。乌司奴单抗，IL-12 和 IL-23 P_4O 亚基的单克隆抗体，对于克罗恩病的诱导和维持缓解有效，FDA 批准用于激素、免疫调节剂或 TNF 抑制剂治疗无效的中重度活动期克罗恩病
- 氢化可的松灌肠剂（2 ～ 3 次 / 日）对于直肠炎治疗有效
- 补充铁剂对于大多数克罗恩病合并贫血的患者有效。促红细胞生成素可用于铁剂和维生素治疗无效的顽固性贫血

慢性期治疗

- 通过临床症状和实验室评估（血常规和红细胞沉降率）来监测疾病活动度
- 每年进行一次肝功能和维生素 B_{12} 监测

预后

克罗恩病是一种不可治愈性疾病，大多数患者至少需要 1 次手术切除。1/10 的患者可以获得长久的缓解，3/4 的患者为慢性间断性病情反复，1/8 的患者则是持续进展的病程。IBD 患者结肠癌风险显著增加。

转诊

是否需要转诊进行外科手术主要取决于并发症，如脓肿形成、梗阻、瘘、中毒性巨结肠、顽固性疾病以及重度出血。克罗恩病发病的前 5 年，40% ～ 50% 的患者需要某种类型的肠道外科手术治疗。由于手术不是治愈性的，手术方式多较为保守。多次手术可能导致短肠综合征。

推荐阅读

Colombel JF et al: Infliximab, azathioprine, or combination therapy for Crohn's disease, *N Engl J Med* 362:1383-1395, 2010.

Feagan BG et al: Ustekinumab as induction and maintenance therapy for Crohn's disease, *N Engl J Med* 375:1946-1960, 2016.

Feuersein JD, Cheifetz AS: Crohn disease: epidemiology, diagnosis, and management, *Mayo Clin Proc* 92(7):1088-1107, 2017.

Meyer A et al: Effectiveness and safety of reference infliximab and biosimilar in Crohn disease: a French equivalence study, *Ann Intern Med* 170:99-107, 2019.

Van Rheenen PF et al: Fecal calprotectin for screening of patients with suspected inflammatory bowel disease: diagnostic meta-analysis, *BMJ* 341:c3369, 2010.

第31章　中毒性巨结肠
Toxic Megacolon

Steven Rougas，Rory Merritt

田雯宁　译　戴聪　审校

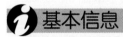 基本信息

定义

中毒性巨结肠是结肠炎症［通常是炎症性肠病（IBD）］的一种罕见但严重的并发症。它的特征是完全或节段性非梗阻性结肠扩张（ > 6 cm ），并伴有炎症或感染性病因的全身毒性症状。

同义词

结肠中毒性扩张

ICD-10CM 编码

A04.7　由艰难梭菌引起的中毒性巨结肠

K59.3　中毒性巨结肠，未分类

流行病学和人口统计学

发病率：取决于病因。溃疡性结肠炎（UC）患者的发病率约为10%，克罗恩病患者的发病率接近 5%。在高达 3% 的病例中，艰难梭菌感染可能会并发中毒性巨结肠。

发病高峰：无报道。

患病率：无报道。

好发性别和年龄：随着艰难梭菌感染率的增加，65 岁及以上患者因艰难梭菌感染发展为中毒性巨结肠的风险更高。

遗传学：目前尚无明确的遗传因素使患者易患与炎症或感染性病因相关的中毒性巨结肠。

危险因素：主要危险因素包括炎症性、感染性和缺血性的结肠疾病，特别是在免疫受损的个体。其他危险因素包括低钾血症、麻醉剂或止泻药的使用、怀孕，以及最近的器械检查（如结肠镜检查）。

体格检查和临床表现

- 中毒性巨结肠患者一般病情严重。临床症状与 IBD 和急性结肠炎相似，可能包括腹痛、腹泻（通常是血性）和呕吐
- 体格检查结果可能包括腹部膨隆、压痛和鼓室腹，肠鸣音减弱或消失。患者还可能出现休克症状，如发热、心动过速、精神状态改变和低血容量。年龄较大的患者腹部检查不太可能显示腹膜体征
- 实验室检查结果可能包括白细胞增多、乳酸酸中毒、贫血和电解质异常，如低钾血症和低白蛋白血症

病因学

- 最常见的病因是炎症性疾病，如溃疡性结肠炎、克罗恩病和白塞病
- 艰难梭菌、沙门菌、志贺菌、大肠埃希菌、巨细胞病毒和阿米巴等感染也可能并发中毒性巨结肠
- 其他不太常见的病因包括缺血性结肠炎、恶性肿瘤（如淋巴瘤）和卡波西肉瘤。一般来说，相较于节段性结肠炎，中毒性巨结肠更可能伴有全结肠炎（框 31-1）

框 31-1 与中毒性巨结肠相关的疾病

- 炎症性肠病
  1. 溃疡性结肠炎
  2. 克罗恩病
- 感染性结肠炎
  1. 沙门菌、志贺菌、阿米巴结肠炎
  2. 艰难梭菌
  3. 巨细胞病毒性结肠炎
  4. HIV 感染
- 癌症化疗
- 缺血

HIV，人类免疫缺陷病毒

（From Vincent JL et al: Textbook of critical care, ed 6, Philadelphia, 2011, WB Saunders.）

Dx 诊断

鉴别诊断

缺血性结肠炎、克罗恩病、溃疡性结肠炎。

评估

- 评估的一般原则包括体格检查以评估急性腹部体征、实验室检查和 X 线检查以评估结肠扩张
- Jalan 等在 1969 年提出的中毒性巨结肠的临床标准仍在使用。如果 X 线表现为结肠扩张 > 6 cm，且至少有以下三项：发热 > 38 ℃（100.4°F）、心率 > 120 次 / 分、白细胞增多 > 10.5×10^9/L 或贫血，则可作出诊断。此外，还必须至少出现以下一种情况：脱水、意识水平改变、电解质异常或低血压
- 疑似中毒性巨结肠的患者应该被紧急分流到急救环境，以便于快速诊断和治疗

实验室检查

初步检查应包括血常规、血生化、乳酸、凝血功能检查、肝功能检查等。

影像学检查

- 所有患者最初应接受腹部 X 线平片检查（图 31-1）以评估结

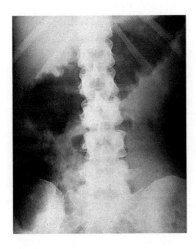

图 31-1　中毒性巨结肠继发于溃疡性结肠炎。结肠边缘的光滑凹痕代表假性息肉。[From Marx JA et al（eds）: Rosen's emergency medicine: concepts and clinical practice, ed 7, Philadelphia, 2010, Elsevier.]

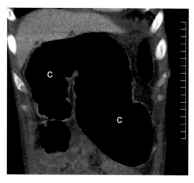

图 31-2　中毒性巨结肠。在一位患有严重溃疡性结肠炎的年轻患者中，冠状位计算机断层扫描（CT）显示结肠（C）明显扩张，肠壁变薄。结肠的管腔直径超过 7 cm。这一发现使患者处于结肠穿孔的高危状态。（From Webb WR et al：Fundamentals of body CT，ed 4，Philadelphia，2015，WB Saunders.）

 肠扩张情况。常见的表现包括肠壁水肿引起的肠黏膜不规则、黏膜皱襞消失、"拇纹征"，以及结肠壁增厚、直径 > 6 cm 的连续充气结肠段。横结肠或右结肠通常是最大的扩张段
- 计算机断层扫描（CT）越来越多地被用于评估疾病程度和外科指征（图 31-2）。在鉴别中毒性巨结肠的各种病因和评估腹腔内出血或脓肿等并发症时，它也是有帮助的

Rx 治疗

 治疗包括内科和外科两种选择。早期治疗的原则包括病因治疗、控制休克、止痛以及早期手术和胃肠科会诊。

非药物治疗
- 在中毒性巨结肠患者中，高达 50% 的患者可能需要手术，这些患者在 24 ～ 48 h 内未显示临床症状改善。首选的一线外科治疗是结肠次全切除加回肠末端造口术。其他选择包括全直肠与结肠切除术或通过 Turnbull 方法的结肠减压术
- 手术治疗的时机仍然比较有争议，许多人主张在手术干预之前进行积极的内科治疗和观察。早期手术治疗的明确指征包括穿孔、持续性结肠出血或临床迅速恶化

急性期常规治疗

- 影响结肠动力的药物（如抗胆碱能药物、阿片类药物和止泻药）应停止使用，并避免使用
- 电解质异常、脱水和贫血是常见的临床表现，应及早处理。用等渗液复苏和纠正电解质紊乱（尤其是低钾血症）有助于防止结肠无力恶化。结肠出血所致贫血患者应输血
- 中毒性巨结肠患者应尽快接受广谱抗生素治疗。由艰难梭菌引起的感染应该用万古霉素（口服或直肠）或甲硝唑（口服或静脉注射）治疗。巨细胞病毒引起的中毒性巨结肠应该用更昔洛韦静脉注射治疗
- 溃疡性结肠炎或克罗恩病等炎症性病因的患者应接受大剂量静脉注射类固醇，氢化可的松 100 mg 静脉注射或甲泼尼龙 60 mg 静脉注射。已确诊感染病因的患者不应使用类固醇
- 目前还没有数据支持使用环孢素或英利昔单抗经验性治疗 IBD 引起的中毒性巨结肠。这些治疗方案应该保留给对类固醇没有反应的患者，并且应该限制在一次临床改善尝试中，以免耽误手术干预
- 中毒性巨结肠的管理方法如图 31-3 所示

慢性期治疗

一旦与中毒性巨结肠相关的急性过程得到解决，IBD 患者将需要继续治疗潜在的疾病过程。

补充和替代治疗

无相关报道。

处理

所有中毒性巨结肠患者都需要入院，可能会被送往重症监护病房，这取决于他们的临床表现。

转诊

- 急诊室外的疑似中毒性巨结肠患者应立即转诊到急诊室
- 所有病例都要进行外科咨询
- 所有新诊断的 IBD 并发中毒性巨结肠患者出院后应转诊至胃肠科医生继续治疗

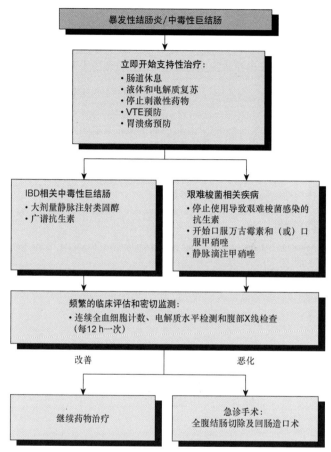

图 31-3 中毒巨结肠的管理流程。IBD，炎症性肠病；VTE，静脉血栓栓塞。
（From Cameron JL，Cameron AM：Current surgical therapy，ed 12，Philadelphia，
2017，Elsevier.）

 重点和注意事项

专家点评

- 鉴于相关的高发病率和死亡率，及早识别和治疗中毒性巨结
  肠至关重要
- 抗胆碱能药物、止泻药和阿片类药物可能会导致或加重中毒
  性巨结肠

● 管理包括住院期间的内科和外科治疗以及潜在病因的治疗

预防

预防侧重于治疗结肠炎的潜在病因，以预防中毒性巨结肠等并发症。

相关内容

艰难梭菌感染（相关重点专题）

克罗恩病（相关重点专题）

小肠梗阻（相关重点专题）

溃疡性结肠炎（相关重点专题）

推荐阅读

Autenrieth DM, Baumgart DC: Toxic megacolon, *Inflamm Bowel Dis* 18:584-591, 2012.

Strong SA: Management of acute colitis and toxic megacolon, *Clin Colon Rectal Surg* 23:274-284, 2010.

第 32 章　梅克尔憩室
Meckel Diverticulum

Fred F. Ferri

张福成　译　王格　审校

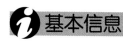 基本信息

定义

　　梅克尔憩室（Meckel diverticulum，MD）是在胚胎期卵黄管退化不全（应当在妊娠 8 周内退化完全）形成的回肠憩室，位于盲肠近端 100 cm。

同义词

　　MD

ICD-10CM 编码
Q43.0　梅克尔憩室（移位）（肥大）
C17.3　梅克尔憩室，恶性

流行病学和人口统计学

- 基于尸检研究和术中证据，梅克尔憩室在人群中的发病率为 0.3% ～ 4%，是胃肠道最常见的先天性异常。并发症更常见于男性
- 多数患者在 < 10 岁时出现症状
- 梅克尔憩室患者发生并发症的终生风险为 4%
- 在成年人中，并发症［小肠梗阻（25% ～ 40%）、憩室炎（20%）］通常归因于异位黏膜以外的因素
- 有症状的梅克尔憩室肿瘤很少报道，类癌是最常见的类型

体格检查和临床表现

- 无痛性的下消化道出血（4%）
- 由肠套叠、肠扭转、疝或肠袢套入憩室肠系膜缺损处引起的肠梗阻（6%）
- 梅克尔憩室炎类似急性阑尾炎表现（5%）

253

- 起源于憩室的罕见原发肿瘤（类癌、肉瘤、平滑肌瘤、腺癌）
- 无症状（80%～95%）

病因和发病机制

- 作为卵黄管残余物，梅克尔憩室包含完整的肠壁，并具有独立的肠系膜和血供（肠系膜上动脉分支）（图 32-1）。
- 大多数复杂的梅克尔憩室病例均含有异位黏膜（胃 75%、胰腺 15%）。酸性异位胃分泌物会导致附近的回肠黏膜溃疡和出血。异位胰腺组织的碱性分泌物也可引起溃疡

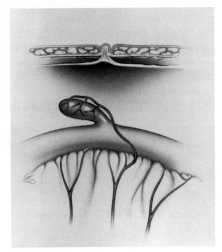

图 32-1　位于系膜小肠游离部边缘的典型梅克尔憩室。（From Kliegman RM et al：Nelson textbook of pediatrics，ed 19，Philadelphia，2011，WB Saunders.）

Dx 诊断

鉴别诊断

- 阑尾炎
- 克罗恩病
- 所有下消化道出血的病因（息肉、结肠癌、动静脉畸形、憩室病、痔）

评估

- 术前诊断为阑尾炎的梅克尔憩室患者常在术中得到诊断

- 术前发现有症状的梅克尔憩室需要高度警惕
- Meckel 扫描：对不明原因消化道出血患者行锝（Tc）扫描可确诊梅克尔憩室（敏感性：儿童 85%，成人 62%；特异性：儿童 95%，成人 9%）（图 32-2）
- 对于怀疑有小肠梗阻、肠套叠或憩室炎的患者，腹部和盆腔 CT 扫描有助于诊断

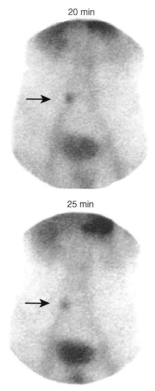

20 min

25 min

图 32-2　**Meckel** 扫描显示锝在胃中的浓聚超过膀胱（下），且在梅克尔憩室的酸性分泌黏膜中浓聚。（From Kliegman RM et al：Nelson textbook of pediatrics，ed 19，Philadelphia，2011，WB Saunders.）

Rx 治疗

- 有症状的梅克尔憩室患者应行手术切除
- 对于是否需要切除偶然发现的憩室，存在争议，大多数外科医生都主张切除

第33章 憩室疾病（憩室病，憩室炎，憩室出血）

Diverticular Disease (Diverticulosis, Diverticulitis, Diverticular Hemorrhage)

Fred F. Ferri

李义 译 高炜 审校

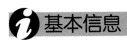 基本信息

定义

- 结肠憩室是黏膜和黏膜下层向肌层的突出（图33-1和图33-2）。它们通常沿着结肠的肠系膜边缘被发现，这些部位是直小血管穿透肌层的部位（解剖学薄弱点）
- 憩室病是无症状的多发结肠憩室
- 憩室炎是炎症过程或憩室的局部穿孔

ICD-10CM 编码
K57.30 无穿孔或脓肿且无出血的大肠憩室病
K57.32 无穿孔或脓肿且无出血的大肠憩室炎
K57.31 无穿孔或脓肿但伴有出血的大肠憩室病

流行病学和人口统计学

- 普通人群憩室病的发病率是35%～50%。憩室病的患病率随年龄增长而增加（40岁以下患病率<10%，85岁以上患病率>50%）
- 憩室病在西方国家更为常见，40岁以上患病率>30%，70岁以上患病率>50%
- 约20%的憩室患者发作憩室炎

体格检查和临床表现

- 憩室病患者的体格检查通常是正常的

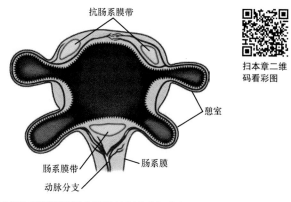

图 33-1 （扫本章二维码看彩图）图示结肠憩室及其与结肠带的关系。（From Feldman M et al ［eds.］: Sleisenger and Fordtran's gastrointestinal and liver disease，ed 10，Philadelphia，2016，Saunders.）

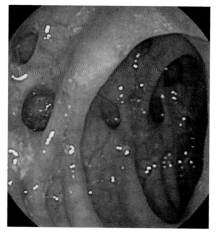

图 33-2 （扫本章二维码看彩图）乙状结肠憩室病的结肠镜检查。（From Feldman M et al ［eds.］: Sleisenger and Fordtran's gastrointestinal and liver disease，ed 10，Philadelphia，2016，Saunders.）

- 疼痛性憩室疾病可伴有左下腹疼痛，通常可通过排便缓解。由于乙状结肠冗长，疼痛的位置可能在下腹的任何部位

- 憩室炎可引起肌肉痉挛、腹壁紧张、反跳痛，反跳痛主要影响左下腹。憩室炎的相关表现是疼痛局限于左下腹部，并因运动、检查时左下腹触诊而疼痛加剧，体温 38.5℃ 或更高，无呕吐，年龄＞ 50 岁，有一次或多次憩室炎病史

病因学

- 憩室疾病被认为继发于膳食纤维摄入不足
- 最近的研究表明，根据常见的组织学发现（如肉芽肿、淋巴细胞浸润、TNF、组胺和基质金属蛋白酶），憩室炎的炎症发病机制可能与肠易激综合征（IBS）、炎症性肠病（IBD）或两者相似[①]

Dx 诊断

鉴别诊断

- 肠易激综合征
- 炎症性肠病
- 结直肠癌
- 子宫内膜异位症
- 缺血性结肠炎
- 肠梗阻或肠扭转
- 尿路疾病（尿路结石、肾积水）
- 感染〔伪膜性结肠炎、阑尾炎、肾盂肾炎、盆腔炎症性疾病（PID）〕
- 乳糖不耐受症
- 乳糜泻
- 肠脂垂炎
- 妇科疾病（异位妊娠、月经不调、痛经、子宫内膜异位症）
- 胆囊炎、胆道疾病

实验室检查

- 憩室炎的白细胞计数显示白细胞增多且左移
- 憩室疾病引起的慢性出血患者可出现小细胞性贫血。急性出血患者，继发于网织红细胞增多，可出现 MCV 升高
- 尿液分析有助于排除泌尿系统疾病引起的疼痛
- 育龄期妇女应进行妊娠试验
- 电解质和肝酶有助于排除胆源性疼痛

---

① Morris AM et al：Sigmoid diverticulitis：a systematic review，JAMA，311（3）：287-297，2014.

● 急性憩室炎时，C 反应蛋白（CRP）水平通常为 50 mg/L 或更高

操作规程：在急性憩室炎期间，由于存在穿孔的危险，应避免进行结肠镜检查。通常可以在 6 周后进行，以排除肿瘤和 IBD。

影像学检查

● 如果临床表现高度提示憩室炎，则通常不需要影像学检查

● 通过静脉造影和腔内造影，对腹部进行增强 CT 扫描（图 33-3），是诊断急性憩室炎的首选放射学检查。CT 还可以诊断憩室病。CT 对诊断憩室炎的敏感度为 93% ～ 97%，特异度接近100%。典型的 CT 表现是肠壁增厚，瘘管或脓肿形成。CT可能还显示导致下腹部疼痛的其他疾病（如阑尾炎、输卵管卵巢脓肿、克罗恩病）。在基于 CT 结果的 Hinchey 分类方案中，0 和 Ⅰa 期提示单纯性憩室炎，而Ⅰb 期（靠近原发性炎症过程的肠周或肠系膜脓肿）、Ⅱ 期（远离原发性炎症过程的腹腔脓肿或盆腔 / 腹膜后脓肿）、Ⅲ 期（广泛化脓性腹膜炎）和Ⅳ 期（广泛粪便性腹膜炎）提示复杂性憩室炎。也可以使用超声和 MRI。腹部超声对诊断急性憩室炎的敏感度和特异度为 90%，MRI 对诊断急性憩室炎也具有高敏感度和

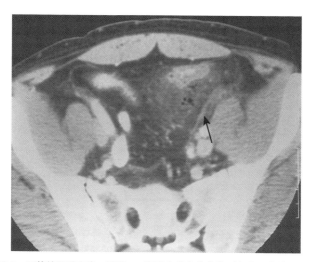

图 33-3　乙状结肠憩室炎。增强 CT 显示由憩室炎穿孔引起的乙状结肠中部肠腔外气体混浊，也表现为乙状结肠壁增厚。在乙状结肠中部的根部也存在增厚（箭头示）。（From Grainger RG et al［eds.］：Grainger and Allison's diagnostic radiology，ed 4，Philadelphia，2001，Churchill Livingstone.）

特异度

- 疑似憩室出血的评估（图 33-4）：

    1. 如果出血速度超过 1 ml/min，行动脉造影（优势是可将加压素直接输注到出血的动脉，进行选择性动脉栓塞；缺点是成本高且具有侵入性）

    2. 锝 -99m 磺胺胶体

    3. 锝 -99m 标记的红细胞（可以检测的出血速度低至 0.12 ～ 5 ml/min）

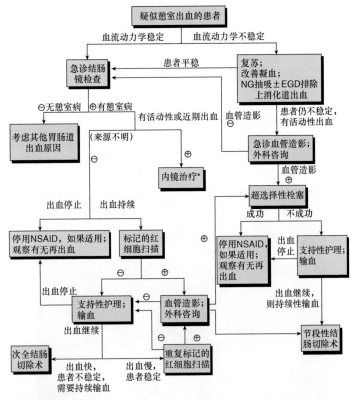

图 33-4　疑似憩室出血患者的治疗流程。 EGD，食管胃十二指肠镜；NG，鼻胃管；NSAID，非甾体抗炎药；* 内镜治疗包括单独肾上腺素注射或联合其他疗法，例如加热器探针凝结、双极凝结、金属夹夹闭、纤维蛋白封闭剂和套扎。[From Feldman M et al（eds.）：Sleisenger and Fordtran's gastrointestinal and liver disease，ed 10，Philadelphia，2016，Saunders.]

Rx 治疗

非药物治疗

- 增加膳食纤维的摄入并规律运动以改善肠功能。但是，最近的研究挑战了通常的观点，即纤维的摄入可预防憩室病
- 轻度单纯性憩室炎患者，建议清淡饮食直至疼痛缓解
- 严重的憩室炎患者应禁食并静脉营养；如果存在肠梗阻或小肠梗阻，则进行鼻胃管（NG）抽吸
- 穿孔、腹膜炎或无法控制的败血症需要紧急手术

急性期常规治疗

憩室炎的治疗：

- 轻度单纯性憩室炎（占憩室炎的 75%）：通常推荐口服广谱抗生素（例如，环丙沙星 750 mg 2 次 / 日或左氧氟沙星 750 mg 2 次 / 日或甲氧苄啶–磺胺甲噁唑 2 次 / 日，用以治疗结肠菌群的需氧菌；甲硝唑 500 mg 每 6 h 一次，用于治疗厌氧菌），及流质饮食 7 ~ 10 天。阿莫西林–克拉维酸 875 mg/125 mg 口服每 12 h 一次或莫西沙星 400 mg 口服每小时一次的单药治疗也是有效的。研究发现使用 4 天疗程替代 7 天疗程时，静脉输注不优于口服抗生素，且治疗结果相似。其他随机试验和队列研究也表明，对于轻度憩室炎，抗生素没有以前认为的那样有益或必要。其他药物如 5- 氨基水杨酸酯产品和益生菌仍然存在争议且获益不明
- 轻度至中度复杂性憩室炎，住院治疗：厄他培南 1 mg 静滴每 24 h 一次单药治疗，替卡西林–克拉维酸 200 ~ 300 mg/（kg·d）每 6 h 一次给药，或莫西沙星 400 mg 静滴每 24 h 一次，疗程 4 ~ 7 天。头孢唑林（1 ~ 2 mg 每 8 h 一次）或左氧氟沙星（750 mg 每 24 h 一次）联合甲硝唑（500 mg 每 8 h 一次）也是有效的
- 严重的复杂性憩室炎：禁食和积极的静滴抗生素治疗
  1. 亚胺培南–西司他丁 500 mg 静滴，每 6 h 一次
  2. 哌拉西林–他唑巴坦 4.5 g 静滴，每 8 h 一次
  3. 美罗培南 1 g 静滴，每 8 h 一次
  4. 多立培南 500 mg 静滴，每 8 h 一次

5. 头孢吡肟 2 g 静滴每 8 h 一次，或环丙沙星 400 mg 静滴每 12 h 一次，联合甲硝唑 500 mg 静滴每 8 h 一次

- 手术治疗（腹腔镜手术优于开放性结肠切除术），包括切除 受累区域和再吻合（如果可行）；反之，当感染得到控制后， 进行转流性结肠造口术和再吻合术。目前尚不清楚是否需要 手术以及手术最佳时机，两次憩室炎发作后不再认为需要手 术。患有以下疾病的患者可以考虑手术：

1. 憩室炎反复发作

2. 对恰当的药物治疗反应差（保守治疗失败）

3. 脓肿或瘘管形成

4. 梗阻

5. 腹膜炎：广泛腹膜炎的重症患者应选择结肠切除及 Hartmann 囊手术

6. 免疫功能低下的患者，首次发作是在年轻患者（＜ 40 岁）

7. 无法排除肿瘤（10% ~ 20% 的憩室病患者在随后的临床中 被发现患有结肠癌）

憩室出血：

- 多数患者（60%）出血无疼痛感且自发停止。它通常是由憩 室囊内积存的粪便侵蚀血管引起

- 药物治疗包括血液置换、血容量和任何凝血异常的纠正

- 肾上腺素注射、双极电凝或两者联合进行结肠镜下治疗可预 防复发性出血，并减少手术需要。内镜夹（图 33-5）也可用 于止血

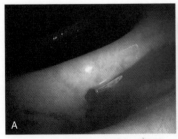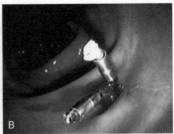

图 33-5 （扫本章二维码看彩图） 低位小肠憩室出血的患者行结肠镜检查， 发现了活动性出血部位（**A**），通过放置两枚内镜夹成功治疗（**B**）。（由美 国加利福尼亚州旧金山市医学博士 Janak Shah 提供。）（From Feldman M et al［eds.］: Sleisenger and Fordtran's gastrointestinal and liver disease, ed 10, Philadelphia, 2016, Saunders.）

- 如果输注 4～5 U 浓集红细胞后出血未能自发停止或在几天内严重复发，则必须进行手术切除；如果定位失败，则可能需要进行全结肠切除术和回肠直肠吻合术（如果在没有足够定位的情况下进行分段切除，则再出血的发生率很高）

预后

- 单纯性憩室炎患者的复发风险为 32%～36%。大多数憩室炎患者对抗生素治疗和肠道休息反应良好。高达 30% 的憩室炎患者最终需要手术治疗
- 5 年内，15%～20% 的患者会发生憩室出血

转诊

- 症状缓解后 4～6 周至消化科相关领域专家处进行结肠镜检查。对于患有憩室炎并发症的患者，经放射学证实为单纯性憩室炎后，通常无须进行结肠镜检查
- 考虑切除时转诊至外科

推荐阅读

Feuerstein JD, Falchuk KR: Diverticulosis and diverticulitis, *Mayo Clin Proc* 91(8):1094-1104, 2016.

Perry AF et al: A high-fiber diet does not protect against asymptomatic diverticulosis, *Gastroenterology* 142(266), 2012.

Swanson SM, Strate LL: In the clinic: acute colonic diverticulitis, *Ann Intern Med*, 2018.

Wilkins T et al: Diagnosis and management of acute diverticulitis, *Am Fam Physician* 87(9):612-620, 2013.

Young-Fadok TM et al: Diverticulitis, *N Engl J Med* 379:1635-1642, 2018.

第 34 章　短肠综合征
Short Bowel Syndrome

Fred F. Ferri

陶惠　译　张骅　张自艳　审校

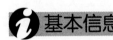 基本信息

定义

短肠综合征（short bowel syndrome，SBS）是一种因广泛的小肠切除或先天性原因引起的吸收不良综合征（表 34-1）。

同义词

短肠

SBS

ICD-10CM 编码

K91.2　手术后吸收不良，未分类

表 34-1　严重短肠综合征患者每日肠道或粪便中电解质、矿物质和微量元素的损失 *

成分	损失量
钠	90 ~ 100 mmol/L
钾	10 ~ 20 mmol/L
钙	772（591 ~ 950）mg/d
镁	328（263 ~ 419）mg/d
铁	11（7 ~ 15）mg/d
锌	12（10 ~ 14）mg/d
铜	1.5（0.5 ~ 2.3）mg/d

* 关于钠和钾，给出了造瘘口流出物的每升平均浓度。矿物质和微量元素的数值是 24 h 的平均损失值，范围列在括号内

（From Feldman M et al：Sleisenger and Fordtran's gastrointestinal and liver disease，ed 10，Philadelphia，2016，Elsevier.）

流行病学和人口统计学

- 与克罗恩病相似（见"克罗恩病"），而克罗恩病是成年人中最常见的 SBS 原因
- 在儿童中，2/3 的短肠与先天性异常（肠闭锁、腹裂、肠扭转、神经节细胞缺乏症）有关，1/3 与坏死性小肠结肠炎有关
- 患病人数：美国估计有 10 000 ～ 20 000 例

体格检查和临床表现

- 腹泻和脂肪泻
- 体重减轻
- 与铁或维生素 B_{12} 吸收不良有关的贫血
- 与维生素 K 吸收不良有关的出血素质
- 与维生素 D 和钙吸收不良相关的骨质疏松症 / 骨软化症
- 低钠、低钾血症
- 低血容量
- 其他常量营养素（macronutrient）或微量营养素缺乏状态

病因学

- 为了治疗前述疾病而行广泛肠切除术（见"流行病学"）。除非健康小肠不到 200 cm，通常 SBS 不会发生。如果结肠完好，SBS 的风险也会降低
- 先天性
- 框 34-1 总结了短肠综合征的病因

框 34-1　成人和儿童短肠综合征（SBS）和肠衰竭的病因

成人

灾难性的血管事件：

　肠系膜上动脉栓塞

　肠系膜上动脉血栓形成

　肠系膜上静脉血栓形成

慢性假性肠梗阻

因肿瘤或创伤行肠切除术

中肠肠扭转

因克罗恩病多次肠切除

放射性肠炎

难治性口炎性腹泻

硬皮病和混合性结缔组织病

续框

儿童
先天性绒毛萎缩
广泛神经节细胞缺乏症
腹裂
空肠或回肠闭锁
*坏死性小肠结肠炎

* 功能性 SBS 也可能发生在严重吸收不良和肠道长度完整的情况下
（From Feldman M et al：Sleisenger and Fordtran's gastrointestinal and liver disease，ed 10，Philadelphia，2016，Elsevier.）

人类的肠道有 3 ～ 8 m 长，切除多达一半的小肠不会破坏营养吸收，如果空肠超过 100 cm（3 英尺），大多数患者可以通过经口营养保持营养平衡。同样，100 cm 的完整空肠在正常情况下可以维持正常的水、钠和钾平衡。存在完整的结肠可以弥补一些小肠的损失。特定肠道部位的功能为（图 34-1）：

- 十二指肠和空肠近端吸收钙、镁、磷、铁和维生素
- 回肠吸收维生素 B_{12} 和胆汁酸，切除超过 60 cm 的回肠会导致

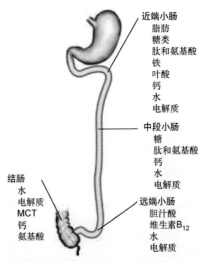

图 34-1　小肠和结肠对不同食物成分和分泌物的特定吸收区域。常量营养素和微量营养素主要在空肠近端吸收。胆汁酸和维生素 B_{12}（钴胺素）只能在回肠吸收。电解质和水在小肠和大肠中都被吸收。中链甘油三酯（MCT）、钙和一些氨基酸可以在结肠中吸收。（From Feldman M et al：Sleisenger and Fordtran's gastrointestinal and liver disease，ed 10，Philadelphia，2016，Elsevier.）

维生素 B_{12} 吸收不良。丢失超过 100 cm 的回肠会导致脂肪吸收不良（因为胆汁酸的缺失）

- 胃肠道内分泌激素的缺失会影响肠道运动
- 肠道细菌也可能过度生长，尤其是在回盲瓣丢失的情况下
- 表 34-2 总结了短肠综合征患者的常量营养素需求

表 34-2　短肠综合征患者的常量营养素需求

有克罗恩病	无克罗恩病
碳水化合物	
复合碳水化合物 / 淀粉	各种类型
30 ～ 35 kcal/（kg·d）	30 ～ 35 kcal/（kg·d）
可溶性纤维	
脂肪	
MCT/LCT	LCT
20% ～ 30% 的热量摄入	20% ～ 30% 的热量摄入
蛋白质	
完整蛋白质	完整蛋白质
1.0 ～ 1.5 g/（kg·d）	1.0 ～ 1.5 g/（kg·d）

LCT，长链甘油三酯；MCT，中链甘油三酯
（From Feldman M et al：Sleisenger and Fordtran's gastrointestinal and liver disease，ed 10，Philadelphia，2016，Elsevier.）

Dx 诊断

有肠道切除术史的患者可出现常量和（或）微量营养素丢失。SBS 患者电解质、矿物质和微量元素的每日肠道或粪便损失量见表 34-1。

鉴别诊断

因为明确的肠切除病史通常是已知的，所以无须鉴别诊断。如果未知肠切除病史，则必须考虑所有导致体重减轻、吸收不良和腹泻的原因。

Rx 治疗

广泛小肠切除联合结肠切除（空肠＜ 100 cm）：

- 治疗：长期全胃肠外营养（total parenteral nutrition，TPN）。有

些患者在接受 TPN 1～2 年后可以转为口服。在空肠造瘘术患者中，可以用 H_2 阻滞剂、质子泵抑制剂或奥曲肽来减少过量的液体丢失。还要补充微量营养素

广泛小肠切除联合部分结肠切除（通常为克罗恩病患者）：

- 治疗：所有空肠长度＞ 100 cm 的患者都可以只口服摄入。除了维生素 B_{12} 缺乏外，这些患者还经常腹泻。考虑分别使用乳糖限制和抗生素（四环素 250 mg 3 次 / 日或甲硝唑 500 mg 3 次 / 日，2 周）治疗乳糖吸收不良和细菌过度生长。也可以使用非特异性止泻药（如洛哌丁胺或可待因）治疗。必须监测患者的微量营养素丢失情况

- 图 34-2 和表 34-3 总结了 SBS 的管理策略，只有在有资质的中心可对 SBS 儿童行肠移植术

- 表 34-4 总结了用于减少肠道转运和腹泻量的治疗药物

- 对接受营养支持的 SBS 患者，FDA 批准的药物有：

  1. 重组生长激素（Zorbtive）：有效增加体重和减少肠外营养量。停药后，效果消失

  2. 替度鲁肽（Gattex），一种胰高血糖素样肽 -2 的重组 DNA 类似物。它通过刺激隐窝细胞增生和抑制肠细胞凋亡来促进小肠黏膜生长。这种药物可能需要持续给药，才能保持效果

并发症

- 肾草酸结石
- 胆固醇结石
- D- 乳酸酸中毒

预后

- 这直接取决于肠道切除的程度，在克罗恩病的情况下，取决于潜在的疾病

- 结肠是否保持与小肠的连贯性 * 是患者在大量小肠切除后适应能力的一个重要因素

  ［* 译者注：有些术式（如造瘘术）会导致结肠完全被绕过，短肠综合征也可以分为两类：结肠连贯性完整或部分完整、结肠连贯性不完整］

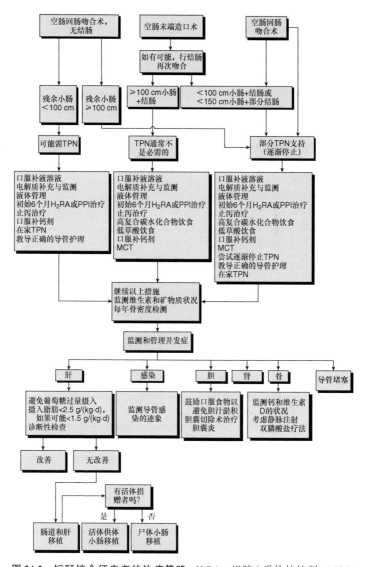

图 34-2　短肠综合征患者的治疗策略。H₂RA，组胺 2 受体拮抗剂；MCT，中链甘油三酯；PPI，质子泵抑制剂；TPN，全胃肠外营养。(From Feldman M et al：Sleisenger and Fordtran's gastrointestinal and liver disease，ed 10，Philadelphia，2016，Elsevier.)

表 34-3　短肠综合征的管理策略

1. 急性期
   a. 治疗术后并发症
   b. 通过肠外途径维持全面营养支持
   c. 启动低速率营养型肠内喂养
   d. 记录剩余肠道的数量和位置以及潜在疾病
2. 早期适应（直到术后 1 年）
   a. 增加肠内营养达到最大耐受性，补充谷氨酰胺
   b. 如有需要，实现永久胃肠外途径
   c. 最大限度地使用抗蠕动剂
   d. 高输出造口或造瘘术使用奥曲肽
   e. 饮食咨询
   f. 营养生长因子的临床试验
3. 长期适应（术后 1 年以上）
   a. 关闭瘘口，将旷置的肠重新启用
   b. 肠道延长术（Bianchi 或 STEP）
   c. 监测 TPN 相关并发症的发生，并在脓毒症复发、血栓形成或终末期肝病之前转诊行移植

STEP，连续横向肠成形术；TPN，全胃肠外营养。
（From Cameron JL，Cameron AM：Current surgical therapy，ed 10，Philadelphia，2011，Saunders.）

表 34-4　用于减少短肠综合征（SBS）患者肠道转运和腹泻量的治疗药物

药物	剂量
洛哌丁胺 *	4～6 mg，4 次 / 日
复方地芬诺酯片 *	2.5～5 mg，4 次 / 日
磷酸可待因 *	15～60 mg，每天 2～4 次
阿片酊剂	0.6 ml（2.5 mg），每天 2～4 次
雷尼替丁 †	300 mg，2 次 / 日
奥美拉唑 ‡	40 mg，2 次 / 日
奥曲肽	50～100 μg 皮下注射，2 次 / 日
可乐定	0.3 mg 经皮贴片，1 次 / 周

* 止泻药洛哌丁胺、复方地芬诺酯片和磷酸可待因在饭前和睡前 1 h 服用。由于 SBS 患者吸收不完全，剂量可能会超过推荐剂量
† 西咪替丁、法莫替丁和尼扎替丁是替代品
‡ 埃索美拉唑、兰索拉唑、雷贝拉唑和泮托拉唑是替代品
（From Feldman M et al：Sleisenger and Fordtran's gastrointestinal and liver disease，ed 10，Philadelphia，2016，Elsevier.）

相关内容

吸收不良（相关重点专题）

第 35 章　肠脂垂炎
Epiploic Appendagitis

Glenn G. Fort

何正兵　译　蒋嘉睿　审校

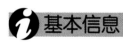 基本信息

定义

　　肠脂垂炎是肠脂垂的一种缺血性梗死，由肠脂垂扭转或其中央引流静脉自发性血栓形成引起。肠脂垂是富含脂肪的腹膜结合点，该部位含有从结肠浆膜延伸出来的血管。它们的大小从 5 mm 至 5 cm 不等，遍布整个结肠，但以乙状结肠中最多。肠脂垂炎通常是一种良性的自限性疾病，但可以模仿急腹症的其他原因，例如憩室炎或急性阑尾炎。

同义词

　　网膜结肠周围炎
　　出血性网膜炎
　　附件炎

ICD-10CM 编码
K55.0　急性肠道血管疾病

流行病学与人口统计学

　　发病率：在 2% ～ 7% 的疑似憩室炎患者和 0.3% ～ 1% 的疑似阑尾炎患者中被报道。

　　发病高峰：被报道的发病年龄范围为 12 ～ 82 岁，发病高峰期在 40 ～ 50 岁。

　　好发性别和年龄：男性比女性高出 4 倍。

　　危险因素：肥胖和剧烈运动。

体格检查和临床表现

- 患者表现下腹痛急性或亚急性发作

- 60% ～ 80% 的病例为左侧疼痛，且不迁移，但随着咳嗽和腹部伸展而加重
- 少见恶心和呕吐、低热、腹泻、腹胀
- 患者不出现急性病症，反跳痛不常见，仅有 10% ～ 30% 的患者可触及肿块

病因学

- 肠脂垂：从盲肠到直肠乙状结肠交界处，由血管蒂连接在结肠外表面的、充满脂肪的、浆膜覆盖的小突起。有 50 ～ 100 个这样的突起结构，它们的厚度为 1 ～ 2 cm，长度为 2 ～ 5 cm，可以作为一种保护和防御机制
- 原发性肠脂垂炎：由于自身扭转或其中央引流静脉自发性血栓形成引起肠脂垂的缺血性梗死，导致血管闭塞和局灶性炎症
- 继发性肠脂垂炎：肠脂垂炎是由外部炎症引起的，如憩室炎、阑尾炎、胰腺炎或胆囊炎

Dx 诊断

鉴别诊断

- 阑尾炎
- 憩室炎
- 卵巢扭转、卵巢囊肿破裂、异位妊娠
- 继发性肠脂垂炎：胰腺炎和胆囊炎是诱发疾病

评估

- 体格检查、血液检查和放射学检查。

实验室检查

全血细胞计数、红细胞沉降率、C 反应蛋白可能正常或轻度升高。

影像学检查

- 腹部 CT：在结肠附近的肠系膜脂肪中发现特征性的圆形或卵圆形脂肪密度病变，直径为 1.5 ～ 3 cm，其边缘高度衰减（图 35-1），并且脂肪层界限不清。有时可见到血栓形成的静脉在肠脂垂内呈现高度衰减的点

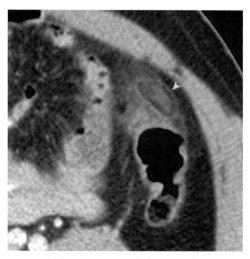

图 35-1　肠脂垂炎。轴向计算机断层扫描（CT）显示结肠周围的炎症病灶，包绕着脂肪团（箭头示）。这一影像表现是肠脂垂炎的特征。（From Webb WR，et al.：Fundamentals of body CT，ed 4，Philadelphia，2015，Saunders.）

- 腹部超声：在触痛最明显的部位，可在结肠与腹壁之间发现一个不可压缩的、高回声、小卵圆形或圆形实性脂肪组织团块

Rx 治疗

药物治疗

- 布洛芬：600 mg 口服，每 8 h 一次，连续服用 4 ～ 6 天
- 必要时，阿片类药物止痛 4 ～ 6 天

急性期常规治疗

肠脂垂炎是一种自限性的良性疾病，通常持续 3 ～ 14 天。

处理

- 患者通常不需要住院治疗或使用抗生素
- 复发率很低

转诊

- 只有在病情没有好转或出现脓肿、肠梗阻等并发症的患者才需要手术治疗。

重点和注意事项

- 在腹痛患者中考虑肠脂垂炎这一诊断是很重要的，因为正确的诊断可以避免不必要的诊断性检查、抗生素治疗，甚至手术治疗
- 虽然肠脂垂炎的症状通常会在 2 周内消失，但 CT 表现可能会持续 6 个月

相关内容

- 阑尾炎（相关重点专题）
- 憩室疾病（憩室病、憩室炎、憩室出血）（相关重点专题）

第 36 章 大肠癌
Colorectal Cancer

Ritesh Rathore

蒋嘉睿 译 刘娅妮 审校

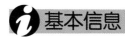 基本信息

定义

大肠癌（colorectal cancer，CRC）是发生于大肠腔表面的肿瘤，位置包括降结肠（40%～42%）、直肠乙状结肠和直肠（30%～33%）、盲肠和升结肠（25%～30%）、横结肠（10%～13%）。

ICD-10CM 编码

C18 结肠恶性肿瘤

C18.2 结肠恶性肿瘤，升结肠

C18.4 结肠恶性肿瘤，横结肠

C18.6 结肠恶性肿瘤，降结肠

C18.7 结肠恶性肿瘤，乙状结肠

C19 直肠-乙状结肠交界处恶性肿瘤

流行病学和人口统计学

- 在全世界范围内，大肠癌每年新发病例约 140 万，死亡人数约 70 万。北美洲、澳大利亚、欧洲和韩国的发病率最高
- 大肠癌是美国第四大最常见癌症，也是癌症死亡的第二大原因（2019 年新增病例 14.56 万，死亡 5.102 万）。18%～22% 的患者在诊断时即存在远处转移性病变
- 发病高峰是在 60～70 岁。一生中患大肠癌的风险为 1/17，其中 90% 的病例发生在 50 岁以后
- 风险因素（表 36-1）：
  1. 遗传性息肉病综合征
  2. 家族性息肉病（高危）
  3. Gardner 综合征（高危）
  4. Turcot 综合征（高危）

表 36-1　大肠癌的公认风险因素

家族史

- 大肠癌（CRC）
- 遗传性综合征［如家族性腺瘤性息肉病（FAP）］
- 种族和族裔背景（如非洲裔美国人、北欧犹太人）

个人史

- 年龄
- 男性
- 曾患结肠息肉或大肠癌
- 炎症性肠病史
- 糖尿病

生活方式

- 肥胖症
- 大量饮酒
- 高红肉、高脂肪、低纤维饮食

（From Niederhuber JE：Abeloff's clinical oncology，ed 6，Philadelphia，2020，Elsevier.）

　　5. Peutz-Jeghers 综合征（低危至中危）

　　6. 炎症性肠病（IBD），包括溃疡性结肠炎和克罗恩病

　　7. "癌症家族综合征"家族史

　　8. 家族遗传性乳腺癌和结肠癌

　　9. 盆腔照射史

　　10. 患有大肠癌的一级亲属

　　11. 年龄＞50 岁

　　12. 饮食因素（高脂肪或红肉饮食、饮酒、蔬菜摄入量少）

　　13. 遗传性非息肉病性结肠癌（hereditary nonpolyposis colon cancer，HNPCC）：常染色体显性遗传病，其特点是发病年龄早（平均年龄 44 岁）、右侧或近端结肠癌、与其他部位肿瘤同时发生和不同时间发生的结肠癌、黏液性结肠癌和分化不良的结肠癌；占所有大肠癌病例的 1%～5%；HNPCC 的诊断标准见表 36-2

　　14. 曾经患过子宫内膜癌或卵巢癌，尤其是在年轻时被诊断

体格检查和临床表现

- 体格检查可能完全没有阳性体征
- 直肠指诊可发现约 50% 的直肠癌

表 36-2　遗传性非息肉病性结肠癌（HNPCC）的诊断标准

阿姆斯特丹标准 [1]

- 至少有 3 名亲属患有大肠癌，且以下情况全部存在：
- 其中一个是另外两个人的一级亲属（父母、兄弟姐妹或子女）
- 至少涉及两代人
- 至少有一名亲属在 50 岁以下时患大肠癌
- 家族性腺瘤性息肉病已被排除

修订版 Bethesda 标准 [2]

- 提示肿瘤进行选择性微卫星灶不稳定性检测
- 50 岁以下患者的大肠癌
- 与其他部位肿瘤同时或非同时发生的大肠癌或与 HNPCC 相关的癌症
- 在 60 岁以下的患者中，组织学上表现为高级别的不稳定微卫星灶
- 一个或多个一级亲属在 50 岁以下时被诊断出患有大肠癌或 HNPCC 相关肿瘤
- 两个或两个以上患有 HNPCC 相关肿瘤的一级或二级亲属在任何年龄段患大肠癌

使用全部阿姆斯特丹标准或 Bethesda 标准中的一项来确定患 HNPCC 的风险

- HNPCC 相关肿瘤包括子宫内膜、胃、卵巢、胰腺、输尿管、肾盂、胆道、小肠、脑等部位肿瘤

[1] Vasen HF，Watson P，Mecklin JP et al：New clinical criteria for hereditary nonpolyposis colorectal cancer（HNPCC，Lynch syndrome）proposed by the International Collaborative group on HNPCC. Gastroenterology 116：1453-1456，1999.

[2] Umar A，Boland CR，Terdiman JP et al：Revised Bethesda Guidelines for hereditary nonpolyposis colorectal cancer（Lynch syndrome）and microsatellite instability. J Natl Cancer Inst 96：261-268，2004.

（From Niederhuber JE：Abeloff's clinical oncology，ed 6，Philadelphia，2020，Elsevier.）

- 可触及的腹部肿块可能提示大肠癌的转移或并发症（脓肿、肠套叠、肠扭转）
- 腹胀和压痛提示结肠梗阻
- 肝大提示肝转移

病因学

　　大肠癌可以通过两种突变途径之一产生：微卫星不稳定性或染色体不稳定性。种系基因突变是遗传性结肠癌综合征的基础；体细胞突变在细胞中的积累是散发性结肠癌的基础。图 36-1 阐明了结肠癌的分子致癌机制。大约 15% 的大肠癌缺乏一种或多种错配修复酶［错配修复缺陷（mismatch repair deficient，dMMR）］。

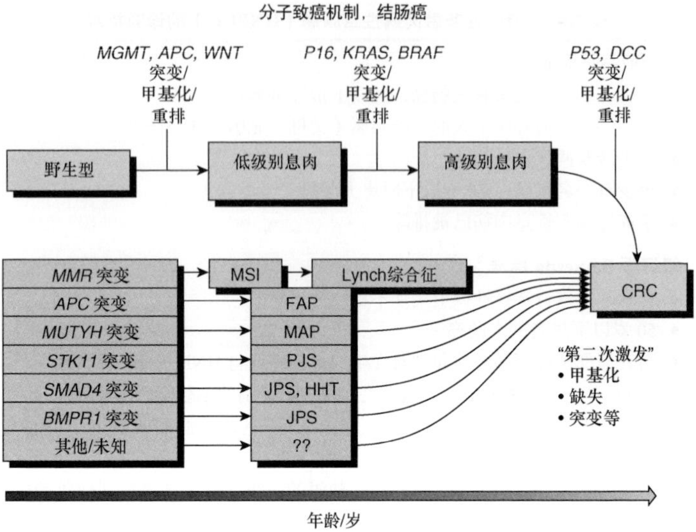

图 36-1　发展为大肠癌（CRC）之前分子变化的积累。散发性肿瘤是由一系列体细胞突变引发，最终导致大肠癌。这些息肉病的起始事件是出生时即存在的突变。第二次激发可能包括各种分子变化，如肿瘤抑制基因启动子甲基化、突变和拷贝数变化。错配修复（MMR）包括 *hMLH1*、*hMLH2*、*hMSH2*、*hPMS2* 和 *EpCAMP* 基因。FAP，家族性腺瘤性息肉病；HHT，遗传性出血性毛细血管扩张症；JPS，幼年性息肉病综合征；MAP，*MUTYH* 相关息肉病；MSI，微卫星不稳定性；PJS，Peutz-Jeghers 综合征。（From Niederhuber JE：Abeloff's clinical oncology，ed 6，Philadelphia，2020，Elsevier.）

Dx 诊断

鉴别诊断

- 憩室病
- 狭窄或粘连
- 炎症性肠病（IBD）
- 感染性或炎性病变
- 动静脉畸形
- 转移癌
- 外部肿块（囊肿、脓肿）

评估

大肠癌的临床表现可能包括非特异性症状（体重减轻、厌食、乏力），或与肿块效应或出血有关的特殊症状。将大肠癌的症状分为通常与右侧或左侧癌症相关的症状是很有用的，因为临床表现可以随着位置的不同而有所变化。

- 右侧结肠癌：
  1. 贫血（由慢性失血引起）
  2. 可有腹痛，也可完全无症状
  3. 直肠出血常因血液混入粪便而被漏诊
  4. 由于肠腔较大而且更多的是液态大便，肠梗阻和便秘并不常见
- 左侧结肠癌：
  1. 排便习惯改变（便秘、腹泻、里急后重、铅笔粗细的大便）
  2. 直肠出血（鲜红色的血覆盖在粪便表面）
  3. 由于肠腔较小，常发生肠梗阻

分类（表 36-3）和分期

AJCC 第 8 版大肠癌分类

A. 局限于黏膜–黏膜下层（Ⅰ期）

B. 侵犯固有肌层（Ⅱ期）

C. 局部结节受累（Ⅲ期）

D. 远处转移（Ⅳ期）

表 36-3 世界卫生组织大肠癌分类

- 腺癌
- 筛状粉刺型腺癌
- 髓样癌
- 微乳头状癌
- 黏液腺癌
- 锯齿状腺癌
- 印戒细胞癌
- 腺鳞癌
- 梭形细胞癌
- 鳞状细胞癌
- 未分化癌
- 神经内分泌癌（NEC）
  - 大型 NEC
  - 小型 NEC
- 混合性腺神经内分泌癌

（From Niederhuber JE：Abeloff's clinical oncology，ed 6，Philadelphia，2020，Elsevier.）

TNM 分类：

分期	TNM 分类
I	$T_{1\sim2}$, N_0, M_0
II_A	T_3, N_0, M_0
II_B	T_{4a}, N_0, M_0
II_C	T_{4b}, N_0, M_0
III_A	$T_{1\sim2}$, N_1, M_0, T_1, N_{2a}, M_0
III_B	$T_{3\sim4a}$, N_1, M_0 $T_{2\sim3}$, N_{2a}, M_0 $T_{1\sim2}$, N_{2b}, M_0
III_C	T_{4a}, N_{2a}, M_0 $T_{3\sim4a}$, N_{2b}, M_0 T_{4b}, $N_{1\sim2}$, M_0
IV_A	T（任何），N（任何），M_{1a}
IV_B	T（任何），N（任何），M_{1b}
IV_C	T（任何），N（任何），M_{1c}

实验室检查

- 粪便隐血试验（fecal occult blood test，FOBT）阳性：许多初级保健医师使用单一的粪便隐血试验作为大肠癌的初筛试验。但是，单一的 FOBT 对检测人血红蛋白的特异性低，对于大肠癌来说是较差的筛查方法（敏感性 4.9%）；而且 FOBT 不适合作为大肠癌唯一的检测方法，因为即使阴性结果并不会降低进展期肿瘤的概率。美国胃肠病学学会推荐粪便免疫化学试验（fecal immunochemical test，FIT），该技术可检测粪便中完整的人类球蛋白（相对于血红素），并检测出比 FOBT 更晚期的腺瘤

- 粪便 DNA 检测是一种较新的筛查方法，可以检测粪便中的结肠脱落细胞，这些脱落细胞具有特定的遗传或表观遗传学变化。据报道，该技术对大肠癌 I～III 期的敏感性为 97%，特异性为 90%。在涉及患大肠癌平均风险的无症状患者试验中，多靶点粪便 DNA 检测出的癌症明显多于 FIT 检测，但假阳性结果却更多。高成本和较高的假阳性率是阻碍粪便 DNA 检测

被广泛采用的主要障碍

- 可以从粪便中检测到包括癌细胞异常 DNA 在内的分子标志。FIT 结合粪便 DNA 检测（FIT-DNA）已获 FDA 批准用于大肠癌筛查。一项研究表明，一次性 FIT-DNA 比单独的一次性 FIT 检测大肠癌有更高的敏感性（92.3% vs. 73.8%），但特异性较低（86.6% *vs.* 94.9%）[1]

- 循环甲基化 SEPT9 DNA：不能可靠地检测出癌前病变。尚缺乏显示死亡率受益的相关研究

- 血浆癌胚抗原（carcinoembryonic antigen，CEA）水平对于筛查无用，因为它可以在非恶性疾病（吸烟、IBD、酒精性肝病）中升高。正常的 CEA 结果并不能排除大肠癌的诊断

影像学检查

- 结肠镜活检（主要评估工具）：美国医师学会（American College of Physicians，ACP）建议，应从患者 50 岁开始为其提供结肠镜检查。对于一般风险的患者，应每 10 年重复检查一次。非洲裔美国人被推荐从 45 岁开始进行筛查。只有一个一级亲属在 60 岁或 60 岁以上被诊断患有大肠癌或晚期腺瘤的人可以作为平均风险进行筛查。美国预防服务工作组指南指出，不应常规建议 75 岁以上的人进行筛查，85 岁以上的人则完全不建议进行筛查。如果 75 ～ 85 岁的人从未进行过筛查，则应根据健康状况来决定是否进行筛查。ACP 建议临床医生停止对 75 岁以上成年人或预期寿命小于 10 年的成年人进行大肠癌筛查。表 36-4 描述了大肠癌筛查和监测的建议

- 计算机断层扫描结肠镜检查（computed tomography colonoscopy，CTC）虚拟结肠镜检查（virtual colonoscopy，VC）使用螺旋 CT 扫描以生成二维或三维虚拟的大肠图像（图 36-2）。CTC 不需要镇静剂，但与光学结肠镜检查一样，它需要一些肠道准备（口服肠道泻药或在 CT 扫描前 48 h 进餐时摄入碘化造影剂）和空气注入。它还涉及暴露于大量的辐射。此外，VC 检测到病变的患者需要进行传统的结肠镜检查。与结肠镜检查相比，CTC 检测到 > 10 mm 息肉的敏感性为 70% ～ 96%，特异性为 72% ～ 96%。当患者拒绝结肠镜检查时，CTC 已取

---

[1] Inadomi JM：Screening for colorectal neoplasia，N Engl J Med 376：149-156，2017.

表 36-4　大肠癌（CRC）筛查和监测建议 *

指标	建议
一般风险	从 50 岁开始：每 10 年做 1 次结肠镜检查；每 5 年做 1 次计算机断层扫描结肠造影检查；每 5 年做 1 次软式乙状结肠镜检查；每 5 年做 1 次双重对比钡剂灌肠检查；每年做 1 次粪便隐血试验或粪便检查；可以考虑 DNA 检测，但不作为首选
1～2 名一级亲属在任何年龄患有大肠癌或在＜60 岁时患有腺瘤	从 40 岁开始每 5 年做一次结肠镜检查，或比亲属中最早的诊断年龄小 10 岁，以时间先到者为准
遗传性非息肉病性结直肠癌	遗传咨询和筛查[†]；从 25 岁开始，每 1～2 年做一次结肠镜检查，40 岁以后每年一次[‡]
家族性腺瘤性息肉病和变异型	遗传咨询和检测[†]；从青春期开始每年进行软式乙状结肠镜检查[‡]
大肠癌的个人史	治愈性切除术后 1 年内复查结肠镜，3 年后复查，如正常则每 5 年检查一次
结直肠腺瘤的个人史	在切除所有指标息肉后，每 3～5 年进行一次结肠镜检查
炎症性肠病	全结肠炎 8 年后开始每 1～2 年做一次结肠镜检查；如果只是左半结肠病变，则 15 年后开始检查

* 美国癌症协会和美国多学科结直肠癌协作小组提出的建议；美国放射学会也认可了对一般风险患者的建议

[†] 只要有可能，应先对受影响的亲属进行检测，因为可能出现假阴性结果

[‡] 对检测结果呈阳性或不确定的人以及拒绝基因检测的人建议筛查

（From Andreoli TE et al：Andreoli and Carpenter's Cecil essentials of medicine, ed 8, Philadelphia, 2010, Saunders.）

　　代双重对比钡剂灌肠作为放射学筛查的替代方法

- 胶囊内镜检查可以使结肠黏膜可视化，但由于其检测结肠病变的灵敏度较结肠镜低，所以不建议作为筛查手段
- 腹部（图 36-3）、骨盆和胸部的 CT 扫描有助于术前分期
- PET 扫描（图 36-4）可以显示功能信息，对大肠癌及其远处转移的检测准确。由 PET 和 CT 联合模式组成的结肠造影技术是一种较新的诊断模式，可在一次检查中提供全身肿瘤的分期

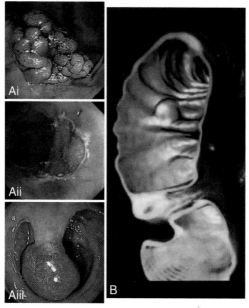

图 36-2　（扫本章二维码看彩图）**Ai ～ Aiii.** 结肠镜检查时看到的结肠息肉；**B.** 计算机断层扫描（CT）结肠造影时看到的结肠息肉。**Aii** 表示 **Ai** 中息肉经内镜切除后的效果。（From Ballinger A：Kumar & Clark's essentials of medicine，ed 5，Edinburgh，2012，Saunders.）

扫本章二维码看彩图

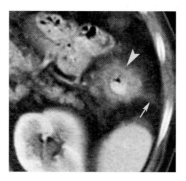

图 36-3　**结肠癌：肠壁增厚。** 脾曲附近的降结肠癌导致结肠壁增厚（无尾箭头示）和管腔变窄。结肠周围脂肪间隙出现索条状密度增高影（箭头示）提示肿瘤浸透肠壁。（From Webb WR，Brant WE，Major NM：Fundamentals of body CT，ed 4，Philadelphia，2015，Saunders.）

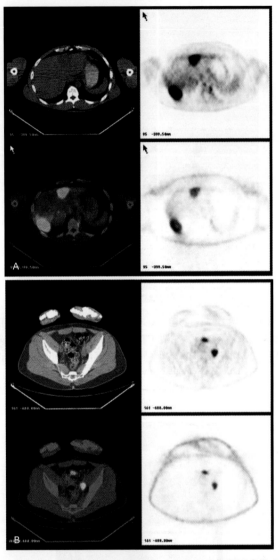

图 36-4 （扫本章二维码看彩图）结肠癌。**A.** 正电子发射断层成像（positron emission tomography，PET）和计算机断层扫描（CT）图像显示一名患者的肝有 2 个氟 -18（^{18}F）- 氟脱氧葡萄糖（FDG）摄取病灶。在 CT 扫描（左上）、衰减校正的 PET 扫描（右上）、非衰减校正的 PET 扫描（右下）和融合图像（左下）都可以看到这些病变。**B.** 骨盆的 PET 和 CT 图像，数据来源方式如 A 图，显示左侧髂外淋巴结转移灶中 FDG 摄取增加。（From Niederhuber JE：Abeloff's clinical oncology，ed 6，Philadelphia，2020，Elsevier.）

Rx 治疗

常规治疗

- 手术切除是 I ～ III 期结肠癌确定性和治愈性的先期治疗。建议特定患者（高危 II 期，所有 III 期）接受辅助化疗。微卫星不稳定性可与 II、III 期结直肠癌的临床病理因素一起用于指导治疗（图 36-5）

- 已切除的大肠癌辅助治疗的标准化疗方案是奥沙利铂与氟嘧啶（5- 氟尿嘧啶或卡培他滨）联合治疗，为期 3 ～ 6 个月。老年患者和有明显合并症的患者，联合化疗的毒性更大，建议仅用单药氟嘧啶治疗

- 新辅助化疗和放疗用于直肠癌在明确切除前的缩小和降期，并提高 II ～ III 期癌症的总生存时间和局部疾病控制率

- II 期疾病的辅助化疗使总生存时间略微提高 3% ～ 4%，目前 5 年生存率在 80% 左右。因此，当前的指南建议仅在高风险的 II 期患者中考虑辅助化疗。III 期患者生存获益的幅度明显更高，联合化疗的 5 年总生存率在 70% 左右，亚组间差异较

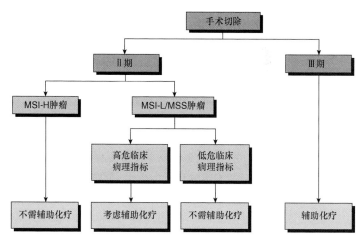

图 36-5　在 II 期和 III 期结直肠癌中使用微卫星不稳定性（MSI）和临床病理因素的建议算法。ASCO 指南：不足的样本结节、T$_4$ 病变、穿孔、分化不良的组织学。MSI-H，高度微卫星不稳定性；MSI-L/MSS，低度微卫星不稳定性/微卫星稳定性。（From Niederhuber JE：Abeloff's clinical oncology, ed 6, Philadelphia, 2020, Elsevier.）

大。最近的数据显示，低风险的 Ⅲ 期结肠癌患者仅用 3 个月的辅助多药化疗就可能达到相同的生存率

- 在过去的几年里，转移性和复发性大肠癌患者的前景有了很大的改善。目前，在现代化疗方案下，不可切除的转移患者的中位总生存时间预计在 30 个月内。对于肝等部位局限性、可切除的转移患者，5 年中位总生存率在 50% 左右

- 转移情况下使用的化疗药物包括 5- 氟尿嘧啶（5-FU）、卡培他滨、伊立替康、奥沙利铂和丝裂霉素。使用抗代谢物（5-FU 或卡培他滨）联合奥沙利铂或伊立替康的化疗方案构成了全身化疗的主干

- 针对表皮生长因子受体（epidermal growth factor receptor，EGFR）和血管生成途径的分子靶向治疗与化疗主干联合用于转移性大肠癌。抗血管生成药物包括单克隆抗体贝伐珠单抗、阿柏西普和雷莫芦单抗。西妥昔单抗和帕尼单抗是 EGFR 受体阻断剂，对肿瘤未携带突变 RAS 癌基因的转移性 CRC 患者有效

- 肝一般是大肠癌转移的最初和最常见的部位。对肝局限性转移灶进行切除，然后再进行全身联合化疗，可以使 30% 以上的特定患者达到治愈效果。对局限性肺转移的特定病例，也可考虑进行转移病灶切除

- 不可切除的多发性肝转移灶通常采用局部区域治疗方法，如经动脉化学栓塞（transarterial chemoembolization，TACE）、使用钇 -90 近距离放射治疗的选择性内照射治疗（selective internal radiation therapy，SIRT）或肝动脉灌注化疗

- 口服多靶点激酶抑制剂瑞戈非尼和口服抗代谢药物 TAS-102 为标准化疗方法失败的患者提供适度的生存获益

- 携带 BRAF 突变的肿瘤患者现在可以通过使用由康奈非尼（encorafenib）、比美替尼（binimetinib）和西妥昔单抗组成的联合分子靶向治疗来提高生存率

- 对于病理证实有微卫星不稳定灶的癌症患者（图 36-5），检查点抑制剂（pembrolizumab、nivolumab）是标准疗法失败后的有效选择，最近已被批准用于这种情况

- 有关转移性大肠癌随机试验的综述表明，与左侧癌症相比，右侧癌症与较短的总生存率有关

长期治疗

- 医生门诊，重点是临床和疾病相关的病史，指导体检，协调随访，最初 3 年每 3 ～ 4 个月咨询一次，然后 2 年每 6 个月咨询一次
- 在第 1 年结束时进行结肠镜检查，然后在 3 年后进行结肠镜检查，随后每 5 年进行一次结肠镜检查
- 基线 CEA 水平，如果升高，可在手术后作为衡量肿瘤切除是否完全的标准。它用于监测肿瘤复发情况，每 3 ～ 6 个月检测一次，最长可持续 5 年。

预后

5 年生存率随癌症分期而异：

TNM 分期	5 年生存率（%）
I	> 90
II $_{A \sim C}$	60 ～ 85
III $_{A \sim C}$	25 ～ 65
IV	5 ～ 10

- 在过去的 20 年里，总体 5 年无病生存率从 50% 提高到 63%
- 大肠癌中高频微卫星不稳定灶能独立预测相对有利的结果，并降低转移的可能性
- 在高危的 II 期和 III 期大肠癌患者中，接受辅助化疗的患者 5 年生存率有改善
- 结肠腺癌中 microRNA 的表达模式发生系统性改变。miR-21 的高表达与生存率低和治疗效果差有关
- 从手术到开始辅助化疗的最佳时机为 4 ～ 8 周。辅助化疗开始时间越往后推迟，生存率越差
- 据报道，大肠癌诊断后定期使用阿司匹林与降低大肠癌特异性和总体死亡率的风险相关，尤其是在过量表达环氧化酶 -2 的肿瘤个体中。定期使用阿司匹林与较低的 *BRAF* 野生型结直肠癌相关，但与 *BRAF* 突变型癌症风险无关。从每天 75 mg 开始的所有阿司匹林剂量对大肠癌发病率和死亡率都有相似的影响

转诊

转诊至结直肠外科或肿瘤外科、肿瘤内科、放射肿瘤科的多学科团队进行治疗。

 # 重点和注意事项

专家点评

- 肿瘤细胞向区域淋巴结转移是结肠癌患者最重要的单一预后因素
- 将脂肪摄入量降低到总能量摄入的 30%，通过食用水果和蔬菜增加纤维摄入，可以降低大肠癌的风险
- 用阿司匹林（81 mg/d）进行化学预防，可降低高危人群结直肠腺瘤的发生率
- 美国国家癌症研究所已发布共识指南，对新诊断的大肠癌患者进行 HNPCC 的普遍筛查。HNPCC 突变携带者的肿瘤通常表现为微卫星不稳定性，这是一种由短核苷酸重复序列扩张或收缩引起的特征性表型。这些指南（Bethesda 指南）对于微卫星不稳定性测试的选择性患者是有用的。对新诊断的大肠癌患者进行 HNPCC 筛查是具有成本效益的，特别是如果考虑到其直系亲属的利益
- 每年或每 2 年一次的 FOBT 检测可以显著降低大肠癌的发生率
- 从粪便样本中检测 APC 基因突变是早期发现结直肠肿瘤的一种很有前途的新模式

相关内容

家族性腺瘤性息肉病和 Gardner 综合征（相关重点专题）

Lynch 综合征（相关重点专题）

Peutz-Jeghers 综合征和其他息肉病综合征（相关重点专题）

推荐阅读

Bagshaw PF et al: The Australasian Laparoscopic Colon Cancer Study Group: long-term outcomes of the Australasian randomized clinical trial comparing laparoscopic and conventional open surgical treatments for colon cancer: the Australasian Laparoscopic Colon Cancer Study Trial, *Ann Surg* 256:915-919, 2012.

Biaggi JJ et al: Association between time to initiation of adjuvant chemotherapy and survival in colorectal cancer, *JAMA* 305(22):2335-2342, 2011.

Chuba KJ et al: Aspirin for the prevention of cancer: incidences and mortality: systemic evidence reviews for the U.S. Preventive Services Task Force, *Ann Intern Med* 164:814-815, 2016.

Dalerba P et al: CDX2 as a prognostic biomarker in stage II and stage III colon cancer, *N Engl J Med* 374:211-222, 2016.

Friis S et al: Low-dose aspirin or nonsteroidal anti-inflammatory drug use and colorectal cancer risk, *Ann Intern Med* 163:347-355, 2015.

Garcia-Albeniz X et al: Effectiveness of screening colonoscopy to prevent colorectal cancer among Medicare beneficiaries aged 70 to 79 years, *Ann Intern Med* 166:18-26, 2017.

Grothey A et al: Duration of adjuvant chemotherapy for stage III colon cancer, *N Engl J Med* 378(13):1177-1188, 2018.

Imperiale TF et al: Multitarget stool DNA testing for colorectal-cancer screening, *N Engl J Med* 370:1287-1297, 2014.

Imperiale TF et al: Derivation and validation of a scoring system to stratify risk for advanced colorectal neoplasia in asymptomatic adults, *Ann Int Med* 163:339-346, 2015.

Inadomi JM: Screening for colorectal neoplasia, *N Engl J Med* 76:149-156, 2017.

Kopetz S et al: BEACON CRC: a randomized, 3-Arm, phase 3 study of encorafenib and cetuximab with or without binimetinib vs. choice of either irinotecan or FOLFIRI plus cetuximab in BRAF V600E–mutant metastatic colorectal cancer, *Annals of Oncology* 30(Supplement 4):iv137-iv151, 2019.

Lieberman D: Screening for colorectal cancer and evolving issues for physicians and patients, a review, *JAMA* 316(20):2135-2145, 2016.

Nishihara R et al: Aspirin use and risk of colorectal cancer according to BRAF mutation status, *JAMA* 309(24):2563-2571, 2013.

Primrose JN et al: Effect of 3 to 5 years of scheduled CEA and CT follow-up to detect recurrence of colorectal cancer, *JAMA* 311:263, 2014.

Qaseem A et al: Screening for colorectal cancer: a guidance statement for the American College of Physicians, *Ann Intern Med* 156:378-386, 2012.

Rothwell PM et al: Long-term effect of aspirin on colorectal cancer incidence and mortality: 20-year follow-up of five randomized trials, *Lancet* 376:1741, 2010.

Schetter AJ et al: MicroRNA expression profiles associated with prognosis and therapeutic outcome in colon adenocarcinoma, *JAMA* 299(4):425-436, 2008.

Siegel RL et al: Cancer statistics, *CA Cancer J Clin* 69(1):7-34, 2019.

Yang Y et al: Robot-assisted versus conventional laparoscopic surgery for colorectal disease, focusing on rectal cancer: a meta-analysis, *Ann Surg Oncol* 19:3727-3736, 2012.

第 37 章　便秘
Constipation

Curtis Lee Lowery III，Mark F. Brady

张苗苗　译　戴聪　审校

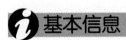 基本信息

定义

　　排便频率降低 [每周排便（bowel movements，BM）少于 3 次]，并伴有排便费力、下腹胀、排便困难、排便不尽感，通常伴有大便干硬或其他潜在疾病。

　　罗马Ⅳ标准（见"诊断"）用来对患者进行分类。

ICD-10CM 编码

K59.0　便秘

K59.00　非特指型

K59.01　慢传输型便秘

K59.02　出口梗阻型便秘

K59.03　药物诱导型便秘

K59.04　慢性特发性便秘

K59.09　其他便秘

K59.8　其他特定的功能性肠道疾病

K59.9　功能性肠道疾病，非特指

流行病学和人口统计学

　　患病率：

- 12% ～ 19% 所有年龄段的成年人
- 慢性便秘随年龄增长而增加
- 在 60 ～ 101 岁的成年人中占 33.5%
- 65 岁以上大约 26% 的男性和 34% 的女性存在便秘

　　危险因素：在女性、非白种人、低收入患者、60 岁以上患者、很少进行体育活动的患者、低教育水平的患者或那些患有导致便秘的潜在疾病（如帕金森病）的患者中更为普遍。

体格检查和临床表现

- 一个完整的病史对于评估是至关重要的。便秘的持续时间、排便次数的改变、用药史，或任何其他同时发生的病史对诊断很重要

- 每个患者的临床表现都不同，因为个体对便秘的定义可能不同于医学词典

- 便秘可能伴有液体粪便（溢出性腹泻）的频率增加，通常由粪便刺激分泌引起

- 必须排除诸如便血、体重减轻超过 10 磅（约 4.536 kg）、结肠癌或炎症性肠病家族史、贫血、粪便潜血试验阳性或急性便秘等报警症状

- 体格检查必须包括直肠指诊

- 直肠检查需排除导致便秘的病因。检查时疼痛、肛门不对称、括约肌功能受损、肿块、狭窄或者粪便的存在和特征（软、硬、嵌塞）可以帮助确定病因

- 排便障碍的临床线索归纳在框 37-1 中

框 37-1 排便障碍的临床线索

病史

长期的排便费力

在马桶上摆出不寻常的姿势，以促进排便

通过会阴改变直肠位置，或对阴道后壁施加压力以促进直肠排空

不能排出灌肠液

结肠次全切除术后便秘

直肠检查（患者左侧位）

视诊

在尝试模拟排便用力时，肛门向前"拉"

在尝试模拟排便用力时，肛门边缘下降 < 1 cm 或 > 4 cm（或超过坐骨结节）

在用力排便时会阴膨胀向下，直肠黏膜部分通过肛管脱出

触诊

静息时肛门括约肌张力高，使检查手指不易进入 [无肛周疼痛的情况（如肛裂）]

在主动挤压时，肛门括约肌压力仅比静息时略微高

模拟排便用力时，会阴部和检查手指下降 < 1 cm 或 > 4 cm

通过直肠后壁触诊耻骨直肠肌感到疼痛，或触诊再现疼痛

排便用力时可触及黏膜脱垂

直肠前壁"缺损"，提示脱肛（直肠向阴道突出）

肛门直肠测压及气囊排出（患者左侧位）

静息肛门括约肌压力升高

气囊排出试验延迟（＜ 50 岁女性正常值：4～75 s；≥ 50 岁女性正常值：3～15 s*）

* Noelting J et al：Normal values for high-resolution anorectal manometry in healthy women：effects of age and significance of rectoanal gradient，Am J Gastroenterol 107：1530-1536，2012.

Bharucha AE et al. American Gastroenterological Association technical review on constipation. Gastroenterology，2013，144（1）：218-238. doi：10.1053/j.gastro.2012.10.028

（From Feldman M et al. Sieisenger and Fordtran's gastrointestinal and liver disease，ed 10，Philadelphia，2016，Elsevier.）

病因学

- 特征性地分为特发性便秘和继发性便秘
- 继发性原因包括：神经、代谢或内分泌紊乱，精神疾病，胃肠道恶性肿瘤，及药物引起的便秘
- 导致老年人直肠出口延迟的肛门直肠功能障碍类型总结在表37-1 中

表 37-1　导致老年人直肠出口延迟的肛门直肠功能障碍类型

	病理生理学	临床表现
直肠蠕动障碍	直肠蠕动和收缩减少 直肠顺应性增加 不同程度的直肠扩张 直肠感觉受损，排便冲动减弱 随着时间的推移，需要不断增加直肠扩张才能反射性地触发排便机制	指诊时直肠硬或软便潴留，患者无感觉 慢性直肠扩张导致内括约肌松弛和粪便污染 一个假设的原因是由于骶髓功能受损（如缺血或椎管狭窄）而导致副交感神经传出减少；也可能是由于痴呆、抑郁、不活动或肛门直肠疼痛性疾病而导致持续忽视或抑制排便的冲动
盆底协调动作障碍	排便时异常收缩或未能放松盆底和肛门外括约肌 测压研究显示用力排便时肛管压力会反常地增加	严重和长期的直肠排出延迟症状 帕金森病 在年轻女性中更常见
肠易激综合征	直肠张力增加和顺应性下降 在肛门直肠功能测试时，扩大直肠的疼痛阈值降低	通常便秘主要发生在老年人 罗马标准的症状：腹胀或疼痛，排便后缓解，排出黏液，排便不尽感

（Fillit HM：Brocklehurst's textbook of geriatric medicine and gerontology，ed 8，Philadelphia，2017，Elsevier.）

- 药物引起的便秘很常见，常见的药物包括：
  1. 抗胆碱能类药物
  2. 铁补充剂
  3. 抗酸药
  4. 阿片制剂
  5. 抗高血压药（特别是钙通道阻滞剂）
  6. 5- 羟色胺拮抗剂
  7. 神经节阻滞剂

Dx 诊断

根据罗马Ⅳ标准

- 在之前的 6 个月里，症状至少出现 3 个月
- 如果不使用泻药，很少会出现软便
- 不符合肠易激综合征（IBS）的诊断标准
- 出现下列 2 种或 2 种以上特定症状：
  1. 超过 25% 的排便感到费力
  2. 超过 25% 的排便呈块状或硬便
  3. 超过 25% 的排便有不尽感
  4. 超过 25% 的排便有肛门直肠梗阻或阻塞感
  5. 超过 25% 的排便需要手法帮助（如以手指帮助排便、盆底支持）
  6. 每周自然排便少于 3 次
- 便秘诊断的流程方法见图 37-1

鉴别诊断

- 首先描述功能性便秘与继发性便秘的原因
- 便秘的继发性原因包括药物治疗、糖尿病、甲状旁腺功能亢进、甲状腺功能减退、铅中毒、尿毒症、帕金森病、多发性硬化、硬皮病、狼疮和恶性肿瘤
- 功能性便秘必须与肠易激综合征（IBS）、炎症性肠病（IBD）、阑尾炎、肠梗阻和 Ogilvie 综合征相鉴别

评估

- 一份完整的病史应包括是否有报警信号、饮食习惯、用药清

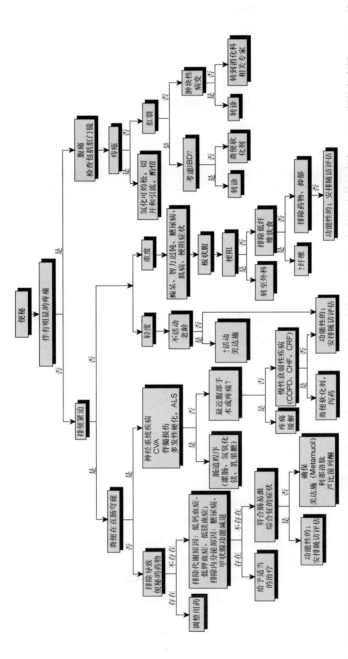

图 37-1 **便秘诊断的流程方法。**ALS，肌萎缩侧索硬化；CHF，充血性心力衰竭；COPD，慢性阻塞性肺疾病；CRF，慢性肾衰竭；CVA，脑血管意外；IBD，炎症性肠病。(From Marx JA et al: Rosen's emergency medicine, ed 8, Philadelphia, 2014, WB Saunders.)

单、潜在的系统性或神经系统疾病，以及患者的生活方式或活动水平

- 体格检查必须包括直肠检查，以评估痔疮、粪便稠度、黑粪症、便血、直肠脱垂、直肠张力异常或直肠膨出。直肠指诊诊断排便协同失调的敏感性和特异性分别为 75% 和 87%
- 粪便嵌塞可表现为腹泻，可通过直肠指诊和与粪便负荷增加相一致的物理或放射学表现进行诊断

实验室检查

诊断便秘不需要常规的实验室检查。然而，有报警信号的患者应该完善全血细胞计数、基本代谢检查、促甲状腺激素和粪便潜血试验。

影像学检查

- 这不是必需的，但可以帮助排除继发性病因
- 腹部 X 线平片可用于诊断粪便潴留，其可能提示是肠梗阻或粪石嵌顿，还是可能存在恶性肿瘤
- 如果排便次数减少是主要主诉，结肠传输试验（通过无线运动胶囊研究）和全肠运输时间可能是有用的，但是它们只在那些泻药和其他保守措施难以治疗的慢性便秘患者中有提示作用
- 当肛门直肠有解剖和功能改变，并被认为导致便秘时，可进行排便 X 线摄影
- 运动性研究包括肛门直肠测压、结肠测压和球囊排出

℞ 治疗

在彻底的病史采集和体格检查后，再加上没有报警信号，及时开始经验性治疗，包括患者教育、饮食改变和纤维素治疗，而不需进一步诊断的检查。如果没有疗效，应开始使用泻药进行治疗。

便秘治疗的一般方法见框 37-2。

非药物治疗

- 对于以盆底功能障碍为便秘主要原因的患者，生物反馈是一种纠正排便时盆底肌肉和肛门外括约肌不适当收缩的行为途径
- 手法辅助排便是移除直肠穹窿内硬便的必要干预措施，有时

框 37-2　便秘治疗的一般方法

具体药物、剂量和注意事项见表 37-2。

Ⅰ. 针对所有患者的核心方案

- 摄入充足的液体和纤维是预防便秘的关键。纤维主要来自谷物和麸皮谷物。当麸皮纤维被引入时，肠胃胀气、腹胀和腹部绞痛是常见的副作用
- 粪便体积的另一个来源是合成的容积性泻剂（如车前草）。容积性泻药需要充足的液体摄入；否则，它们可能会加剧便秘
- 避免将刺激性泻药作为核心方案的一部分，因为长期服用可能会降低肠道蠕动。鼓励患者运动，并对排便的冲动迅速作出反应

Ⅱ. 个体化方案——具体适应证和一般性意见

- 刺激性泻药（如番泻叶、比沙可啶）：许多人认为长期使用这些药物会导致依赖性和习惯化，但这没有得到证实。如果使用得当，这些药物是无害的，而且非常有效。番泻叶可能是这类泻药的一线选择
- 渗透性泻药［如聚乙二醇（PEG）、乳果糖、氢氧化镁、柠檬酸镁］：这些药物最常用于肠道手术前的结肠准备。这些药物安全且耐受性良好。PEG 已被证明比乳果糖的效用略微更强，引起的腹胀更少
- 润滑剂和粪便软化剂：口服矿物油润滑剂和粪便软化剂对有急性疼痛性肛周病变的患者特别有用。粪便的软化和油涂层可以使粪便更容易通过，痛苦更少，防止便秘。有吞咽问题或身体特别虚弱的患者禁用矿物油，以防止吸入导致脂质性肺炎
- 栓剂和灌肠剂：这些药物对那些难以从直肠排出软便的患者可能有帮助。甘油栓剂可能有舒缓作用，对于由局部疼痛性肛周病变引起便秘的患者有帮助。当解除粪便嵌塞有必要时，自来水灌肠是有用的

（From Marx JA et al: Rosen's emergency medicine, ed 8, Philadelphia, 2014, WB Saunders.）

　　这必须在手术室内完成（取决于阻塞粪便的量）

- 对药物治疗无反应且测压研究良好的患者，可考虑结肠次全切除术及回肠直肠吻合术

急性期常规治疗

- 纤维（饮食或补充）是一线治疗
- 泻药是二线治疗，包括容积性泻药、渗透性泻药和刺激性泻药
  1. 容积性泻药包括车前草、甲基纤维素、小麦糊精和聚卡波非
  2. 渗透性泻药包括聚乙二醇、乳果糖、氢氧化镁和柠檬酸镁
  3. 刺激性泻药包括比沙可啶、番泻叶和匹可硫酸钠
- 如果口服治疗无效，应使用栓剂和（或）灌肠剂
- 如果没有报警信号，许多药剂可以联合使用

表 37-2 常见于便秘对症治疗的制剂

药物	最大推荐剂量	起效时间	注解
容积性泻药			
车前草（Metamucil）	最高 20 g	12 ～ 72 h	难以消化的纤维吸收水分，导致更大、更软的粪便块
甲基纤维素（Citrucel）	最高 20 g		经过肠细菌降解的天然纤维，可能导致腹胀和胀气。应多喝水，避免便阻
聚卡波非（Fibercon）	最高 20 g		抗结肠细菌降解的半合成纤维素纤维 丙烯酸聚合物合成纤维，抗细菌降解
渗透性泻药			沿渗透梯度将水入肠道
镁盐或钠盐			
氢氧化镁（镁乳）	30 ～ 45 ml 每日 1 次	1 ～ 6 h	少量的镁被吸收。对肾功能不全患者和儿童患者要谨慎使用
柠檬酸镁	按需 150 ～ 300 ml	3 ～ 5 h	
磷酸钠（Fleet Phospho-soda）	按需 20 ～ 45 ml 配 12 盎司水		肾功能不全可导致高磷血症；常用于结肠镜检查前
难以吸收的糖			
乳果糖	15 ～ 30 ml 每日 1 ～ 2 次	24 ～ 48 h	合成双糖不被小肠吸收。腹胀和胀气常见
山梨醇	15 ～ 30 ml 每日 1 ～ 2 次		较少被小肠吸收
聚乙二醇和电解质（GoLYTELY, MiraLax）	17 g 每日 2 ～ 3 次	12 ～ 24 h	不易被吸收和不被细菌代谢的有机聚合物，因此可能较少引起腹胀和绞痛。可与非碳酸饮品混合使用
刺激性泻药			
番泻叶（Senokot, Ex-Lax）	每日 8 ～ 34 mg	6 ～ 12 h	刺激肠道蠕动或分泌 刺激小肠和结肠的分泌和运动

续表

药物	最大推荐剂量	起效时间	注解
比沙可啶（Dulcolax, Correctol）	每日 5 ~ 10 mg		
粪便软化剂			
多库酯钠（Colace）	100 mg 每日 2 次；一些人可用更高剂量	24 ~ 48 h	增加水的渗透，软化大便
矿物油（Fleet Mineral oil）	5 ~ 15 ml 晚上口服		在许多研究中，并不比安慰剂更好。不推荐作为一线或单独治疗 为排便通道提供润滑作用。不建议长期使用。易发生误吸的患者可发生脂质性肺炎
其他药物			
芦比前列酮（Amitiza）	24 μg 每日 1 ~ 2 次	1 h	一种氯通道激活剂。FDA 批准用于治疗成人慢性特发性便秘。不良反应：头痛，恶心，腹泻
甲基纳曲酮（Relistor）	8 ~ 12 mg 皮下		用于阿片类药物引起的难治性便秘
利那洛肽（Linzess）	每日 145 μg，饭前 30 min	2 ~ 6 h	鸟苷酸环化酶 2C 的肽激动剂。它增加平滑肌收缩。用于肠易激综合征便秘型
普卡那肽（Trulance）	3 mg 每日 1 次	<24 h	鸟苷酸环化酶 2C 的肽激动剂。它增加平滑肌收缩。用于肠易激综合征便秘型
Naldemedine（Symproic）	0.2 mg 每日 1 次	2 h	阿片受体拮抗剂。

FDA，美国食品和药品监督管理局；IBS，肠易激综合征

（Modified from Marx JA et al: Rosen's emergency medicine. ed 8, Philadelphia, 2014, WB Saunders.）

- 老年人肠道准备情况总结在表 37-3 中

表 37-3　老年人肠道准备

- 老龄、便秘、泻药的使用、三环类抗抑郁药、卒中、糖尿病和痴呆都与准备不足有关，因此需要更长的时间来进行全面结肠镜检查
- 即使是那些接受了 75% ～ 100% 处方治疗的人，也只有 50% 的人肠道准备符合要求

指导

- 在手术前至少 1 周，给予常规泻药（如每天 2 包 Movicol）和灌肠剂或栓剂，对已知有便秘的患者和有糖尿病等共病的患者，用药期要长一些
- 个性化泻药方案（例如，对于不能喝 4 L 的患者，每天 1 ～ 2 L GoLYTELY，服用超过 2 ～ 3 天，或使用替代药物，如匹可硫酸钠）
- 识别潜在的不遵从医嘱。（"患者能在 24 h 内喝 4 L GoLYTELY 吗？"）
- 预防令人不愉快的副作用。（"患者是否能及时到达厕所，避免粪便漏出？"）
- 使用口服磷酸钠要谨慎，因为老年人使用会增加血清磷酸盐，即使在肌酐清除率正常的患者中也是如此
- 考虑术前腹部 X 线平片来评估持续的粪便负荷
- 在可能的情况下，在进行肠道准备前给予清澈的液体饮食

（Fillit HM: Brocklehurst's textbook of geriatric medicine and gerontology, ed 8, Philadelphia, 2017, Elsevier.）

慢性期治疗

- 许多用于急性便秘的药物对慢性便秘也有作用
- 谨慎刺激性泻药的长期使用，因为它们会导致结肠上皮功能障碍
- 较少见，但用于慢性便秘，包括：
  1. 利那洛肽：鸟苷酸环化酶 -c 反应激动剂。它刺激肠道液体的分泌和运输
  2. 普卡那肽（Plecanatide）：鸟苷酸环化酶 -c 反应激动剂。它刺激肠道液体的分泌和运输
  3. 芦比前列酮：氯通道激活剂，促进富含氯的肠液分泌
  4. 米索前列醇：前列腺素类似物
  5. 肉毒毒素：在盆底功能障碍的患者注射到耻骨直肠肌
  6. 纳伐地定（Naldemedine）：阿片受体拮抗剂，用于阿片诱导的便秘
  7. 普芦卡必利：选择性 5-HT4 受体激动剂

补充和替代疗法

针灸可推荐用于治疗慢性特发性便秘，但这种治疗方法的疗效尚未确定。

处理

- 便秘可以在门诊通过改变饮食和药物治疗，并且随访进行观察。
- 少数便秘患者必须住院治疗。

转诊

- 通常情况下，不需要向胃肠病学相关领域专家处转诊，但对于难治性患者或需要结肠镜检查、乙状结肠镜检查或测压检查的患者是必要的
- 对于大量粪便阻塞（需要麻醉下解除阻塞）、巨结肠、巨直肠或对药物治疗无反应的慢性慢传输型便秘患者，可能需要转诊至外科医生处

 重点和注意事项

- 体重减轻、直肠出血或贫血伴便秘的患者要求进行结肠镜检查或软式乙状结肠镜检查
- 全面的病史和包括直肠指诊的体格检查对便秘的诊断和病因很重要
- 包括对患者饮食、用药和心理社会问题调查的病史询问，是成功治疗便秘的关键
- 患者教育的主要内容总结在表 37-4 中

表 37-4　患者教育

如厕习惯与姿势
- 当你有排便的冲动时，不要拖延排便
- 每天留出一个特定的时间（我们建议在早餐后），你可以不着急地坐在马桶上
- 放松的排便姿势会有帮助，特别是如果你有排便费力的问题或肛门堵塞的感觉
- 如果排便用力是一个问题，坐在马桶上的时候，在你的脚下放一个脚凳，因为这样可以增强你腹部肌肉的能力，来帮助排便

腹部按摩
- 躺在床上，把枕头放在你的头和肩膀下面

- 弯曲膝盖，在膝盖下面放一个枕头作为支撑
- 用薄床单覆盖你的腹部
- 用坚定但轻柔的圆周运动按摩你的腹部，从右边开始，再到左边
- 持续按摩大约 10 min
- 这个按摩应该是个愉快的过程，如果你感到任何不适，请停止

饮食

- 为了防止便秘，你应该多吃 A 清单中的食物，少吃 B 清单中的食物。A 清单中的食物往往使粪便更软，更容易通过，因为它富含纤维。B 清单中的食物会使大便变得更困难，因为它将肠内的东西结合在一起
- A 清单：新鲜水果、西梅和其他果干、全麦面包、麸皮麦片和麦片粥、沙拉、煮熟的蔬菜（可能的话带皮吃）、豆类、扁豆
- B 清单：牛奶、硬奶酪、酸奶、白面包或饼干、精制谷物、蛋糕、煎饼、面条、白米饭、巧克力、奶油汤
- 你应该逐渐增加你的纤维摄入量，因为突然改变纤维含量可能会导致暂时的腹胀和不规律。全天都要吃含有纤维的食物，而不是例如只在早餐吃一顿，这一点很重要
- 逐渐增加液体的摄入量，直到每天 8 ~ 10 杯。尽量多喝水、果汁和碳酸饮料

括约肌强化

学习做运动

- 以舒适的姿势坐着，双膝微微分开。现在想象一下，你正试图阻止自己从肠道里排气。要做到这一点，你必须挤压直肠周围的肌肉。试着尽可能紧地挤压和提起那块肌肉。你应该能感觉到肌肉的运动。你的臀部、腹部和腿不应该动。你应该意识到直肠周围的皮肤紧实而且被拉紧并离开你的椅子。试着去感受一下。你现在正在锻炼肛门括约肌。（当你绷紧肌肉时，你不需要屏住呼吸！）

练习做运动

- 尽可能紧拉肛门括约肌。拉紧至少 5 s，然后放松至少 10 s
- 重复这个练习至少 5 次。这会增强你的肌肉力量
- 接下来，把肌肉拉到最大挤压量的一半左右。看看你能坚持多久。然后放松至少 10 s
- 重复至少 5 次。这将对你的肌肉耐力或持久力起作用
- 尽可能快速和紧绷地拉起肌肉，然后放松，然后再次拉起。看看在你感觉疲劳之前你能做多少次。尝试至少 5 个快速拉伸。每天至少尝试 10 次这样的快速拉伸练习
- 尽可能地努力做这些运动，每天至少 5 次。当肌肉变得更强壮时，你会发现每次你可以做更多的拉伸而不会让肌肉感到疲劳
- 把肌肉锻炼得更强需要时间。在肌肉得到充分的力量之前，你可能需要进行几个月的定期锻炼

续表

栓剂使用说明

- 你的护士或护理人员可以帮助将栓剂插入你的直肠（后通道），或者如果你的身体条件允许，你自己插入
- 如果有必要的话，可以先去厕所排便
- 清洗你的手
- 去掉栓剂上所有箔衣或包装
- 可以侧卧，下面的腿伸直，上面的腿向腰部弯曲，也可以蹲下
- 用手指轻柔但坚定地将栓剂细端先插入直肠。推得足够远（大约 1 英寸），这样它就不会再出来了
- 你可能会发现你的身体想要排出栓剂。双腿合拢，保持静止几分钟
- 至少 10 ~ 20 min 内不要排便

（Fillit HM：Brocklehurst's textbook of geriatric medicine and gerontology，ed 8，Philadelphia，2017，Elsevier.）

推荐阅读

Bharucha AE et al: American Gastroenterological Association technical review on constipation, *Gastroenterology* 144(1):218-238, 2013, https://doi.org/10.1053/j.gastro.2012.10.028.

Bradsley A: Assessment and treatment options for patients with constipation, *Br J Nurs* 26(6):312-318, 2017.

Mitchell G: Managing constipation in primary care, *Prim Health Care* 24(5):18-22, 2015.

第38章 吸收不良
Malabsorption

Rosann Cholankeril, George Cholankeril, Dimitri Gitelmaker, Alan Epstein

王格 译 王格 校

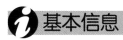 基本信息

定义

吸收不良是指肠道吸收膳食营养素的减少。大多数吸收不良是由于肠上皮的膜转运系统、吸收和刷状缘的先天性或获得性缺陷而导致。

同义词

消化不良

流行病学和人口统计学

好发性别和年龄： 女性更多见，平均年龄 40 岁

遗传学： 95% 的乳糜泻患者具有 HLA-DQ2 基因

危险因素：

- 饮酒过量
- 乳糜泻病史
- 肠易激疾病（IBD）史
- 肠道手术

体格检查和临床表现

- 非特异性症状常见，如腹胀
- 由于消化不良或吸收不良的渗透负荷，可能存在水样腹泻。在

脂肪消化障碍的情况下，脂肪泻随之发生
- 体重下降很常见，但许多患者能够通过增加热量来补偿。弥漫性疾病通常有更明显的体重下降
- 慢性蛋白质吸收不良可引起低白蛋白血症，导致水肿和腹水
- 由于微量元素缺乏（铁、维生素 B_{12}）可能合并小细胞性贫血和大细胞性贫血。这些患者可表现出面色苍白，并伴有疲劳
- 维生素 K 缺乏引起的出血障碍可导致瘀斑、黑便和血尿
- 维生素 D 缺乏会导致骨骼疾病，可出现继发性甲状旁腺功能亢进症
- 电解质和维生素缺乏可导致神经系统疾病，如共济失调、虚弱和神经病，并可能出现 Chvostek 或 Trousseau 征
- 自身免疫性疾病特有的皮肤病表现，如脱发、糙皮病、结节性红斑、坏疽性脓皮病、唇干裂、舌炎和口疮
- 表 38-1 概述了特殊吸收不良疾病的主要临床特征

表 38-1　特殊吸收不良疾病的主要临床特征

疾病	主要临床特征
肾上腺功能不全	皮肤暗沉、低钠血症、高钾血症
淀粉样变性	肾病、肾病综合征、心肌病、神经病、腕管综合征、巨舌、肝脾大
胆汁酸缺乏	回肠切除或疾病、肝病
类癌综合征	面色潮红、心脏杂音
乳糜泻	症状多样：疱疹样皮炎、脱发、阿弗他口腔溃疡、关节病、神经症状和（危及生命的）营养不良；肝生化检测水平升高，轻度缺铁
克罗恩病	关节炎、阿弗他口腔溃疡、巩膜炎、葡萄膜炎、坏疽性脓皮病、结节性红斑、腹部肿块、瘘管、肛周瘘、原发性硬化性胆管炎（PSC）、实验室检查炎症表现
囊性纤维化	慢性肺源性疾病，胎粪性肠梗阻，远端肠梗阻综合征（DIOS），汗液氯化物升高
胱氨酸尿，Hartnup 病	肾结石、皮肤病
糖尿病	病史较长的糖尿病及糖尿病并发症
双糖酶缺乏症	腹胀和腹部绞痛，间歇性腹泻

疾病	主要临床特征
胃肠道瘘管	肠道手术或创伤史，克罗恩病
胰高血糖素瘤	游走性坏死性红斑，胆囊增大
甲状腺功能亢进、甲状腺功能减退	甲状腺疾病的症状和体征
低 γ 球蛋白血症	反复发作的感染
肠缺血	其他器官缺血表现；进食后腹痛（慢性肠系膜缺血）
淋巴瘤	肠系膜或腹膜后淋巴结肿大，腹部肿块、腹痛、发热
肥大细胞增生	荨麻疹色素沉着症、消化性溃疡
鸟复合分枝杆菌感染	获得性免疫缺陷综合征（AIDS）
胰腺功能不全	胰腺炎病史，腹痛，或酒精中毒；大量脂肪及油性大便；橙黄色油性排泄物
寄生虫感染	疫区旅行史
原发性胆汁性胆管炎	黄疸、瘙痒
硬皮病	吞咽困难、张口困难、雷诺现象、皮肤变紧
小肠细菌过度生长（SIBO）	既往肠道手术史、运动障碍（硬皮病、假性梗阻）、小肠憩室、狭窄
热带口炎性腹泻	疫区旅行史
结核	特殊暴露史，疫区旅行史或生活史，免疫抑制，腹部包块或肠梗阻，腹水
Whipple 病	淋巴结病、发热、关节炎、脑病、心脏杂音（肺动脉瓣）、眼–咀嚼肌节律性运动
卓-艾综合征（ZES）	消化性溃疡、腹泻

（From Feldman M et al：Sleisenger and Fordtran's gastrointestinal and liver disease，ed 10，Philadelphia，2016，Elsevier.）

病因学

- 先天性或后天获得
- 疾病特异性病因。表 38-2 概述了吸收不良的发病机制、吸收不良的物质和典型病因

表 38-2　吸收不良的发病机制、吸收不良的物质和典型病因

病理生理机制	吸收不良的物质	典型病因
消化不良		
结合胆汁酸缺乏	脂肪	肝实质疾病
	脂溶性维生素	胆道阻塞
	钙	SIBO 伴结合胆汁酸解离
	镁	回肠胆汁酸吸收不良
		CCK 缺乏
胰腺功能不全	脂肪	先天性缺陷
	蛋白质	慢性胰腺炎
	糖类	胰腺肿瘤
	脂溶性维生素	胰腺酶失活（如 ZES）
	维生素 B_{12}（钴胺素）	
黏膜消化不良	糖类	先天性缺陷
		获得性乳糖酶缺乏
	蛋白质	广泛性黏膜疾病（如乳糜泻、克罗恩病）
管腔内营养素消耗	维生素 B_{12}	SIBO
		蠕虫感染（如阔节裂头绦虫感染）
吸收不良		
黏膜吸收减少	脂肪	先天性转运缺陷
	蛋白质	广泛性黏膜疾病（如乳糜泻、克罗恩病）
	糖类	既往肠切除或旁路手术史
	维生素	感染
	矿物质	肠淋巴瘤
肠道转运减少	脂肪	肠淋巴管扩张症
	蛋白质	原发
		继发（如实体肿瘤、Whipple 病、淋巴瘤）
		静脉淤血（如心力衰竭）
其他机制		
胃酸和（或）内因子分泌减少	维生素 B_{12}	恶性贫血
		萎缩性胃炎
		胃切除术史

续表

病理生理机制	吸收不良的物质	典型病因
胃研磨和（或）快速胃排空能力降低	脂肪 钙 蛋白质	胃切除术史 自主神经病
快速肠道转运	脂肪	自主神经病 甲状腺功能亢进

CCK，胆囊收缩素；SIBO，小肠细菌过度生长；ZES，卓-艾综合征

（From Feldman M et al：Sleisenger and Fordtran's gastrointestinal and liver disease，ed 10，Philadelphia，2016，Elsevier.）

 诊断

鉴别诊断

- 克罗恩病
- 乳糜泻
- Hartnup 病
- 慢性胰腺炎
- 胰腺功能不全
- 囊性纤维化
- 短肠综合征
- 肿瘤
- 无 β- 脂蛋白血症
- 乳糖不耐受
- 小肠细菌过度生长
- 慢性萎缩性胃炎
- 卓-艾综合征
- 慢性胆汁淤积症
- 肝硬化

评估

- 详细的病史包括饮酒和手术史以及自身免疫性疾病史，可以帮助诊断潜在的疾病。筛查有无因吸收不良导致的贫血和电解质异常非常重要
- 表 38-3 总结了诊断吸收不良的非侵入性试验以及相关疾病

表 38-3　诊断吸收不良的非侵入性试验以及相关疾病

疾病	诊断试验	注释
乳糖吸收不良	乳糖氢呼吸试验 乳糖耐受试验	无法鉴别原发性和继发性乳糖吸收不良
果糖吸收不完全	果糖氢呼吸试验	
SIBO	^{14}C-D- 木糖呼吸试验 葡萄糖氢呼吸试验 Schilling 试验（加或不加抗生素）	如果任一试验的结果都是阳性，则应寻求易感因素
胆汁酸吸收不良	SeHCAT 试验，^{14}C-TCA 试验	无法鉴别原发性和继发性原因
胰腺外分泌功能不全	大便脂肪定量测定 粪弹性蛋白酶或糜蛋白酶，无管试验	用于确定慢性胰腺炎吸收不良敏感性和特异性波动大，取决于试验类型和疾病分期
维生素 B_{12} 吸收不良	Schilling 试验	试验是在没有内因子的情况下进行的，根据内因子的结果，加用抗生素或胰酶。如果怀疑 SIBO、末端回肠疾病或胰腺疾病，则需要进一步检测

SeHCAT，硒 -75- 高牛磺胆酸试验；SIBO，小肠细菌过度生长；TCA，牛磺胆酸。
（From Feldman M et al：Sleisenger and Fordtran's gastrointestinal and liver disease, ed 10, Philadelphia，2016，Elsevier.）

实验室检查

- 检测血常规、血清铁、维生素 B_{12} 和叶酸等贫血相关指标
- **凝血酶原时间（PT）**：PT 升高提示维生素 K 缺乏
- **脂肪吸收不良**：金标准是收集 72 h 的大便弹性蛋白酶或脂肪，当大便中含量每日 6 g 以上则为病理性。这个测试很麻烦，所以也可考虑其他检测方法。苏丹Ⅲ染色和酸性粪脂试验是衡量脂肪泻的定性指标。关于乳糜泻的血清学检测也应考虑
- **糖类吸收不良**：糖类吸收不良导致肠道细菌对未消化的糖类进行发酵
- 尿 D- 木糖试验用于检测糖类在小肠中的吸收情况。口服 D- 木糖后，测定尿 D- 木糖水平。低水平的尿 D- 木糖水平提示肠道吸收不良
- 乳糖不耐受可通过乳糖耐量试验或呼吸试验进行检测。乳糖

耐量试验为口服乳糖后测定血糖的含量。如果有症状或者血糖显著增加提示有乳糖不耐受。使用特定形式的糖类进行 H_2/CO_2 呼吸试验也可检测吸收不良

- **蛋白质吸收不良**：蛋白质吸收不良可能是由于小肠细菌过度生长或蛋白质胃肠病。α_1 抗胰蛋白酶清除率或 99mTc- 白蛋白伽马相机闪烁显像可帮助确诊
- **胰腺功能不全**：粪弹性蛋白酶和糜蛋白酶水平可以区分胰腺和肠道的原因
- **维生素缺乏**：测量血清维生素 B_{12} 和甲基丙二酸水平很重要。Schilling 试验（维生素 B_{12} 吸收试验）很少使用，但在某些情况下是有用的。
- **胆汁酸吸收不良**：大便胆汁酸的定量测量是首选的诊断方法。SeHCAT 试验（硒–高牛磺胆酸试验）也可检测胆汁酸，但很少使用
- **细菌过度生长**：这可以通过经内镜下空肠抽吸培养或非侵入性的氢呼吸试验来检测
- 表 38-4 总结了评估可疑吸收不良和营养缺乏的实验室检测方法

表 38-4　评估可疑吸收不良和营养缺乏的实验室检测方法

试验	注释
血细胞计数	
血细胞比容，血红蛋白	铁、维生素 B_{12}、叶酸吸收不良时降低，或者随失血而减少
平均红细胞血红蛋白含量，平均红细胞容积	铁吸收不良时减少，叶酸和维生素 B_{12} 吸收不良时升高
白细胞，分类	维生素 B_{12} 和叶酸吸收不良时减少；淋巴管扩张症中淋巴细胞计数低
生化测试（血清）	
甲状腺球蛋白	重度脂肪吸收不良时减少
胆固醇	胆汁酸吸收不良或重度脂肪吸收不良时降低
白蛋白	严重营养不良、淋巴管扩张症和蛋白丢失性肠病中降低
碱性磷酸酶	钙和维生素 D 吸收不良（重度脂肪泻）时升高，锌缺乏时降低

续表

试验	注释
钙、磷、镁	小肠广泛性黏膜病变或广泛性肠切除术后，或维生素 D 缺乏时减低
锌	在小肠广泛性黏膜病变或肠切除术后减低
铁、铁蛋白	在乳糜泻、其他广泛性小肠黏膜疾病以及慢性失血中减低
其他血清学试验	
凝血酶原时间	维生素 K 吸收不良时延长
β 胡罗卜素	在肝胆或肠道疾病导致的脂肪吸收不良中降低
免疫球蛋白	在淋巴管扩张症和弥漫性淋巴瘤中降低
叶酸	在广泛性小肠黏膜疾病、使用抗惊厥药或妊娠时减低，可能在 SIBO 中增高
维生素 B_{12}	在胃切除术后、恶性贫血、回肠末端疾病、SIBO、阔节裂头绦虫感染中降低
甲基丙二酸	维生素 B_{12} 缺乏时显著升高
同型半胱氨酸	维生素 B_{12} 或叶酸缺乏时显著升高
瓜氨酸	可能在破坏性小肠黏膜疾病或小肠切除术后降低
大便测试	
脂肪	脂肪吸收不良时定量或定性增加
弹性酶、糜蛋白酶	胰腺外分泌功能不全时浓度和数量均下降
pH	糖类吸收不良时小于 5.5

SIBO，小肠细菌过度生长

（From Feldman M et al：Sleisenger and Fordtran's gastrointestinal and liver disease，ed 10，Philadelphia，2016，Elsevier.）

影像学检查

- 腹部超声可显示小肠壁增厚
- 内镜可进行直观可视化检查及取活检
- 小肠钡餐造影
- 腹部 CT 或 MRI
- 内镜逆行胰胆管造影 / 磁共振胰胆管造影 / 内镜超声识别胰腺异常

- 胶囊内镜

Rx 治疗

包括引起吸收不良的潜在疾病的识别和治疗，腹泻的治疗和营养补充。

非药物治疗

- 乳糜泻患者推荐无麸质饮食。乳糖不耐受患者应避免含乳糖产品
- 在某些情况下，避免咖啡因和高糖化合物可以减少腹泻

急性期常规治疗

- 控制潜在疾病应是首要目标
- 控制任何可能存在的水和电解质失衡也至关重要

慢性期治疗

- 在慢性吸收不良状态下用洛哌丁胺控制慢性腹泻应是目标之一
- 纠正水和电解质失衡及口服补液治疗应优先考虑
- 胆汁酸结合物在某些情况下可以减少脂肪泻
- 胰腺功能不全通常用低脂饮食和外源性胰酶补充来治疗
- GLP-2 的替度鲁肽同源体已被证明可以增加短肠综合征的吸收表面积
- 在慢性吸收不良时维生素 D 缺乏的情况下，提示周期性的 DEXA 扫描
- 口服补充维生素和矿物质很重要，有时需要肠外治疗

转诊

- 当初步实验室检查不能确诊时，到消化内科相关领域专家处就诊
- 营养治疗可改善症状，故可以到营养科咨询

⚠ 重点和注意事项

专家点评

- 吸收不良应考虑是潜在疾病的征象

- 治疗应侧重于引起吸收不良的潜在疾病
- 在任何吸收不良的治疗方案中，营养和容量的补充都应该是优先考虑的

相关内容

乳糜泻（相关重点专题）

克罗恩病（相关重点专题）

囊性纤维化（相关重点专题）

肠易激综合征（相关重点专题）

乳糖不耐受（相关重点专题）

慢性胰腺炎（相关重点专题）

短肠综合征（相关重点专题）

小肠细菌过度生长（相关重点专题）

溃疡性结肠炎（相关重点专题）

第 39 章　大便失禁
Encopresis

Carolina S. Cerezo，Wendy A. Plante

王格　译　王格　审校

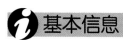 基本信息

定义 / 诊断标准（DSM-5，ROME Ⅳ）

- 粪便排出到不适当的地方（如衣服、地板上），无论是无意的还是故意的
- 至少连续 3 个月且每月至少有 1 次发作
- 这种行为不能归因于一种物质（如泻药）或另一种疾病的生理效应，除非是与便秘相关

　　2016 年 5 月，罗马基金会颁布了经修订的肛肠疾病标准。大便失禁（encopresis）不再被作为功能性肛肠疾病的亚类进行命名。大便失禁（fecal incontinence，FI）和非潴留性大便失禁（nonretentive fecal incontinence，NFI）是目前使用的术语。FI 是指年龄 4 岁以上，至少持续 3 个月反复不受控制地排便。NFI 的诊断标准是 4 岁以上的儿童至少在过去 1 个月内出现以下症状：

1. 把大便排到社会文化认为不适当的地方；
2. 无粪便潴留的证据；
3. 经过适当的医学评估，大便失禁不能用另一种医学状况来解释。

同义词

　　大便失禁（Stool/fecal incontinence）

ICD-10CM 编码

R15.9　　大便失禁

F98.1　　不是由于一种物质或已知生理状况导致的大便失禁，不是由于器质性病因导致的（非潴留性）大便失禁

DSM-5 编码

307.7　　伴或不伴便秘的大便失禁和溢出性失禁

流行病学和人口统计学

发病高峰： 学龄前（有时也出现在学龄期和青春期）。

患病率（在美国）： 4～12岁儿童中为 1.5%～7.5%。

好发性别： 男性更多，男：女为 1.9：1～9：1。

体格检查和临床表现

- 大多数儿童在4岁前会训练在厕所排便。便秘和大便潴留是 80%～90% 大便失禁患者（潴留性大便失禁或 FI）的重要诱因。另有 10%～20% 的大便失禁患者不是由便秘引起（NFI）
- 当便秘时间较长时，软便或水样便可能在潴留的粪便周围流动，导致溢出性失禁。每天可能出现几次，并可能被误认为腹泻
- 当长期便秘或嵌顿导致失去直肠张力和感觉时，儿童可能缺乏报告排便的意识。而且一些儿童已习惯于这样
- 在 NFI 中，体格检查正常。腹部影像未显示粪便残留

病因学

- 大约 96% 的儿童每天排便3次至每隔一天排便1次。当肠道运动不那么频繁时，大便变得越来越干结，更难传输，导致更不舒服或更痛苦的感受。儿童将可能通过避免排便以减轻不适或疼痛，从而导致便秘和溢出性失禁的加重
- 便秘可能是由于排便频率减少而逐渐开始的，或者在疾病或饮食变化后更加严重
- 增加焦虑的厕所训练也可能在大便潴留、便秘的发展和最终的大便失禁中起作用

Dx 诊断

鉴别诊断

- 先天性巨结肠病
- 内分泌疾病（甲状腺功能减退症）
- 脑瘫
- 脊髓脊膜膨出症
- 假性梗阻
- 肛门直肠病变（直肠狭窄）
- 畸形

- 创伤
- 直肠脱垂
- 乳糜泻
- 药物

评估

- 病史：排便的频率、大便的性质、相关的疼痛和存在遗尿症（常与大便失禁伴发）
- 评估其他发育或精神问题
- 潴留性大便失禁的常见体格检查发现：腹部粪便肿块，直肠粪便嵌塞，肛门括约肌松弛，肛周可见粪便，肛裂
- 进行完整的神经病学检查，以排除感觉神经或脊髓异常

实验室检查

- 考虑甲状腺功能试验、乳糜筛查试验、电解质、钙、尿液分析和培养
- 如果怀疑先天性巨结肠病，需进行直肠活检或肛门直肠测压

影像学检查

腹部 X 线片，以确定是否存在粪便嵌塞；脊柱 MRI，以评估是否存在神经管缺陷或脊髓栓系。

Rx 治疗

急性期常规治疗

- 通便是必要的第一步，可通过口服或直肠途径（或联合）
- 对于口服药物通便法，聚乙二醇、柠檬酸镁或高剂量矿物油是有效的（避免在有误吸危险的患者中使用矿物油）
- 加用刺激性泻药，如番泻叶或比沙可啶，可更有效地通便
- 对于解除直肠粪便嵌塞，磷酸盐、生理盐水或矿物油灌肠是有效的
- 当检查确定便秘不存在时［非潴留性大便失禁（NFI）］，可考虑实施厕所训练法或行为健康指导

慢性期治疗

- 口服大便软化剂（如聚乙二醇或乳果糖）或大便润滑剂（矿

物油）防止便秘复发

- 在嵌顿解除后短期内（急性期治疗后 1 个月），因为肠张力低，可能需要刺激性泻药；但需要快速减药以避免依赖
- 在家记录排便情况，包括位置和数量，记录在图表或日历上有助于评估药物疗效和最佳如厕时间
- 对于积极的如厕和服药行为进行表扬和给予其他小奖励，可以帮助保持良好的肠道习惯。均衡饮食和增加纤维摄入或补充也可能有所帮助
- 正规行为治疗（教育、加强治疗依从性和提高肛门括约肌控制的运动）可提高治疗成功率。有人提倡生物反馈以改善括约肌功能，其 1 年的治疗结果与行为治疗相当。结合行为治疗和药物治疗的互联网干预辅助法也是目前一个有前途的治疗方法

预后

大便失禁可能是自限性的或持续时间相对短暂，也可能需要长期的维持治疗。复发是常见的。

转诊

对于在几个月内药物治疗无效或有重大精神或家庭因素的患者，应考虑行为家庭疗法。

 重点和注意事项

- 对父母和孩子进行便秘和大便失禁的教育，并避免消极的互动是至关重要的
- 需强调这可能需要长期的维持治疗，且复发是常见的

推荐阅读

Hyams JS et al: Childhood functional gastrointestinal disorders: child/adolescent, *Gastroenterology* 150:1456-1468, 2016.

Tabbers MM et al: Evaluation and treatment of functional constipation in infants and children: evidence based recommendations from ESPGHAN and NASPGHAN, *J Pediatr Gastroenterol Nutr* 58(2):258-274, 2014.

第 40 章　老年患者排便失禁
Incontinence, Bowel, Elderly Patient

Fred F. Ferri

田雯宁　译　戴聪　审校

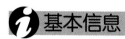 基本信息

定义

大便失禁被定义为非自主排出气体或液体大便（轻微失禁）或非自主排出固体大便（严重失禁）。

同义词

肛门或肠道失禁

意外肠漏

大便失禁

ICD-10CM 编码

R15.9　大便完全失禁

F98.1　非器质性或生理性大便失禁

流行病学和人口统计学

发病率： 65 岁以下人群为 0.5% ～ 1.5%，65 岁以上人群 > 10%。在住院患者中更为常见。

患病率： 根据定义和研究人群的不同存在很大差异，经常被低估。在以社区为基础的研究中，患病率为 1% ～ 24% 不等。女性随着年龄和 BMI 的增加而增加。

好发性别和年龄： 女性略多于男性，高龄人群（> 65 岁）多见。

危险因素

- 认知或行为功能异常
- 直肠肛门的结构异常（如直肠脱垂）
- 神经系统疾病、共患病（如糖尿病）、炎症性肠病（IBD）
- 运动缺乏的女性，老龄患者

- 肛门括约肌创伤（手术、产科损伤）
- 便秘或腹泻引起的粪便嵌塞

体格检查和临床表现

- 检查肛周区域，评估是否有粪便、脱垂性痔疮、化学性皮炎、瘢痕、瘘管或直肠脱垂
- 评估肛门皮肤反射。这可通过轻抚每个肛周象限的皮肤引起（正常反应是一个轻快的肛门收缩）。反射缺失提示神经受损
- 直肠指诊，评估嵌塞、肿块，以及通过要求患者用力下压，评估静息状态下挤压的肛门张力。要求患者用力下压，评估是否有直肠脱垂或肛周过度下垂

病因学

- 通常是多因素的。表 40-1 总结了大便失禁的机制、原因和病理生理学。导致老年人直肠出口延迟的常见肛门直肠功能障碍类型可见表 37-1

表 40-1　大便失禁的机制、原因和病理生理学

机制	原因	病理生理学
肛门直肠或盆底结构异常		
肛门括约肌	痔切除术、神经病、产科损伤	括约肌无力、单纯反射丧失
耻骨直肠肌	衰老、会阴过度下降、创伤	肛门直肠角变钝、括约肌无力
阴部神经	过度劳损、产科或外科损伤、会阴下降	括约肌无力、感觉丧失、反射受损
神经系统、脊髓、自主神经系统	撕脱伤、脊柱手术、糖尿病、头部损伤、多发性硬化、脊髓损伤、卒中	感觉丧失、反射受损、继发性肌病、失去调节能力
直肠	衰老、炎症性肠病、肠易激综合征、脱垂、放射	调节能力丧失、感觉丧失、过敏
肛门直肠或盆底功能异常		
肛门直肠感觉受损	自主神经系统紊乱、中枢神经系统疾病、产科损伤	大便意识丧失、直肠肛门感知丧失
粪便阻塞	排便协同障碍	大便滞留伴溢出、感觉受损

续表

机制	原因	病理生理学
粪便性状改变		
体积增加和结构松散	药物、胆盐吸收不良、感染、炎症性肠病、肠易激综合征、泻药、代谢紊乱	腹泻和排便紧迫感，粪便快速排出，无法保留
硬便，滞留	药物、协同障碍	粪便滞留伴溢出
其他		
身体活动能力、认知功能	衰老、痴呆、残疾	多因素改变
精神病	故意弄脏	多因素改变
药物 *	抗胆碱能药 抗抑郁药 咖啡因 泻药 肌肉松弛剂	便秘 感觉改变、便秘、括约肌张力松弛 腹泻 括约肌张力松弛
食物不耐受	果糖、乳糖或山梨醇吸收不良	腹泻、胀气

* 每类药物的病理生理学都被注明

（From Feldman M，Friedman LS，Brandt LJ：Sleisenger and Fordtran's gastrointestinal and liver disease，ed 10，Philadelphia，2016，Elsevier.）

- 粪便嵌塞所致的溢流
- 肛门括约肌无力：
  1. 创伤（如肛门直肠手术、分娩）
  2. 非创伤性（如神经系统病变、脊髓病变、糖尿病、硬皮病）
- 肛门直肠炎：
  1. 辐射、IBD
- 中枢神经系统疾病（如痴呆、多发性硬化、卒中）
- 盆底解剖障碍
  1. 瘘管、脱垂
- 特发性

Dx 诊断

鉴别诊断

- 大便失禁
- 肠易激综合征或炎症性肠病

评估

- 需要详细的病史记录，包括发病和促发事件、持续时间和严重程度、大便的稠度和紧迫性。评估大便失禁病史、肛门直肠手术史或放射史、神经系统疾病史或阴道分娩史，完成全面的体格检查是很重要的。一种用于评估和管理大便失禁患者的流程如图 40-1 所示

- 根据体征和症状，诊断性检查可能包括内镜检查、肛门直肠测压、直肠内超声（简单而经济）、MRI、排便造影术、阴部神经末梢潜伏期、气囊排出试验和肛门肌电图（EMG）。大便失禁的诊断性试验总结于表 40-2

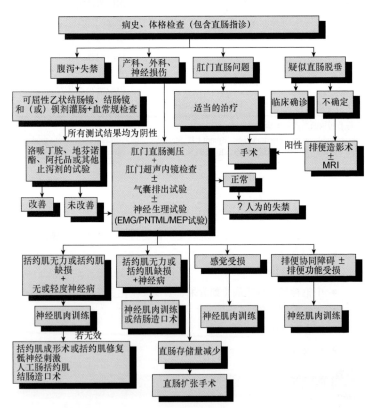

图 40-1 大便失禁患者的评估和管理流程。EMG，肌电图；MEP，运动诱发电位；PNTML，阴部神经末梢运动潜伏期。（From Feldman M，Friedman LS，Brandt LJ：Sleisenger and Fordtran's gastrointestinal and liver disease, ed 10, Philadelphia，2016，Elsevier.）

表 40-2　大便失禁的诊断性试验

试验	临床应用		证据质量	注释
	优点	缺点		
生理学				
肛门直肠测压	量化 EAS 和 IAS 压力，识别直肠低敏感性、直肠高敏感性、直肠顺应性受损、排便协同障碍	缺乏标准化	良好	有助于检测肛门括约肌无力、直肠感觉和调节能力改变，以及协同障碍
针极 EMG	量化提示神经病或肌病的峰电位和再支配模式	有创，痛苦；未广泛使用	中等	有用，但主要用于实验室研究
表面 EMG	显示肌电活动；可提供有关肌肉张力正常或减弱的信息	不准确，常有伪迹	中等	主要用于神经肌肉训练
阴部神经末梢运动潜伏期（PNTML）	测量阴部神经末端的潜伏期，操作简单	微创，灵敏度低，观察者间差异	中等	相互矛盾的数据；与其他检测试验和手术结果的相关性不明确
经腰椎、经骶椎运动诱发电位	量化整个脊髓肛管和脊髓直肠通路的神经传导信号时间；微创	缺乏标准化、训练、对照研究和可用性	中等	具有前景的非侵入性检测；比 PNTML 更容易、更高产
应用不透射线标志物进行结肠运输研究	评估类便潴留的存在；价格低廉，可广泛使用	方法不一致，有效性受到质疑	良好	有助于识别有类便渗漏的患者和有嵌塞的老年人
气囊排出试验（BET）	对模拟类便排出能力的简单、价廉的床边评估；识别排便协同障碍	缺乏标准化	良好	正常的 BET 不排除协同障碍；应结合其他肛门直肠检查结果进行解释

续表

试验	临床应用		证据质量	注释
	优点	缺点		
影像学				
肛门直肠超声	显示 IAS 和 EAS 的缺陷、厚度、萎缩和耻骨直肠肌	观察者间的偏倚；难以识别瘢痕组织	良好	可广泛使用
排便造影术	检查脱垂、肠套叠、钝性肛门直肠角、盆底无力，以及直肠前突和巨直肠	辐射暴露、尴尬、可用性、观察者间偏倚，方法不一致	中等	有用且与其他检查互补
磁共振成像（MRI）	同时评估盆底的整体解剖和动态运动，显示直肠肛门外括约肌形态和病理	价格昂贵、缺乏标准化和可用性	中等	用作其他检查的辅助检查
腹部 X 线平片	识别结肠中的过量大便；简单、便宜、广泛使用	缺乏解读的标准化、缺乏对照研究	差	不推荐用于常规评估，但对患有大小便失禁和粪便嵌塞的老年人和儿童很有用
钡剂灌肠	识别巨结肠、巨直肠、狭窄、憩室病、外源性压迫和腔内肿块	缺乏标准化、尴尬、辐射暴露、缺乏对照研究	差	不推荐作为常规评估的一部分
内镜				
可屈性乙状结肠镜和结肠镜检查	直接显示结肠以排除黏膜病变（如孤立性直肠溃疡综合征、炎症、恶性肿瘤）	有创、与手术操作（穿孔、出血）和镇静静有关的危险	差	适用于原因不明的腹泻和渗漏患者以及年龄＞50 岁的患者

EAS, 肛门外括约肌; IAS, 肛门内括约肌; EMG, 肌电图
（Feldman M, Friedman L.S, Brandt LJ: Sleisenger and Fordtran's gastrointestinal and liver disease, ed 10. Philadelphia, 2016, Elsevier.）

Rx 治疗

- 治疗侧重于患者教育（见表37-4）、支持性护理、药物治疗、生物反馈和手术。老年人结肠镜检查前的肠道准备情况见表37-3
- 药物的重点是减少大便频率和提高顺畅性
  1. 纤维补充剂（如甲基纤维素）
  2. 止泻药：洛哌丁胺、地芬诺酯或硫酸阿托品、考来烯胺
  3. 外用去氧肾上腺素、口服丙戊酸钠以增加平滑肌张力
  4. 可注射肛门扩张剂：聚糖酐-透明质酸凝胶是 FDA 批准用于保守治疗失败的成人大便失禁的药物。在肛管黏膜下层深层注射4次，每次1 ml。如果至少4周后反应不佳，可以尝试第2个疗程

非药物治疗

- 支持性疗法：
  1. 教育、行为训练、盆底锻炼
  2. 饮食调整（如增加纤维及液体摄入量、减少咖啡因摄入量）、饮食日记
  3. 失禁护垫、防护霜（如氧化锌）
- 生物反馈疗法
- 电刺激：
  1. 肛门电极
  2. 骶神经刺激
  3. 胫后神经刺激
- 手术：
  1. 肛门括约肌成形术
  2. 植入装置（如人工肛门括约肌）
  3. 结肠造口术［如果症状难治和（或）所有其他治疗都失败］
  4. 其他：射频消融术，肛门悬吊

转诊

结直肠外科。

重点和注意事项

专家点评

与大便失禁和尿失禁相关的羞耻、尴尬和耻辱对患者寻求专业治疗构成了重大障碍，导致许多人患上这些疾病而得不到帮助。因此，在日常就诊期间，询问所有 70 岁以上的患者有关排便失禁的情况可能会有所帮助。

预防

- 减少便秘，避免在排便过程中用力
- 常规会阴切开术是女性大便失禁最容易预防的危险因素

患者和家庭教育

https：//www.niddk.nih.gov/health-information/digestive-diseases/bowel-control-problems-fecal-incontinence

推荐阅读

Bharucha AE et al: Epidemiology, pathophysiology, and classification of fecal incontinence: state of the science summary for the National Institute of Diabetes and Digestive Kidney Diseases (NIDDK) workshop, *Am J Gastroenterol* 110:127-136, 2015.

Van Koughnett JA, Wexner SD: Current management of fecal incontinence: choosing amongst treatment options to optimize outcomes, *World J Gastroenterol* 19(48):9216-9230, 2013.

Wald A: Update on the management of fecal incontinence for the gastroenterologist, *Gastroenterol Hepatol* 12(3):155-164, 2016.

Whitehead WE et al: Treatment of fecal incontinence: state of the science summary for the National Institute of Diabetes and Digestive and Kidney Diseases workshop, *Am J Gastroenterol* 110:138-146, 2015.

第 41 章　乳糖不耐受
Lactose Intolerance

Fred F. Ferri

田雯宁　译　戴聪　审校

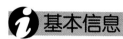 基本信息

定义

乳糖不耐受是指乳糖酶浓度不足，导致吸收不良的乳糖被肠道细菌发酵，产生肠道气体和各种有机酸，临床表现为腹泻、腹痛、胃肠胀气或摄入乳糖后腹胀。当大量的乳糖没有被肠道吸收时，就会发生乳糖吸收不良。乳糖酶缺乏被定义为肠黏膜刷状缘乳糖酶的活性相对于婴儿明显降低。

同义词

乳糖吸收不良

乳糖酶缺乏

牛奶不耐受

糖类吸收不良

ICD-10CM 编码
E73.9　乳糖不耐受，未特指

E73.8　其他乳糖不耐受

流行病学和人口统计学

- 美国有近 5000 万人患有部分或完全乳糖不耐受。该病存在种族差异，< 25% 的成年白人有乳糖不耐受，但 > 85% 的亚裔美国人和 > 60% 的非裔美国人有某种形式的乳糖不耐受
- 存在地理差异：亚洲人最多（高达 90%），北欧人最少（约 10%），南欧人和中东人居中（达 40%）

体格检查和临床表现

- 腹部压痛和绞痛、腹胀、胃肠胀气

- 腹泻
- 症状与结肠内物质的渗透压直接相关，大约在摄入乳糖后 2 h 出现
- 体格检查：可能完全在正常范围内

病因学

- 在乳糖被吸收之前，乳糖被小肠黏膜刷状缘的乳糖酶分解为葡萄糖和半乳糖。如果乳糖酶的量极低或它的表达产物被滞留，就会导致乳糖不耐受
- 先天性乳糖酶缺乏症：在早产儿中很常见；在足月儿中很少见，通常是一种染色体隐性遗传特征
- 继发性乳糖不耐受：通常是肠黏膜损伤（克罗恩病、病毒性胃肠炎、艾滋病肠病、隐孢子虫病、Whipple 病、口炎性腹泻）所致
- 获得性初级乳糖酶缺乏症（成人型乳糖酶缺乏症 OMIM # 223100）是全世界最常见的乳糖酶缺乏症类型。乳糖酶活性下降是一个多因素的过程，涉及基因转录水平的调节、生物合成减少、细胞内转运受阻或乳糖酶-根皮苷水解酶的成熟

Dx 诊断

鉴别诊断

- 炎症性肠病
- 肠易激综合征
- 胰腺功能不全
- 非热带和热带口炎性腹泻
- 囊性纤维化
- 憩室病
- 肠道肿瘤
- 泻药滥用
- 乳糜泻
- 寄生虫病（如贾第虫病）
- 病毒或细菌感染

评估

- 在评估疑似糖类吸收不良的患者时，询问详细的饮食史是必不可少的
- 通常可以根据病史进行诊断，并通过改变饮食方式来改善
- 诊断性的检查可能包括用氢呼吸试验确定诊断，并排除鉴别诊断中列出的其他疾病，这些疾病也可能与乳糖酶缺乏症并存

实验室检查

- 对于有明确病史的患者，实验室检查是必不可少的
- 乳糖氢呼吸试验：摄入 50 g 乳糖后 90 min 内呼气氢浓度升高 > 20 ppm 即为乳糖酶缺乏症阳性。这项检测在 90% 的乳糖吸收不良患者中呈阳性。假阴性结果的常见原因是最近口服抗生素或最近行高位结肠灌肠。图 41-1 展示了症状在确定乳糖吸收不良临床重要性中的作用
- 乳糖耐量试验是一种比较陈旧且不太准确的检测方法（假阳性和假阴性结果的比率为 20%）。患者口服乳糖 1 ～ 1.5 g/kg。然后每小时测量血糖水平，连续测量 3 h。如果患者出现肠道症状，并且血糖水平比空腹基线水平升高 < 20 mg/dl，则该检测被认为是阳性
- 与乳糖酶缺乏相关的腹泻本质上是渗透性的，有渗透间隙，pH < 6.5

影像学检查

影像检查一般没有指导意义。小肠相关检查对严重吸收不良的患者可能有用。

 治疗

非药物治疗

非药物管理包括通过避免食用牛奶和含奶产品或使用乳糖酶预水解乳糖的牛奶来减少乳糖暴露。无乳糖饮食通常能迅速缓解症状。乳糖主要存在于乳制品中，但也可能作为常见食品和饮料的一种原料或成分存在。乳糖的可能来源包括面包、糖果、冷切的肉片或干酪片、甜点混合物、奶油汤、大腊肠、商业酱汁和肉汁、巧克力、

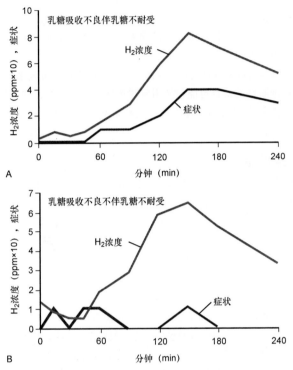

图 41-1　图示症状在确定乳糖吸收不良临床重要性中的作用。通过监测试验期间的腹部症状（腹胀、痉挛、疼痛）来评估异常乳糖氢呼吸试验的临床相关性。图中绘制了两个不同患者的呼吸氢浓度（ppm）和使用任意评分系统的胃肠道症状。**A.** 患者的症状与呼吸氢浓度升高有关，因此可以认为有乳糖不耐受。**B.** 患者的症状没有增加，虽然呼吸氢浓度显著增加，因此患者有乳糖吸收不良而不伴乳糖不耐受。（From Feldman M，Friedman LS，Brandt LJ：Sleisenger and Fordtran's gastrointestinal and liver disease，ed 10，Philadelphia，2016，Elsevier.）

饮料混合物、沙拉酱和药材。应仔细阅读标签，以确定乳糖的来源。

急性期常规治疗

- 在服用奶制品之前补充乳糖酶制剂（Lactaid tablets、Dairy Ease）可避免某些患者的症状。然而，它并不是对所有乳糖不耐受的患者都有效
- 乳糖不耐受患者必须确保摄入足够的钙。建议补钙来预防骨质疏松症

慢性期治疗

对患者进行有关高乳糖食物（如牛奶、白干酪或冰淇淋）的教育。

处理

通过限制或取消奶制品的摄入来改善临床症状

转诊

如果怀疑合并胃肠道疾病，则转诊至消化科相关领域行内镜检查。

 重点和注意事项

专家点评

- 乳糖不耐受患者的体征和症状有很大的不同，这取决于乳糖酶缺乏的程度。大多数被认为患有乳糖吸收不良的患者每天可以耐受 12 ～ 15 g 乳糖或最多 12 盎司的牛奶而没有任何症状
- 非乳制品合成饮料（如 Coffee-Mate）和牛奶糊的使用一般耐受性良好

推荐阅读

Shaukat A et al: Systematic review: effective management strategies for lactose intolerance, *Ann Intern Med* 152:797-803, 2010.

Suchy FA et al: NIH consensus development conference: lactose intolerance and health. http://consensus.nih.gov/2010/lactosestatement.htm.

第 42 章　乳糜泻
Celiac Disease

Fred F. Ferri

万春琴　译　王格　审校

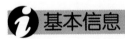 基本信息

定义

乳糜泻（celiac disease）是一种由于摄入含麸质的食品而导致吸收不良和腹泻的慢性自身免疫性疾病。麸质是在小麦、黑麦和大麦中发现的一种蛋白质复合物。

同义词

麸质敏感性肠病

口炎性腹泻

非热带性口炎性腹泻

ICD-10CM 编码

K90.0　乳糜泻

流行病学和人口统计学

- 在北美和西欧的普通人群中，乳糜泻的患病率为 0.5% ～ 1%，在高风险人群中（如该病患者的一级亲属）患病率为 5%。在过去的 30 年里，美国乳糜泻的患病率增加了 4 倍，但这一趋势正在趋于平缓。未确诊乳糜泻的减少可能反映了公众和专业人士对麸质相关问题的更多关注。全世界有 0.6% ～ 1% 的人群患乳糜泻，其在 1 型糖尿病（diabetes mellitus，DM）患者中更为常见，并且在这个人群中与视网膜病和肾病的高风险相关

- 发病率最高的是在婴儿期和出生后 36 个月内（在食用含麸质食物后）、20 ～ 30 岁（通常与怀孕和怀孕期间严重贫血有关）和在 60 ～ 70 岁

- 女性略多

- 平均确诊年龄在 40 ~ 50 岁
- 在有这种疾病的父母的新生婴儿中，发生乳糜泻的风险为 5% ~ 10%，在兄弟姐妹中则接近 20%
- 据估计，在美国仅 10% ~ 15% 的乳糜泻患者得到确诊

体格检查和临床表现

- 体格检查可完全正常
- 儿童和婴儿可能会出现体重减轻、消化不良、身材矮小和发育不良等症状
- 体重减轻、疲劳和腹泻在成年人中很常见
- 腹部疼痛、恶心和呕吐不常见
- 由于缺铁性贫血而脸色苍白是很常见的
- 这种疾病的非典型形式正被越来越多地认知，包括骨质疏松症、身材矮小、贫血、不孕症和神经系统问题。缺钙的表现（如手足抽搐和癫痫）是罕见的，可因同时存在的缺镁而加重
- 口角唇炎、口疮溃疡、特应性皮炎和疱疹样皮炎常常与乳糜泻有关
- 表 42-1 总结了乳糜泻的各种临床表现
- 表 42-2 总结了乳糜泻的肠外表现
- 框 42-1 总结了与乳糜泻相关的疾病

表 42-1　乳糜泻的临床表现

有症状的

明显的吸收不良症状：慢性腹泻、发育不良、体重减轻

肠外表现：贫血、乏力、转氨酶升高、神经系统疾病、身材矮小、牙釉质缺损、关节痛、口疮性口炎

无症状的

尽管有绒毛萎缩的组织学证据，但无明显症状

在大多数情况下，通过高危人群的血清学筛查确定（见"实验室检查"）

隐匿性的

组织学正常，但在某个时间前后，表现出一种麸质依赖性的肠病

潜在的

乳糜泻血清学阳性但无空肠组织学改变的证据

可能有症状，也可能没有症状

（From Kliegman RM et al: Nelson textbook of pediatrics, ed 19, Philadelphia, 2011, Saunders. ）

表 42-2　乳糜泻的肠外表现

表现	可能原因
皮肤	
瘀斑、瘀点	维生素 K 缺乏症；罕见情况下，血小板减少症
水肿	低蛋白血症
疱疹样皮炎	表皮（3 型）tTG 自身免疫
滤泡性角化过度症和皮炎	维生素 A 吸收不良、复合维生素 B 吸收不良
内分泌	
闭经、不孕不育、阳痿	营养不良、下丘脑-垂体功能障碍、免疫功能障碍
继发性甲状旁腺功能亢进	钙和（或）维生素 D 吸收不良伴低钙血症
血液系统	
贫血	铁、叶酸、维生素 B_{12} 或维生素 B_6 缺乏症
出血	维生素 K 缺乏症，极少数为叶酸缺乏所致的血小板减少症
血小板增多症、Howell-Jolly 小体	脾功能减退症
肝	
肝生化检测水平升高、自身免疫性肝炎	淋巴细胞自身免疫型肝炎
肌肉	
萎缩	吸收不良造成的营养不良
手足抽搐	钙、维生素 D 和（或）镁吸收不良
虚弱乏力	全身性肌肉萎缩、低钾血症
神经系统	
周围神经病	维生素 B_{12} 和维生素 B_1 缺乏、免疫性神经功能障碍
共济失调	小脑和后柱损伤
中枢神经系统脱髓鞘病变	基于免疫的神经功能障碍
癫痫	未知因素

续表

表现	可能原因
骨骼	
骨量减少、骨软化症和骨质疏松症	钙和维生素 D 吸收不良、继发性甲状旁腺功能亢进、慢性炎症
骨关节病	未知
病理性骨折	骨量减少及骨质疏松症

tTG，组织转谷氨酰胺酶

（From Feldman M，Friedman LS，Brandt LJ：Sleisenger and Fortran's gastrointestinal and liver disease，ed 10，Philadelphia，2016，Elsevier.）

框 42-1　与乳糜泻相关的疾病

明确相关
　鸟爱好者肺
　疱疹样皮炎
　1 型糖尿病
　Down 综合征
　癫痫伴脑钙化
　纤维性肺泡炎
　甲状腺功能减退或甲状腺功能亢进
　IBD
　IgA 肾小球系膜肾病
　特发性肺含铁血黄素沉着症
　IgA 缺乏症
　显微镜下结肠炎
　复发性心包炎
　RA
　结节病

负相关
　2 型糖尿病

可能相关
　艾迪生（Addison）病
　自身免疫性溶血性贫血
　自身免疫性肝病
　肺部空洞疾病
　先天性心脏病
　囊性纤维化
　免疫性血小板减少性紫癜

虹膜睫状体炎或脉络膜炎

高淀粉酶血症

重症肌无力

多发性肌炎

精神分裂症

干燥综合征

全身和皮肤血管炎

SLE

IBD，炎症性肠病；RA，类风湿关节炎；SLE，系统性红斑狼疮

（Modified from Mulder CJ, Tytgat GN: Coeliac disease and related disorders, Neth J Med 31: 286-299, 1987. In Feldman M, Friedman LS, Brandt LJ: Sleisenger and Fortran's gastrointestinal and liver disease, ed 10, Philadelphia, 2016, Elsevier.）

病因学

- 乳糜泻被认为是一种自身免疫性疾病，组织转谷氨酰胺酶（tissue transglutaminase，tTG）被认为是一种重要的自身抗原。该病是由于携带 *HLA-DQ2* 或 *HLA-DQ8* 基因的遗传易感个体对摄入的麸质产生了不适当的 T 细胞介导的免疫反应。他们对麦醇溶蛋白敏感，麦醇溶蛋白是在小麦、黑麦和大麦中发现的一种麸质蛋白成分。在乳糜泻患者中，麦醇溶蛋白组分的免疫反应促进了炎症反应，主要发生在高位小肠，表现为黏膜固有层和上皮的浸润，伴有慢性炎症细胞和绒毛萎缩。乳糜泻的易感性也可能与其他环境因素有关，如细菌微生物群和呼肠病毒感染。表 42-3 总结了在诊断乳糜泻和监测无麸质饮食依从性方面的生物标志物

表 42-3　生物标志物在乳糜泻诊断和无麸质饮食依从性监测中的应用

生物标志物	方法	注释
抗网硬蛋白抗体——IgG/IgA	IFA（大鼠肾）	对常规诊断而言缺乏最佳的敏感性和特异性
总 IgA	定量浊度测定法	可用于排除 IgA 缺乏症；在 IgA 缺乏的个体中需要检测特异性 IgG 抗体
抗麦醇溶蛋白抗体——IgG/IgA	定量 EIA	敏感性和特异性低；有助于监测饮食的依从性
抗脱酰氨基麦醇溶蛋白抗体——IgG/IgA	定量 EIA	与其他诊断检测方法相比，性能较差

续表

生物标志物	方法	注释
抗肌内膜抗体 ——IgG/IgA	IFA（恒河猴食管； 人脐带）	在 CD 中有高灵敏性和特异性； 观察者偏倚限制了其应用
抗组织谷氨酰胺酶 ——IgG/IgA	定量 EIA	使用纯化的人或重组人 tTG 的 测定比使用豚鼠 tTG 的测定更 为灵敏。在诊断和监测饮食依 从性方面很有用
HLA-DQ2/HLA-DQ8	基于 PCR 的检测	高阴性预测值，不受麸质饮食的 影响；在约 30% 的人群中出现

CD，乳糜泻；EIA，酶免疫测定；IFA，免疫荧光；IgA，免疫球蛋白 A；IgG，免疫球蛋白 G；PCR，聚合酶链反应；tTG，组织转谷氨酰胺酶

（From McPherson RA，Pincus MR：Henry's clinical diagnosis and management by laboratory methods，ed 23，Philadelphia，2017，Elsevier.）

- 乳糜自身免疫的血清转换可能随时发生
- 在有风险的儿童中，将麸质引入婴儿饮食的时间与乳糜泻的出现有关。在出生 3 个月内就接触麸质的儿童患病风险增加了 5 倍。目前的建议是，在继续母乳喂养的同时，直到 4 ～ 6 个月大才将含麸质的食品缓慢添加到遗传易感婴儿的饮食中

Ⓓⓧ 诊断

乳糜泻的诊断标准要求至少 5 项中符合 4 项，如果没有进行人类白细胞抗原（HLA）基因分型，则要求 4 项中符合 3 项：

1. 乳糜泻的典型症状
2. 乳糜泻血清免疫球蛋白 A（IgA）类自身抗体高滴度阳性
3. *HLA-DQ2* 或 *HLA-DQ8* 基因型
4. 小肠活检显示乳糜肠病
5. 对无麸质饮食的反应

鉴别诊断

- 炎症性肠病
- 滥用泻药
- 肠道寄生虫感染
- 乳糖不耐受
- 其他：肠易激综合征、热带口炎性腹泻、慢性胰腺炎、卓-艾

（Zollinger-Ellison）综合征、囊性纤维化（儿童）、淋巴瘤、嗜酸细胞性胃肠炎、短肠综合征、Whipple 病

● 肠道淋巴瘤、结核病、放射性肠炎、HIV 肠病

实验室检查

● 酶联免疫吸附测定［组织转谷氨酰胺酶（tTG）试验］检测 IgA 抗 tTG 抗体是筛查乳糜泻的最佳血清学试验。IgA 抗肌内膜抗体（antiendomysial antibody，EMA）试验也是一种很好的乳糜泻筛查试验，但最好用来作为临界性阳性结果的验证试验。在 IgA 缺乏症患者中，IgG 型脱酰胺基麦醇溶蛋白肽（deamidated gliadin peptide，DGP）试验可用于诊断。对近亲的筛查最初是通过聚合酶链反应（PCR）检测 *HLA-DQ2* 或 *HLA-DQ8* 进行的。阳性者应进行血清 tTG IgA 筛查。所有的乳糜泻诊断性血清检测都应该在开始无麸质饮食之前进行。表 42-4 总结了对未经治疗的乳糜泻患者，血清学试验的敏感性、特异性、阳性预测值和阴性预测值

表 42-4 对未治疗的乳糜泻患者，血清学检查的敏感性、特异性以及阳性和阴性预测值

血清学检查	敏感性 * （%）	特异性 * （%）	阳性预测值 （%）	阴性预测值 （%）
IgA 组织转谷氨酰胺酶				
间接免疫荧光法检测肌内膜抗体	85～98	97～100	98～100	80～95
豚鼠 tTG ELISA	95～98	94～95	91～95	96～98
人 tTG ELISA	95～100	97～100	80～95	100
抗麦醇溶蛋白抗体（AGA）				
IgA	75～90	82～95	28～100	65～100
IgG	69～85	73～90	20～95	41～88

ELISA，酶联免疫吸附测定；IgA，免疫球蛋白 A；IgG，免疫球蛋白 G；tTG，组织转谷氨酰胺酶

* 据报道，不同实验室之间的检测灵敏性和特异性差异很大。（Stern M：Comparative evaluation of serologic tests for celiac disease：a European initiative toward standardization. J Pediatr Gastroenterol Nutr，2000，31：513-519.）

（From Feldman M，Friedman LS，Brandt LJ：Sleisenger and Fortran's gastrointestinal and liver disease，ed 10，Philadelphia，2016，Elsevier.）

- 全血细胞计数（CBC）、铁蛋白水平：可能存在缺铁性贫血
  （小细胞性贫血、低铁蛋白水平）

- 乳糜泻可导致吸收不良：检查维生素 B_{12}、叶酸、维生素 D、
  血清钙、白蛋白及血镁等水平。乳糜泻中维生素 B_{12} 及维生
  素 D 缺乏症、低镁和低钙血症并不少见

- 小肠活检被认为是金标准，但是否在所有病例中都能可靠地提
  供确诊依据一直受到质疑。对于 tTG 水平明显升高（> 100 U）
  的儿童来说，首先尝试无麸质饮食，并考虑对那些无麸质饮
  食仍不能改善的患者进行活检可能是合理的。当对无麸质饮
  食有明显改善时，不再需要重复小肠活检来显示愈合

- *HLA-DQ2* 等位基因在 > 90% 的乳糜泻患者中被确认，而
  HLA-DQ8 在其余大多数患者中被确认。普通人群这些基因出
  现率只有 30% ～ 40%，它们最大的诊断价值是阴性预测值，
  这使得它们在排除疾病时非常有用

影像学检查

- 对初次诊断的成人患者可行骨密度检测
- 胶囊内镜检查可用于评估小肠黏膜，特别是如果未来的创新
  技术将允许进行黏膜活检时

Rx 治疗

非药物治疗

应指导患者进行无麸质饮食（避免食用小麦、黑麦和大麦）。安
全谷物（无麸质）包括大米、玉米、燕麦、荞麦、小米、苋属植物、
藜麦、高粱和画眉草（一种埃塞俄比亚谷物）。造成乳糜泻小肠黏膜
损害的每日麸质最低量为 10 ～ 15 mg/d。一片面包含有 1.6 g 麸质。
框 42-2 总结了乳糜泻患者初始饮食治疗的原则。

常规治疗

- 根据需要补充铁、叶酸、钙、维生素 D 和维生素 B_{12} 来纠正
  营养不足
- 泼尼松（20 ～ 60 mg，每日 1 次，逐渐减量）对难治性患者有效
- 终身无麸质饮食是必要的。首次诊断时，建议向有乳糜泻和
  无麸质饮食经验的营养学家咨询

框 42-2　乳糜泻患者初始饮食治疗的原则

避免食用所有包含小麦、黑麦和大麦麸质的食物（纯燕麦片通常是安全的）

除非明确标明是玉米衍生的，否则避免食用麦芽

仅使用大米、玉米、荞麦、小米、苋属植物、藜麦、高粱、马铃薯或马铃薯淀粉、大豆、木薯粉、埃塞俄比亚画眉草、豆类和坚果粉

小麦淀粉和含小麦淀粉的产品只能在麸质含量低于 20 ppm 且标有"不含麸质"的情况下使用。

阅读所有标签并研究加工食品的成分

谨防药物、补充剂、食品添加剂、乳化剂或稳定剂中的麸质

如果有乳糖不耐受的证据，首先限制牛奶和奶制品

避免所有的啤酒、储藏啤酒、麦芽酒和黑啤酒（除非贴上无麸质标签）

葡萄酒、大多数白酒、苹果酒和烈酒，包括威士忌和白兰地，都是允许的

ppm，百万分之一

（Modified from Trier JS：Celiac sprue and refractory sprue. In Feldman M，Scharschmidt BF，Sleisenger MH（eds）：Gastrointestinal and liver disease，ed 6，Philadelphia，1997，WB Saunders，p 1557. In Feldman M et al：Sleisenger and Fortran's gastrointestinal and liver disease，ed 10，Philadelphia，2016，Elsevier.）

处理

- 坚持无麸质饮食预后良好，通常在治疗后几天内即可看到快速改善。肠道损伤的愈合通常发生在开始无麸质饮食后的 6 ～ 24 个月内。5% 的患者对无麸质饮食缺乏应答，这是由于无意地摄入了麸质或存在并存的胃肠道疾病，如炎症性肠病（IBD）、乳糖或其他糖类不耐受症以及胰腺功能不全

- 连续抗麦醇溶蛋白或抗肌内膜抗体检测可用于监测患者对无麸质饮食的坚持情况

- 治疗后重复小肠活检通常显示显著改善，也有益于评估这些患者（特别是未经治疗的患者）小肠 T 细胞淋巴瘤的风险是否增加。一些专家建议仅对严格的无麸质饮食应答不足的特定患者进行重复活检；然而，最近的数据（Lebwohl 等）显示淋巴增生性恶性肿瘤（lymphoproliferative malignancy，LPM）的风险受到随访小肠活检（为了检查黏膜是否愈合）结果的影响。乳糜泻中 LPM 的风险是否增加与随访活检结果有关，持续性绒毛萎缩患者的风险更高。随访活检可以有效地根据随后 LPM 的风险对乳糜泻患者进行分层

重点和注意事项

专家点评

- 疱疹样皮炎是乳糜泻的特异病症
- 在近亲中，反复的血清 tTG IgA 检测对于 *HLA-DQ2* 或 *HLA-DQ8* 检测阳性的人可能是有用的，因为乳糜泻可能要到晚年才会出现，最初的阴性结果并不排除未来发生乳糜泻的可能性
- 对于无胃肠道症状或症状轻微，但出现原因不明的代谢性骨病、骨质疏松症、转氨酶血症或低钙血症的患者应考虑乳糜泻的可能。如果儿童和年轻人出现不明原因的体重减轻、腹痛或腹胀、慢性腹泻，临床医生也应考虑对其进行乳糜泻检查
- 建议对乳糜泻患者的一级亲属进行筛查。对于乳糜泻风险增加的 1 型 DM 患者和某些自身免疫性疾病患者，如原发性胆汁性肝硬化、原发性硬化性胆管炎、自身免疫性肝炎、IBD、甲状腺疾病（高达 15% 的乳糜泻患者会发生甲状腺功能减退）、系统性红斑狼疮、类风湿关节炎以及干燥综合征，也应考虑使用该筛查，还建议 Down 综合征或 Turner 综合征患者进行筛查
- 乳糜泻在消化不良患者中的患病率是一般人群的 2 倍，对所有持续性消化不良的患者都应该考虑进行乳糜泻筛查
- 乳糜泻患者患癌症的总体风险几乎是普通人群的 2 倍。与普通人群相比，患小肠腺癌的风险增加了多倍。乳糜泻也会增加患非霍奇金淋巴瘤的风险，尤其是 T 细胞型和主要局限于肠道型。乳糜泻患者患淋巴瘤的比例是普通人群的 4 ～ 40 倍，死于淋巴瘤的比例是普通人群的 11 ～ 70 倍
- 长期遵循无麸质饮食的乳糜泻患者在重新摄入麸质后的几个月内可能不会复发
- 对乳糜泻高危婴儿进行随机喂养干预的试验表明，与对照组相比，在 16 ～ 24 周龄时引入少量麸质并不能降低 3 岁时乳糜泻的风险

相关内容

疱疹样皮炎（相关重点专题）

吸收不良（相关重点专题）

推荐阅读

Choung RS et al: Less hidden celiac disease but increased gluten avoidance without a diagnosis in the United States: findings from the National Health and Nutrition Examination surveys from 2009 to 2014, *Mayo Clin Proc* 92(1):30-38, 2017.

Collins D et al: Celiac disease and hypothyroidism, *Am J Med* 125:278-282, 2012.

Crowe SE: In the clinic: celiac disease, *Ann Intern Med ITC*1-14, 2011.

Fasano A, Catassi C: Clinical practice. Celiac disease, *N Engl J Med* 367:2419-2426, 2012.

Kurppa K et al: Celiac disease without villous atrophy in children: a prospective study, *J Pediatr* 157:373, 2010.

Lebwohl B et al: Mucosal healing and risk for lymphoproliferative malignancy in celiac disease, *Ann Intern Med* 159:169-175, 2013.

Pelkowski TD, Viera AJ et al: Celiac disease: diagnosis and management, *Am Fam Physician* 89(2):99-105, 2014.

Rosenbaum JT: Celiac disease and autoimmunity—the missing ingredient, *N Engl J Med* 377:1489-1490, 2017.

Van der Windt D et al: Diagnostic testing for celiac disease among patients with abdominal symptoms, *J Am Med Assoc* 303(17):1738-1746, 2010.

Vriezinga SL et al: Randomized feeding intervention in infants at high risk for celiac disease, *N Engl J Med* 371:1304-1315, 2014.

第 43 章　非乳糜泻性麸质过敏
Non-Celiac Gluten Sensitivity

Christina M. Bortz

阙一帆　译　杜英臻　审校

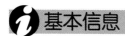 基本信息

定义

非乳糜泻性麸质过敏（non-celiac gluten sensitivity，NCGS）是一种肠道和（或）肠道外对摄入的麸质或小麦的反应，一旦从饮食中剔除了含麸质的食物，反应即可好转。麸质是谷物（小麦、黑麦、大麦和燕麦）中发现的一组蛋白质。麸质的两种主要蛋白质成分是麦醇溶蛋白和麦谷蛋白。在诊断 NCGS 之前，必须排除乳糜泻和小麦过敏。

同义词

非乳糜泻性小麦过敏（non-celiac wheat sensitivity，NCWS）

NCGS

ICD-10CM 编码
K90.41　非乳糜泻性麸质过敏

流行病学与人口统计学

- 在普通人群中，NCGS 的患病率为 0.6% ～ 13% 不等。由于缺乏诊断标志物，病例发现多是由于患者自诉对麸质敏感，其实际患病率无法确定
- 患病率在过去 10 年中大幅上升，与无麸质食品销量的增加直接相关，自 2011 年以来，无麸质食品的销量增加了 1 倍
- NCGS 在女性中比男性更常见
- 多发于城市地区
- 诊断中位年龄为 30 ～ 40 岁

体格检查和临床表现

- 肠道症状包括腹痛、腹胀、腹泻（伴或不伴交替性便秘）、胃肠胀气
- 肠外表现包括乏力、体重减轻和神经系统症状（头痛、脑雾现象、麻木）和心理变化（焦虑）。较少见的是贫血和皮肤病表现，如湿疹
- NCGS 的症状与 IBS 有很大程度重叠，不易区分

病因学

- 目前尚无已知的 NCGS 生物标志物或诊断性试验，其发病机制尚不清楚
- 有研究表明，在 NCGS 患者中，摄入麸质可通过增加血清中连蛋白的浓度而导致肠道通透性增加，连蛋白可通过改变上皮紧密连接来增加通透性。连蛋白的增加会导致肠上皮壁破裂和渗漏
- 研究发现，与健康对照组相比，NCGS 患者的肠道菌群发生了变化。在开始无麸质饮食（gluten-free diet，GFD）后，菌群失调逐步恢复正常

Dx 诊断

鉴别诊断

- 乳糜泻
- 小麦过敏
- 肠易激综合征（IBS）

评估

- 目前尚无严格的诊断标准，因此，疾病诊断很大程度上依赖于患者对机体不适症状的感受
- Salerno Experts 标准是目前诊断 NCGS 最常用的方法
  1. 患者须保持至少 6 周的正常含麸质饮食。在此期间，通过诊断问卷（表 43-1）在 −2 周、−1 周和 0 周对患者进行评估，以确定基线症状
  2. 6 周正常含麸质饮食后，患者按照营养师的指导开始严格的无麸质饮食。患者将进行 6 周无麸质饮食，每周通过问卷记录数据

表 43-1　诊断调查问卷

在每周的无麸质饮食中，对症状进行评分，从 1 ～ 10。（1 分＝轻微症状，10 分＝严重症状）

	0 周	1 周	2 周	3 周	4 周	5 周	6 周
腹痛							
反酸							
恶心或呕吐							
肠鸣音							
腹胀							
嗳气							
胃肠胀气							
大便次数减少							
大便次数增加							
腹泻							
便秘							
便频							
排便不尽感							
皮炎							
头痛							
思维迟缓							
乏力							
肢体麻木							
关节或肌肉疼痛							
昏厥							
口腔 / 舌部病变							

3. 对问卷结果进行评估，阳性结果定义为在至少一半的观察时间中，1 ～ 3 个类别的指标较基线降低 30%

4. 无麸质饮食 6 周后没有表现出症状改善的患者可排除 NCGS。这些患者应该对 IBS 样症状的其他可疑原因进行检查，包括对可发酵的寡糖、双糖、单糖和多元醇（fermentable oligo-, di and monosaccharides and polyols，FODMAPS）的不耐受或小肠细菌过度生长

5. 在这项 6 周的试验后，进行双盲安慰剂对照试验。患者每天服用≥ 8 g 麸质（或安慰剂），每周一次。麸质通过面包棒、面包或松饼的方式提供。麸质和安慰剂在外观、质地

和味道上必须难以区分

6. 同样，阳性结果被定义为麸质和安慰剂之间的指标变化 ≥30%

7. 虽然 Salerno Experts 标准是诊断 NCGS 的推荐方法，但在人群保健工作中可行性较低。要求患者采用无麸质饮食将会达到同样的临床效果

实验室检查

- 主要是依赖临床诊断，因为没有 NCGS 的诊断性试验或生物标志物
- 乳糜泻和小麦过敏必须在诊断 NCGS 之前通过实验室检查排除

℞ 治疗

非药物治疗

NCGS 的治疗方法是严格排除饮食中的麸质。如果无麸质饮食后患者症状无明显改善，可试行低 FODMAPS 饮食

急性期治疗

- 纠正营养不良
- 终身禁食麸质或小麦

预后

与乳糜泻不同，乳糜泻常需要严格的终身无麸质饮食，目前还不清楚 NCGS 是否是一种永久性的疾病。一些学者建议可在 1～2 年后重新引入含麸质膳食。

转诊

对于 NCGS 患者，建议采用多学科团队方法，由主治医生、胃肠病专家和营养学家参与。

 # 重点和注意事项

专家点评

- 无麸质市场正在崛起，这与人们认为无麸质饮食对健康有益

有关，但此说法仍无定论，因为谷物是人类饮食中的主要能量来源。无麸质饮食中缺乏微量元素和维生素，如锌、铁、镁、钙、维生素 D、维生素 B_{12}、叶酸和纤维。此外，无麸质饮食的卡路里、脂肪、糖和盐含量高

* 研究表明，通过全谷物摄入麸质的人群甘油三酯升高的风险较低，且心血管疾病发病率也降低

相关内容

乳糜泻（相关重点专题）

肠易激综合征（相关重点专题）

推荐阅读

Khan A et al: Nonceliac gluten and wheat sensitivity, *Clinical Gastroenterology and Hepatology* 17:5, 2019.

Roszkowska A et al: Non-celiac gluten sensitivity: a review, *Medicina (Kaunas, Lithuania)* 55:222, 2019.

第 44 章 热带口炎性腹泻
Tropical Sprue

Fred F. Ferri

田雯宁 译 戴聪 审校

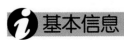 基本信息

定义

热带口炎性腹泻是一种主要发生在热带地区（包括波多黎各、印度和东南亚）的吸收不良综合征。热带口炎性腹泻的临床特征包括食欲减退、腹泻、体重减轻、腹痛和脂肪泻；这些症状在移居国外者返回温带地区几个月后甚至也会出现。

同义词

感染后热带吸收不良

"热带肠病"，是指一种亚临床形式的热带口炎性腹泻

ICD-10CM 编码
K90.1 热带口炎性腹泻

流行病学和人口统计学

- 热带口炎性腹泻在委内瑞拉、哥伦比亚、中东、远东、加勒比海（波多黎各、海地、多米尼加共和国、古巴）和印度的热带地区流行
- 该疾病主要发生在成年人，尽管所有年龄段都有报告

体格检查和临床表现

- 热带口炎性腹泻的典型临床特征是非特异性的，只是反映了吸收不良的症状。发病一般不是隐匿性的，大多数患者能准确指出他们的疾病是什么时候开始的
- 弥漫性、非特异性腹部压痛和腹胀。腹痛本质上是痉挛性的
- 低热
- 舌炎、唇干裂、角化过度、色素沉着过度（图 44-1）

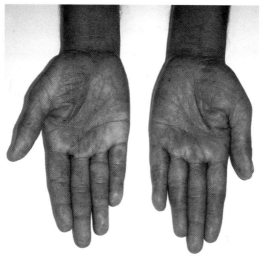

扫本章二维
码看彩图

图 44-1 （扫本章二维码看彩图）**热带口炎性腹泻患者手掌色素沉着**。这一表现经常见于印度南部热带口炎性腹泻患者，并被归因于维生素 B_{12} 缺乏。（From Feldman M et al：Sleisenger and Fordtran's gastrointestinal and liver disease，ed 10，Philadelphia，2016，Saunders.）

- 腹泻，常伴有黏液和因脂肪吸收不良而有恶臭味的大便
- 恶心，导致食欲下降，口服摄入量减少
- 乳糖不耐受通常发生在热带口炎性腹泻的早期阶段

病因学

图 44-2 阐明了口炎性腹泻的发病机制。

 诊断

鉴别诊断

- 乳糜泻
- 寄生虫感染
- 炎症性肠病
- 吸收不良的其他原因（如 Whipple 病）
- 淋巴瘤
- 胰腺肿瘤
- 肠道结核

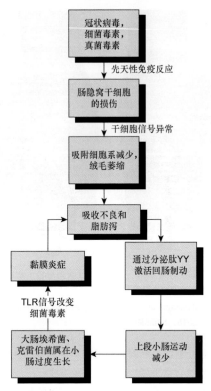

图 44-2　口炎性腹泻的致病机制。上图总结了目前对于以小肠上皮干细胞为靶点的致病因子如何导致黏膜损伤和吸收不良的相关理解。这是因为回肠产生肽 YY，导致小肠运动障碍，使小肠细菌长久定植造成的。TLR，Toll 样受体。（From Feldman M et al：Sleisenger and Fordtran's gastrointestinal and liver disease，ed 10，Philadelphia，2016，Elsevier.）

- 微孢子虫相关性 HIV 肠病

评估

　　诊断性评估包括全面的病史（特别是旅行史）、体格检查、吸收不良的实验室证据（见下文）和空肠活检；活检结果无特异性，绒毛变钝、萎缩甚至消失，上皮下淋巴细胞浸润（图 44-3）。部分绒毛萎缩可以在组织学上区分热带口炎性腹泻和乳糜泻，后者显示黏膜扁平。

实验室检查

- 巨幼细胞性贫血（> 50%）

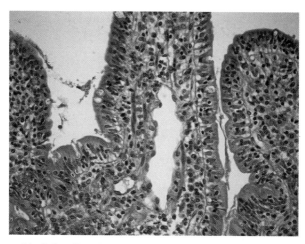

图 44-3 （扫本章二维码看彩图）热带口炎性腹泻患者的小肠黏膜活检，显示上皮内淋巴细胞增多。（From Feldman M et al: Sleisenger and Fordtran's gastrointestinal and liver disease, ed 10, Philadelphia, 2016, Elsevier.）

- 维生素 B_{12} 缺乏、叶酸缺乏
- D- 木糖吸收异常（72 h 粪便脂肪测定或血清胡萝卜素浓度）
- 大便检查排除贾第虫感染

影像学检查

胃肠系列及小肠全程钡剂造影检查可能显示空肠皱折变粗。

🅡 治疗

非药物治疗

监测体重和热量摄入量。

急性期常规治疗

- 叶酸疗法（5 mg，每日 2 次，持续 2 周，之后改为维持剂量 1 mg，每日 3 次）将改善 2/3 以上患者的贫血和吸收不良
- 四环素 250 mg，每日 4 次，对于返回温带地区的患者，疗程为 4～6 周；在流行区的患者，疗程可长达 6 个月。对于不能耐受四环素的患者，氨苄西林 500 mg，每日 2 次，疗程至少 4 周

- 纠正维生素 B_{12} 缺乏：维生素 B_{12} 1000 µg 肌注，每周 1 次，持续 4 周，然后每月 1 次，持续 3 ～ 6 个月
- 纠正其他营养不足（如钙、铁）

处理

通过适当的治疗可完全恢复

转诊

建议转诊至消化科相关领域专家处行空肠活检。

 重点和注意事项

专家点评

- 任何有慢性腹泻、体重减轻和吸收不良的患者都应考虑热带口炎性腹泻，特别是如果有明显的旅行和暴露史
- 除了旅行史，病史中的重要因素还包括使用可能导致小肠过度生长的药物、HIV 暴露（增加慢性腹泻的风险），以及任何可能导致盲袢综合征的外科手术
- 热带口炎性腹泻的大部分功能改变可能与小肠黏膜损伤有关；但也存在肠道激素调节功能障碍（肠高血糖素和促胃动素水平升高，餐后胰岛素和胃抑肽降低），以及结肠吸收水分的能力下降
- 即使长期接受治疗，也可能会复发；然而，有些可能是由于再次接触感染性微生物所致，而不是复发的疾病

第45章 持续性腹泻
Diarrhea，Persistent

Juan Guerra

韩飚 译 戴聪 王格 审校

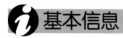 基本信息

定义

持续性腹泻通常定义为大便次数增加（＞3次/天）或稀便持续≥4周。一些临床医生将持续性腹泻定义为≥14天的腹泻。

同义词

慢性腹泻

ICD-10CM 编码
R19.7 腹泻，未特指
K52.9 非感染性胃肠炎和结肠炎，未特指
K58.0 腹泻型肠易激综合征
K59.1 功能性腹泻
K90.9 肠道吸收不良，未特指

流行病学和人口统计学

患病率：

- 慢性腹泻影响3%～5%的美国人口
- 根据世界卫生组织的数据，全世界儿童慢性腹泻的患病率为3%～20%

好发性别和年龄： 取决于病因

- 肠易激综合征（IBS）的女：男比例为2：1，高峰患病年龄为20～39岁
- 乳糜泻在女性中发病率略高，发病率在婴儿期、20～30岁及60～70岁最高
- 克罗恩病具有双峰发病率，在20～30岁和40～50岁达到高峰

351

- 溃疡性结肠炎也具有双峰发病率，开始在 15 ～ 40 岁，之后在 50 ～ 80 岁
- 乳糖不耐受的发病率通常随着年龄的增长而增加
- 显微镜下结肠炎最常见于中年女性

体格检查和临床表现

病史：

- 特异性症状：大便溏稀，频繁排便或里急后重
- 大便失禁：有或无
- 持续
- 发作：先天性、突发性（传染性、特发性分泌性腹泻）或逐渐加重
- 大便性状：水样、血性、脂肪性、恶臭
- 粪便量（水样、量多的粪便提示小肠或近端结肠紊乱，量少且频繁提示左侧结肠或直肠紊乱）
- 腹痛：位置，与进餐或排便的关系［炎症性肠病（IBD）、IBS、缺血］
- 体重减轻或发热（吸收不良、恶性肿瘤、IBD）
- 病史：免疫性、内分泌性、肿瘤、人类免疫缺陷病毒（HIV）、糖尿病、手术、放疗
- 手术史：既往任何胃肠道手术
- 旅行史：具有细菌和寄生虫感染源的国家旅行史
- 药物：所有药物和补充剂，特别是新药、含镁药物，过去 6 ～ 8 周的任何抗生素应用史；框 45-1 总结了与腹泻有关的药物和毒素
- 饮食史：近期的饮食变化、"无糖"食品、纤维素摄入、生海鲜或贝类、生牛奶、不纯净的饮用水、酒精，症状与特定的食物摄入有关
- 家族史：吸收缺陷（乳糖不耐受）、IBD、乳糜泻、IBS、癌症
- 社交史：感染 HIV 的危险因素，肛交（感染或直肠炎）
- 加重和缓解因素：与进餐、饮食、压力有关
- 过度肠胃胀气、腹胀（糖类吸收不良）
- 夜间腹泻（提示分泌性腹泻）
- 提示 IBS 的症状：腹痛伴排便习惯改变，排便后腹痛缓解；腹泻的发作和严重程度通常还与压力和抑郁有关

框 45-1　腹泻相关的药物和毒素

减酸剂（如 H_2RA、PPI）

抗酸剂（如含镁的抗酸剂）

抗心律失常药（如奎尼丁）

抗生素（大多数）

抗炎药（如 5- 氨基水杨酸、金盐、NSAID）

抗高血压药（如 β - 肾上腺素受体阻断药）

抗肿瘤药（很多）

抗逆转录病毒药

秋水仙碱

重金属

草药产品

前列腺素类似物（如米索前列醇）

茶碱

维生素及矿物质补充剂

H_2RA，组胺 -2 受体激动剂；NSAID，非甾体抗炎药；PPI，质子泵抑制剂
（From Feldman M，Friedman LS，Brandt LJ：Sleisenger and Fordtran's gastrointestinal and liver disease，ed 10，Philadelphia，2016，Elsevier.）

体格检查：

● 一般情况：体液平衡，营养（脱水、营养不良）

● 皮肤：潮红（类癌综合征）、疱疹样皮炎（乳糜泻）

● 口腔：溃疡（克罗恩病）

● 颈部：甲状腺肿块或结节（甲状腺功能亢进、多发性内分泌肿瘤）、淋巴结肿大（恶性肿瘤或慢性感染）

● 腹部

　1. 肝大（内分泌肿瘤、淀粉样变性）

　2. 瘢痕（手术所致的腹泻）

　3. 压痛（炎症）

　4. 肿块、腹水、压痛（多处）

● 直肠：

　1. 括约肌无力（大便失禁）、肛瘘、粪便嵌塞

病因学

特定性病因：分泌性、渗透性、脂肪泻、炎性、动力障碍性、人为性、医源性。

Dx 诊断

鉴别诊断（框 45-2）

框 45-2　腹泻的鉴别诊断

急性腹泻

感染
- 细菌
- 寄生虫
- 原生动物
- 病毒

食物过敏

食物中毒

药物性

慢性腹泻的早期表现

慢性腹泻

脂肪性腹泻

吸收不良综合征
- 肠系膜缺血
- 黏膜疾病（如乳糜泻、Whipple 病）
- 短肠综合征
- SIBO

消化不良
- 腔内胆汁酸浓度不足
- 胰腺外分泌功能不全

炎性腹泻

憩室炎

感染性疾病
- 侵袭性细菌感染（如结核病、耶尔森菌病）
- 侵袭性寄生虫感染（如阿米巴病、类圆线虫病）
- 伪膜性结肠炎（艰难梭菌感染）
- 溃疡性病毒感染（如巨细胞病毒、HSV）

炎症性肠病
- 克罗恩病
- UC
- 溃疡性空肠回肠炎

缺血性结肠炎

肿瘤
- 结肠癌
- 淋巴瘤

放射性结肠炎

水样腹泻

渗透性腹泻
- 糖类吸收不良
- 渗透性泻药（如 Mg^{2+}、PO_4^{3-}、SO_4^{2-}）

分泌性腹泻
- 细菌毒素
- 先天性综合征（如先天性高氯性腹泻）

动力及调节功能紊乱
- 糖尿病自主神经病
- IBS
- 交感神经切除术后腹泻
- 迷走神经切断术后腹泻

憩室炎

内分泌病
- 艾迪生病
- 类癌综合征
- 胃泌素瘤
- 甲状腺功能亢进
- 肥大细胞增多症
- 甲状腺髓样癌
- 嗜铬细胞瘤
- 生长抑素瘤
- 血管活性肠肽瘤

特发性分泌性腹泻
- 流行性分泌性（Brainerd）腹泻
- 散发性特发性分泌性腹泻

续框

回肠胆汁酸吸收不良	泻药滥用（刺激性泻药）
IBD	药物和毒素（见框 45-1）
克罗恩病	肿瘤
显微镜下结肠炎	结肠癌
胶原性结肠炎	淋巴瘤
淋巴细胞性结肠炎	直肠绒毛状腺瘤
UC	血管炎

HSV，单纯疱疹病毒；IBD，炎症性肠病；IBS，肠易激综合征；SIBO，小肠细菌过度生长；UC，溃疡性结肠炎

（From Feldman M，Friedman LS，Brandt LJ：Sleisenger and Fordtran's gastrointestinal and liver disease，ed 10，Philadelphia，2016，Elsevier.）

- 脂肪泻（脂肪性腹泻）

  1. 吸收不良综合征

    a. 肠系膜缺血

    b. 黏膜疾病（如乳糜泻、Whipple 病）

    c. 小肠细菌过度生长（SIBO）

    d. 药物性肠病

  2. 消化不良

    a. 腔内胆汁酸不足

    b. 胰腺外分泌功能不全

    c. 肝病

    d. 减肥手术

- 炎性腹泻（表 45-1）

  1. 憩室炎

  2. IBD（克罗恩病、溃疡性结肠炎、显微镜下结肠炎）

  3. 传染性疾病

    a. 细菌（如结核病、耶尔森菌病）

    b. 寄生虫（如阿米巴病、类圆线虫病）

    c. 伪膜性结肠炎（艰难梭菌）

    d. 溃疡性病毒感染（如巨细胞病毒、单纯疱疹病毒）

  4. 缺血性结肠炎

  5. 肿瘤（结肠癌、淋巴瘤）

  6. 放射性结肠炎

表 45-1   致病病原体引起的炎性腹泻的临床表现

临床表现	致病病原体
溶血尿毒综合征或血栓性血小板减少性紫癜	产生志贺毒素的大肠埃希菌；在志贺菌属中最常见于痢疾志贺菌，但在美国未发现痢疾志贺菌
反应性关节炎 *	沙门菌属、志贺菌属、弯曲杆菌属、耶尔森菌属
骨髓抑制	沙门菌属伤寒和副伤寒血清型
吉兰-巴雷综合征	空肠弯曲杆菌
中毒性巨结肠	志贺菌属、艰难梭菌、沙门菌属（罕见）
主动脉炎或血管内感染	非伤寒沙门菌
肠出血或穿孔	沙门菌属伤寒和副伤寒血清型，结核性肠炎
右下腹压痛	耶尔森菌属
蜂窝织炎	创伤弧菌和溶藻弧菌
感染后 IBS	全部，包括病毒性肠胃炎；病毒通常会产生不太严重的感染后 IBS
小肠淋巴增生性疾病	空肠弯曲杆菌

* 可发生于任何肠道病原体。

IBS，肠易激综合征

（From Feldman M，Friedman LS，Brandt LJ：Sleisenger and Fordtran's gastrointestinal and liver disease，ed 10，Philadelphia，2016，Elsevier.）

- 水样泻（表 45-2）
  1. 渗透性腹泻
     a. 糖类吸收不良（如乳糖不耐受）
     b. 渗透性泻药（如镁、磷酸盐、硫酸盐、山梨醇）
     c. 麸质及 FODMAP 不耐受
  2. 分泌性腹泻
     a. 细菌毒素
     b. 先天性综合征（如先天性高氯性腹泻）
     c. 动力障碍
        （1）糖尿病性神经病
        （2）IBS
        （3）交感神经切除术后
        （4）迷走神经切断术后
     d. 内分泌病变
        （1）艾迪生病

表 45-2 分泌性与渗透性腹泻

腹泻类型	病因	举例
分泌性	外源性促分泌素	肠毒素（如霍乱）
	内源性促分泌素	神经内分泌肿瘤（如类癌综合征）
	缺乏离子转运蛋白	先天性高氯性腹泻
	肠表面积减少	肠切除，弥漫性肠黏膜病
	肠缺血	弥漫性肠系膜动脉粥样硬化
	肠道快速转运	迷走神经切断术后肠转运急促
渗透性	摄入吸收不良的药物	镁摄入
	营养运输减少	乳糖酶缺乏

（From Feldman M，Friedman LS，Brandt LJ：Sleisenger and Fordtran's gastrointestinal and liver disease，ed 10，Philadelphia，2016，Elsevier.）

  （2）类癌综合征

  （3）胃泌素瘤

  （4）甲状腺功能亢进

  （5）肥大细胞增多症

  （6）甲状腺髓样癌

  （7）嗜铬细胞瘤

  （8）生长抑素瘤

  （9）血管活性肠肽瘤

 e. 特发性分泌性腹泻

 f. 回肠胆汁酸吸收不良

 g. IBD［克罗恩病、溃疡性结肠炎、显微镜下结肠炎（胶原性）］

 h. 泻药滥用

 i. 药物和毒素

 j. 淋巴细胞性结肠炎

 k. 肿瘤（结肠癌、淋巴瘤、直肠绒毛状腺瘤）

 l. 血管炎

3. 人为原因

 a. Munchausen 综合征

 b. 饮食失调

4. 医源性原因

a. 胆囊切除术

b. 回肠切除

c. 减肥手术

评估

- 由于慢性腹泻有许多潜在的原因，对每位患者使用相同的诊断性检查是不切实际的

- 详细询问病史和体格检查（如前所述），并相应地调整检查内容

- 根据病史和体格检查首先确定腹泻的类型（水样、脂肪性或炎性）。进一步检查以区分该腹泻疾病的亚型

- 基本的实验室检查可能包括全血细胞计数（CBC）（贫血、白细胞增多）、电解质检查、肝功能检查、白蛋白、红细胞沉降率、C 反应蛋白和促甲状腺激素

- 初次粪便化验可能包括粪便白细胞和粪便潜血检测

- 当考虑以下临床疾病时，需要进一步的实验室检查：

  1. IBD：粪钙卫蛋白

  2. 住院或近期使用抗生素后腹泻：艰难梭菌粪便毒素

  3. 怀疑泻药滥用：大便泻药筛查

  4. 吸收不良：粪便脂肪，苏丹染色

  5. 乳糜泻（组织转谷氨酰胺酶免疫球蛋白 A），尤其是缺铁性贫血患者

  6. 水样腹泻

     a. 粪便渗透间隙：$290 - 2([Na^+] - [K^+])$

     （1）间隙 $>$ 125 mOsm/kg 提示渗透性腹泻

     （2）间隙 $<$ 50 mOsm/kg 提示分泌性腹泻

     b. 粪便 pH

     （1）pH $<$ 5.3 提示糖类吸收不良（乳糖不耐症）

Rx 治疗

在大多数情况下，应发现潜在的病因并进行相应的治疗。但是，在以下几种情况下可以使用非特异性治疗：

- 评估期间容量不足需要治疗（或住院）

- 针对疾病的具体治疗无法充分治疗腹泻

- 没有特定的治疗方法

非药物性治疗

- 如果可以通过调整饮食来控制病因（如乳糖不耐症或乳糜泻），则应从饮食中消除致病物质
- 适当尝试减少饮食中的乳糖和咖啡因含量，并监测改善情况
- 补充纤维（洋车前子）可以增加粪便的稠度；但是，这可能会增加粪便量
- 每天大便量大于 1000 g 的患者经常接受静脉补液，但也可以选择口服补液（oral rehydration solution，ORS）进行治疗
- 其他疗法将取决于持续性腹泻的具体病因

长期治疗

- 一般原则：
  1. 阿片类药物是最有效的非特异性止泻药。一般来说，由于急性感染、大量小肠切除或内源促分泌素分泌而导致的严重腹泻患者不应使用它们
  2. 首先应尝试使用低效的阿片类药物（洛哌丁胺），但如果低效的阿片类药物无效，则应将治疗升级为更有效的药物
  3. 当存在对麻醉品滥用和（或）依赖的担忧时，避免使用高效能制剂
  4. 处方阿片制剂时，应按计划使用阿片制剂，而不是按需使用
- 低效阿片止泻药
  1. 地芬诺酯和阿托品（止泻宁）2.5 ～ 5 mg，每天 4 次
  2. 洛哌丁胺（易蒙停胶囊）2 ～ 4 mg，每天 4 次
- 更有效的阿片止泻药（避免用于酗酒或吸毒史患者）
  1. 可待因 15 ～ 60 mg，每天 4 次
  2. 吗啡 2 ～ 20 mg，每天 4 次
  3. 阿片酊 2 ～ 20 滴，每天 4 次
- α_2 激动剂
  1. 可乐定 0.1 ～ 0.3 mg，每天 3 次
  2. 由于降压作用而应用受限。应首先尝试阿片类药物
- 腔内制剂
  1. 用于结合毒素并改变粪便稠度
  2. 通常不能作为单一疗法治疗慢性腹泻

3. 纤维：洋车前子、聚卡波非钙、甲基纤维素

4. 铋剂：碱式水杨酸铋

5. 黏土：凹凸棒石、高岭土

6. 胆汁酸结合树脂：考来烯胺树脂、考来替泊

- 更新的药物

1. 消旋卡多曲，一种抗分泌性脑啡肽酶抑制剂

2. 在美国尚不可获得

补充和替代治疗

越来越多的证据表明，益生菌在治疗传染性腹泻、IBS、艰难梭菌疾病和抗生素相关腹泻方面有益。

处理

依据病因而定。

转诊

可以根据症状的严重程度，是否需要内镜检查及是否需要长期治疗，推荐至消化内科相关领域专家处。

重点和注意事项

专家点评

- 详尽的病史采集对评估慢性腹泻至关重要。应尝试将腹泻分类为水样、脂肪性或炎性
- 大便失禁通常被患者描述为腹泻，除非明确要求，否则许多患者不会自愿提供相关方面的更多信息
- IBS 是慢性腹泻的最常见病因之一，需要最少的实验室检查。应适当进行筛查
- 应该确定慢性腹泻的潜在病因，并进行相应治疗。

患者和家庭教育

- 针对疾病的宣教

相关内容

阿米巴病（相关重点专题）

乳糜泻（相关重点专题）

大肠癌（相关重点专题）

克罗恩病（相关重点专题）

胃肠炎（相关重点专题）

贾第虫病（相关重点专题）

甲状腺功能亢进症（相关重点专题）

老年患者排便失禁（相关重点专题）

肠易激综合征（相关重点专题）

乳糖不耐症（相关重点专题）

吸收不良（相关重点专题）

慢性胰腺炎（相关重点专题）

副肿瘤综合征（相关重点专题）

小肠细菌过度生长（相关重点专题）

旅行者腹泻（相关重点专题）

热带口炎性腹泻（相关重点专题）

溃疡性结肠炎（相关重点专题）

Whipple 病（相关重点专题）

推荐阅读

Dupont HL et al: Persistent diarrhea: a clinical review, *JAMA* 316(24):2712-2723, 2016.

Juckett G, Rupal T: Evaluation of chronic diarrhea, *Am Fam Physician* 84(10):1119-1126, 2011.

Ritchie ML, Romanuk TN: A meta-analysis of probiotic efficacy for gastrointestinal diseases, *PLoS One* 7:e34938, 2012.

Schiller L, Sellin J: Diarrhea. In ed 10, Sleisenger MH, Feldman M, Friedman LS, Brandt LJ, editors: *Sleisenger and Fordtran's gastrointestinal and liver disease: pathophysiology, diagnosis, management, ed 10,* Philadelphia, PA, 2016, Saunders/Elsevier, pp 221-224.

van Rheenen PF, Van de Vijver E, Fidler V: Faecal calprotectin for screening of patients with suspected inflammatory bowel disease: diagnostic meta-analysis, *BMJ* 341:c3369, 2010.

第46章　家族性腺瘤性息肉病和 Gardner 综合征
Familial Adenomatous Polyposis and Gardner Syndrome

Sudeep K. Aulakh

李义　译　王格　审校

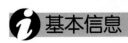 基本信息

定义

家族性腺瘤性息肉病（familial adenomatous polyposis，FAP）是一种高度遗传的常染色体显性疾病，其特征是数百个最终会癌变的结直肠腺瘤性息肉（图 46-1）。Gardner 综合征是 FAP 的一个分类，具有明显的肠外表现，包括牙齿异常、软组织病变、硬纤维肿瘤和骨瘤。

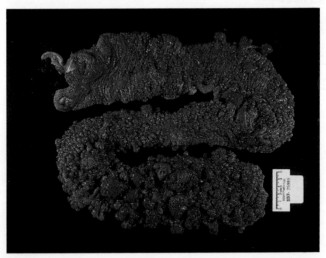

扫二维码看
彩图

图 46-1 （扫二维码看彩图）家族性腺瘤性息肉病伴有无数个腺瘤性息肉，从近端（左上）到远端（右下）大小和密度逐渐增加。（From Skarin AT：Atlas of diagnostic oncology，ed 4，St Louis，2010，Mosby.）

ICD-10CM 编码

D12.2　升结肠良性肿瘤

D12.3　横结肠良性肿瘤

D12.4　降结肠良性肿瘤

D12.5　乙状结肠良性肿瘤

D12.6　结肠良性肿瘤，未特指

流行病学和人口统计学

- FAP 在全球每 10 000 例新生儿中就有 1 例
- FAP 占所有大肠癌的不到 1%
- 患者发展为成百上千个结直肠腺瘤性息肉
- 息肉通常发生在青春期
- 100% 的终生危险发展为大肠癌，大多数在 40 岁被诊断
- 胃、十二指肠、壶腹周围和小肠息肉均可发生，但恶性潜能较低
- 其他肿瘤的风险增加：硬纤维瘤（15%）、十二指肠/壶腹周围（7%）、甲状腺（2%）、脑（1%）、儿童肝母细胞瘤（1%）、鼻咽血管纤维瘤（良性）、胰腺（2%）、肾上腺腺瘤（10%）和胃（1%）

体格检查和临床表现

在具有相同突变的患者和家庭中可以看到表型变异。肠外表现可能先于肠道疾病。在至少 20% 的 FAP 患者中报告了这些发现。

- 先天性视网膜色素上皮肥大症（CHRPE）：良性眼底病变，通常在出生时就存在
- 牙齿异常：多余的或未萌出牙齿
- 软组织病变：表皮或皮脂囊肿、纤维瘤、脂肪瘤、硬纤维肿瘤（良性，局部浸润性，侵袭性结缔组织肿瘤）
- 骨瘤（良性骨生长）：头骨、下颌骨、长骨
- 贫血、大便隐血阳性、肠梗阻、体重减轻

病因学

- FAP 是由染色体 5q21 至 q22 上的抑癌基因结肠腺瘤性息肉病（APC）突变引起；已识别出 1000 多种致病突变。突变的位点常与肠外表现有关

- 新生突变约占 FAP 病例的 20%。这些突变可能是由于种系突变或体细胞镶嵌引起，见于受精后 APC 基因发生新的突变时，并且仅存在于一部分细胞类型或组织中
- 表 46-1 总结了结肠息肉病的遗传学

表 46-1　结肠息肉病的遗传学

综合征（缩写，同义词）	基因	分子表型	受累的非结肠器官
散发性腺瘤性息肉	未知	染色体不稳定（非整倍性）	未知
家族性腺瘤性息肉病（FAP）	APC	染色体不稳定（非整倍性）	十二指肠、胃、胰腺、甲状腺、肝、中枢神经系统
衰减的家族性腺瘤性息肉病（AFAP）	APC	染色体不稳定（非整倍性）	十二指肠、甲状腺、肝、中枢神经系统
遗传性非息肉病性结肠癌（HNPCC，Lynch 综合征）	hMLH1，hMSH2，MSH6，hPMS2	MSI	子宫内膜、胃、卵巢、胆道和泌尿道、小肠、中枢神经系统
MUTYH 相关腺瘤性息肉病（MAP）	MUTYH	染色体不稳定（非整倍性）	十二指肠
Peutz-Jeghers 综合征（PJS）	STK1（70%）	未知	乳腺、胰腺、胃、卵巢、肺、小肠、子宫、睾丸
幼年性息肉病综合征	SMAD4，BMPR1A	未知	血管（遗传性出血性毛细血管扩张症）
增生性息肉病	SMAD4，BMPR1A（40%），PTEN	未知	胃、胰腺、小肠

MSI，微卫星不稳定性

（From Niederhuber JE：Abeloff's Clinical Oncology，ed 6，Philadelphia，2020，Elsevier.）

 诊断

　　在有家族史的患者中，超过 100 个结直肠腺瘤性息肉、CHRPE 病变或阳性基因检测可明确诊断。在没有家族史的患者中，超过 100 个结直肠腺瘤性息肉提示诊断，而基因检测明确诊断。对于有

≥ 10 个结直肠腺瘤性息肉或有少量息肉但存在肠外表现的患者应可疑该病。

鉴别诊断

- Turcot 综合征
- 衰减的 FAP［也是 *APC* 基因突变，但息肉较少（＜ 100 个），年龄较大，且癌变风险低于 FAP（约 80% 终生危险）］
- MUTYH 相关息肉病
- Peutz-Jeghers 综合征
- 幼年性息肉病综合征
- Cowden 病
- Lynch 综合征
- 遗传性混合息肉病综合征
- 聚合酶校正相关息肉病
- 增生性息肉病
- 表 46-2 比较了各种腺瘤性息肉病综合征

表 46-2　腺瘤性息肉病综合征

综合征	基因突变	息肉	肠外异常
经典 FAP	*APC*（通常是截短蛋白）	结肠腺瘤（数千个） 十二指肠，壶腹周围腺瘤 胃底腺息肉 空肠和回肠腺瘤 回肠淋巴样息肉	下颌骨瘤 牙齿异常
FAP 的 Gardner 变异型	*APC*	类似于 FAP	骨瘤（下颌骨、头骨、长骨） CHRPE 硬纤维肿瘤 表皮样和皮脂囊肿 纤维瘤、脂肪瘤 甲状腺、肾上腺肿瘤
FAP 的 Turcot 变异型	*APC* DNA MMR*	结肠腺瘤（有时少于经典 FAP）	髓母细胞瘤 多形性胶质母细胞瘤 CHRPE
衰减的 FAP	APC 5′ 和 3′ 区	结肠腺瘤（＜ 100；近端结肠）	下颌骨瘤（罕见）

续表

综合征	基因突变	息肉	肠外异常
		十二指肠、壶腹周围腺瘤 胃底腺息肉	
家族性牙齿发育不全	*Axin2*（APC途径）	结肠腺瘤 增生性息肉	牙齿发育不全
Bloom 综合征	*BLM*	结肠腺瘤	身材矮小 面部红斑或毛细血管扩张 男性不育 腺癌、白血病、淋巴瘤
MUTYH 息肉病	*MUTYH*（*MYH*）	结肠腺瘤（5～100） 十二指肠息肉病 胃癌	CHRPE 骨瘤

* 可能分类在遗传性非息肉病性结肠癌下更合适。

APC，腺瘤性息肉病；CHRPE，视网膜色素上皮先天性肥大；DNA，脱氧核糖核酸；FAP，家族性腺瘤性息肉病；MMR，错配修复

（From Feldman M et al（eds）：Sleisenger and Fordtran's gastrointestinal and liver disease, ed 10，Philadelphia，2016，WB Saunders.）

评估

病史、体格检查、实验室检查、影像学检查。

诊断筛查

遗传检测：应在检测之前进行遗传咨询，并获得书面知情同意。请专业中心进行咨询和评估。

- 应对 10～12 岁患者（具有明确突变）的一级亲属及临床可疑者进行检测
- 能够识别大约 80% 家庭成员的突变。为确保该家庭具有可检测到的突变，应首先检测受影响的家庭成员
- 如果在受影响的患者中呈阳性，则该测试可以 100% 准确地区分受影响和未受影响的家庭成员。如果在受影响的患者中呈阴性，则筛查家庭成员将无法确定疾病状态
- 如果没有已知的家族史，则对临床可疑者进行筛查是合理的。在 FAP 中，阳性测试可辅助确诊，但阴性测试并不能排除

诊断

- 可提供多种测试技术，可能需要进行多次测试才能识别突变

乙状结肠镜检查：

- 基因测试阳性的个体、未经测试的高风险家庭成员或患者来自未明确 *APC* 突变的家庭：从 10 ～ 12 岁开始，每年行软式乙状结肠镜或结肠镜检查
- 一旦检测到腺瘤性息肉，患者应进行结肠镜检查，并评估结肠切除术
- 对来自确定基因突变的家庭中的基因检测阴性的患者：平均风险筛查
- 上消化道内镜筛查应从 25 岁开始，并应包括十二指肠乳头的观察。每年额外的筛查应包括甲状腺超声检查

CHRPE：病变发生在高达 80% 的家庭中，并且是这些家庭受影响状态的可靠指标。

Rx 治疗

- 预防性结肠切除术或直肠与结肠切除术：手术时间取决于息肉的数量、大小和不典型增生的程度。术后每年进行内镜检查
- 其他筛查：
  1. 每年体格检查：病史、检查（包括甲状腺）和血液检查
  2. 上消化道内镜检查以筛查胃或十二指肠息肉：从 25 岁开始（如果发现结肠息肉则开始年龄更早），根据检查结果，每 3 个月至 4 年重复一次检查
  3. 每年甲状腺超声检查：开始于青少年
  4. 其他可能出现肿瘤的部位行影像学检查：如果症状出现或在亲戚中已发现这些肿瘤
- 治疗软组织病变和骨瘤的症状或相关美容问题。治疗硬纤维肿瘤，如果它们对邻近结构造成压迫

预后

- 未经治疗的患者 100% 发展为结直肠癌。其他肿瘤的发生率增高
- 转移性结直肠癌是主要的死亡原因（58%），其次是硬纤维肿瘤（11%）和十二指肠或壶腹周围腺癌（8%）

转诊

- 患者应在有 FAP 专家（包括消化科相关领域专家、医学遗传学家和外科医生）的专业中心接受治疗
- 可以在网站 www.nsgc.org 进行遗传咨询
- 可以在网站 www.ncbi.nlm.nih.gov/gtr 找到遗传诊所和实验室

 重点和注意事项

- 应根据基因型、表型和个人偏好来个性化管理
- 舒林酸（NSAID）和塞来昔布（COX-2 抑制剂）可以使 FAP 患者的十二指肠和结直肠息肉消退。其他药物的初步研究也显示可使息肉消退。这些药物降低肿瘤风险的能力仍然未知，它们不能代替结肠切除来预防肿瘤
- 硬纤维肿瘤通常出现在 30 多岁，主要发生在腹部，因复发率高而难以进行治疗。手术会刺激硬纤维肿瘤的生长和复发
- 每半年筛查一次患病父母的孩子（从婴儿到 7 岁），用甲胎蛋白水平和肝超声检查来排除肝母细胞瘤
- 可以进行植入前和产前基因检测

相关内容

大肠癌（相关重点专题）

Lynch 综合征（相关重点专题）

Peutz-Jeghers 综合征和其他息肉病症状（相关重点专题）

推荐阅读

Chenbhanich J et al: Prevalence of thyroid diseases in familial adenomatous polyposis: A systematic review and meta-analysis, *Fam Cancer* 18:53, 2019.

Herzig D et al: The american society of colon and rectal surgeons clinical practice guidelines for the management of inherited polyposis syndromes, *Dis Colon Rectum* 60:881, 2017.

Kanth P et al: Hereditary colorectal polyposis and cancer syndromes: a primer on diagnosis and management, *Am J Gastroenterol* 112:1509, 2017.

Leiden Open Variation Database: www.lovd.nl/APC.

Samadder NJ et al: Association of sulindac and erlotinib vs placebo with colorectal neoplasia in familial adenomatous polyposis: Secondary analysis of a randomized clinical trial, *JAMA Oncol* 4:671, 2018.

Syngal S et al: ACG clinical guideline: Genetic testing and management of hereditary gastrointestinal cancer syndromes, *Am J Gastroenterol* 110:223, 2015.

第47章 Peutz-Jeghers 综合征和其他息肉病综合征
Peutz-Jeghers Syndrome and Other Polyposis Syndromes

Fred F. Ferri

张淑文 译 王格 审校

 基本信息

定义

- 错构瘤息肉是一种肠黏膜的良性增生，可累及肠黏膜全层。Peutz-Jeghers 综合征（Peutz-Jeghers syndrome，PJS）患者中，错构瘤多发于小肠，也可见于结肠和胃。胃肠息肉病患者因肠腔内存在大量的错构瘤息肉，从而产生相应的症状
- 幼年性息肉是一种良性息肉，是由黏膜固有层成纤维细胞基质内腺结构的囊性扩张引起，可引起出血或肠套叠
- 常见的息肉综合征有 PJS、幼年性息肉综合征、Cowden 病、Bannayan-Ruvalcaba-Riley 综合征和 Cronkhite-Canada 综合征。其他少见的遗传性错构瘤息肉病综合征还有：遗传性混合息肉病综合征、肠神经节细胞瘤病和神经纤维瘤病（von Recklinghausen 综合征变异型）、Devon 家庭综合征、基底细胞痣综合征和结节性硬化症（可累及胃肠道）。表 47-1 描述了一些遗传性结直肠癌综合征的一般特征。

ICD-10CM 编码
D12.6 结肠，未特指（结肠腺瘤病，遗传性息肉病）

流行病学

- PJS 的发病率为 1/200 000
- 结肠腺瘤作为结直肠癌的癌前病变（图 47-1），在 60 岁之前人群中的发病率约为 40%
- 接受结肠镜检查的人群中，约 25% 的男性和 15% 的女性会发

表 47-1 部分遗传性结直肠癌综合征的一般特征

综合征	息肉病理	息肉分布	发病年龄	结肠癌风险	基因位点	临床表现	相关病变
家族性腺瘤性息肉病（图 88-1）	腺瘤	大肠、十二指肠	16 岁（8～34 岁）	100%	5q（APC 基因）	直肠出血、腹痛、肠梗阻	硬纤维瘤，CHRPE
Peutz-Jeghers 综合征	错构瘤	大肠、小肠	0～10 岁	略高于平均水平	19p（STK 11 基因）	可能直肠出血、腹痛、肠套叠	口腔皮肤黑色素斑、其他肿瘤
MUTYH- 相关息肉病	腺瘤	大肠、十二指肠	45～50 岁（13～60 岁）	75%（50%～100%）	1p（MYH 基因）	直肠出血、腹痛、肠梗阻	CHRPE、骨瘤
幼年性息肉病	错构瘤（腺瘤少见）	大肠、小肠	0～10 岁	约 9%	PTEN、SMAD4、BMPR1	可能直肠出血、腹痛、肠套叠	肺动静脉畸形
遗传性非息肉病性结直肠癌	腺瘤	大肠	40 岁（18～65 岁）	30%	错配修复基因 *	直肠出血、腹痛、肠梗阻	其他肿瘤（如卵巢、子宫、胰腺、胃）

CHRPE：视网膜色素上皮先天性肥大；MUTYH：mutY 同源物（大肠埃希菌）。

* 包括 hMSH2、hMSH3、hMSH6、hMLH1、hPMS1 和 hPMS2

（From Goldman L, Schafer AI: Goldman's Cecil medicine, ed 24, Philadelphia, 2012, WB Saunders.）

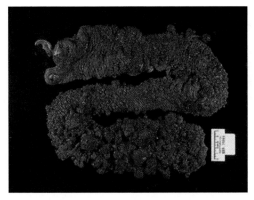

图 47-1　（扫本章二维码看彩图）家族性腺瘤性息肉病。此病特点是出现成百上千的大肠腺瘤。如图所示，这段大肠被大小不等的腺瘤覆盖。通常出现在 10 ~ 30 岁。(From Skarin AT：Atlas of diagnostic oncology，4th ed，St Louis，2010，Mosby.)

现 1 个或 1 个以上腺瘤

- 年龄 < 60 岁的结肠腺瘤患者，其一级亲属患结直肠癌的风险增加（约 2.6 倍）。

体格检查和临床表现

Peutz-Jeghers 综合征：

- 遗传：常染色体不完全显性遗传。大多数是由于染色体 19P13 上 *STK11/LKB1* 抑癌基因的种系突变引起
- 疾病表达：
  1. 胃、小肠和大肠黏膜错构瘤，固有层存在平滑肌束
  2. 口腔［唇和颊黏膜（图 47-2）］、鼻、手、脚、生殖器和会阴区的色素性病变
  3. 卵巢肿瘤
  4. 睾丸支持细胞肿瘤
  5. 气道息肉
  6. 胰腺癌
  7. 乳腺癌
  8. 尿道息肉
- 终生患癌风险：
  1. 结肠癌：39%
  2. 胃癌：29%

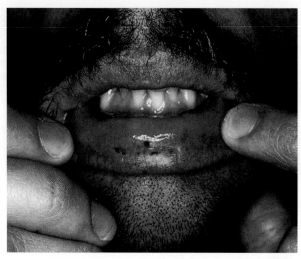

图 47-2 （扫本章二维码看彩图）**Peutz-Jeghers** 综合征：下嘴唇黏膜色素沉着。
（From James WD et al：Andrews' diseases of the skin，ed 12，Philadelphia，2016，WB Saunders.）

  3. 小肠恶性肿瘤：13%

  4. 胰腺癌：36%

  5. 乳腺癌：54%

  6. 卵巢癌：10%

  7. 支持细胞肿瘤：9%

  8. 总体癌症风险：93%

- 临床表现：

  1. 胃肠道：小肠梗阻、肠套叠、胃肠道出血

  2. 相关恶性肿瘤及其症状和体征，参阅相关章节

诊断：有以下 4 条主要标准之一，即可诊断 PJS：

1. 2 个或 2 个以上病理证实的 PJS 息肉

2. 任意数目的 PJS 息肉，伴 PJS 家族史

3. 特征性的皮肤黏膜色素沉着，伴 PJS 家族史

4. 任意数目的 PJS 息肉，伴特征性的皮肤黏膜色素沉着

幼年性息肉病综合征：

- 遗传：常染色体显性遗传。

- 疾病表达：

  1. 在直肠或整个胃肠道有 10 个或 10 个以上孤立的幼年性息

　　肉，息肉表面光滑，覆盖正常上皮

　　2. 20% 的病例并发各种先天畸形

- 累计患癌风险增加（可能高达 50%）
- 临床表现：

　　1. 肠梗阻

　　2. 肠套叠

　　3. 胃肠道出血

Cowden 病：

- 遗传：常染色体显性遗传，罕见
- 疾病表达：

　　1. 幼年性肠息肉病

　　2. 口腔黏膜错构瘤

　　3. 纤维囊性乳腺病和乳腺癌

　　4. 甲状腺肿和甲状腺癌

　　5. 83% 患者有面部毛根鞘瘤（丘疹）

- 累积患癌风险：

　　1. 胃肠：和一般人群相同

　　2. 甲状腺：3% ~ 10%

　　3. 乳腺：25% ~ 50%

Bannayan-Ruvalcaba-Riley 综合征：

- 遗传：常染色体显性遗传，罕见
- 疾病表达：

　　1. 幼年性肠息肉病

　　2. 大头畸形

　　3. 发育迟缓

　　4. 阴茎色素斑

　　5. 累积患癌风险未知

Cronkhite-Canada 综合征

- 遗传：后天获得
- 发病年龄：中年
- 疾病表达：

　　1. 弥漫性胃肠道幼年性息肉病（50% ~ 95% 的病例）

　　2. 慢性腹泻和蛋白丢失性肠病（肠黏膜可能出现弥漫性炎
　　　症），导致腹痛、体重减轻和各种营养不良并发症

　　3. 指甲营养不良

4. 脱发

5. 色素沉着过多

- 累积患癌风险：与一般人群相同

Dx 诊断

诊断主要依靠家族史、结肠镜检查和上述体格检查结果。

Rx 治疗

常规治疗和监测如下。

Peutz-Jeghers 综合征：

- 从青少年开始，每 2 ～ 3 年进行结肠镜检查及息肉切除和上消化道内镜检查

- 从 30 岁开始，每 1 ～ 2 年对胰腺进行 MRI 或超声内镜检查

- 乳腺癌、睾丸癌、卵巢癌的筛查

- 从 8 ～ 10 岁开始，每 2 ～ 3 年用胶囊内镜、CT 或磁共振小肠造影检查小肠

幼年性息肉病综合征：

- 从 15 岁开始，每 2 ～ 3 年进行结肠镜检查及息肉切除和上消化道内镜检查

- 如果有大量结肠息肉，行全结肠切除术

- 食管胃镜检查并行息肉切除术

Cowden 病：

- 严格的乳腺癌筛查或预防性单纯双侧乳房切除及重建术

Cronkhite-Canada 综合征：

- 进行性吸收不良是该综合征的特征，目前尚无有效的治疗办法。肠内营养或肠外营养是管理的基石，可缓解病情

其他综合征：

- 锯齿状息肉病综合征：每年进行结肠镜检查

- PTEN 错构瘤综合征：从 35 岁开始每 5 年做一次结肠镜检查

处理

- 对于＜ 60 岁发现结肠腺瘤的患者，其一级亲属是否需要进行

筛查仍存在争议。有些人建议有结肠腺瘤家族史的患者，应从 40 岁就开始进行结肠镜检查；或者应比家族中最年轻的结肠腺瘤患者的诊断年龄早 10 年，就开始进行结肠镜检查

- 根据美国息肉切除术后结肠镜检查共识指南，建议结肠镜检查的间隔时间如下：

  1. 小的直肠增生性息肉，建议 10 年
  2. 存在 1 ~ 2 个低风险腺瘤（管状腺瘤 < 1 cm），建议 5 ~ 10 年
  3. 多个低风险腺瘤，或任何高风险腺瘤 [≥ 1 cm，或者组织学进展的腺瘤（管状腺瘤、绒毛状腺瘤、绒毛管状腺瘤、高度异型增生的腺瘤）]，建议 3 年
  4. 多于 10 个腺瘤，建议 < 3 年
  5. 腺瘤切除不充分，建议 2 ~ 6 个月

相关内容

结肠癌（相关重点专题）

家族性腺瘤性息肉病和 Gardner 综合征（相关重点专题）

Lynch 综合征（相关重点专题）

第 48 章　林奇综合征
Lynch Syndrome

Fred F. Ferri

向冰洁　译　戴聪　审校

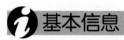 基本信息

定义

林奇综合征（Lynch syndrome）是一种遗传性结肠癌，是由 DNA 错配修复基因的种系突变导致。林奇综合征表型以右半结肠的癌症为主，有同时或非同时出现结直肠癌的倾向。

同义词

遗传性非息肉病性结直肠癌

HNPCC

遗传性部位特定性结肠癌

ICD-10CM 编码
C18.9　结肠恶性肿瘤，非特指

流行病学和人口统计学

在美国，患结肠癌的终生风险约为 6%，高达 30% 的结肠癌是遗传性的，3% 可能归因于林奇综合征。林奇综合征的发病率估计在 1∶660 到 1∶2000 之间。林奇综合征是遗传性结肠癌中最常见的一种。林奇综合征的平均诊断年龄为 45 岁，但诊断也可能早至 20 岁或晚至 70 岁。

危险因素：结肠癌家族史或其他遗传性非息肉病性结直肠癌（hereditary nonpolyposis colorectal cancer，HNPCC）相关的癌症家族史，如子宫内膜癌（高达 40% 的林奇综合征女性患者可能患有子宫内膜癌）、胆管癌、卵巢癌、胃癌、上泌尿道癌或脑肿瘤。表 48-1 总结了林奇综合征的危险因素。

遗传学：常染色体显性遗传模式。

表 48-1　林奇综合征的风险

疾病	风险（％）
任何年龄的子宫内膜癌	1.8
50 岁以前诊断子宫内膜癌	9
任何年龄的子宫内膜癌和结肠癌	18
50 岁以前诊断子宫内膜癌和结肠癌	43
子宫内膜癌和卵巢癌	7

（From Disaia PJ et al：Clinical gynecologic oncology，ed 9，Philadelphia，2017，Elsevier.）

体格检查和临床表现

- 肠道习惯改变（长期便秘）
- 黑便
- 便血
- 腹痛
- 原因不明的体重下降
- 食欲差
- 右半结肠癌（70% ～ 85% 的病例）

病因学

　　林奇综合征被认为是继发于 DNA 错配修复基因的种系突变。一些抑癌基因与该突变相关（*PMS1*、*PMS2*、*MSH6* 和 *EpCAM*），但主要相关的基因是 *MSH2* 和 *MLH1*。这些基因的突变阻止复制过程中 DNA 错配的修复。这在微卫星 DNA 中最为普遍，可导致微卫星 DNA 的不稳定以及恶变风险，尤其是结肠癌。与 *MLH1* 或 *MSH2* 突变相比，*MSH6* 突变与癌症风险显著降低关系更密切。

Dx 诊断

鉴别诊断

- 家族性腺瘤性息肉病
- Peutz-Jeghers 综合征
- 幼年性息肉病
- 非遗传性结直肠癌。表 48-2 对林奇综合征和散发性结直肠癌进行了比较

表 48-2　林奇综合征与散发性结直肠癌的临床特征对比

临床特征	林奇综合征	散发性结直肠癌
诊断的平均年龄（岁）	45	67
多发性结肠癌	35%	4%～11%
同期结肠癌	18%	3%～6%
不同期结肠癌	24%	1%～5%
初始癌症位于近端 *	72%	35%
其他部位恶性肿瘤风险增加	是	否
黏液性低分化结肠癌	常见	罕见
预后	良好 †	多变

* 脾曲近端。

† 微卫星不稳定性肿瘤患者比微卫星稳定性肿瘤患者的预后好

（From Feldman M et al：Sleisenger and Fordtran's gastrointestinal and liver disease，ed 10，Philadelphia，2016，Elsevier.）

- Gardner 综合征

评估

如果一个人在年轻时患有多个腺瘤性息肉或有多个癌症亲属，则必须获得其完整的家族史和系谱。林奇综合征可以根据阿姆斯特丹（Amsterdam）或贝塞斯达（Bethesda）标准（框 48-1）以及更新的模型，如基因突变预测模型 5（PREMM5），进行临床诊断。

框 48-1　遗传性非息肉病性结直肠癌（林奇综合征）阿姆斯特丹 II 标准

遗传性非息肉病国际合作小组确定的标准

结直肠癌

至少 3 个亲属患有 CRC（其中 1 个必须是另外 2 个的一级亲属）或林奇综合征相关的癌症 *

　　CRC 累及至少是连续两代人

　　50 岁以前有 1 个或多个癌症病例

　　应排除家族性腺瘤性息肉病

　　肿瘤应经组织学检查证实

* 林奇综合征的 Muir-Torre 变异型包括子宫内膜癌、卵巢癌、胃癌、输尿管或肾盂肿瘤、胰腺癌、脑肿瘤、肝胆管癌、小肠癌、多发性皮脂腺腺瘤和癌症、角化棘皮瘤。

CRC，结直肠癌

（From Feldman M，Friedman LS，Brandt LJ：Sleisenger and Fordtran's gastrointestinal and liver disease，ed 10，Philadelphia，2016，Elsevier.）

- 修改后的阿姆斯特丹（Ⅱ）标准（必须满足所有标准）：

  1. 家族中至少有 3 人是 HNPCC 相关携带者

  2. 其中 1 名患者是另外 2 名患者的一级亲属

  3. 受累患者至少连续两代诊断 HNPCC

  4. 家族性 HNPCC 中至少 1 例诊断是在 50 岁之前

  5. 诊断基于病理组织学证实

  6. 除外家族性腺瘤性息肉病

- 贝塞斯达标准（必须满足所有标准）：

  1. 50 岁前患结直肠癌

  2. 多发性结直肠癌或其他 HNPCC 相关癌症，如胆管癌、子宫内膜癌、胃癌或卵巢癌

  3. 组织学微卫星不稳定的结直肠癌且年龄小于 60 岁

  4. 50 岁以下一级亲属结直肠癌或 HNPCC 相关癌症

  5. 至少有 2 个一级或二级亲属患结直肠癌或 HNPCC 相关癌症，任何年龄

- 如果不符合林奇综合征的标准，则无须进一步分析（尽管不能明确排除遗传综合征，而且可能需要转诊至遗传学家）

实验室检查

- 如果患者符合林奇综合征的标准，可以对是否存在错配修复基因 *MLH1*、*MSH2*、*MSH6* 和 *PMS2* 进行免疫组织化学检查。*MLH3* 很少能被识别

- 如果符合林奇综合征的标准，也应进行微卫星不稳定性分析

Rx 治疗

- 如果一个家庭成员发现了基因突变，则可以通过基因检测对该突变进行筛查。在充分解释后必须获得知情同意才能进行这方面检测。表 48-3 总结了疑似林奇综合征患者需要转诊给遗传咨询师的标准

- 可对筛查阳性者进行结肠镜检查，而筛查阴性者不需要。突变的错配修复基因可指导筛选

- 根据荷兰监测方案，例如，*MLH1*、*MSH2* 以及 *MSH6* 突变者应该从 20～25 岁开始，每 1～2 年做一次结肠镜检查；从 30～35 岁开始，每 1～2 年做一次尿细胞学检查；从 30～35 岁开始，每 1～2 年做一次食管胃十二指肠镜检查；

表 48-3　疑似林奇综合征的遗传咨询转诊标准

贝塞斯达指南

符合阿姆斯特丹标准

有 2 个亲属患有林奇综合征

结直肠癌及 45 岁以前患有林奇肿瘤的一级亲属或 40 岁以前患有腺瘤的一
　级亲属

45 岁以前患有结直肠癌或子宫内膜癌

45 岁以前患有右侧未分化结肠癌

45 岁以前患有印戒结肠癌

40 岁以前患有腺瘤

（From Feldman M et al：Sleisenger and Fordtran's gastrointestinal and liver disease，ed 10，
Philadelphia，2016，Elsevier.）

　　女性从 30 ～ 35 岁开始，每 1 ～ 2 年做一次子宫内膜超声检
查和 CA-125 检查

- 幽门螺杆菌检测也适用于林奇综合征或高危患者
- 阿司匹林对林奇综合征患者的结直肠癌具有保护作用。

转诊

- 至消化科相关领域专家处进行结肠镜检查
- 如果患者符合贝塞斯达标准，至遗传科咨询
- 必要时于心理科就诊以获得心理支持

❗ 重点和注意事项

- 在进行基因检测之前，必须获得知情同意，因为这种检测的
  结果包括必须进行终生筛查的可能，如结肠镜检查
- 林奇综合征患者家族成员罹患胰腺癌的风险显著高于美国普
  通人群
- **家族性结直肠癌 X 型**指符合 HNPCC 的阿姆斯特丹标准，但
  没有错配修复（MMR）缺陷的分子学证据。与林奇综合征患
  者相比，这些患者罹患结肠癌和其他癌症的风险较低

患者和家庭教育

　　有关当地遗传咨询师的信息，请访问国家遗传咨询师协会网站
www.nsgc.org。

　　有关林奇综合征的信息，请访问 www.mayoclinic.com/health/
lynchsyndrome/DS00669。

相关内容

结直肠癌（相关重点专题）

家族性腺瘤性息肉病和 Gardner 综合征（相关重点专题）

Peutz-Jeghers 综合征和其他息肉病综合征（相关重点专题）

推荐阅读

Bonadona V et al: Cancer risks associated with germline mutations in MLH1, MSH2, and MSH6 genes in Lynch syndrome, *JAMA* 305(22):2304-2310, 2011.

Cohen SA et al: The genetic basis of Lynch syndrome and its implications for clinical practice and risk management, *Appl Clin Genet* 22(7):147-158, 2014.

Ladabaum U et al: Strategies to identify the Lynch syndrome among patients with colorectal cancer, *Ann Intern Med* 155:69-79, 2011.

Moreira L: Identification of Lynch syndrome among patients with colorectal cancer, *JAMA* 328(15):1515-1516, 2012.

Power DG et al: Clinical genetics of hereditary colorectal cancer, *Hematol Oncol Clin N Am* 24:837-859, 2010.

Sinicrope FA: Lynch syndrome-associated colorectal cancer, 379(8):764-773, 2018.

肛周疾病

第49章 肛门直肠瘘
Anorectal Fistula

Babak Vakili，Adrienne Werth

翟哲 译 刘娅妮 审校

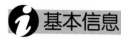 基本信息

定义

　　肛门直肠瘘是肛管或直肠与肛周皮肤相通的一种炎症管道，其起始开口（内口）位于肛管齿状线处，继发开口（外口）位于肛周皮肤。肛门直肠瘘通常由肛门隐窝腺感染导致的肛周脓肿引起。如果脓肿破溃，管腔上皮化，就会形成瘘管。肛门直肠瘘可分为以下几类（根据它们与肛门括约肌复合体的关系）：

- 肛门括约肌间：瘘管穿过内、外括约肌间平面到达肛周皮肤（最常见）
- 经肛门括约肌（图49-1）：瘘管从内开口穿过肛门内、外括

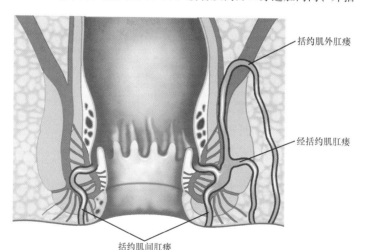

括约肌外肛瘘

经括约肌肛瘘

括约肌间肛瘘

图49-1 （扫本章二维码看彩图）图示肛瘘的分类。瘘管切开术不适合括约肌外肛瘘，因为它可使患者大便失禁。（From Feldman M，Friedman LS，Brandt LJ：Sleisenger and Fortran's gastrointestinal and liver disease，ed 10，Philadelphia，2016，Elsevier.）

约肌，进入坐骨直肠间隙，开口于肛周皮肤（常见）

- 肛门括约肌上：经内括约肌后，瘘管越过耻骨直肠肌上方，然后向下，在外括约肌外侧，进入坐骨直肠间隙穿透至肛周皮肤（不常见）；如果脓肿腔向头侧延伸，直肠检查可扪及盆腔直肠脓肿
- 肛门括约肌外：瘘管从直肠提肌上方通过提肌到达坐骨直肠间隙，到达肛周皮肤（罕见）
- 黏膜下：起源于齿状线水平的隐窝感染，不累及括约肌

关于马蹄形瘘，瘘管从一个坐骨直肠窝向直肠后的另一个窝穿出。

同义词

肛瘘

ICD-10CM 编码

K60.3　肛瘘

K60.5　肛门直肠瘘

流行病学和人口统计学

- 在所有年龄段均常见（平均年龄为 39 岁）
- 男性的发病率是女性的 2 倍（12.1/10 万与 5.5/10 万）
- 与炎症性肠病和便秘有关
- 小儿年龄段：多见于婴儿，男孩多于女孩

体格检查和临床表现

- 急性期：肛周肿胀，排便和坐位时疼痛，发热
- 慢性期：疼痛，肛周恶臭分泌物或出血，肛门瘙痒
- 在肛缘 2～3 cm 以内可见到触痛、发炎的外瘘口，挤压时有脓液或浆血性分泌物排出；距肛缘的距离越远，向上复杂伸展的可能性就越大
- Goodsall 规律：
  1. 内口的位置与外口的位置有关
  2. 在肛门中点假设存在一条水平横线，外开口在线前方：瘘管呈放射状进入肛管
  3. 开口在经肛门线后方：瘘管通常是弯曲型，从后中线进入肛管

4. 这条规则的例外情况是：距离肛门 > 3 cm 的前外开口。在这种情况下，瘘管可以向后弯曲，内口在肛管后中线上
- 如果肛周脓肿复发，提示有瘘管

病因学

- 最常见：肛隐窝腺的非特异性感染（皮肤或肠道菌群）
- 瘘管更常见于肛门直肠脓肿培养到肠道微生物时
- 结核
- 性病淋巴肉芽肿
- 放线菌病
- 炎症性肠病（IBD）：克罗恩病，溃疡性结肠炎
- 创伤：手术（会阴切开术、前列腺切除术）、异物、肛门性交
- 恶性肿瘤：癌、白血病、淋巴瘤
- 恶性肿瘤的治疗：外科手术、放疗

Dx 诊断

鉴别诊断

- 肛周脓肿
- 肛门溃疡或肛裂
- 化脓性汗腺炎
- 藏毛窦
- 前庭大腺脓肿或窦道
- 肛周皮脂腺囊肿感染

评估

- 直肠指诊：
  1. 评估括约肌张力和主动收缩力
  2. 确定瘘管外肿块的存在
  3. 确认硬结样瘘管
  4. 触诊内口或凹口
- 探查外口要轻柔，以避免人为地创造一个假瘘管；50% 外口临床上检查不到
- 对于大多数简单的肛门直肠瘘，仅进行检查就足够了
- 肛门镜检查

- 直肠乙状结肠镜检查排除炎症或肿瘤性疾病
- 所有检查均在适当的麻醉下进行

实验室检查

- 全血细胞计数
- 如果怀疑为 IBD 或恶性肿瘤的诊断，则进行直肠活检；外口活检是没有用的

影像学检查

- 经肛门超声内镜检查（EUS）可用于预测如果进行主瘘管切开术的话将要切割的括约肌数量，并有助于确定不排液的脓毒症、复杂的解剖结构和高位盲管（图 49-2）。MRI 可用于识别括约肌上或括约肌外瘘管。MRI 和 EUS 在描述瘘管方面比临床检查更准确。CT 缺乏足够的分辨率来确定瘘管及其与括约肌和上提肌的关系
- 随着近期技术的进步，很少需要瘘管造影术（将造影剂注入外口，并通过透视检查对瘘管全程进行描记）
- 如果是以下情况，结肠镜检查或钡剂灌肠：

  1. 疑似 IBD 或恶性肿瘤

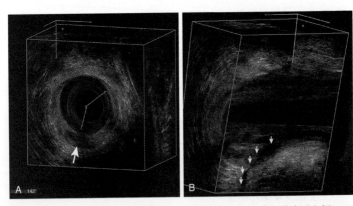

图 49-2　右后位经括约肌肛瘘超声。A. 冠状位显示既往痔切除术后左侧 142° 内括约肌缺损。箭头指示右侧经括约肌肛瘘的低回声内口。由于内括约肌缺损的边缘与瘘管相邻，LIFT 手术不适用。**B.** 斜矢状面显示低回声经括约肌肛瘘。注意内口接近高回声外括约肌的一半高度处；因此，瘘管切开术不适用。（Photo credit Amy Thorsen，MD，in Cameron JL，Cameron AM：Current surgical therapy，ed 12，Philadelphia，2017，Elsevier.）

2. 复发或多发瘘的病史

3. 年龄＜ 25 岁

- 小肠系列检查：偶尔会得到与疾病进展相似的原因。

治疗

非药物治疗

坐浴。

药物治疗（很少推荐）

免疫调节剂（英利昔单抗）。

急性期常规治疗

- 治疗方法选择：手术
- 在以下情况给予广谱抗生素：
  1. 存在蜂窝织炎
  2. 免疫功能低下
  3. 存在心脏瓣膜疾病
  4. 有假体设备
- 大便软化剂 / 缓泻药

慢性期治疗

- 手术：表 49-1 总结了不同类型瘘管的治疗策略
- 手术目标如下：
  1. 切除瘘管
  2. 防止复发
  3. 保持括约肌功能
  4. 减少愈合时间
- 肛瘘的处理方法有瘘管切开术、瘘管切除术、挂线术（图 49-3）（当发生自发性愈合时，维持瘘管通畅引流）、纤维蛋白胶封堵术（在瘘管内形成凝块）、肛瘘栓（图 49-4）（促进瘘管闭合）、括约肌间瘘管结扎术（ligation of intersphincteric fistula tract，LIFT）、直肠黏膜瓣推移术和结肠造口术

表 49-1　不同类型肛瘘的治疗策略

类型	瘘管切开术	挂线术*	括约肌间瘘管结扎术（LIFT）	直肠黏膜瓣推移术	纤维蛋白胶封堵术	肛瘘栓	解决腹腔或盆腔来源
浅表/括约肌间型	√						
低位经括约肌型	√	√	√	√	√	√	
高位经括约肌型		√	√	√	√	√	
括约肌上型		√		√		√	√
括约肌外型						√	√

* 挂线术是第一阶段或最终的治疗选择。

（From Cameron JL，Cameron AM：Current surgical therapy，ed 12，Philadelphia，2017，Elsevier.）

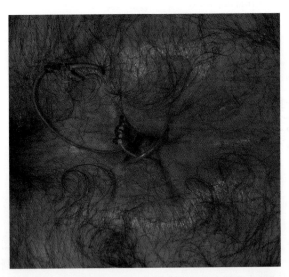

图 49-3　（扫本章二维码看彩图）患有克罗恩病的肛瘘患者通过瘘管放置蓝色挂线。（From Feldman M，Friedman LS，Brandt LJ：Sleisenger and Fortran's gastrointestinal and liver disease，ed 10，Philadelphia，2016，Elsevier.）

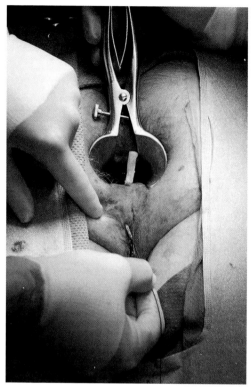

图 49-4 （扫本章二维码看彩图）**通过肛瘘前路放置肛瘘栓**。使肛瘘栓穿过瘘管，栓子固定在瘘管内部，瘘管内口随之封闭，修整外部突出的栓子多余部分。（From Feldman M，Friedman LS，Brandt LJ：Sleisenger and Fortran's gastrointestinal and liver disease，ed 10，Philadelphia，2016，Elsevier.）

处理

门诊手术。

转诊

请咨询在这方面有专业知识的外科医生。

 重点和注意事项

- HIV 阳性和糖尿病患者出现直肠周围脓肿或肛瘘属于外科急症
- 存在败血病、Fournier 坏疽和其他脓毒症并发症的风险需要立即引流

相关内容

肛裂（相关重点专题）

痔疮（相关重点专题）

推荐阅读

Sneider EB, Maykel JA: Anal abscess and fistula, *Gastroenterol Clin N Am* 42: 773-784, 2013.

第50章 肛提肌综合征
Levator Ani Syndrome

Nicholas J. Inman，Brian Hawkins

王楠 译 王格 审校

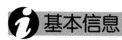 基本信息

定义

直肠疼痛，表现为直肠钝痛或直肠高压，通常在坐着时更痛。

同义词

提肌痉挛

耻骨直肠肌综合征

慢性肛部痛

骨盆紧张性肌痛

提肌综合征

肛部痛

ICD-10CM 编码

K59.4 肛门痉挛

流行病学和人口统计学

发病率：未知。

患病率：根据调查为 6.6%。

好发性别和年龄：未知。

发病高峰：未知。

危险因素：中年女性（30 ～ 60 岁）。

遗传学：未知。

体格检查和临床表现

肛提肌综合征的诊断标准：

1. 慢性或复发性直肠疼痛或酸痛

2. 发作时持续 30 min 或更长时间

3. 耻骨直肠肌牵引时压痛

4. 排除其他引起直肠疼痛的原因，例如炎症性肠病、肛周脓肿和肛裂、血栓痔、前列腺炎、尾骨痛和骨盆底的主要结构改变

5. 在诊断前症状至少出现 6 个月，且近 3 个月符合诊断标准

病因学

尚不清楚，但据推测是继发于骨盆底肌肉痉挛和肛门静息压力升高。另一假设是排便协同失调。

 诊断

鉴别诊断

- 痉挛性肛部痛
- 未特指的肛门直肠疼痛
- 炎症性肠病
- 肛门脓肿和肛裂
- 血栓痔
- 前列腺炎
- 尾骨痛和骨盆底的主要结构改变

三种肛门直肠疼痛疾病（肛提肌综合征、痉挛性肛部痛和未特指的肛门直肠疼痛）之间的区别可能令人困惑。在一定条件下病情有很多重叠，它们是由疼痛的持续时间和是否存在直肠压痛来区分的。

- 肛提肌综合征：发作持续超过 30 min，发作之间存在直肠压痛
- 痉挛性肛部痛：发作持续不到 30 min，发作之间没有直肠压痛
- 未特指的肛门直肠疼痛：不属于上述类别

评估

通常可以通过病史和临床表现来诊断。其他检查（如粪便检查、乙状结肠镜检查、超声检查和 MRI）可以帮助排除其他诊断。

实验室检查

如果考虑其他诊断则进行粪便检查

影像学检查

- 乙状结肠镜检查
- 超声检查

- 如果考虑其他诊断则进行 MRI 检查

 治疗

非药物治疗

- 联合肛提肌按摩、坐浴和生物反馈
- 按摩包括指导患者每天 2 次坐浴后，将手指插入肛门括约肌，并在可忍受的范围内前后旋转手指
- 生物反馈包括指导患者有效拉紧肌肉的方法，然后进行有效的骨盆底松弛，同时通过肛门内肌电图探头监测。接下来是对话咨询，帮助患者确定疼痛的可能诱因，以及有效的策略来避免或应对这些诱因

急性期常规治疗

肌肉松弛剂（美索巴莫、地西泮、环苯扎林）；最好与按摩、坐浴和生物反馈联合使用。

慢性期治疗

与急性期治疗相同。

补充和替代疗法

- 电流刺激：效果不如上述联合治疗
- 向肛提肌注射肉毒杆菌毒素：效果与安慰剂注射相似

处理

门诊治疗。

转诊

- 生物反馈疗法
- 行为咨询

重点和注意事项

专家点评

鉴于肛提肌综合征的本身特点，患者可能不愿讨论他们的疾病。此外，治疗方法的本质也可能会阻碍患者的依从性。

预防

未知。

推荐阅读

Bharucha AE, Trabuco E: Functional and chronic anorectal and pelvic pain disorders, *Gastroenterol Clin N Am* 37:685-696, 2008.

Chiarioni G, et al.: Biofeedback is superior to electrogalvanic stimulation and massage for treatment of levator ani syndrome, *Gastroenterology* 138: 1321-1329, 2010.

Rao SSC et al: Anorectal disorders, *Gastroenterology* 150:1430-1442, 2016.

第五篇

腹腔疾病

第51章　自发性细菌性腹膜炎
Spontaneous Bacterial Peritonitis

Glenn G. Fort

吴鹭龄　译　王格　审校

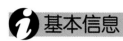 基本信息

定义

自发性细菌性腹膜炎（spontaneous bacterial peritonitis，SBP）是由于细菌或其他微生物感染而引起的腹膜炎症反应。更具体地说，SBP 是指没有明显可行腹部手术治疗的腹水感染，主要发生在晚期肝硬化患者。

同义词

原发性腹膜炎

SBP

腹膜炎，自发性细菌性

ICD-10CM 编码
K65.2　自发性细菌性腹膜炎

流行病学和人口统计学

患病率： 住院的肝硬化患者中自发性细菌性腹膜炎的患病率为 10% ～ 30%。

好发性别： 男性比女性更易患病。

体格检查和临床表现

- 急性发热伴腹痛或腹水、恶心、呕吐、腹泻
- 在肝硬化患者中，表现为低热（100°F；37.8℃），伴或不伴腹部不适
- 对于有腹水的患者，建议进行腹水检查
- 黄疸和肝性脑病
- 精神状态和（或）肾功能恶化
- 表 51-1 总结了腹水感染的症状和体征

399

表 51-1 腹水感染的症状和体征

症状或体征	发生率（%）				
	SBP	细菌性腹水	CNNA	继发性腹膜炎	多重细菌感染性腹水
发热	68	57	50	33	10
腹痛	49	32	72	67	10
腹部压痛	39	32	44	50	10
反跳痛	10	5	0	17	0
精神状态改变	54	50	61	33	0

SBP，自发性细菌性腹膜炎；CNNA，培养阴性的中性粒细胞增多性腹水

（From Feldman M et al：Sleisenger and Fordtran's gastrointestinal and liver disease，ed 10，Philadelphia，2016，Elsevier.）

病因学

- 大肠埃希菌
- 肺炎克雷伯菌
- 肺炎链球菌
- 链球菌属和肠球菌属
- 金黄色葡萄球菌
- 厌氧病原体：类杆菌属、梭状芽孢杆菌属
- 其他：真菌、分枝杆菌、病毒

Dx 诊断

　　腹水细菌培养阳性和腹水多形核白细胞绝对计数升高（ ≥ 250/mm³ ）可诊断 SBP。

鉴别诊断

- 阑尾炎（儿童）
- 消化性溃疡穿孔
- 继发性细菌性腹膜炎
- 腹膜脓肿
- 脾、肝或胰腺脓肿
- 胆囊炎
- 胆管炎

评估

穿刺抽腹水检测可确定诊断（见"实验室检查"）。

实验室检查

腹水分析显示：

- 多形核细胞绝对计数 > $250/mm^3$
- 革兰氏染色涂片检出细菌
- pH < 7.31
- 乳酸 > 32 ml/dl
- 蛋白 < 1 g/dl
- 葡萄糖 > 50 mg/dl
- 乳酸脱氢酶 < 225 μU/ml
- 腹水细菌培养阳性
- 血清/腹水/白蛋白梯度的测量：通过血清/腹水/白蛋白梯度间接测量门静脉压力。腹水白蛋白浓度和血清白蛋白浓度须为同一日检测结果。把血清白蛋白值减去腹水白蛋白值得到梯度。如果差异（非比值）大于 1.1 g/dl，则患者为门静脉高压，准确率可达 97%。如果差异 < 1.1 g/dl，则目前无门静脉高压。大多数 SBP 患者因肝硬化而合并门静脉高压

影像学检查

- 腹部彩超：如果行腹腔穿刺术存在困难
- CT 扫描：排除继发性腹膜炎（如果有必要），并排除脓肿、肿块

℞ 治疗

急性期常规治疗

- 头孢噻肟（2 g 静脉滴注，每 8 h 一次）或头孢曲松（2 g 静脉滴注，每 24 h 一次）。替代药物包括替卡西林-克拉维酸盐、哌拉西林-他唑巴坦、头孢西丁及美罗培南。持续治疗 5 ~ 7 天。可以在第 2 天重复做诊断性穿刺。48 h 后复查腹腔穿刺将显示 SBP 患者多形核细胞（PMN）计数显著降低。如果在第 2 天腹水 PMN 计数减少 > 25%，可将静脉用药改为口服给药（左氧氟沙星 500 ~ 750 mg/d）序贯治疗 7 天
- 若尿素氮 > 30 mg/dl、血肌酐 > 1 mg/dl、血胆红素 > 4 mg/dl，

则需静脉输注白蛋白（开始为 1.5 g/kg，第 3 天改为 1 g/kg）

预防

- 口服环丙沙星 500 mg/d 或左氧氟沙星 250 mg/d
- 替代疗法：甲氧苄啶–磺胺甲噁唑合剂（复方新诺明）口服
- 最近的一项研究显示，利福昔明 1200 mg/d 的疗效优于诺氟沙星
- 预防性治疗应持续到腹水消失或肝移植

预后和处理

自发性细菌性腹膜炎（SBP）的总死亡率为 20%，一次发作后，1 年死亡率可达 70%。出现 SBP 的患者应考虑肝移植。

 重点和注意事项

专家点评

- 肾衰竭是肝硬化合并 SBP 患者发病的主要原因。使用静脉白蛋白（初始为 1.5 g/kg，第 3 天改为 1 g/kg）可降低 SBP 患者的肾衰竭发病率和死亡率
- 根据 SBP 诊断的标准，在诊断 SBP 之前，必须进行腹腔穿刺和腹水分析
- 行腹水培养（在床边将 > 10 ml 腹水置入血培养瓶）已证明可显著提高腹水的培养阳性率（达 80% ～ 100%）
- 在活动性感染期间避免治疗性腹腔穿刺术
- 血培养阳性的腹水患者需要通过穿刺来排除腹膜来源
- 仅在特定的病例中（临床状况恶化、院内 SBP、非典型微生物感染、近期 β - 内酰胺暴露）进行随访穿刺

推荐阅读

Dever JB, Sheikh MY: Review article: spontaneous bacterial peritonitis—bacteriology, diagnosis, treatment, risk factors and prevention, *Aliment Pharmacol Ther* 41:1116-1131, 2015.

Ekser B, Mangus RS: Spontaneous bacterial peritonitis, *Lancet* S0140-S6736(16):30782-30786, 2016.

Elfert A et al: Randomized-controlled trial of rifaximin versus norfloxacin for secondary prophylaxis of spontaneous bacterial peritonitis, *Eur J Gastroenterol Hepatol* 28:1450-1454, 2016.

Narula N et al: Should albumin be used in all patients with spontaneous bacterial peritonitis? *Can J Gastroenterol* 25(7):373-376, 2011.

第 52 章　继发性腹膜炎
Peritonitis，Secondary

Ghamar Bitar

王立刚　译　王格　审校

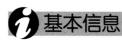 基本信息

定义

腹膜炎是指引起急性剧烈腹痛的腹膜炎症。

继发性腹膜炎是由其他疾病引起的腹膜炎，通常是腹腔内脏的问题。

同义词

急腹症

外科急腹症

ICD-10CM 编码

K65.0　弥漫性（急性）腹膜炎

K65.8　其他腹膜炎

K65.9　腹膜炎，未特指

A18.31　结核性腹膜炎

A54.85　淋球菌性腹膜炎

A74.81　衣原体腹膜炎

K35.2　急性阑尾炎伴弥漫性腹膜炎

K35.3　急性阑尾炎伴局限性腹膜炎

K65.2　自发性细菌性腹膜炎

N73.3　女性急性盆腔腹膜炎

N73.4　女性慢性盆腔腹膜炎

N73.5　女性盆腔腹膜炎，未特指

P78.1　其他新生儿腹膜炎

流行病学和人口统计学

不同病因导致的共同表现；例如，5% ～ 10% 的人群在一生中某

个时候患急性阑尾炎。

体格检查和临床表现

- 急性腹痛
- 腹胀和腹水
- 腹部强直、反跳痛和拒按
- 精神状态改变
- 发热、寒战
- 随运动加重
- 厌食、恶心和呕吐
- 便秘或腹泻
- 肠鸣音减弱
- 低血压和心动过速
- 呼吸急促、呼吸困难

病因学

- 早期步骤之一是肠道菌群紊乱、过度生长和外源性摄入。最常见的是革兰氏阴性菌（大肠埃希菌、肠杆菌属、克雷伯菌属、变形杆菌属）、革兰氏阳性菌（肠球菌、链球菌、葡萄球菌）、厌氧菌（类杆菌属、梭状芽孢杆菌）和真菌
- 急性穿孔性腹膜炎：胃肠穿孔、肠缺血、盆腔腹膜炎或其他形式
- 术后腹膜炎：吻合口漏、意外穿孔、血运阻断
- 外伤性腹膜炎：腹部钝性或穿透性创伤后

Dx 诊断

鉴别诊断

- 术后：脓肿、败血症、肠梗阻、内脏损伤
- 胃肠道：内脏穿孔、阑尾炎、炎症性肠病、感染性结肠炎、憩室炎、急性胆囊炎、消化性溃疡穿孔、胰腺炎、肠梗阻
- 妇科：异位妊娠破裂、盆腔炎性疾病、卵巢囊肿破裂出血、卵巢扭转、退行性平滑肌瘤
- 泌尿外科：肾结石、间质性膀胱炎
- 其他：腹部外伤、穿透伤、腹膜内透析引起的感染

评估

- 急性腹膜炎主要是根据患者病史和体格检查作出的临床诊断
- 实验室和影像学检查有助于确定干预的必要性和类型
- 如果患者血流动力学不稳定，应立即进行诊断性剖腹手术，代替其他辅助检查手段

实验室检查

- 腹水检测
  1. 需氧菌＋厌氧菌培养
  2. 细胞计数和分类
  3. 白蛋白、蛋白质、淀粉酶、胆红素
  4. 葡萄糖
  5. 乳酸脱氢酶
- 全血细胞计数：白细胞增多、核左移、贫血
- SMA7：电解质失衡、肾功能障碍
- 肝功能检查：肝源性腹水提示肝硬化，胆石症
- 淀粉酶：胰腺炎
- 血培养：菌血症，败血症
- 血气：呼吸与代谢性酸中毒
- 尿液分析与培养：尿路感染
- 宫颈培养淋球菌和衣原体
- 尿／血清人绒毛膜促性腺激素

影像学检查

- 腹部检查：穿孔可见游离气体，梗阻可见小肠或大肠扩张，粪石鉴别
- 胸部 X 线检查：膈肌抬高，肺炎
- 盆腔／腹腔超声：脓肿形成、腹部肿块、宫内及异位妊娠，发现游离积液提示出血或腹水
- CT：肿块、腹水

Rx 治疗

非药物治疗

- 静脉补液纠正脱水、低血容量

- 输血，纠正失血性贫血
- 鼻胃管减压，尤其当存在梗阻时
- 氧气：必要时气管插管
- 卧床休息

急性期常规治疗

- 手术纠正潜在病理学改变，如控制出血、纠正穿孔、引流脓肿
- 广谱抗生素的应用，覆盖革兰氏阴性需氧菌和革兰氏阴性厌氧菌
  1. 轻中度疾病：哌拉西林-他唑巴坦 3.375 g 静脉注射每 6 h 一次，或 4.5 g 静脉注射每 8 h 一次；或替卡西林-克拉维酸盐 3.1 g 静脉注射每 6 h 一次。替代药物为环丙沙星 400 mg 静脉注射每 12 h 一次，或左氧氟沙星 750 mg 静脉注射每 24 h 一次＋甲硝唑 1 g 静脉注射每 12 h 一次
  2. 严重危及生命的疾病：亚胺培南 500 mg 静脉注射每 6 h 一次或美罗培南 1 g 静脉注射每 8 h 一次。替代药物为氨苄西林＋甲硝唑＋环丙沙星
  3. 抗生素治疗应根据培养结果和药敏试验进行调整
- 止痛：根据需要使用吗啡或哌替啶（直到确诊）

处理

取决于腹膜炎的病因、患者的年龄、合并症和病程的持续时间。

转诊

所有急性腹膜炎病例都需要外科会诊。

重点和注意事项

通过计算机断层扫描指导治疗方法，如果可能，应考虑作为初步影像学检查。如同败血症，早期给予广谱抗生素、液体复苏、迅速明确并控制解剖源头（适当时机）将改善临床结局。

第 53 章　腹膜后纤维化
Retroperitoneal Fibrosis

Paul J. Scheel

赵乾芳　译　王格　审校

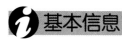 基本信息

定义

腹膜后纤维化（retroperitoneal fibrosis，RPF）是以肾下腹主动脉、髂动脉周围炎症及纤维化为特征的疾病。诊断需具备以下条件：

- 增强计算机断层扫描（CT）或磁共振成像（MRI）显示肾下腹主动脉或髂血管周围软组织密度影
- 无腹膜后活检恶性肿瘤阳性的证据
- 无系统性、多中心、纤维化过程，如 IgG4 相关疾病或组织细胞疾病、Erdheim-Chester 病

同义词

Ormond 病（特发性腹膜后纤维化）

输尿管周围炎纤维化

慢性输尿管周围炎

RPF

硬化性腹膜后肉芽肿

ICD-10CM 编码

N13.58　输尿管血管交叉和狭窄不伴有肾积水

流行病学和人口统计学

腹膜后纤维化（RPF）患者常在 40 ～ 70 岁接受治疗，平均年龄为 54 岁。男 / 女比例略高，根据报告的不同，比例从 1 : 1 到 3 : 1 不等。种族间似乎无明显差异。很少有流行病学研究能准确地描述该病的发病率和患病率。荷兰的一份报告显示，发病率为 0.1/10 万。

危险因素：RPF 的确切危险因素尚未确定。腹主动脉粥样硬化、治疗性放射暴露、石棉暴露和某些药物（美西麦角、麦角胺、培高

利特、卡麦角林、溴隐亭）均与 RPF 有关。

体格检查和临床表现

- 首发症状可能为全身症状，如疲劳、厌食和体重减轻
- 从发病到确诊可能需要几个月的时间
- 位于下背部、侧腹和下腹部的钝痛，非绞痛，不随位置改变，并放射到腹股沟区
- 睾丸疼痛，通常伴有因精索静脉受压所致的鞘膜积液或精索静脉曲张
- 新发或加重的高血压
- 继发于输尿管梗阻的急性肾损伤
- 下腔静脉受压所致的下肢水肿
- 深静脉血栓栓塞或肺栓塞
- 甲状腺功能减退（继发于自身免疫性甲状腺炎）
- 体格检查发现包括：
  1. 腹部或侧腹压痛
  2. 下肢水肿
  3. 鞘膜积液
  4. 新发或加重的高血压

病因与发病机制

关于腹膜后纤维化（RPF）的临床定义尚无正式的共识。可能存在几种不同的机制来解释该病的发病过程。但目前还没有开发动物模型来进一步研究这种疾病，从而使阐明这些机制的过程进一步延迟。目前有不同的假说来解释 RPF 的发病机制。第一个假说发现许多 RPF 患者都有严重的腹主动脉粥样硬化负担。这一发现的发生率因研究系列不同而各异。其他患者没有动脉粥样硬化负担的证据，并提出了其他解释。每种假说都可以正确地解释某一类 RPF 患者，或者说每种假说的组成部分都可以应用于具有较大异质性的 RPF 人群中。

1. 动脉粥样硬化模型：该模型最初由 Michison 和 Parums 于 20 世纪 80 年代中期提出。作者注意到受影响的主动脉部位有严重的动脉粥样硬化负担。作者在显微镜下注意到动脉粥样硬化的炎症反应不仅局限于内膜层，还扩展到中膜层和外膜层。作者推测，这种向中膜层的"突破"允许充满脂质的巨噬细胞将氧化低密度脂蛋白（LDL）和蜡样脂质作为抗原呈现给 T 细胞和 B 细胞，从而启动免疫反应。这种炎症反应进展至外膜层和主动脉周围间隙，导致主动脉

周围炎和纤维化

2.这些作者随后证实,在主动脉周围炎患者中,IgG 可以表现为与细胞外蜡样脂质紧密地黏附在一起。此外,他们还发现在血管外膜和区域淋巴结中有富含蜡样脂质的巨噬细胞,并且在主动脉中膜层发现的 T 细胞和 B 细胞也显示激活和增殖的标志物。最后,这些作者证明,CP(译者注:颈动脉粥样硬化斑块)患者血清中氧化 LDL 和蜡样脂质的 IgM 和 IgG 抗体升高,而在对照组中没有

3.自身免疫性疾病模型:有关 RPF 是一种自身免疫性疾病的证据颇多,但非直接证据。在 Ormond 最初的一篇论文中,他注意到 2 例患者的主动脉周血管与结节性多动脉炎的血管炎相似。其他作者也有类似的主动脉滋养血管血管炎的报告。Moroni 通过流式细胞术证明,RPF 患者的循环内皮细胞数量增加,并且这些细胞来自微血管。在动脉粥样硬化患者或健康对照组中则没有发现类似的结果。随着免疫系统的抑制,这些循环内皮细胞恢复到正常水平。Vaglio 研究显示在 RPF 患者中存在 HLA-DRB1*03 等位基因的表达。该等位基因在其他自身免疫性疾病中也存在相当数量的表达,如 1 型糖尿病、重症肌无力和系统性红斑狼疮(SLE)。有文献证明,RPF 患者也存在多种其他自身抗体。也有患者同时出现 RPF 和自身免疫性疾病的病例报告,如血清阳性炎症性关节炎、强直性脊柱炎、SLE 相关性血管炎和 ANCA 相关性血管炎

 诊断

鉴别诊断

- 腹膜后淋巴瘤
- Erdheim-Chester 病
- IgG-4 相关疾病
- 转移性乳腺癌
- 炎症性主动脉瘤

评估

- 常通过 CT 扫描或 MRI 做出初步诊断。确定诊断可通过腹腔镜活检或超声引导下经皮细针穿刺活检,但这些通常不需要,除非诊断存在问题
- 检查通常还包括:

1. 适龄的癌症筛查
2. 横截面成像

实验室检查

- 经常出现红细胞沉降率（ESR）的升高
- C 反应蛋白（CRP）升高。CRP 与 ESR 对腹膜后纤维化的诊断缺乏灵敏性及特异性
- 50% ~ 75% 的患者血清肌酐有不同程度的升高
- 45% 的患者出现贫血（正色素性、正细胞性）
- 25% 的患者促甲状腺激素（TSH）异常
- 抗甲状腺过氧化物酶抗体存在于 24% 的患者

影像学检查

- 放射影像通常提供初步诊断
- 增强 CT 扫描是首选的成像方法，显示肾下腹主动脉和髂总动脉周围均匀的、环周软组织肿块（图 53-1 和图 53-2）。输尿管内侧偏斜和下腔静脉包绕是常见的

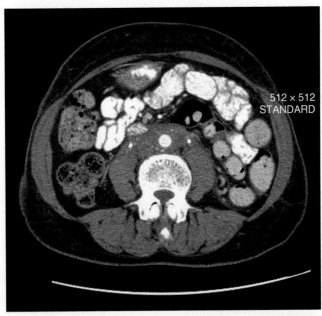

图 53-1　腹膜后纤维化。腹部 CT 扫描与静脉造影显示肾下腹主动脉周围的软组织密度影

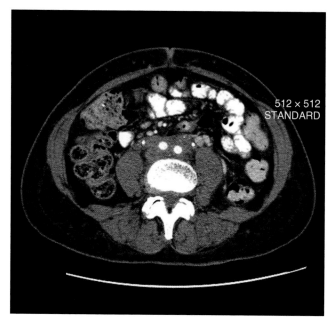

图 53-2　骨盆 CT 扫描显示髂总动脉被软组织密度影包绕

- MRI 显示低强度 T1 加权成像和多变的 T2 加权成像。继发于恶性肿瘤的病例往往不均质，体积大，很少引起输尿管内侧偏斜

活组织检查

　　腹膜后纤维化的病理是一种以慢性炎症和纤维组织为特征的纤维炎性疾病。炎性浸润包括淋巴细胞、浆细胞和罕见的巨噬细胞。淋巴聚集物包括 T 细胞和 B 细胞。如果 IgG-4 占总 IgG 的比例＞40%，则考虑 IgG-4 相关疾病。

 治疗

治疗目标

- 确认并停止使用任何具有刺激性或可疑的药物
- 抑制炎症过程
- 维持输尿管通畅以保持肾功能
- 排除恶性肿瘤

411

- 缓解症状

非药物治疗

治疗的最初目的是通过输尿管支架或经皮肾造瘘管解除输尿管梗阻。

急性期常规治疗和慢性期治疗

- 药物治疗的目的是减少或消除炎性软组织肿块。有多种治疗方法，两种最常用的药物治疗方案如下：

1. 糖皮质激素是最初使用的免疫抑制剂，泼尼松剂量为 $0.75 \sim 1$ mg/（kg·d），在 $6 \sim 9$ 个月逐渐减量

2. 吗替麦考酚酯 1000 mg，每日 2 次口服，糖皮质激素从每天 40 mg 起始，每月减量 10 mg。泼尼松每天 10 mg，持续服用 1 个月后，减到每天 5 mg，持续 30 天，然后停用泼尼松。吗替麦考酚酯持续到输尿管支架或经皮肾造瘘管（PCN）被移除 6 个月，没有复发梗阻的证据。在没有梗阻至少 6 个月且主动脉周肿块减少 25% 的情况下，吗替麦考酚酯继续 6 个月

3. 尽管他莫昔芬历来被用作类固醇助减药物（steroid-sparing agent），随机临床试验表明它的益处不如泼尼松

4. 单一泼尼松与泼尼松联合吗替麦考酚酯的随机对照试验尚未进行。两组方案都报告有极好的应答率

支架的管理

对于有单侧或双侧支架的患者，其横断面成像显示主动脉周或髂周肿块缩小，且受影响的输尿管没有纤维炎性密度，则一次只应移除一个支架。

移除后，评估患者疼痛的增加和排尿量的减少。在 48 h，获得血液样本分析肌酐和钾。如果临床没有怀疑梗阻，在 14 天完善锝 -99m 核素扫描与呋塞米冲洗。如果排泄正常（$T_{1/2}$ 排泄，< 12 min），可将对侧支架移除。第 14 天，输尿管水肿可能导致部分梗阻。如果在第 14 天出现部分梗阻（$T_{1/2}$ 排泄，$12 \sim 20$ min），则在 2 周内复查。如果仍存在部分梗阻，则更换输尿管支架。如果随访研究表明无梗阻，支架可以移除，如果存在对侧支架，要注意也以类似的方式移除。应用经皮肾造瘘术解除输尿管梗阻的患者和横断面影像显示肿物缩小足以缓解梗阻，可通过关闭外部活塞并进行锝 -99m 核素扫描与呋

塞米冲洗评估通畅性，如前所述，或通过正式的 Whittaker 测压法。

处理

- 因为有疾病复发的可能，需要长期随访
- 停药后 6 个月每月追踪肾功能、炎症指标（如红细胞沉降率）和全血细胞计数，之后每季度追踪一次
- 停药 6 个月后进行 CT 或 MRI 断层成像
- 对于 6 个月时实验室检查和横断面成像正常的患者，每年随访，除非出现新的症状
- 预后通常良好；但如果 RPF 长期复发，需要进行维持治疗及监测

推荐阅读

Brandt AS et al: Associated findings and complications of retroperitoneal fibrosis in 204 patients: results of urologic registry, *J Urol* 185:526-531, 2011.

Scheel PJ et al: Combined prednisone and mycophenolate mofetil treatment for retroperitoneal fibrosis, *Ann Intern Med* 154:31, 2011.

Vaglio A, Mariati F: Idiopathic retroperitoneal fibrosis, *JASN (J Am Soc Nephrol)* 27:1880-1889, 2016.

第 54 章　腹水
Ascites

Marc Monachese，Roxana Chis，Talia Zenlea

王涵　译　于鹏飞　审校

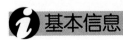 基本信息

定义

腹水是指腹腔内液体的病理性积聚，最常见的原因是肝硬化。

- **利尿剂抵抗性腹水**：由于对限制钠盐摄入和最大剂量利尿剂治疗无应答，从而腹水治疗无效，或早期复发且不能预防
- **利尿剂难治性腹水**：由于出现利尿剂相关并发症而无法使用有效剂量的利尿剂治疗，从而腹水治疗无效，或早期复发且不能预防

同义词

腹腔积液

积水腹

ICD-10CM 编码

R18　腹水

C78.6　恶性腹水

K70.11　酒精性肝炎伴腹水

K70.31　酒精性肝硬化伴腹水

K71.51　中毒性肝病伴慢性活动性肝炎合并腹水

R18.8　其他腹水

流行病学和人口统计学

腹水是肝硬化最常见的并发症，是慢性肝病失代偿期的表现。每年肝硬化患者腹水的发生率为 7%～10%。约 60% 的肝硬化患者在确诊后 10 年内出现腹水。85% 的腹水是由肝硬化引起。

临床表现和体格检查

- 从患者病史取得的重要信息：
  1. 病毒性肝炎病史
  2. 酒精中毒
  3. 静脉注射毒品，鼻内吸食可卡因
  4. 性生活史（如同性恋男性）
  5. 输血、文身、穿孔、监禁的历史
  6. 肝炎流行地区的旅居史
  7. 腹膜恶性肿瘤的相关症状（如体重减轻、疼痛、触诊肿块、直肠或阴道出血）
  8. 其他肝病表现（如腹围增加、黄疸、瘙痒、意识错乱、足部水肿）
  9. 心脏症状（如足部水肿、气短、端坐呼吸、胸痛）
  10. 甲状腺功能减退表现（疲劳、体重增加、便秘）
  11. 腹水病史、治疗史、大容量穿刺术（large-volume paracentesis，LVP）的需要和频率
- 重要的体格检查发现
  1. 腹部隆起（图 54-1）
  2. 侧腹膨隆（可出现在肥胖患者中）

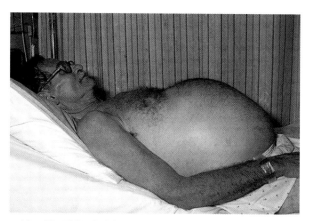

图 54-1　（扫二维码看彩图）腹水患者。（From Swartz MH：Textbook of physical diagnosis，history，and examination，ed 7，Philadelphia，Elsevier，2014.）

扫二维码看
彩图

3. 侧腹叩诊浊音（约 1500 ml 液体）

4. 腹部检查见液波震颤

5. 下肢水肿

6. 腹部移动性浊音阳性

7. 肝硬化的体征：蜘蛛痣、黄疸、体毛减少、骨骼肌萎缩（肌肉减少）、掌腱膜挛缩、瘀斑、肝掌、男性乳腺发育、睾丸萎缩、直肠静脉曲张及海蛇头

病因学

腹水的病理生理学（图 54-2）：肝对门静脉血流的阻力增加导致门静脉高压。门静脉压 > 12 mmHg 可导致液体潴留。一氧化氮分泌增多可反应性地引起内脏动脉血管扩张。血管扩张也可能由肠道细菌和细菌产物的易位导致。疾病早期会出现代偿性的血容量增加和心排量增加。然而，随着疾病进展，有效动脉血容量减少，通过激活肾素–血管紧张素系统，导致水钠潴留。随着时间的推移，交感神经系统的激活导致肾血管灌注减少，并可能导致肝肾综合征。毛细血管压力的变化导致腹腔内渗透性增加及液体潴留。

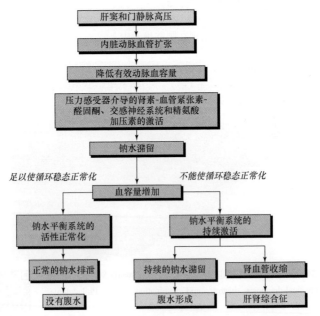

图 54-2　肝硬化肾功能异常及腹水形成的发病机制。（From Floege J et al：Comprehensive clinical nephrology，ed 4，Philadelphia，2010，Saunders.）

(Dx) 诊断

鉴别诊断

- 慢性肝实质疾病，导致门静脉高压
- 急性肝衰竭
- 非肝硬化性门静脉高压（如门静脉血栓）
- 腹膜癌扩散
- 心脏病（如心力衰竭、缩窄性心包炎）
- 肝静脉流出道梗阻（如 Budd-Chiari 综合征、下腔静脉蹼）
- 蛋白丢失性肠病
- 腹膜结核
- 肾病综合征
- 胰腺炎

实验室检查

- 初始评估应始终包括以下方面：
  1. 诊断性穿刺抽液：对腹腔液体的实验室检查应包括细胞计数和分类、细胞学、白蛋白、总蛋白、（细菌）培养和革兰氏染色。所有患者都应计算血清-腹水白蛋白梯度（serum-ascites albumin gradient，SAAG）。SAAG 是通过同时测定血清白蛋白减去腹水中的白蛋白水平来评价腹水情况：SAAG ＝血清白蛋白－腹水白蛋白
     a. 如果 SAAG ＞ 1.1，腹水的原因可为门静脉高压（肝硬化、Budd-Chiari 综合征）或心力衰竭
     b. 如果 SAAG ＜ 1.1，需要寻找腹水的非门静脉高压性病因。穿刺液检查可包括淀粉酶、乳酸脱氢酶、抗酸杆菌和葡萄糖水平
     c. 腹水总蛋白水平可预测自发性细菌性腹膜炎（SBP）的风险。蛋白质含量＜ 1.5 g/dl 的患者发生 SBP 的风险增加
  2. AST、ALT、总胆红素和直接胆红素、白蛋白、碱性磷酸酶、GGTP
  3. CBC、凝血功能检查
  4. 电解质、血尿素氮、肌酐
- 正常或病变腹膜由 SAAG 改变导致腹水的原因见表 54-1

表 54-1 正常或病变腹膜由血清−腹水白蛋白梯度（SAAG）改变引起腹水的病因

正常腹膜	
门静脉高压（SAAG > 1.1 g/dl）	**低白蛋白血症（SAAG < 1.1 g/dl）**
肝充血	肾病综合征
充血性心力衰竭	蛋白质丢失性肠病
缩窄性心包炎	严重营养不良伴全身水肿
三尖瓣关闭不全	
Budd-Chiari 综合征	
肝病	**其他疾病（SAAG < 1.1 g/dl）**
肝硬化	乳糜性腹水
酒精性肝炎	胰腺癌腹水
暴发性肝衰竭	胆汁性腹水
大范围肝转移	肾源性腹水
	尿性腹水
	卵巢疾病

病变腹膜（SAAG < 1.1 g/dl）	
传染病	**其他罕见疾病**
细菌性腹膜炎	家族性地中海热
结核性腹膜炎	血管炎
真菌性腹膜炎	肉芽肿性腹膜炎
HIV 相关性腹膜炎	嗜酸性腹膜炎
恶性疾病	
腹膜癌扩散	
原发性间皮瘤	
腹膜假黏液瘤	
肝细胞癌	

（From Vincent JL et al: Textbook of critical care，ed 7，Philadelphia，2017，Elsevier.）

- 图 54-3 显示了腹水的鉴别诊断流程

影像学检查

- 腹部超声（图 54-4）是检测腹水最敏感的方法，CT 或 MRI 扫描也是一种可行性选择。另外，还应包括门静脉和肝静脉的多普勒检查以排除血管性疾病
- 如果腹水为门静脉高压继发引起，可应用上消化道内镜检查来评估食管静脉曲张情况

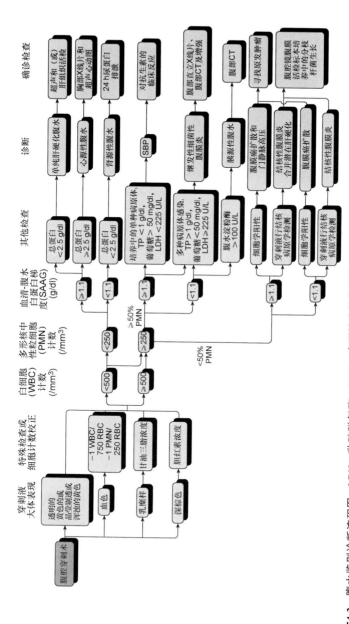

图 54-3 腹水鉴别诊断流程图。LDH，乳酸脱氢酶；PMN，多形核中性粒细胞；RBC，红细胞；SBP，自发性细菌性腹膜炎；TP，总蛋白；WBC，白细胞。（From Feldman M et al: Sleisenger and Fordtran's gastrointestinal and liver disease, ed 10, Philadelphia, 2016, Elsevier.）

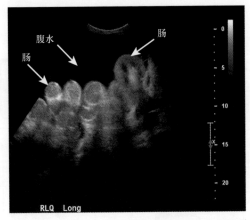

图 54-4　腹水超声图像。超声对腹水的检出率较高。单一液体如腹水是极好的透声介质，几乎不反射声波。因此，液体在超声上呈低回声（黑色）。右下腹（RLQ）显示肠袢间液体积聚。超声检查中，可以看到肠袢会随患者的运动在腹水中发生蠕动和漂移。超声无法分辨液体的成分；腹水、血液、胆汁、尿液和感染性液体的超声表现类似，但有少数除外。血液可凝结并可在积液中形成分隔。感染性腹水常形成局限性积液，可在超声上识别，但不能确定积液成分。（From Broder JS：Diagnostic imaging for the emergency physician，Philadelphia，2011，Saunders.）

℞ 治疗

非药物治疗

- 限制钠盐饮食（88 mmol，＜ 2 g/d）
- 严重低钠血症（钠＜ 120 mmol/L）的患者液体限制为 1 L/d
- 建议避免使用非甾体抗炎药（NSAID）及停用 ACEI 和 ARB
- 对于难治性腹水患者，考虑停用或不使用普萘洛尔

急性期常规治疗

- 中等量腹水导致中度不适的患者可在门诊采用以下利尿剂治疗方案：
  1. 螺内酯：起始量 50 ～ 100 mg/d，3 ～ 4 天可逐渐增加剂量到 400 mg/d（单一治疗或与呋塞米联合治疗）
  2. 呋塞米：起始量 40 mg/d，逐渐增加到最大剂量 160 mg/d。需严密监测肾功能和钠水平，以发现肾前性氮质血症的迹

象（无水肿患者的减重目标是 300 ～ 500 g/d，水肿患者的
减重目标是 800 ～ 1000 g/d）。不推荐单独使用呋塞米

- 大量腹水导致明显不适或活动受限的患者，如无并发症，也
可门诊治疗。主要有两种治疗选择：

  1. 大容量穿刺抽液术

  2. 利尿剂脱水治疗（最大剂量：螺内酯 400 mg/d，呋塞米
  160 mg/d）

     a. 两种治疗方式长期死亡率并无差异；但穿刺抽液术见效
     更快，且不良反应发生更少

     b. 接受大容量穿刺抽液的患者应进行白蛋白替代治疗，如
     果抽出的液体超过 5 L，应补充 7 ～ 9 g/L 白蛋白，以防
     止穿刺抽液引起的循环功能障碍（paracentesis-induced
     circulatory dysfunction，PICD）。肾功能不全或低钠血症
     患者也应补充白蛋白

- 表 54-2 总结了在腹水治疗中用于提高早期治疗效果的主要药
物和辅助药物

慢性期治疗

- 5% ～ 10% 的大量腹水患者难以接受大剂量利尿剂治疗。治
疗策略包括每隔 2 ～ 4 周重复大容量穿刺抽液并输注白蛋白，
或行经颈静脉肝内门体静脉分流术（TIPS）

- TIPS 评估应包括超声心动图、肝性脑病评估和肝损害特征

- 讨论是否转诊到可进行肝移植手术的中心

- 腹水患者，入院时无论有无自发性细菌性腹膜炎（SBP）的
体征，都应该接受诊断性检查

- 对于腹水蛋白 < 1.5 g/dl 且肾功能受损（肌酐 ≥ 1.2 mg/dl 或
106 μmol/L）、BUN ≥ 25 mg/dl 或 8.9 mmol/L 或 Na ≤
130 mmol/L，或肝衰竭（Child-Pugh 评分 ≥ 9，胆红素 ≥ 3 mg/dl
或 51 μmol/L）的患者，建议进行 SBP 的一级预防

- 所有诊断为 SBP 的患者都应采取二级预防措施，每日服用氟
喹诺酮类药物如环丙沙星或诺氟沙星，或复方甲氧苄啶-磺胺
甲噁唑

- 已知腹水的患者出现胃肠道出血时，应静脉注射头孢曲松 7
天，以预防细菌感染。

- 肝硬化患者目前不建议临床使用普坦（Vaptan）类药物

表 54-2 腹水治疗中用于提高早期治疗效果的主要药物和辅助药物

分类	药物	剂量	作用	说明
利尿剂	螺内酯	每天 400 mg + *	醛固酮受体拮抗剂	主要治疗
	呋塞米	每天 160 mg + *	抑制 Na-K-2Cl 共转运体	主要治疗
血管收缩药	奥曲肽	300 μg, 2 次/日*	内脏血管收缩, 抑制 RAAS	也与米多君联用治疗肝肾综合征; 在静脉曲张出血后最初 5 天给予, 以减少复发
	米多君	7.5 mg, 3 次/日*	抑制 RAAS	也与奥曲肽和白蛋白联用治疗肝肾综合征
α₂受体激动剂	可乐定	0.075 mg, 2 次/日*	抑制交感神经, 抑制 RAAS	增加螺内酯的敏感性
胶体	白蛋白	25 g*	提高血浆胶体渗透压	也用于大容量穿刺术和治疗肝肾综合征

RAAS, 肾素–血管紧张素–醛固酮系统。

* 上述剂量来自各项研究, 可能并不适用于所有患者。因此推荐滴定剂量

(From Cameron JL, Cameron AM: Current surgical therapy, ed 10, Philadelphia, 2011, Saunders.)

- 口服米多君 7.5 mg 每日 3 次，可增加尿量、尿钠、平均动脉压和提高生存率
- 腹膜静脉分流术或外科门体静脉分流术证据不足，不推荐使用
- Alfapump 系统（在北美未获批准）的工作原理是从腹膜腔将少量液体引流到膀胱。研究表明症状得到改善，大容量穿刺抽液的需求减少
- 肝移植仍然是肝硬化合并难治性腹水的最终治疗方法
- 表 54-3 总结了难治性腹水的处理

表 54-3　难治性腹水的处理

定义	使用最大剂量利尿剂治疗也无法消除腹水； 由于利尿剂所致并发症，无法使用最大剂量利尿剂来消除腹水
推荐治疗	腹腔穿刺＋静脉滴注白蛋白（引流腹水量每升补充 7 ～ 9 g），如果引流量＞ 5 L； 如果患者耐受，继续限盐和利尿剂治疗
替代疗法	TIPS 适用于需要频繁穿刺（每 1 ～ 2 周）且 CTP 评分≤ 11 或 MELD ＜ 17 的患者

腹膜静脉分流术用于不适合 TIPS 或移植的患者

CTP，Child-Turcotte-Pugh；MELD，终末期肝病模型；TIPS，经颈静脉肝内门体静脉分流术。

数据来源：Garcia-Tsao G，Lim JK；Members of the Veterans Affairs Hepatitis C Resource Center Program：management and treatment of patients with cirrhosis and portal hypertension：recommendations from the Department of Veterans Affairs Hepatitis C Resource Center Program and the National Hepatitis C Program，Am J Gastroenterol，104：1802-1829，2009.

（From Vincent JL et al：Textbook of critical care，ed 7，Philadelphia，2017，Elsevier.）

- 图 54-5 描述了恶性腹水患者的治疗方法

处理

- 腹水的发生是向失代偿性肝硬化转变的信号，需要密切随访
- 密切监测肝功能恶化和自发性细菌性腹膜炎（SBP）的发展

转诊

转诊到可进行肝移植的中心。

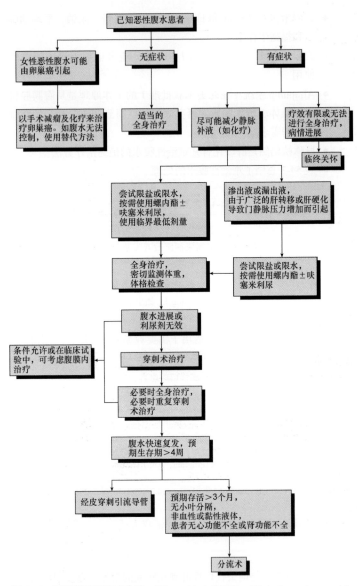

图 54-5 恶性腹水的治疗方法。(From Abeloff MD: Clinical oncology, ed 3, Philadelphia, 2004, Churchill Livingstone.)

重点和注意事项

专家点评

- 腹水患者的自发性细菌性腹膜炎（SBP）患病率为 10% ～ 30%
  1. 腹水中的中性粒细胞 ≥ 250/mm^3 可诊断 SBP
  2. 革兰氏阴性细菌如大肠埃希菌是分离到的最常见微生物
  3. 治疗可选择第三代头孢菌素
  4. 1 年后，70% 的患者出现 SBP 复发，可使用环丙沙星 750 mg 口服 1 次 / 周进行预防性治疗

预防

- 通过避免长期饮酒、免疫接种预防甲型和乙型肝炎，以及治疗丙型肝炎，来预防肝硬化
- 肝硬化患者应遵循低钠饮食（＜ 2 g/d）

相关内容

肝硬化（相关重点专题）

推荐阅读

Adebayo D et al: Refractory ascites in liver cirrhosis, *Am J Gastroenterol* 114, 2019.

Fukui H et al: Evidence-based clinical practice guidelines for liver cirrhosis 2015, *J Gastroenterol* 51(7):629-650, 2016.

Hudson B et al: Cirrhosis with ascites in the last year of life: a nationwide analysis of factors shaping costs, health-care use, and place of death in England, *Lancet Gastroenterol Hepatol* 3:95-103, 2018.

Møller S et al: The pathophysiology of arterial vasodilatation and hyperdynamic circulation in cirrhosis, *Liver Int* 38:570-580, 2018.

Pederson et al: Management of cirrhotic ascites, *Ther Adv Chronic Dis* 6(3):124-137, 2015.

Pose E et al: Translating our current understanding of ascites management into new therapies for patients with cirrhosis and fluid retention, *Dig Dis* 35:402-410, 2017.

Runyon B: *Management of adult patients with ascites due to cirrhosis: update*, AASLD Practice Management Guidelines, 2012. Available at www.aasld.org/publications/practice-guidelines.

第 55 章　腹腔间隔室综合征
Abdominal Compartment Syndrome

Jason D. Ferreira

翟哲　译　王格　审校

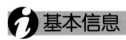 **基本信息**

定义

腹腔间隔室综合征（abdominal compartment syndrome，ACS）是指由于腹压升高或腹内高压导致器官功能障碍。腹压升高会减少内脏血流，如果不及时识别和治疗，可能导致多器官衰竭和死亡。

> ### ICD-10CM 编码
> M79.A3　腹部非创伤性间隔室综合征

流行病学和人口统计学

发病率：很少有研究调查创伤患者以外的 ACS 发病率，创伤患者 ACS 的发病率为 1% ~ 14% 不等，具体取决于研究的人群和创伤类型。ACS 在危重症患者中发病率最高。

危险因素：发生 ACS 最大的危险因素是各种内外科疾病引起的严重疾病（表 55-1）。特别是任何需要进行大量液体复苏的疾病都可能与 ACS 相关，继发于组织水肿的第三间隙液体可导致腹内压升高。由于大量的液体复苏，ACS 通常见于严重的烧伤、创伤、手术后和脓毒症。与 ACS 相关的其他疾病包括腹腔内和腹膜后病变，如明显的肠管扩张、肝移植、大量腹水、腹主动脉瘤破裂并导致腹腔积血、胰腺炎和腹部手术（表 55-2）。

体格检查和临床表现

- 体格检查最显著的发现通常是巨大的腹部膨隆
- 呼吸支持难以维持和尿量减少也是典型的表现
- 其他常见的体征包括与低血压和组织低灌注相关的表现，如皮肤花斑、肢端发凉和反应迟钝。患者常会出现腹部压痛、

表 55-1　腹内高压和腹腔间隔室综合征的原因

腹腔内容物增加	腹腔容积减少
腹水	复位长期存在的巨大疝
腹腔积血	直接闭合长期存在的巨大腹壁缺损
腹膜炎	
腹膜后水肿（胰腺炎）	腹膜后水肿（胰腺炎）
巨大盆腔、腹膜后血肿	巨大盆腔、腹膜后血肿
肠梗阻	
胃扩张（食管通气）	
腹主动脉瘤	
严重的便秘	
大的腹部肿瘤（慢性）	
病态肥胖症（慢性）	
妊娠（慢性）	

（From Vincent JL et al：Textbook of critical care，ed 6，Philadelphia，2011，Saunders.）

表 55-2　损伤后原发性和继发性腹腔间隔室综合征的独立预测因素

	ED 模型	ICU 模型
原发性 ACS	至手术室＜ 75 min 晶体液≥ 3 L	体温≤ 34℃ GAP_{CO_2} ≥ 16 Hb ＜ 8/dl BD ≥ 12 mEq/L
继发性 ACS	晶体液≥ 3 L 无急诊手术 PRBC ≥ 3 单位	GAP_{CO_2} ≥ 16 晶体液＞ 7.5 L 尿量≤ 150 ml

ACS，腹腔间隔室综合征；BD，动脉碱不足；ED，急诊室；GAP_{CO_2}，二氧化碳间隙；Hb，血红蛋白；ICU，重症监护室；PRBC，浓缩红细胞

（From Vincent JL et al：Textbook of critical care，ed 6，Philadelphia，2011，Saunders.）

容量超负荷体征（如水肿和颈静脉压升高），还可能出现急性呼吸失代偿

病因学

ACS 几乎可以影响每个器官系统。腹腔高压与颅内压升高有关，颅内压升高可导致脑缺血。腹压升高可通过降低心室顺应性和收缩力以及减少下腔静脉回流来引起心脏受压，从而导致中心静脉压和肺动脉压升高。由于膈肌抬高，往往会导致患者潮气量减少和胸壁顺应性降低，这可能导致肺不张、肺炎、低氧血症和高碳酸血症。机械通气的患者还需要增加气道压，可能导致气压伤。此外，肾静

脉受压和肾动脉血管收缩导致尿量减少。肠系膜血流量减少可导致肠缺血和乳酸酸中毒。

 诊断

鉴别诊断

- 肠系膜缺血
- 脓毒症
- 休克
- 急性肾损伤
- 急性呼吸窘迫综合征

评估

为明确诊断需对腹内压进行测量。用于估测腹内压的最常见的替代方法是利用导尿管进行膀胱内压测定。为获得最准确的测量结果，一般选择仰卧位，在患者腹部没有收缩的情况下，于呼气末测量。出于研究目的，通常将 ACS 腹内压阈值定义为 > 20 mmHg，但是腹内压 > 10 mmHg 也可能出现 ACS。腹内压在 15 mmHg 容易出现少尿，而无尿则发生在腹内压 30 mmHg 左右。腹内压的估测也可以使用胃内、结肠内和下腔静脉途径（表 55-3）。

表 55-3　腹腔间隔室综合征的分类

分类基础	子类
时间	急性
	慢性
与腹腔的关系	原发
	继发
病因	创伤
	烧伤
	手术后
	胰腺炎
	肠梗阻
	腹主动脉瘤
	肿瘤
	妇产科

（From Vincent JL et al：Textbook of critical care，ed 6，Philadelphia，2011，Saunders.）

实验室检查

实验室检查通常对 ACS 的诊断没有帮助。出现乳酸酸中毒提示肠缺血，预后较差。

影像学检查

单纯行影像学检查对 ACS 无诊断价值，但胸部影像学有助于评估膈肌抬高和肺部并发症的证据（肺不张、容量超负荷、肺炎等）。腹部 CT 可能会显示肾移位、下腔静脉受压、腹壁增厚或与缺血相关的肠损伤，但不应依据上述征象诊断 ACS。

𝐑𝐱 治疗

支持治疗和适当的外科腹部减压是 ACS 治疗的主要手段。

非药物性治疗

- 支持性治疗，通常包括血流动力学和通气支持，以及改善腹壁顺应性的技术，是 ACS 管理的基础
- 严重的腹部烧伤导致的 ACS，需要手术切除烧伤创面以提高腹壁的顺应性
- 张力性腹水导致的 ACS 需要大量穿刺抽液以降低腹内压
- 如果可能，患者应置于仰卧位，任何头部抬高将会增加腹压
- 巨大的肠管扩张导致的 ACS，直肠和胃肠减压是必要的
- 适当的镇痛镇静可以降低腹内压，一些患者可能需要通气支持和肌松药物来最大限度地松弛腹壁
- 由于需要高的压力支持来克服增加的腹内压，机械通气的实施通常很困难。通常需要结合低潮气量、允许性高碳酸血症、肌松药物和高的呼气末正压来确保足够的通气支持
- 尽管很少有研究数据支持胶体的使用，但如果患者需要更进一步的液体复苏，胶体可能优于晶体。静脉输液将暂时增加肾血流量，从而导致尿量增加、器官灌注和心排血量改善。血管活性药物还可能起到维持器官灌注压的作用。但是所有这些措施都是临时性和支持性的，直至通过手术减压给予确切的治疗措施
- ACS 手术减压的阈值尚未确定。但是研究表明，在进展为 ACS 之前的早期减压可能会有更好的预后。共识表明应对所有腹内压 > 25 mmHg 的患者进行酌情手术减压。但是一些外科医生更积极，在合适的临床环境中会考虑当腹内压在

15 ～ 25 mmHg 时进行腹腔减压。在紧急情况下，可在床旁通过沿腹白线垂直切开手术减压（图 55-1 和图 55-2），大多

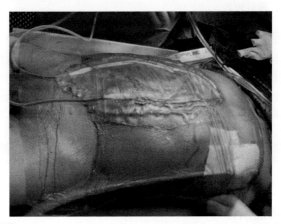

扫本章二维码看彩图

图 55-1 （扫本章二维码看彩图）腹腔间隔室综合征的腹腔开放处理。无菌盐水纱条缝合于皮肤边缘，留置封闭式负压吸引引流管以减少积液，并使用封闭敷料覆盖腹壁。（Courtesy Brian J. Kimbrell, MD, In Vincent JL et al：Textbook of critical care, ed 7, Philadelphia，2017，Elsevier.）

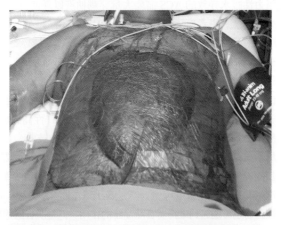

图 55-2 （扫本章二维码看彩图）使用封闭负压辅助闭合（**vacuum assisted closure，VAC**）系统对腹腔间隔室综合征进行腹腔开放处理。如果可能，尽量使大网膜覆盖肠管。为保护内脏，将不粘敷料层放置于封闭负压辅助闭合系统海绵或小孔海绵下方。利用负压使伤口闭合，以排出积液，促进闭合，并防止内脏膨出。（Courtesy Brian J. Kimbrell, MD, In Vincent JL et al：Textbook of critical care, ed 7, Philadelphia，2017，Elsevier.）

数外科医师通过使用临时腹部闭合装置保存热量及液体，防止内脏膨出，并且会使腹腔持续保持开放状态，直到适当的时间再次尝试关闭腹腔

急性期常规治疗

除了上述的血管活性药、镇静镇痛药物和肌松药用以支持性治疗之外，没有其他直接治疗 ACS 的药物。尽管潜在的容量超负荷，利尿剂在治疗中没有作用。确切的治疗手段是手术减压。

处理

由于 ACS 患者的死亡率极高（＞40%），因此需要进行密切的住院监护，最好是在重症监护病房。

转诊

ACS 患者通常需要入住 ICU 并接受外科会诊，以防需要腹腔开放减压。

 重点和注意事项

专家点评

- ACS 见于内外科危重患者，其诊断需要同时满足腹内高压和终末器官功能障碍
- ACS 是一种系统性（全身性）疾病，可导致多系统器官衰竭，因此死亡率高
- 明确 ACS 诊断需要测量腹内压，最常使用膀胱压作为替代指标进行估计
- 通常需要支持治疗，包括使用胶体、血管活性药物的血流动力学支持及通气支持，但是手术减压是唯一的确定性治疗
- 手术减压适用于腹内压＞25 mmHg；但是还没有建立精确的阈值，较早的减压可能会导致更好的结果

推荐阅读

Maluso P et al: Abdominal compartment hypertension and abdominal compartment syndrome, *Crit Care Clin* 32:213-222, 2016.
Roberts DJ et al: Increased pressure within the abdominal compartment: intra-abdominal hypertension and the abdominal compartment syndrome, *Curr Opin Crit Care* 22:174-185, 2016.

Rogers WK et al: Intraabdominal hypertension, abdominal compartment syndrome and the open abdomen, *Chest* 153(1):238-259, 2018.

Van Damme L et al: Effect of decompressive laparotomy on organ function in patient with abdominal compartment syndrome: a systematic review and meta-analysis, *Crit Care* 22(1):179, 2018.

第六篇

肝胆疾病

第 56 章　非酒精性脂肪肝病
Nonalcoholic Fatty Liver Disease

Fred F. Ferri

沈剑华　译　戴聪　审校

 基本信息

定义

- 非酒精性脂肪肝病（nonalcoholic fatty liver disease，NAFLD）是一种基于组织病理学诊断的疾病谱，是一种形态诊断而非临床诊断。非酒精性脂肪肝病是一类发生于无酒精摄入史人群的肝病，组织学上表现为单核细胞和（或）多形核细胞、肝细胞气球样变性和斑点状坏死。非酒精性脂肪性肝炎（nonalcoholic steatohepatitis，NASH）是非酒精性脂肪肝病的一个亚型。NASH 患者的疾病呈进展性，可导致纤维化和肝硬化。NAFLD 的诊断取决于以下因素：
  1. 饮酒量低于被认为具有肝毒性的量
  2. 没有其他肝脏疾病的血清学证据
  3. 肝活检显示主要为大泡性脂肪变性或脂肪性肝炎
- NAFLD 定义为 ≥ 5% 的肝脂肪变性，但没有肝细胞损伤或纤维化的证据
- NASH 是指 ≥ 5% 的肝纤维化伴有炎症，或者肝细胞损伤伴或不伴肝纤维化
- NASH 肝硬化是指存在肝硬化，并有目前或过去的肝脂肪变性证据

同义词

非酒精性脂肪性肝炎（NASH）

NAFLD

脂肪肝肝炎

糖尿病肝炎

酒精样肝病

Laënnec 病

ICD-10CM 编码
K76.0　肝脂肪（变性），不另分类

流行病学和人口学

- 非酒精性脂肪肝病（NAFLD）影响美国 30% ～ 40% 的成年人
- 肥胖人群（57% ～ 74%）、2 型糖尿病和高脂血症（主要是高甘油三酯血症）患者的患病率增加
- 美国成人肝检查结果异常的最常见原因（占无症状 ALT 升高病例的多达 90%）
- NAFLD 在男性中的患病率高于女性
- NAFLD 在西班牙人群中更为普遍
- 大约 20% 的 NAFLD 患者有 NASH，10% ～ 30% 的 NASH 患者有 NASH 肝硬化

体格检查和临床表现

- 大多数患者无症状。
- 患者可能会出现饱胀感或上腹部右侧不适
- 可有疲劳或不适的非特异性症状
- 肝大（表 56-1）通常是体格检查中唯一的阳性所见
- 儿童患者中可发现黑棘皮病

表 56-1　非酒精性脂肪肝病的症状、体征和实验室检查

症状	体征	实验室检查
常见		
无症状（48% ～ 100% 的患者）	肝大	血清 ALT 和 AST 水平升高 2 ～ 4 倍 大多数患者 AST/ALT 比值＜ 1 1/3 的患者血清碱性磷酸酶水平略微升高 血清胆红素、血清白蛋白和凝血酶原时间正常 血清铁蛋白水平升高
不常见		
右上腹部隐痛 疲劳 全身乏力	脾大 蜘蛛痣 掌红斑 腹水	低滴度（＜ 1 ∶ 320）抗核抗体

ALT，谷丙转氨酶；AST，谷草转氨酶
（From Feldman M et al：Sleisenger and Fordtran's gastrointestinal and liver disease, ed 10, Philadelphia, 2016, Elsevier.）

病因学

- 代谢综合征和胰岛素抵抗是 NAFLD 发展和肝内甘油三酯累积最常见的病因。基础代谢水平升高和持续升高的空腹胰岛素水平是 NAFLD 进一步发展的独立危险因素。从 NAFLD 转变为 NASH 的过程尚不清楚，可能与遗传因素有关。携带 PNPLA3 的 I48M 基因突变可以增加 NAFLD 的发病风险和严重程度。遗传多态性（TM6SF2）也会增加 NAFLD 的风险
- 危险因素是肥胖（尤其是躯干性肥胖）、糖尿病、高脂血症

 诊断

鉴别诊断

- 酒精诱发的肝病［女性每天摄入 20 g 酒精，男性每天摄入 30 g 酒精（三瓶 12 盎司的啤酒或 12 盎司的葡萄酒）可能足以导致酒精诱发的肝病］
- 病毒性肝炎
- 自身免疫性肝炎
- 毒素或药物引起的肝病
- 框 56-1 总结了脂肪肝病的各种原因

评估

通常根据肝大、无症状的转氨酶升高、很少或不饮酒的肥胖患者腹部超声检查见"脂肪肝"，可疑似诊断。图 56-1 描述了 NAFLD 的诊断流程。瞬时弹性成像是一种无创性的成像方式，可用于筛查肝纤维化的发展。在肥胖患者中，较新的"XL"FibroScan 机器准确性更高。肝活检可以确诊并提供预后信息。对于疑似晚期肝纤维化的患者（存在肥胖或 2 型糖尿病，AST/ALT 比值为 1，年龄 45 岁），应考虑进行肝活检。肝活检的 NAFLD 活动度评分见表 56-2。

实验室检查

- ALT、AST 升高。AST/ALT 比值通常小于 1，但随着纤维化的进展，可能会升高。纤维化晚期 AST/ALT 比值＞1，血小板计数低
- 感染性肝炎血清学阴性；一般 GGTP 和血清碱性磷酸酶正常

框 56-1　脂肪肝病的原因

后天性代谢性疾病

糖尿病

血脂异常

恶性营养不良病和消耗

肥胖症

快速减重

绝食

细胞毒性和细胞抑制药物

L- 天冬酰胺酶

阿扎胞苷

博来霉素

顺铂

5- 氟尿嘧啶

甲氨蝶呤

四环素（抑制线粒体 β 氧化）

其他药物和毒素

胺碘酮

樟脑

氯仿

可卡因

乙醇

溴乙烷

雌激素

糖皮质激素

灰黄霉素

HAART（齐多夫定、司他夫定、去羟肌苷）

千层塔（金不换，一种草药）

硝苯地平

呋喃妥因

NSAID（吡罗昔康、布洛芬、吲哚美辛、舒林酸）

他莫昔芬

丙戊酸

金属

锑

钡盐

铬酸盐

汞

磷

低原子数的稀土金属

铊化合物

铀化合物

先天性代谢异常

无 β 脂蛋白血症

家族性肝脂肪变性

半乳糖血症

糖原贮积病

遗传性果糖不耐症

同型胱氨酸尿症

系统性肉碱缺乏症

酪氨酸血症

Weber-Christian 综合征

Wilson 病

外科手术

胆胰转流术

广泛小肠切除术

空肠回肠旁路术

其他因素

工业上接触石油化学产品

IBD

空肠憩室病伴有细菌过度生长

部分性脂肪代谢障碍

TPN

HAART，高效抗逆转录病毒治疗；IBD，炎症性肠病；NSAID，非甾体抗炎药；TPN，全胃肠外营养

（From Feldman M et al：Sleisenger and Fordtran's gastrointestinal and liver disease，ed 10，Philadelphia，2016，Elsevier.）

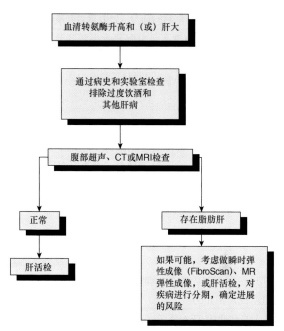

图 56-1 对疑似非酒精性脂肪肝病（NAFLD）患者的诊断流程。NAFLD 的诊断基于临床和组织学标准。大多数患者因血清转氨酶水平升高和（或）肝大而被发现。当没有过度饮酒且实验室检查结果排除了其他肝病原因时，应考虑 NAFLD 的诊断。影像学检查可显示脂肪肝的存在。肝活检是诊断的标准手段，也是唯一能可靠区分单纯脂肪变性和 NASH 的检测方法，尽管评估纤维化的无创方法，如瞬时弹性成像，正越来越多地被用于识别肝纤维化。CT，计算机断层扫描；MR，磁共振；MRI，磁共振成像；NASH，非酒精性脂肪性肝炎；US，超声。（Modified from Feldman M et al：Sleisenger and Fordtran's gastrointestinal and liver disease，ed 10，Philadelphia，2016，Elsevier.）

- 可有高脂血症（主要是高甘油三酯血症）
- 可有血糖水平升高
- 晚期可能存在凝血酶原时间延长、低白蛋白血症和胆红素升高
- 高达 10% 的患者可出现血清铁蛋白升高和转铁蛋白饱和度增加，但肝铁指数和肝铁水平正常
- 低滴度的抗平滑肌抗体和抗核抗体也不少见

表 56-2　肝活检标本的 NAFLD 活动度评分

脂肪变性	
5%	1
5%～33%	2
33%～66%	3
气球样变性	
无	0
少量	1
大量	2
小叶性肝炎	
轻度	1
中度	2
重度	3
总分	
0～2	可能不是 NASH
3～4	中间
5～8	疑似 NASH

NAFLD，非酒精性脂肪肝病；NASH，非酒精性脂肪性肝炎
（From Feldman M et al：Sleisenger and Fordtran's gastrointestinal and liver disease，ed 10，Philadelphia，2016，Elsevier.）

影像学检查

- 超声检查一般肝的弥漫性回声与肾相比升高；CT 可见弥漫性肝实质低密度影。如果肝脂肪变性超过 33%，超声和 CT 检出脂肪肝的敏感度可达 90% 以上
- 偶尔患者可能有局灶性而非弥漫性脂肪变性，超声或 CT 上可能被误解为肝肿块（图 56-2）；在这些病例中使用 MRI 可以确定局部脂肪浸润
- 超声弹性成像（FibroScan）也可用于评估肝纤维化，并进一步对患者进行分层

Rx 治疗

非药物治疗

- 肥胖患者应进行减重。美国胃肠病学协会建议，最初的减重目标为基线体重的 10%，每周减重 1～2 磅（0.45～0.90 kg）

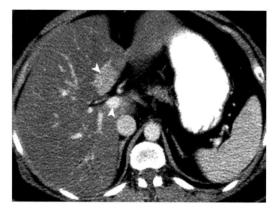

图 56-2　局部未受累及。在广泛脂肪浸润的肝中，在Ⅳb 段和尾状叶（1 段）的两个正常实质岛（箭头示）看似有肿块病变。大部分的肝实质都有脂肪浸润，使得这些正常肝实质岛相比之下出现了高衰减。（Webb WR et al：Fundamentals of body CT，ed 4，Philadelphia，2015，WB Saunders. ）

- 增加体力活动。剧烈和适度的运动对降低肝内甘油三酯含量同样有效，效果很大程度上是由于减重介导
- 酒精对 NAFLD 有不良影响，应避免饮酒

急性期常规治疗

- 目前美国食品和药物管理局（FDA）没有批准治疗 NAFLD 的药物。控制高脂血症的药物（如治疗甘油三酯升高的非诺贝特类药物）和高血糖症的药物（如吡格列酮、胰岛素、二甲双胍）可以改善肝检查异常指标
- 有关胰岛素增敏噻唑烷二酮类药物——吡格列酮（30 mg/d）的 3 年试验显示，吡格列酮治疗与糖尿病前期或 2 型糖尿病及 NASH 患者的长期代谢和组织学改善有关。这些结果表明，在糖尿病前期或 2 型糖尿病患者中使用吡格列酮可阻止 NASH 的进展，并可改变疾病的发展史[1]

预后

- 肝活检中单纯脂肪变性的患者，一般病程比较良性

---

[1] Cusi K et al：Long-term pioglitazone treatment for patients with nonalcoholic steatohepatitis and prediabetes or type 2 diabetes mellitus：a randomized trial，Ann Intern Med 165：305-315，2016.

- 肝活检中出现脂肪性肝炎或晚期纤维化，则预后较差

转诊

对于失代偿、终末期疾病的患者，应考虑进行肝移植；但这些患者在移植后可能会再次出现 NAFLD 复发。

 重点和注意事项

专家点评

- NAFLD 与代谢紊乱密切相关，即使在非肥胖、非糖尿病患者中也是如此。它是代谢紊乱的早期预测因素，特别是在正常体重的人群中。代谢综合征的存在是 NAFLD 的有力预测因素
- NAFLD 与心血管疾病的发病风险增加有关，这种风险独立于传统的风险因素和代谢综合征的组成部分
- 10% 的 NASH 患者会进展为晚期纤维化。最常见于 50 岁以上、ALT ＞正常值 2 倍、BMI ＞ 28、甘油三酯＞ 150 mg/dl 的患者
- 他汀类药物对 NASH 患者并无禁忌，对高胆固醇血症患者应考虑使用
- 最近的一项试验表明，每天使用阿司匹林与降低 NAFLD 患者纤维化进展的风险有关[1]

推荐阅读

Bril F et al: Role of vitamin E for nonalcoholic steatohepatitis in patients with type 2 diabetes: a randomized controlled trial, *Diabetes Care* 42(8):1481-1488, 2019.

Libman H et al: How would you manage this patient with nonalcoholic fatty liver disease?: Grand rounds discussion from Beth Israel Deaconess Medical Center, *Ann Intern Med* 171(3):199-207, 2019.

Petersen KF et al: Apolipoprotein C3 gene variants in non-alcoholic fatty liver disease, *N Engl J Med* 362:1082-1089, 2010.

Rhee EJ et al: Hyperinsulinemia and the development of nonalcoholic fatty liver disease in nondiabetic adults, *Am J Med* 124:69-76, 2011.

Romeo S: Notch and nonalcoholic fatty liver and fibrosis, *N Engl J Med* 380(7):681-683, 2019.

Sanyal AJ et al: Pioglitazone, vitamin E, or placebo for nonalcoholic steatohepati-

---

[1] Simon TG et al：Daily aspirin use associated with reduced risk for fibrosis progression in patients With nonalcoholic fatty liver disease，Clin Gastroenterol Hepatol 17（13）：2776-2784.e4，2019.

tis, *N Engl J Med* 362:1675, 2010.

Targher G et al: Risk of cardiovascular disease in patients with nonalcoholic fatty liver disease, *N Engl J Med* 363:1341-1350, 2010.

Wang XJ, Mahli H: In the clinic: nonalcoholic fatty liver disease, *Ann Intern Med* 169(9):ITC65-ITC80, 2018.

Zhang HJ et al: Effects of moderate and vigorous exercise on nonalcoholic fatty liver disease: a randomized trial, *JAMA Intern Med* 176(8):1074-1082, 2016.

第 57 章 酒精性肝炎
Alcoholic Hepatitis

Daniel K. Asiedu

王涵 译 王格 审校

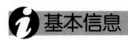 基本信息

定义

酒精性肝炎（alcoholic hepatitis，AH）是一种严重的进行性、炎症性、胆汁淤积性肝病，发生于长期大量饮酒的患者（饮酒量：男性 60 ~ 80 g/d，女性 20 ~ 40 g/d）。

同义词

AH

ICD-10CM 编码
K70.10 酒精性肝炎，无腹水型
K70.9 酒精性肝病，未特指

流行病学和人口统计学

- 美国约有 200 万人（约 1%）患有酒精性肝病
- 酒精性肝炎占美国住院人数的 0.8%
- 主要发病年龄是 40 ~ 50 岁，多数发生在 60 岁之前
- 酒精性肝炎患者常有 20 年以上饮酒史，每天饮酒量 > 100 g

患病率：25% ~ 30%。

好发性别和年龄：大多数患者为男性。酗酒人群中男 / 女比例约为 2：1。然而，与男性相比，女性虽然饮酒时间短、饮酒量少，却更易患上酒精性肝炎。

遗传学：无种族偏向。但在美国，少数民族裔的发病率有所上升。

危险因素：饮酒类型多、餐间饮酒、营养不良、女性、肥胖、西班牙裔、长期大量饮酒（女性 > 10 ~ 20 g/d，男性 > 20 ~ 40 g/d）

体格检查和临床表现

常见症状包括：

- 突发黄疸
- 黄疸持续时间＜ 3 个月
- 右上腹疼痛
- 恶心或呕吐
- 全身乏力
- 低热
- 厌食
- 腹胀 / 疼痛（腹水引起）
- 体重减轻或营养不良
- 近端肌肉萎缩和无力
- 肝损害并发症（消化道出血、意识模糊、嗜睡、腹水）

体格检查发现包括：

- 黄疸和腹水
- 肝大，肝压痛
- 发热［首先排除其他发热原因，如自发性细菌性腹膜炎、尿路感染（urinary tract infection，UTI）、肺炎等］
- 扑翼样震颤
- 脾大
- 心动过速
- 低血压
- 周围性水肿
- 腹胀伴移动性浊音阳性（腹水）
- 肝杂音
- 合并肝硬化患者，注意检查：
  1. 男性乳房发育
  2. 近端肌萎缩
  3. 蜘蛛痣
  4. 毛发分布改变

Dx 诊断

鉴别诊断

- 乙型肝炎
- 丙型肝炎

- 非酒精性脂肪性肝炎（NASH）
- 慢性胰腺炎
- 药物性肝损害
- 血色素沉着病
- 胆管炎

评估

- 酒精滥用的标准筛查检测是酒精滥用疾病识别检测（Alcohol Use Disorders Identification Test，AUDIT）
- 病史尽可能详细
- 相关问题包括：
  1. 患者从什么时候开始饮酒
  2. 患者每天饮酒的次数
  3. 规律或每天饮酒的年数
  4. 饮酒类型
  5. 在家或酒吧喝酒
  6. 戒酒史
  7. 社会问题（例如，因在公共场合醉酒或酒后驾车而被捕，因酗酒导致的婚姻不和谐）

实验室检查

酒精滥用的最佳生物标志物是 γ - 谷氨酰转移酶（GGT）、谷草转氨酶（AST）、乙基葡萄糖醛酸（ETG）和磷脂乙醇。

- 转氨酶升高（AST ＞ 45 U/L 但 ＜ 500 U/L；然而，一些患者早期可能没有 ALT、AST 升高）
- AST/ALT ≥ 2∶1
- 血清胆红素 ＞ 5 mg/dl
- 凝血酶原时间（PT）/ 国际标准化比值（INR）升高
- γ- 谷氨酰转移酶（GGT）升高
- 缺糖转铁蛋白（carbohydrate-deficient transferrin，CDT）是慢性酒精中毒的可靠标志
- C- 反应蛋白升高
- 电解质紊乱（低钾血症、低镁血症、低锌血症、低磷血症）
- 低白蛋白血症
- 高铁蛋白血症

- 全血细胞计数（CBC）（可显示白细胞增多伴杆状核粒细胞增多症或贫血或血小板减少症）；平均红细胞体积（MCV）可升高
- 排除其他疾病的筛查性检查包括：
  1. 乙型肝炎表面抗原（HBsAg）、乙型肝炎核心抗体（HbcAb）（IgM）、甲型肝炎抗体（IgM）
  2. 抗丙型肝炎抗体、丙型肝炎核糖核酸（RNA）
  3. 铁蛋白-转铁蛋白饱和度
  4. 甲胎蛋白
  5. 碱性磷酸酶
- 重度酒精性肝炎的实验室标准为：
  1. Maddrey 判别函数（MDF）评分 > 32，计算如下：
     MDF = 4.6× 凝血酶原时间–对照凝血酶原时间＋总胆红素（mg/dl）
     或
  2. 终末期肝病模型（MELD）> 21
     和（或）
  3. 肝性脑病

还有其他的模型来确定严重程度，如酒精性肝炎组织学评分（AHHS）或预测模型（如 MELD ＋ Lille 组合模式）

影像学检查

超声检查是首选的影像学检查。酒精性肝病的早期组织学改变是大泡性脂肪变性。

肝组织活检

- 很少需要肝活检
- 主要用于：
  1. 确认诊断
  2. 评估合并疾病的程度
  3. 排除肝硬化
  4. 排除其他诊断（特别是肝病的其他原因、胆道阻塞、Budd-Chiari 综合征）
- 典型的组织学表现包括：
  1. 小泡或大泡性脂肪变性

2. 肝细胞损伤（气球样变性和局灶性肝细胞坏死）

3. Mallory-Denk 小体（酒精性肝炎的特征）

4. 小静脉周围纤维化

5. 门脉和小叶炎症伴中性粒细胞或淋巴细胞浸润

Rx 治疗

酒精性肝炎患者的治疗方案如图 57-1 所示。治疗可分为三个主要部分：

1. 生活习惯改善

2. 营养支持

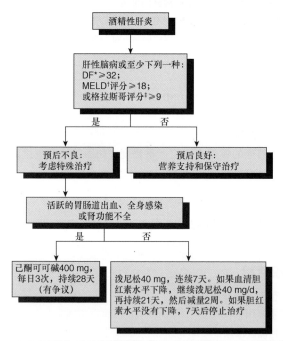

图 57-1　酒精性肝炎患者的管理流程。* DF 计算如下：4.6（患者的凝血酶原时间−对照凝血酶原时间）＋血清胆红素水平（mg/dl）。† 终末期肝病模型（MELD）评分是基于血清胆红素水平、INR 和血清肌酐水平。‡ 格拉斯哥酒精性肝炎评分是根据患者的年龄、白细胞计数、血尿素氮水平、凝血酶原与对照值的比值以及血清胆红素水平来进行的。DF，判别函数；各种在线计算模型可在 www.lillemodel.com 购买。（Modified from Feldman M et al：Sleisenger and Fordtran's gastrointestinal and liver disease，ed 10，Philadelphia，2016，Elsevier.）

3. 药物治疗

生活习惯改善

- 戒酒（可以提高短期和长期的生存率）。图 57-2 为酒精性肝炎患者持续饮酒对 5 年生存率的影响
- 促进戒酒的非药物方法包括认知行为疗法（CBT）、酗酒者匿名戒酒协会（AA）和动机性访谈
- 辅助药物包括纳曲酮、阿坎酸（acamprosate）或巴氯芬
- 通过呼气测试或尿液药物检查（检测过去 3 天酒精摄入量）或毛发样本的乙基葡萄糖醛酸苷检测（检测过去几个月内酒精摄入量），来评估戒酒情况
- 戒烟（减少氧化应激）
- 物质滥用的治疗

营养支持

- 良好的营养是治疗的重要部分，因为许多酒精性肝炎患者有严重的蛋白质-热量营养不良、微量营养素和多种维生素缺乏
- 营养支持包括：

  1. 大量补充维生素（特别是维生素 B_1、叶酸、维生素 K）

  2. 补充矿物质（铁除外）

  3. 计算卡路里是必要的。可能需要摄入高热量（是正常摄入的 1.2 ～ 1.4 倍）

  4. 理想的日摄入蛋白质为 1.2 ～ 1.5 g/kg，可提供足够的支持。

     例外：对于严重的脑病，可能需要蛋白质限制

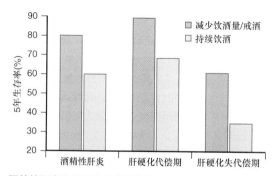

图 57-2　酒精性肝炎和肝硬化患者持续饮酒的 5 年生存率。（From Day CP: Liver disorder part 1 of 2，Medicine 35（1）：22-25，2007.）

5. 液体管理

药物治疗

严重的酒精性肝炎可能需要治疗。严重性可以通过计算 MELD 评分、MDF 评分或格拉斯哥评分来评估。

- MDF 评分 ≥ 32 表示重度酒精性肝炎（30 天死亡率 50%）
- 终末期肝病可用 MELD 评分来评估（访问 https://optn.transplant. hrsa.gov/resources/allocation-calculators/meld-calculator/）。该评分预测肝硬化患者的短期生存率，大于 20 分提示短期死亡率增加
- 格拉斯哥评分：包含 4 个变量（血尿素氮、凝血酶原时间、白细胞计数和胆红素）。评分 ≥ 9 提示死亡率增加

住院的适应证包括：

- MDF ≥ 32
- MELD > 20
- 格拉斯哥评分 > 8
- 肝性脑病

重度酒精性肝炎患者可使用糖皮质激素（泼尼松 40 mg/d，连续 28 天，减量 2 周）治疗。糖皮质激素可减轻肝损伤，抑制炎症，促进肝再生。然而，并不是所有的研究都显示一致的类固醇治疗效果，即使是高危患者。如果用药后 17 天胆红素没有下降，泼尼松应停用。对于有糖皮质激素禁忌证的患者，另一种替代药物是己酮可可碱。对泼尼松无效的患者，己酮可可碱通常同样无效，支持其使用的证据也很薄弱。

肝移植

- 通常为终末期肝病患者。对药物治疗无效的肝炎患者 6 个月生存率约为 30%。因为大多数肝炎患者在 2 个月内死亡，早期肝移植是有效的，3 年生存率高于 80%
- 考虑肝移植前，酒精性肝炎患者必须戒酒至少 6 个月。然而除了戒酒外，准备移植者还应考虑其他因素，如社会支持和康复需要等

转诊

严重急性酒精性肝炎患者可能需要重症监护（ICU），并转诊至

相应的专科医生处：

- 胃肠道 / 肝病科（见于有消化道出血的患者）
- 营养科
- 肾病科（见于急性肾衰竭、肝肾综合征患者）
- 神经内科（见于精神状态变化、癫痫发作患者）
- 传染病科（见于发热、白细胞增多患者）

 重点和注意事项

专家点评

- 推荐物质滥用治疗计划可能会有帮助。
  1. 酒精性肝炎患者的长期药物治疗效果有限
  2. 保持良好的营养是必要的
  3. 告诉患者服用某些药物的风险（特别是对乙酰氨基酚）
- 定期随访，监测患者身体状态，检查基本代谢（BMP）和肝功能（LFT）
- 鼓励戒酒，可以提高长期生存率
- 如果患者发展为肝硬化，应每 6 个月检查一次血清甲胎蛋白，每年检查一次肝超声以排除肝细胞癌
- 患者可接种甲型肝炎和乙型肝炎病毒疫苗、肺炎球菌疫苗、甲型流感病毒疫苗，及常规成人疫苗

推荐阅读

Chayanupatkul M et al: Alcoholic hepatitis: a comprehensive review of pathogenesis and treatment, *World J Gastroenterol* 20(20):6279-6286, 2014.

Casanova J, Bataller R: Alcoholic hepatitis: prognosis and treatment, *Gastroenterol Hepatol* 37(4):262-268, 2014. [Medline].

Lee BP et al: Outcomes of early liver transplantation for patients with severe alcoholic hepatitis, *Gastroenterology*, 2018.

Mathurin P et al: Early liver transplantation for severe alcoholic hepatitis, *N Engl J Med* 365:1790-1800, 2011.

Maziya A, Runyon BA: Alcoholic hepatitis 2010: a clinician's guide to diagnosis and therapy, *World J Gastroenterol* 16(39):4905, 2010.

Pavlov CS et al: Glucocorticosteroids for people with alcoholic hepatitis, *Cochrane Database Syst Rev* 11:CD001511, 2017.

Sidhu SS et al: New Paradigms in management of alcoholic hepatitis. A review, *Hepatol Int* 11:255-267, 2017.

第 58 章　自身免疫性肝炎
Autoimmune Hepatitis

Jaspreet S. Suri，Andreea M. Catana

陈璋　译　王格　审校

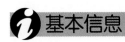 基本信息

定义

自身免疫性肝炎（autoimmune hepatitis，AIH）是肝的一种慢性炎症性病变，其特征是血清球蛋白水平（IgG）升高、循环自身抗体阳性，组织学检查显示界面性肝炎（interface hepatitis）及浆细胞大量浸润。已知的三种类型如下：

- 1 型或"经典型"自身免疫性肝炎，是美国及全球范围内最主要的类型（80%），年龄分布呈双峰型，峰值分别在 10 ～ 20 岁、45 ～ 70 岁。这类患者抗核抗体（antinuclear antibody，ANA）和（或）抗平滑肌抗体（anti-smooth muscle antibody，ASMA）呈阳性，并有特异性相关人类白细胞抗原（human leukocyte antigen，HLA）单倍型：DR3、DR4、DR13。1 型 AIH 通常治疗反应良好，但停药后复发率差异较大；通常需要长期维持治疗

- 2 型自身免疫性肝炎占总病例的 10%，患者主要是 2 ～ 14 岁的儿童，其特点是存在抗肝 / 肾微粒体（liver/kidney microsomes，LKM-1）抗体或抗肝胞质抗体。患者的 HLA 单倍型为 DR3 和 DR7。这类 AIH 通常症状较重、治疗难度大，大多数病例需要长期维持治疗

- 3 型自身免疫性肝炎占总病例的 10%，这类患者除了可溶性肝抗原 / 肝胰腺抗原（soluble liver antigen/liver pancreas antigen，SLA/LP）阳性，其他表现都与 1 型 AIH 非常相似。3 型 AIH 常有 Ro52 抗体阳性。大多数患者存在终身免疫抑制

同义词

自身免疫性慢性活动性肝炎
AIH

慢性活动性肝炎

狼疮样肝炎

浆细胞肝炎

ICD-10CM 编码

K75.4　自身免疫性肝炎

K73.2　慢性活动性肝炎，不另分类

流行病学和人口统计学

- 年发病率（估计）：（0.2 ~ 2.0）/10 万，与原发性胆汁性肝硬化（primary biliary cirrhosis，PBC）相似，比原发性硬化性胆管炎（primary sclerosing cholangitis，PSC）更常见

- 瞬间患病率（point prevalence）（估计）：16.9/10 万

- 1 型：发病年龄呈双峰分布，峰值为 10 ~ 20 岁及 45 ~ 70 岁

- 2 型：在 2 ~ 14 岁儿童中更常见。

- 女性：男性比值为 3.6：1；1 型 AIH 中 80% 为女性，2 型 AIH 中 90% 为女性

- 在美国有 10 万 ~ 20 万人患病

- 在美国，AIH 占肝移植病因的 4% ~ 6%

- 与 HLA-DRB1*0301 和 HLA-DRB1*0401 等位基因相关

体格检查和临床表现

- 临床表现差异较大，轻者为间断性无症状性肝酶升高，严重者可为晚期肝硬化。1/3 的成人和 1/2 的儿童 AIH 患者在初次就诊时发现有肝硬化。AIH 也可能初始表现为暴发性肝炎

- 症状可包括疲劳、厌食、恶心、腹痛、瘙痒和关节痛

- 自身免疫性表现可包括关节炎、口腔干燥、角膜结膜炎、皮肤血管炎和结节性红斑

- 进展期患者可表现为肝脾大、腹水、外周性水肿、异常出血、黄疸

病因学

- 确切的病因尚不清楚；肝组织学提示存在攻击肝细胞的细胞介导的免疫

- 存在多种自身抗体，提示发病的自身免疫机制

- 观察性研究支持疾病是由 T 细胞识别肝表达的抗原所引起的

主要炎症反应

- 发病可能涉及两个部分：遗传倾向和环境触发
- 潜在的触发因素，如病毒（甲、乙、丙型肝炎病毒）或药物［米诺环素、呋喃妥因、生物制剂、肿瘤坏死因子（TNF）拮抗剂］，可能具有一些与肝特异性抗原相似的同源性

Dx 诊断

- 国际自身免疫性肝炎组制订了常规临床实践的简化诊断标准（见表 58-1）
- 组织学上可能的表现：淋巴浆细胞浸润门管区的肝细胞边界（局限于肝板），也浸润至门静脉周围（界面性肝炎）。在急性发病的 AIH 中可能存在肝小叶中央坏死，与药物性肝损伤（drug-induced liver injury，DILI）难以区别
- 若组织学检查同时发现有胆汁淤积性肝病，为排除原发性硬化性胆管炎（PSC）和原发性胆汁性肝硬化（PBC），可考虑行磁共振胆管造影
- 欧洲肝研究协会的指南要求肝活检应作为诊断评估的一部分
- 美国肝病研究协会（AASLD）认为，开始治疗前，若诊断不明确或为明确疾病活动情况，应考虑进行肝活检

表 58-1　自身免疫性肝炎的简化诊断标准

变量	临界值	分值	临界值	分值
ANA 或 SMA	≥1∶40	1	≥1∶80	2
LKM			≥1∶40	2
SLA			阳性	2
IgG	≥ULN	1	≥1.1×ULN	2
组织学	与 AIH 相符	1	典型 AIH 表现	2
无病毒性肝炎			是	2

所有抗体最高分数＝2 分，总分最高＝8 分。总分≥6 分，可能的 AIH；总分≥7 分，确诊 AIH。敏感性 88%，特异性 97%。AIH，自身免疫性肝炎；ANA，抗核抗体；SMA，平滑肌抗体；LKM，肝肾微粒体；SLA，可溶性肝抗原；IgG，免疫球蛋白 G；ULN，正常值上限

鉴别诊断

任何急性或慢性肝病患者均应考虑 AIH 的可能。

- 急性病毒性肝炎（甲、乙、丙、丁和戊型肝炎病毒、巨细胞病毒、EB 病毒、疱疹病毒）
- 慢性病毒性肝炎（乙型、丙型肝炎）
- 中毒性肝炎（酒精、药物）
- 原发性胆汁性肝硬化
- 原发性硬化性胆管炎
- 血色素沉着症
- 非酒精性脂肪性肝炎
- 系统性红斑狼疮
- Wilson 病
- α_1 抗胰蛋白酶缺乏症

评估

- 病史和体格检查，注意是否存在其他自身免疫性疾病，如自身免疫性甲状腺炎、Graves 病、炎症性肠病、乳糜泻和类风湿关节炎等。图 58-1 展示了自身免疫性肝炎的诊断流程
- 肝功能检查和血清 γ- 球蛋白检测
- 自身抗体检测：ANA、ASMA、抗 -LKM、SLA/LP
- 肝活检以明确诊断和疾病的严重程度

实验室检查

- 转氨酶通常升高，可能出现波动，一般为谷丙转氨酶（ALT）>谷草转氨酶（AST）
- 胆红素和碱性磷酸酶中度升高或正常
- 丙种球蛋白［＞ 2.0 g/dl（20 g/L）］和免疫球蛋白 G 在 90% 的患者中升高，被视为活动性 AIH 的标志
- 循环自身抗体（表 58-2）阳性：
  1. 类风湿因子
  2. ANA：
     a. 2/3 患者可检测到 ANA
     b. 免疫荧光的典型图案是均匀型或斑点型
     c. 滴度与分期、活动或预后无关
  3. 抗 SMA 抗体：
     a. 存在于 87% 的患者
     b. 滴度与病程或预后无关

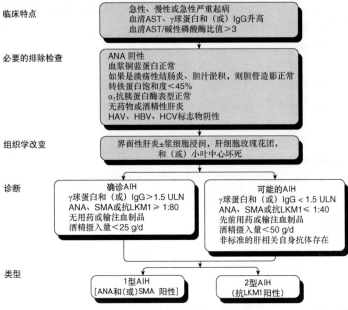

图 58-1 自身免疫性肝炎的诊断流程（AIH）。诊断需要血清 AST 水平显著
升高，并排除其他肝病（特别是原发性胆汁性肝硬化、原发性硬化性胆管炎、
肝豆状核变性、血色素沉着病、α_1 抗胰蛋白酶缺乏症、药物性或酒精性肝
炎、病毒性肝炎）。抗线粒体抗体（AMA）应为阴性；如果合并 UC 或胆汁
淤积，胆道造影需要为阴性。HAV、HBV、HCV 血清标志物均为阴性。组
织学检查发现界面性肝炎、实验室免疫反应检测发现明显增高的血清 γ 球蛋
白和（或）IgG，同时存在抗核抗体（ANA）、平滑肌抗体（SMA）或抗 1 型
肝肾微粒体抗体（anti-LKM1）阳性。根据免疫反应的程度和混杂病因因素
的存在，如酒精、药物或血液制品暴露，将诊断分为确诊与可能的 AIH。根
据疾病中占主导地位的自身抗体的类型，将诊断分为 1 型 AIH 或 2 型 AIH。
AST，谷草转氨酶；HAV，甲型肝炎病毒；HBV，乙型肝炎病毒；HCV，丙
型肝炎病毒；UC，溃疡性结肠炎；ULN，正常值上限。（From Feldman M，
Friedman LS，Brandt LJ：Sleisenger and Fortran's gastrointestinal and liver
disease，ed 10，Philadelphia，2016，Elsevier.）

表 58-2 自身免疫性肝炎的血清学标志物

自身抗体	靶抗原	临床意义
ANA	多个核抗原	1 型 AIH 存在不同程度的 SMA 表达
SMA	肌动蛋白（F 与 G） 非肌动蛋白成分（14%）	1 型 AIH 存在不同程度的 ANA 表达

续表

自身抗体	靶抗原	临床意义
抗 LKM1	CYP2D6（主要抗原表位，193～212 个氨基酸序列）	2 型 AIH 通常不与 ANA、SMA 同时表达 主要在儿童患者表达 与 HLA DRB1*07 相关
抗 SLA	转运核糖核蛋白（tRNP$^{(ser)sec}$）；近年来 SLA 又被命名为 Sep［O-磷酸丝氨酸］tRNA：Sec［硒代胱氨酸］tRNA 合酶（SEPSECS）	确诊 AIH 的特异性达 99% 与 HLA DRB1*0301 及抗 Ro/SSA 相关 有疾病预测价值（严重程度、复发、治疗依赖性）
不典型 pANCA	核纤层蛋白	存在于 50%～92% 的 1 型 AIH 患者 2 型 AIH 患者为阴性 与 PSC 及 UC 相关
抗肌动蛋白	肌动蛋白（F 与 G）	存在于 86% 的 AIH 合并 SMA 阳性患者 可能存在预测价值（与检测技术有关） 对肌动蛋白及 α 肌动蛋白双重反应阳性则与重症疾病相关
抗无唾液酸糖蛋白受体抗体	无唾液酸糖蛋白受体（EIA 中重组 H1 亚单位）	与组织学活性及停药后复发相关 治疗有效则此抗体为阴性
1 型抗肝细胞质抗体	亚胺甲基转移酶环脱氨酶	常与抗 LKM1 抗体并发（32%） 阳性者多为年轻患者（20 岁及以下） 与并存的免疫性疾病、严重肝炎症、快速进展至肝硬化相关 北美患者中罕见

Anti-LKM1，抗 1 型肝肾微粒体抗体；anti-SLA，抗可溶性肝抗原抗体；AIH，自身免疫性肝炎；ANA，抗核抗体；CYP2D6，细胞色素 P450 2D6；EIA，酶免疫分析；pANCA，核周型抗中性粒细胞胞质抗体；PSC，原发性硬化性胆管炎；UC，溃疡性结肠炎；Ro/SSA，核糖核蛋白 / 干燥综合征 A 蛋白；SMA，平滑肌抗体。

（From Feldman M，Friedman LS，Brandt LJ：Sleisenger and Fortran's gastrointestinal and liver disease，ed 10，Philadelphia，2016，Elsevier.）

4. 抗 LKM 抗体：

    a. 通常见于 ANA 阴性和 SMA 阴性的患者

    b. 为 2 型 AIH 的特异性抗体

    c. 在欧洲，抗 LKM 抗体多见于儿童患者和多达 20% 的成人患者；也见于药物性肝炎患者

5. 抗可溶性肝抗原 / 肝胰腺抗原抗体（抗 SLA/LP）：

    a. 在 10% ～ 30% 的患者中存在

    b. 与皮质类固醇治疗后复发率较高有关

    c. 一些研究表明，抗 SLA/LP 阳性患者病情更重

血清核周抗中性粒细胞胞质抗体水平可用于诊断 10% ～ 15% 的 ASMA 阴性、ANA 阴性和低 γ 球蛋白水平的患者。

- 晚期患者常伴有低白蛋白血症和凝血酶原时间延长
- AIH 与一些疾病有重叠综合征，如原发性胆汁性肝硬化（7%）、原发性硬化性胆管炎（6%）和自身免疫性胆管炎（11%）。对于治疗 3 个月后仍无改善的患者，可考虑胆管造影以明确是否存在原发性硬化性胆管炎

影像学检查

- 肝和胆道超声检查以排除梗阻或肝肿块
- 若有胆汁淤积性肝病征象，可行磁共振胰胆管成像
- 继发于 AIH 的肝硬化是肝细胞癌的危险因素（尽管危险程度低于病毒性肝炎）。因此，肝硬化患者应每隔 6 个月进行一次超声检查和 AFP 检查

Rx 治疗

非药物治疗

- 避免摄入酒精和肝毒性药物
- 肝移植是终末期肝病或暴发性肝衰竭的选择之一

药物治疗

- 初始治疗：

1. 泼尼松或泼尼松龙 0.5 ～ 1 mg/（kg·d），通常 2 周后，当胆红素水平降至 6 mg/dl 以下时加用硫唑嘌呤，初始剂量为 50 mg/d，根据毒性反应和治疗情况增量，最高至 1 ～ 2 mg/kg。

对于无肝硬化的 AIH 患者，可口服布地奈德（6～9 mg/d）和硫唑嘌呤 [1～2 mg/（kg·d）]，该剂量可用于诱导和维持缓解，且类固醇特异性不良反应发生率较低。AIH 的治疗应以应答为导向，方案应个体化。类固醇禁用于脆性糖尿病、未控制的高血压、既往类固醇不耐受、重度骨质疏松和精神病患者。硫唑嘌呤禁用于硫嘌呤 S- 甲基转移酶（TPMT）缺乏、白细胞减少或血小板减少症患者。布地奈德禁用于肝硬化患者，因为这类患者存在门脉系统分流和肝代谢异常，肝的首次摄取作用不完全，导致治疗效果降低，并导致全身性类固醇不良反应

2. 硫唑嘌呤的代谢产物 6- 巯基嘌呤已在小规模研究中显示出功效，对于无法耐受硫唑嘌呤的患者，使用 6- 巯基嘌呤可维持病情缓解状态

3. 联合治疗可降低泼尼松使用剂量，类固醇不良反应更少，同时肝功能恢复更快。

- AIH 治疗的主要目标是达到缓解。2015 年欧洲肝研究协会（EASL）实践指南将生化缓解定义为 IgG 和转氨酶的正常化。组织学缓解被定义为正常组织学或基于肝活性指数（hepatic activity index，HAI）的最小肝炎（HAI < 4 或等效状态）。治疗的次要目标是预防纤维化进展为肝硬化和将肝硬化逆转为较低阶段的肝纤维化

- 治疗适应证：
  1. 晚期纤维化及肝硬化
  2. 组织学检查提示活动性 AIH（HAI > 4）

- 不适合治疗的情况：
  1. 轻度 AIH，ALT < 3×ULN；HAI < 4，无晚期纤维化（在这些情况下，治疗是选择性的）
  2. 患者可以每 3 个月监测一次实验室检查指标（ALT、IgG）

- 治疗反应评价：
  1. 目标是消除症状、肝功能正常、肝活检无炎症活动。一般来说，AIH 对类固醇治疗有应答，但仍有 20% 的患者治疗无效
  2. 经治疗后转氨酶水平正常的患者仍可能有持续的活动性肝炎，包括炎症和纤维化
  3. 组织学改善可能滞后于临床和实验室指标的改善，滞后时

长可达 6 个月。因此，肝活检复查应考虑在转氨酶水平正常化后和停止治疗前。一项基于 1972—2013 年间 AIH 研究的综述表明，通过治疗，53% ～ 57% 的患者肝纤维化改善，79% 的患者进展性纤维化减缓或得到预防

4. 在病情得到初步缓解、加用硫唑嘌呤后，类固醇剂量可在肝功能正常的基础上逐渐减量。50% ～ 86% 的患者减量后会复发，并需要长期的药物维持

5. 活检完全正常的患者存在 15% ～ 20% 的复发可能，而活检存在持续界面性肝炎的患者有 90% 的复发可能。因此不要多次尝试终止治疗，单次复发后发展为肝硬化的风险为 9.5%，而多次复发有 37.5% 的肝硬化风险。持续缓解的患者有 4.5% 的肝硬化风险

6. 应答欠佳：应重新考虑诊断、重新评估治疗依从性。应答不佳的患者，若再次确认诊断无误且依从性良好，应增加泼尼松龙和硫唑嘌呤的剂量，或使用替代药物。急性重度 AIH 患者应尽早大剂量静脉注射皮质类固醇（＞ 1 mg/kg），这类患者在 7 天若无改善应考虑紧急肝移植

处理

- 对于初始免疫抑制治疗撤药后复发的患者及应答不佳的患者，为获得持续缓解状态，可能需要长期治疗。

- 65% 的患者在 18 个月时达到缓解状态，80% 的患者在 3 年时达到缓解

- 10% ～ 15% 的患者对常规治疗没有应答。无应答的危险因素包括潜在肝硬化、年龄较小或病程较长、存在 HLA-B8 或 DR3。高剂量治疗对 70% 的患者可达到缓解：泼尼松 60 mg 或泼尼松 30 mg 和硫唑嘌呤 150 mg 的联合治疗。其他替代药物，如麦考酚酯、钙调神经磷酸酶抑制剂（calcineurin inhibitor，CNI）、他克莫司（tacrolimus，TAC）和环孢素（cyclosporine，CSA）、西罗莫司（sirolimus，SIR）、依维莫司（everolimus，EVR）、利妥昔单抗和英利昔单抗已成功使用。然而，在多中心、随机、对照试验中，尚无以上替代药物的研究

- 原位肝移植（orthotopic liver transplantation，OLT）是 AIH 患者伴急性肝衰竭、失代偿性肝硬化或 HCC 的救命选择。移植

手术成功率和患者存活率高，然而少部分患者移植后仍有可能 AIH 复发（移植后头 5 年复发率为 25%，头 10 年复发率为 50%）

转诊

晚期肝硬化患者或进展到终末期肝病的患者是肝移植的候选者，应转诊到能提供肝移植服务的医疗中心。

 # 重点和注意事项

专家点评

- 在 60% 的患者中，ANA 和 SMA 均为阳性。血清检测滴度＞1：40 提示自身免疫性肝炎
- 多种自身免疫性疾病可与自身免疫性肝炎相关，包括甲状腺炎、Graves 病、溃疡性结肠炎、类风湿关节炎、眼葡萄膜炎、恶性贫血、干燥综合征、混合结缔组织疾病、CREST 综合征和白癜风
- 多种形式的自身免疫性肝炎（重叠综合征）有自身免疫性肝炎的临床和血清学表现，以及其他形式慢性肝病（如 PBC 或 PSC）的特征

预防

无

患者和家庭教育

- 美国肝基金会（ALF）：电话 800-GO-LIVER（465-4837），网址 www.liverfoundation.org
- 美国国家消化性疾病信息交换中心：www.niddk.nih.gov/health-information/digestive-diseases

推荐阅读

Björnsson E et al: Drug-induced autoimmune hepatitis: clinical characteristics and prognosis, *Hepatology* 51(6):2040-2048, 2010.
Czaja AJ: Review article: the prevention and reversal of hepatic fibrosis in autoimmune hepatitis, *Aliment Pharmacol Ther* 39(4):385-406, 2014.
Czaja AJ, Manns MP: Advances in the diagnosis, pathogenesis, and management of autoimmune hepatitis, *Gastroenterology* 139(1):58-72, 2010.

European Association for the Study of the Liver: EASL clinical practice guidelines: autoimmune hepatitis, *J Hepatol* 63(4):971, 2015.

Gossard AA, Lindor KD: Autoimmune hepatitis: a review, *J Gastroenterol* 47(5):498-503, 2012.

Heneghan MA et al: Autoimmune hepatitis, *Lancet* (12)S0140-S6736, 2013.

Manns MP et al: American association for the Study of liver diseases: diagnosis and management of autoimmune hepatitis, *Hepatology* 51(6):2193-2213, 2010.

Manns MP et al: European AIH-BUC-Study Group. Budesonide induces remission more effectively than prednisone in a controlled trial of patients with autoimmune hepatitis, *Gastroenterology* 139(4):1198-1206, 2010.

Manns MP, Czaja AJ, Gorham JD et al: Diagnosis and management of autoimmune hepatitis, *Hepatology* 51(6):2193-2213, 2010.

Vierling JM: Autoimmune hepatitis and overlap syndromes: diagnosis and management, *Clin Gastroenterol Hepatol* 13(12):2088-2108, 2015.

第 59 章　缺血性肝炎
Ischemic Hepatitis

Hiresh D. Trivedi

王涵　译　王格　审校

 基本信息

定义

- 肝血管病的常见类型
- 发生于严重的系统性疾病引起肝灌注减少而导致组织缺氧时

同义词

- 缺氧性肝炎
- 休克肝
- 缺血性肝病
- 肝坏死

ICD-10CM 编码
K76.2　肝中央出血性坏死
K75.89　其他特定炎症性肝病

流行病学和人口统计学

- 全球发生

发病率：

- 住院患者中所占比重低于 1%
- 重症监护患者中发病率较高（2.5%）

高发人群： 心血管重症监护患者发病率最高

流行病学：

- 是急性肝损伤最常见的原因
- 肝酶 > 1000 IU/L 的患者中 57% 患有缺血性肝炎
- 重症监护单元中患病率达 10%

好发年龄和性别：

- 所有年龄段均可发生

- 最常见于老年人

遗传学：无遗传倾向

危险因素：

- 心血管疾病最常见
- 慢性心力衰竭
- 肝硬化

体格检查和临床表现

- 由于大脑灌注减少，患者可有精神状态改变
- 其他症状常常被整体疾病状态所掩盖
- 缺血性肝炎患者仍有肝合成功能

病因学

- 心脏病是最常见的病因（图 59-1）
- 包括心肌梗死、心律失常、心脏压塞和心源性休克

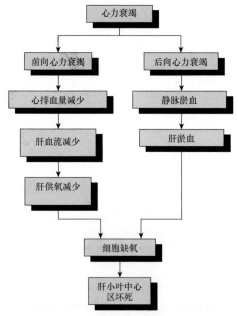

图 59-1 缺氧性肝炎最常见的病因是由于慢性心力衰竭引起肝淤血和急性心排血量下降引起肝缺血的联合病因。（From Parrillo JE，Dellinger RP：Critical care medicine：Principles of diagnosis and management in the adult，ed 4，Philadelphia，2014，Saunders.）

- 大多数患者心脏充盈压明显增加
- 呼吸衰竭和败血症是第二位和第三位常见病因
- 出血、脱水和中暑引起的低血容量休克
- 低血压（只有 1/2 的患者有低血压）
- 对缺血性肝炎不同病因的简要总结见表 59-1

(Dx) 诊断

鉴别诊断（表 59-2）

- 急性病毒性肝炎
- 自身免疫性肝炎
- 药物性肝损伤
- 其他毒素和药物性肝炎（如对乙酰氨基酚中毒性肝炎）

评估

- 通过实验室检查和住院患者的临床情况进行诊断
- 检查目的是发现潜在病因
- 不需要肝组织活检
- 组织学显示肝小叶中心区（3 区）坏死，肝结构未被破坏
- 在长时间缺血的情况下，坏死可扩展至肝中央区细胞

实验室检查

- 转氨酶水平极度升高，经常超过正常上限 200 倍
- 缺血性损伤后，谷草转氨酶（AST）和谷丙转氨酶（ALT）迅速升高

表 59-1　缺血性肝炎的病因

心血管疾病（最常见）：心源性休克
呼吸衰竭
脓毒症/脓毒性休克
低血容量性休克：出血、容量衰竭、低血压

表 59-2　缺血性肝炎的常见鉴别诊断

急性病毒性肝炎（如甲型肝炎、乙型肝炎）
自身免疫性肝炎
中毒性肝炎（如中草药制剂）
药物性肝炎（如对乙酰氨基酚）

- 肝酶在 1 ~ 3 天内达到峰值
- 如果缺血性损伤恢复，肝酶通常会在 7 ~ 10 天内恢复正常
- 乳酸脱氢酶（LDH）水平极度升高
- ALT/LDH 比值低于 1.5 具有提示意义
- 凝血酶原时间可以轻微延长
- 血清胆红素可轻度升高
- 血清胆红素在转氨酶达到峰值后达到高峰
- 急性肾小管坏死和肾功能不全导致血尿素氮和肌酐水平升高

影像学检查

诊断不需要影像学检查

 治疗

非药物治疗

目的是治疗引起系统性紊乱的潜在疾病。

急性期常规治疗

- 恢复血流动力学
- 心源性休克给予正性肌力药
- 脓毒症或低血容量性休克患者进行静脉液体复苏，加或不加血管收缩剂
- 因失血导致低血容量休克的患者给予输血
- 这些措施增加了肝灌注，缓解了组织缺氧
- n- 乙酰半胱氨酸无效

慢性期治疗

- 确保潜在疾病的稳定性
- 没有针对肝的特定治疗

处理

- 如果及时处理，可自限性恢复，预后良好
- 偶尔死亡率高
- 预后取决于合并疾病的严重程度，缺血性肝炎的住院死亡率约为 50%
- 合并慢性心力衰竭或肝硬化的患者预后较差

- 其他预后不良因素包括转氨酶持续升高和多器官衰竭

转诊

- 一旦病情好转，无须转诊
- 如果患者合并肝硬化，可转诊至肝病相关领域专家处

 重点和注意事项

专家点评

- 对于有严重全身性疾病且 AST 和 ALT 显著升高的住院患者，可考虑诊断缺血性肝炎
- ALT/LDH 比值有助于诊断
- 胆红素可在谷草转氨酶（AST）和谷丙转氨酶（ALT）达到峰值后继续升高
- 常不伴低血压
- 肝酶显著升高的患者应评估隐匿性心力衰竭

预防

确保合并疾病（如心脏病）的稳定性。

第 60 章　肝硬化
Cirrhosis

David J. Lucier Jr.

于鹏飞　译　张骅　审校

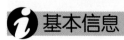 基本信息

定义

　　肝硬化在组织学上主要表现为肝不可逆性纤维化。可分为小结节型、大结节型和混合型；然而，每种类型都可能出现在同一患者的不同疾病阶段中，这种分类方式在明确肝硬化的潜在病因方面用处不大。肝硬化临床表现为门静脉高压、腹水和周围性水肿、肝性脑病和静脉曲张破裂出血。

ICD-10CM 编码

K70.30　酒精性肝硬化不伴腹水

K70.31　酒精性肝硬化伴腹水

K71.7　中毒性肝病伴肝纤维化和肝硬化

K74.3　原发性胆汁性肝硬化

K74.4　继发性胆汁性肝硬化

K74.5　胆汁性肝硬化，未特指

K74.60　未特指的肝硬化

K74.69　其他肝硬化

K78.81　先天性（肝）硬化

流行病学和人口统计学

- 2015 年，肝硬化是美国第 14 大死亡原因，全球第 13 大死亡原因。在美国，2009—2016 年肝硬化相关的死亡人数每年增长 3.4%

- 在美国，酗酒、丙型肝炎和非酒精性脂肪性肝炎是肝硬化的主要原因

- 美国肝硬化的经济负担，直接成本超过 20 亿美元，间接成本超过 100 亿美元

体格检查和临床表现

一般症状：发热（自发性细菌性腹膜炎）。

皮肤：黄疸、肝掌、蜘蛛痣、瘀斑（血小板减少或凝血因子缺乏导致）、色素沉着增加（血色素沉着症）、黄色瘤（原发性胆汁性肝硬化）和弥漫性瘙痒。＞40% 的慢性酒精中毒患者，发展为肝硬化后会出现皮肤病变。

眼：Kayser-Fleischer 环（Wilson 病的角膜铜沉积，确诊用裂隙灯检查法），巩膜黄染。

呼吸：肝病性口臭（呼吸有一种甜的霉味，见于肝衰竭的肝硬化患者）。

胸部：男性可能出现乳腺发育。

腹部：压痛性或非压痛性肝大（充血性肝大）、肝小结节（肝硬化）、可触及的无压痛性胆囊（肿瘤性肝外胆道梗阻）、可触及的脾（门静脉高压）、脐周浅静脉曲张（海蛇头）、听诊脐周静脉嗡嗡音（门静脉高压）、腹水（门静脉高压症、低白蛋白血症）、腹部弥漫性压痛（自发性细菌性腹膜炎）。

直肠检查：痔疮（门静脉高压）、大便愈创木脂试验阳性（酒精性胃炎、食管静脉曲张出血、消化性溃疡病、痔疮出血、门静脉胃病）。

生殖器：男性睾丸萎缩（慢性肝病、血色素沉着病）。

四肢：足部水肿（低白蛋白血症、全身性水肿）、关节病（血色素沉着症）、掌腱膜挛缩。

神经病学：扑翼样震颤（肝性脑病）、舞蹈手足徐动症、构音障碍（Wilson 病）。

病因学

- 慢性乙型肝炎病毒（HBV）和丙型肝炎病毒（HCV）感染
- 酗酒
- 非酒精性脂肪性肝炎
- 原发性胆汁性胆管炎
- 继发性胆汁性肝硬化、胆总管梗阻（结石、狭窄、胰腺炎、肿瘤、硬化性胆管炎）
- 自身免疫性肝炎
- 慢性药物性肝炎（如对乙酰氨基酚、异烟肼、甲氨蝶呤、甲基多巴）

- 慢性肝充血（如充血性心力衰竭、缩窄性心包炎、三尖瓣关闭不全、肝静脉血栓形成、腔静脉梗阻）
- 血色素沉着病
- Wilson 病
- α_1 抗胰蛋白酶缺乏症
- 浸润性疾病（淀粉样变性、糖原沉积病、非肝细胞性恶性肿瘤）
- 营养：空肠回肠旁路术
- 其他：寄生虫感染（血吸虫病）、特发性门静脉高压、先天性肝纤维化、全身性肥大细胞增多症

Dx 诊断

评估

除了评估肝功能外，肝硬化患者的评估还应包括肾和循环功能。诊断性检查的主要目的是确定肝硬化病因。病史极其重要：

- 酗酒：酒精性肝病
- 乙型肝炎或丙型肝炎病史
- 肥胖、2 型糖尿病、高脂血症（非酒精性脂肪性肝炎）
- 炎症性肠病（IBD）病史（原发性硬化性胆管炎）
- 中老年妇女瘙痒、高脂蛋白血症和黄瘤病史（原发性胆汁性胆管炎）
- 勃起功能障碍、糖尿病、色素沉着过度、关节炎（血色素沉着症）
- 神经功能障碍 [Wilson 病（肝豆状核变性）]
- "肝病"家族史 [血色素沉着症（25% 患者有阳性家族史）、α_1 抗胰蛋白酶缺乏]
- 反复发作的右上腹疼痛病史（胆道疾病）
- 输血史、静脉药物滥用史（丙型肝炎）
- 反复肝毒性药物接触史
- 合并其他免疫性疾病或具有自身免疫特征的疾病（免疫性血小板减少性紫癜、重症肌无力、甲状腺炎、自身免疫性肝炎）
- 活检是诊断肝硬化的金标准，肝组织活检有助于确定病因（自身免疫性肝炎、原发性硬化性胆管炎、抗线粒体抗体阴性的原发性胆汁性胆管炎，以及浸润性疾病如淋巴瘤、淀粉样

变性和肉芽肿性肝炎），从而选择合适的治疗方法。然而，如果临床症状高度提示肝硬化且不影响治疗方法，不必要进行活检。活检可用于大量饮酒的肝硬化患者，以区分失代偿性肝硬化和肝硬化合并酒精性肝炎

实验室检查

- 血红蛋白和血细胞比容降低，平均红细胞体积增大（图 60-1）。血尿素氮（BUN）和肌酐升高（如果患者肝功能严重减退，BUN 也可能"正常"或偏低）

- 低钠（稀释性低钠血症），低钾（继发性醛固酮增多症或尿液丢失的结果）。肾功能的评估还应包括 24 h 尿的尿钠和尿蛋白测定

- 肝病患者血糖下降表明肝严重受损。

- 其他实验室检查异常：

  1. 酒精性肝炎和肝硬化：可能出现谷丙转氨酶（ALT）和谷草转氨酶（AST）轻度升高，通常 ＜ 500 IU；AST/ALT ＞ 2：3

  2. 肝外胆道梗阻：可能导致 ALT 和 AST 中度升高（ ＜ 500 IU）

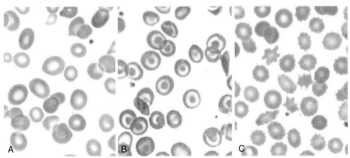

扫本章二维码看彩图

图 60-1　（扫本章二维码看彩图）肝病患者红细胞形态。**A.** 大红细胞的平均细胞容积大于 100 fl，可呈椭圆形。常见的相关疾病包括肝病、维生素 B_{12} 缺乏症和叶酸缺乏症。**B.** 靶细胞的特征是红细胞（RBC）呈牛眼征。它们是与过多的红细胞膜（如肝病）相关的表面-体积比增加或细胞质含量不成比例减少（如血红蛋白病、缺铁）的结果。**C.** 棘细胞，或称为刺细胞，通常表现为收缩的红细胞，无中央苍白区，伴多个不规则的膜突起。这种形态学的出现反映了由于不可变形的红细胞通过网状内皮系统而发生的不可逆的细胞支架损伤，最常见于严重肝病，但也可能是罕见的神经棘红细胞增多综合征或脂蛋白紊乱的特征。（From Hoffman R et al：Hematology，basic principles and practice，ed 7，Philadelphia，2018，Elsevier.）

3. 病毒性、中毒性或缺血性肝炎：ALT 和 AST 极度升高（＞500 IU）

4. 尽管空肠回肠旁路手术、血色素沉着症、甲氨蝶呤治疗可引起明显肝损害，但转氨酶可能是正常的

5. 肝外胆管梗阻、原发性胆汁性胆管炎和原发性硬化性胆管炎患者碱性磷酸酶可能升高

6. 血清乳酸脱氢酶在肝转移癌中显著升高；肝炎、肝硬化、肝外胆管梗阻和充血性肝大患者的血清乳酸脱氢酶升高较少

7. 血清 γ- 谷氨酰转肽酶在酒精性肝病中升高，在胆汁淤积性疾病（原发性胆汁性胆管炎、原发性硬化性胆管炎）中也可能升高。

8. 血清胆红素可能升高；肝炎、肝细胞性黄疸和胆道梗阻可出现尿胆红素

9. 血清白蛋白：严重肝病导致低白蛋白血症。20%～60% 的肝硬化患者会合并营养不良

- 凝血酶原时间 /INR：在肝病患者中升高提示严重肝损害和预后不良。表 60-1 总结了肝病患者的凝血功能平衡

1. 乙型肝炎表面抗原阳性提示急性或慢性乙型肝炎

2. 抗线粒体抗体阳性提示原发性胆汁性胆管炎、慢性肝炎

3. 血清铜含量升高、血清铜蓝蛋白降低、24 h 尿量升高可能提示 Wilson 病

表 60-1　肝病患者的凝血因子平衡

	促进血栓形成	促进出血
一期止血	• vWF 增加 • ADAMTS13 减少	• 血小板减少 • 血小板功能异常
二期止血	• Ⅷ因子增加 • 蛋白 C、蛋白 S、抗凝血酶降低	• Ⅱ、Ⅴ、Ⅶ、Ⅸ、Ⅺ因子缺乏 • 维生素 K 缺乏 • 低纤维蛋白原血症 • 异常纤维蛋白原血症
纤维蛋白溶解	• 纤溶酶原减少 • PAI-1 增加	• α_2- 抗纤溶酶、TAFI、Ⅷ因子减少 • t-PA 增加

ADAMTS13，含血小板反应蛋白的解聚蛋白和金属蛋白酶；PAI-1，纤溶酶原激活物抑制剂 -1；TAFI，凝血酶激活的纤维蛋白溶解抑制剂；t-PA，组织型纤溶酶原激活剂；vWF，von Willebrand 因子

（From Hoffman R et al：Hematology，basic principles and practice，ed 7，Philadelphia，2018，Elsevier.）

4. 蛋白免疫电泳可提示 α_1 球蛋白减少（α_1 抗胰蛋白酶缺乏）、IgA 升高（酒精性肝硬化）、IgM 升高（原发性胆汁性肝硬化）、IgG 升高（慢性肝炎、隐源性肝硬化）

5. 血清铁蛋白升高和铁饱和度增加提示血色素沉着症

6. 血氨升高提示肝功能障碍；然而，由于血氨水平与肝性脑病程度相关性较差，连续血氨监测通常不适用于肝性脑病

7. 胆汁淤积性疾病患者血清胆固醇升高

8. 自身免疫性肝炎中可见抗核抗体（ANA）阳性

9. 甲胎蛋白＞1000 pg/ml 高度提示肝细胞癌

10. 丙型肝炎病毒检测可鉴别慢性丙型肝炎患者

11. 血清球蛋白（特别是 γ-球蛋白）水平升高和 ANA 试验阳性，可提示自身免疫性肝炎

12. 终末期肝病的特点是大多数促凝因子水平降低，而Ⅷ因子和 von Willebrand 因子显著升高。表 60-2 总结了肝病的凝血指标

影像学检查

- 超声检查，可鉴别肝的大小和形态（晚期肝硬化一般呈小结节状），并能检测胆结石和胆管扩张。肝硬化患者应考虑定期使用超声筛查肝细胞癌

- CT 扫描（图 60-2 和图 60-3）可用于检查肝和胰腺肿物、评估肝脂肪含量、识别特发性血色素沉着症、诊断早期 Budd-Chiari 综合征、评估肝内胆管扩张、检测静脉曲张和脾大。然而，超声一般是首选的影像检查方法

- MRI 可用于鉴别血管瘤、肝细胞癌

- 振动控制瞬时弹性成像和磁共振弹性成像有助于评估晚期纤维化。这些非侵入性检查比活组织检查更加经济和安全，并且可以在一段时间内反复进行检查以监测疾病进展情况

- 锝 -99m 硫胶体扫描使用较少，但可用于诊断肝硬化（胶质吸收转移到脾和骨髓）、识别肝腺瘤（注意冷缺损）和诊断 Budd-Chiari 综合征（尾状叶摄取增加）

- 内镜逆行性胰胆管造影可用于诊断壶腹周围癌和常见胆管结石，对原发性硬化性胆管炎也有诊断价值

- 超声引导下经皮肝穿刺胆管造影可用于评估胆汁淤积性黄疸和肝内胆管扩张；肝内胆管局灶性狭窄和扩张提示原发性硬化性胆管炎

表 60-2　肝病患者凝血指标

实验室指标异常	PT	PTT	TCT	Fib	Clauss	Plt	血小板聚集	FⅦ	DD	ELT
血小板减少	N	N	N	N	N	↓	N	N	N	N
血小板功能异常	N	N	N	N	N	N	异常	N	N	N
维生素 K 缺乏症 [a]	↑	↑	N	N	N	N	N	↓	N	N
因子缺乏	↑	↑	N	N	N	N	N	↓	N	N
低纤维蛋白原血症	N/↑	N/↑	↑	↓	↓	N	N	N	N	N
异常纤维蛋白原血症	N/↑	N/↑	↑	N	↓	N	N	N	N	N
纤溶亢进	N/↑	N/↑	N/↑	N/↓	N/↓	↓	N	↓	↑	↓
DIC	N/↑	N/↑	N/↑	N/↓	N/↓	↓	N	N/↓	↑	↓

Clauss, 凝血酶法检测纤维蛋白原; DD, D-二聚体; DIC, 弥散性血管内凝血; ELT, 优球蛋白溶解时间; Fib, 纤维蛋白原, FⅦ、Ⅶ因子功能测定; N, 正常; Plt, 血小板; PT, 凝血酶原时间; PTT, 部分凝血酶时间; TCT, 凝血酶凝血时间。

[a] 传统的实验室检查很难区分维生素 K 缺乏症和肝病。可行 Ⅱ 因子生物活性检测和 Ⅱ 因子 Echis 活性检测（Echis）蛇毒液（Ⅱ 因子生物活性检测和 Ⅱ 因子 Echis 活性检测）。Ecarin 来源于锯鳞蝰蛇毒液。能够激活凝血酶原，而不影响 γ-羧化反应。在维生素 K 缺乏症和肝病中，Ⅱ 因子活性（生物活性）降低。相反，Ⅱ 因子 Echis 活性在肝病中降低，但在维生素 K 缺乏症中是正常的。

(From Hoffman R et al: Hematology, basic principles and practice, ed 7, Philadelphia, 2018, Elsevier.)

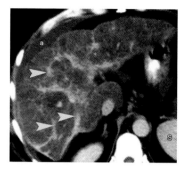

图 60-2　晚期肝硬化合并脂肪浸润。 CT 增强扫描门脉相显示肝变形，呈结节状。实质密度明显低于脾（S），表明有脂肪浸润和持续性肝损伤。肝可见明显的瘢痕和纤维化条带（箭头示）。可见腹水（a）。（From Webb WR et al：Fundamentals of body CT，ed 4，Philadelphia，2015，Saunders.）

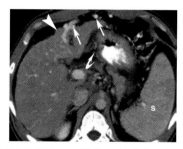

图 60-3　肝硬化伴门静脉高压。 CT 增强显示肝轮廓呈结节状（无尾箭头示），脐周静脉明显扩张（直箭头示），脾大（S），提示门静脉高压。在肝胃韧带处可见轻度增大的门体静脉侧支循环形成（弯曲箭头示）。（From Webb WR et al：Fundamentals of body CT，ed 4，Philadelphia，2015，Saunders.）

🅁🅧 治疗

非药物治疗

- 避免肝毒性药物（如乙醇、对乙酰氨基酚），改善营养状况；如果未获免疫，可接种甲型肝炎和乙型肝炎疫苗
- 经颈静脉肝内门体静脉分流术（transjugular intrahepatic portosystemic shunt，TIPS）可用于治疗光学治疗无效的复发性静脉曲张出血（图 60-4）。对于因急性静脉曲张破裂出血而住院且治疗风险很高的肝硬化患者，早期使用 TIPS 可以显著减少治疗失败率和死亡率

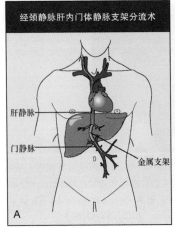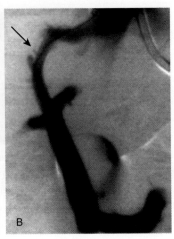

图 60-4 （扫本章二维码看彩图）经颈静脉肝内门体静脉支架分流术。**A.** 在肝右静脉和门静脉右支之间建立了肝内通道。**B.** 血管通道扩张（箭头示）并置入支架，形成分流，如图所示。（Courtesy Dr. W. K. Tso，Queen Mary Hospital，Hong Kong.）

- 纠正营养不良：每日蛋白质摄入量为 1.0 ～ 1.5 g/kg

急性期常规治疗

- 非选择性 β 受体阻滞剂（纳多洛尔、普萘洛尔）用于肝硬化和静脉曲张出血患者，以及一些无出血但有出血高风险的患者。严重酒精性肝炎和失代偿性肝硬化合并顽固性腹水患者慎用。由于可导致死亡率和肝肾综合征发生率增高，自发性细菌性腹膜炎患者应暂时停用 β 受体阻滞剂
- 由于肝病引起的瘙痒可以用考来烯胺 4 g/d 治疗，剂量可根据需要增加到 24 g/d
- 疼痛处理：避免使用阿片类药物（可能会导致或加重肝性脑病）·和非甾体抗炎药（增加消化道出血和肾衰竭的风险）。低剂量曲马多和利多卡因贴片一般耐受性良好
- 镇静药：苯二氮䓬类药物（劳拉西泮或奥沙西泮）可用于酒精戒断治疗，但肝性脑病患者应避免使用。避免使用含有肝代谢物的苯二氮䓬类药物（地西泮、氯氮䓬）
- 他汀类药物：可治疗高脂血症和（或）非酒精性脂肪肝病患者
- 质子泵抑制剂：不常规使用；在肝硬化患者中的使用与自发性细菌性腹膜炎和肝性脑病的风险增加有关；避免在肝硬化

患者中滥用 PPI

- 抗生素：有自发性细菌性腹膜炎（SBP）病史、腹水蛋白浓度小于 1 g/dl 或静脉曲张破裂出血病史的患者，可应用甲氧苄啶 - 磺胺甲噁唑或环丙沙星 / 诺氟沙星预防自发性细菌性腹膜炎
- 对于无其他疾病及禁忌证的严重肝硬化患者（年龄小于 65岁）可建议肝移植。肝移植的禁忌证是艾滋病、已发生远处转移的恶性肿瘤、活性物质滥用、不能控制的脓毒症、失代偿期的心脏或肺部疾病
- 门静脉高压并发症（腹水、食管胃底静脉曲张、肝性脑病、自发性细菌性腹膜炎、肝肾综合征）的治疗
- 框 60-1 总结了肝病中凝血障碍的治疗

针对肝硬化特定病因的治疗

- 血色素沉着症患者用静脉切开术和去铁胺除去多余的铁
- Wilson 病患者用 D- 青霉胺去除铜沉积
- 长期熊去氧胆酸治疗将减缓原发性胆汁性胆管炎的进展。然

框 60-1　肝病凝血功能障碍的处理

- 活动性出血患者应充分液体复苏，需考虑入住重症监护室治疗
- 常规凝血功能检查可帮助确定出血原因，包括 CBC、PT（INR）、PTT、凝血酶凝血时间、纤维蛋白原、D- 二聚体、FDP 和混合检查。根据临床症状和治疗反应选择专项检查
- 确定局部出血病因（如静脉曲张破裂）非常重要，以便于外科干预止血
- 对于无症状的 PT 和 PTT 延长的患者，可予 5～10 mg 维生素 K，但对于活动性出血患者，应联合其他治疗
- 血小板减少患者可输注血小板，血小板计数应大于 50×10^9/L
- 耐受患者，可予 FP 4～6 单位（1000～1500 ml）1～2 h，用于替代凝血因子。监测凝血功能情况，以确定输注时间及增加输注单位
- 如果输注 FP 未能纠正凝血指标或纤维蛋白原水平较低，则应怀疑异常纤维蛋白原血症或低纤维蛋白原血症。根据实验室检查结果，可用 10～20 单位的冷沉淀物来补充
- 血管内超负荷或对 FP 无反应的患者应考虑输注 rFⅦa。通常使用低剂量的 rFⅦa（25～50 μg/kg），由于 rFⅦa 半衰期较短，只有 2～3 h，可能需要重复输注。rFⅦa 可作为临时改善措施，以辅助其他干预性手术或止血治疗。DIC 患者禁用

CBC，全血细胞计数；DIC，弥散性血管内凝血；FDP，纤维蛋白降解产物；FP，冷冻血浆；INR，国际标准化比值；PT，凝血酶原时间；PTT，部分凝血活酶时间；rFⅦa，重组因子Ⅶa

（From Hoffman R et al: Hematology, basic principles and practice, ed 7, Philadelphia, 2018, Elsevier.）

而，它对原发性硬化性胆管炎无效

- 糖皮质激素（泼尼松 20 ～ 30 mg/d 初始或联合治疗或泼尼松联合硫唑嘌呤）对自身免疫性肝炎有效
- 慢性丙型肝炎可应用抗病毒药物治疗

预后

- 预后随患者肝硬化的病因以及是否有持续肝损伤而变化。代偿期肝硬化（无相关并发症或食管静脉曲张无出血）患者预后良好，中位生存期为 12 年
- 在失代偿期肝硬化患者中，终末期肝病钠评分模型（MELD-Na）有助于预测 3 个月死亡率，也是优先考虑肝移植患者的主要方法。经颈静脉肝内门体静脉分流术（TIPS）对于肝硬化行非移植手术患者的预后也有一定的价值。肝肾综合征患者死亡率超过 80%
- 一些慢性丙型肝炎患者在接受抗病毒治疗后出现了肝硬化好转，相关的肝硬化发病率降低和生存率提高
- 肝硬化患者继发肝细胞癌风险增加，但总体风险很低（酒精性肝硬化的 5 年累积风险为 1%）

 重点和注意事项

专家点评

- 血小板减少和 Child-Pugh 分级晚期（表 60-3）的患者更易并发静脉曲张。出现上述异常的肝硬化患者建议行内镜检查静脉曲张
- 内镜治疗联合药物治疗比各自单独治疗更有助于肝硬化好转和减少静脉曲张破裂出血的发生
- 使用 PPI 会增加肝硬化失代偿期患者严重感染的风险，H_2 受体拮抗剂（H_2RA）不会增加上述风险
- 在代偿性肝硬化和临床显著高血压的患者中，β 受体阻滞剂可降低失代偿或死亡的发生率[①]

---

① Villanueva C et al：β blockers to prevent decompensation of cirrhosis in patients with clinically significant portal hypertension（PREDESCI）：a randomised，double-blind，placebo-controlled，multicentre trial，Lancet 393：1597-1608，2019

表 60-3　Child-Pugh 分期标准

Child-Pugh 评分			
标准	1 分	2 分	3 分
血清总胆红素（mg/dl）	＜ 2	2 ～ 3	＞ 3
血清白蛋白（g/dl）	＞ 3.5	2.8 ～ 3.5	＜ 2.8
INR	＜ 1.70	1.71 ～ 2.20	＞ 2.20
腹水	无	可控	不可控
肝性脑病	无	可控	不可控
Child-Pugh 评分说明			
	分数	平均寿命	围术期死亡率
Child A 级	5 ～ 6	15 ～ 20 年	10%
Child B 级	7 ～ 9	考虑肝移植	30%
Child C 级	10 ～ 15	1 ～ 3 年	82%

INR，国际标准化比值

相关内容

腹水（相关重点专题）

食管静脉曲张（相关重点专题）

肝性脑病（相关重点专题）

肝肺综合征（相关重点专题）

肝肾综合征（相关重点专题）

自发性细菌性腹膜炎（相关重点专题）

原发性胆汁性胆管炎（相关重点专题）

推荐阅读

Bajaj JS et al: Proton pump inhibitors are associated with a high rate of serious infections in veterans with decompensated cirrhosis, *Aliment Pharmacol Ther* 36:866-874, 2012.

Garcia-Pagan JC et al: Early use of TIPS in patients with cirrhosis and variceal bleeding, *N Engl J Med* 362:2370-2379, 2010.

Garcia-Tsao G, Bosch J: Management of varices and variceal hemorrhage in cirrhosis, *N Engl J Med* 362:823-832, 2010.

Ge PS, Runyon BA: Treatment of patients with cirrhosis, *N Engl J Med* 375(8):767-777, 2016.

Gonzalez R et al: Meta-analysis: combination endoscopic and drug therapy to prevent variceal rebleeding in cirrhosis, *Ann Intern Med* 149:109, 2008.

Jepsen P et al: Risk for hepatocellular carcinoma in patients with alcoholic cirrhosis: a Danish nation-wide cohort study, *Ann Intern Med* 156:841, 2012.

Lederle FA, Pocha C: Screening for liver cancer: the rush to judgement, *Ann Intern Med* 156:387-389, 2012.

Tapper EB, Lon ASF: Use of liver imaging and biopsy in clinical practice, *N Engl J Med* 377:756-768, 2017.

Tripodi A, Mannucci PM: The coagulopathy of chronic liver disease, *N Engl J Med* 365:147-156, 2011.

第 61 章　药物性肝损伤
Drug-Induced Liver Injury

Vicky H. Bhagat，Mariam Fayek

沈剑华　译　戴聪　审校

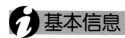 基本信息

定义

药物性肝损伤（drug-induced liver injury，DILI）定义为任何药物（如处方药、非处方药或草药、饮食补充剂）对肝的任何损伤。它可以表现为无症状的肝功能指标升高或急性肝衰竭。

同义词

中毒性肝病

DILI

ICD-10CM 编码

K71.0	中毒性肝病伴胆汁淤积
K71.1	中毒性肝病伴肝坏死
K71.10	中毒性肝病伴无昏迷的肝坏死
K71.11	中毒性肝病伴肝坏死及昏迷
K71.2	中毒性肝病伴急性肝炎
K71.3	中毒性肝病伴慢性持续性肝炎
K71.4	中毒性肝病伴慢性小叶性肝炎
K71.5	中毒性肝病伴慢性活动性肝炎
K71.50	中毒性肝病伴无腹水的慢性活动性肝炎
K71.51	中毒性肝病伴慢性活动性肝炎及腹水
K71.6	中毒性肝病伴肝炎，未分类
K71.7	中毒性肝病伴肝炎及纤维化和肝硬化
K71.8	中毒性肝病伴肝炎，未分类
K71.8	中毒性肝病，未特指

流行病学和人口统计学

发病率：据报道，年发病率为每 1 万～ 10 万人中有 10 ～ 15 人发病。

发病高峰：未报道。

患病率：未报道。

好发性别和年龄：发病率随年龄增长而增加，在女性中更为常见。

危险因素：

- 易感因素：女性、种族和老年人
- 获得性危险因素：慢性酒精摄入、肝外疾病（如甲状腺功能亢进、HIV 等）
- 患者的营养状况可能会影响他们代谢药物的能力

遗传学：遗传多态性可导致肝细胞色素 p450 酶表达的改变。表 61-1 总结了影响药物性肝病的危险因素。

表 61-1　影响药物性肝病风险的因素

因素	药物影响举例	影响
遗传因素	氟烷、苯妥英、磺胺类	家族中多个病例
	阿莫西林-克拉维酸、氟氯西林、阿巴卡韦	HLA 强相关
	丙戊酸	家族病例；与线粒体酶缺乏相关
年龄	异烟肼、呋喃妥因、氟烷、曲格列酮	年龄＞ 60 岁；频率增加，严重程度增加
	丙戊酸钠、水杨酸盐	更常见于儿童
性别	氟烷、米诺环素、呋喃妥因	多见于女性，尤其是慢性肝炎患者
	阿莫西林-克拉维酸、硫唑嘌呤	更常见于男性
剂量	对乙酰氨基酚、阿司匹林、一些草药	血药浓度水平与肝毒性风险直接相关
	四环素、他克林、氧青霉素	特异质反应，与剂量有部分关系
	甲氨蝶呤、维生素 A	总剂量、给药频率和暴露时间与肝纤维化风险相关

续表

因素	药物影响举例	影响
其他药物	对乙酰氨基酚	异烟肼、齐多夫定和苯妥英钠降低剂量阈值，增加肝毒性的严重程度
	丙戊酸钠	其他抗癫痫药物会增加肝毒性的风险
	抗癌药	相互作用的血管毒性
其他药物反应史	异氟烷、氟烷、恩氟烷	交叉敏感的例子在每一类药物中都有报道，但很少见
	红霉素	
	双氯芬酸、布洛芬、噻洛芬酸	
	磺胺类、COX-2 抑制剂	
过量饮酒	对乙酰氨基酚	降低剂量阈值，预后较差
	异烟肼、甲氨蝶呤	增加肝损伤、肝纤维化的风险
营养状况：		
肥胖	氟烷、曲格列酮、他莫昔芬、甲氨蝶呤	增加肝损伤、肝纤维化的风险
空腹	对乙酰氨基酚	肝毒性风险增加
既往肝病	海恩酮、培莫林	肝损伤风险增加
	抗结核药物、布洛芬	慢性乙型和丙型肝炎肝损伤风险增加
其他疾病 / 情况：		
糖尿病	甲氨蝶呤	肝纤维化风险增加
HIV/AIDS	磺胺类	肝超敏反应风险增加
肾衰竭	四环素、甲氨蝶呤	增加肝损伤、肝纤维化的风险
器官移植	硫唑嘌呤、硫鸟嘌呤、白消安	血管毒性风险增加

AIDS，获得性免疫缺陷综合征；COX-2，环氧化酶 -2；HIV，人类免疫缺陷病毒；HLA，人类白细胞抗原

（From Feldman M et al（eds）：Sleisenger and Fordtran's gastrointestinal and liver disease，ed 10，Philadelphia，2016，Elsevier.）

体格检查和临床表现

- 体格检查结果和临床表现取决于药物性肝损伤的分类

- 通常分为肝细胞性损伤、胆汁淤积性损伤或肝细胞性和胆汁淤积性混合性损伤；表 61-2 描述了药物性肝病的临床病理分类

表 61-2　药物性肝病的临床病理分类

类别	临床病理表现	牵涉药物：举例
肝适应	无症状；血清 GGTP 和 AP 上升（偶有 ALT 升高）高胆红素血症	苯妥英钠、华法林、肝素利福平、HIV 蛋白酶抑制剂
剂量依赖的肝毒性	肝炎症状、带状、桥接和大量坏死；血清 ALT 水平 > 5 倍升高，通常 > 2000 U/L	对乙酰氨基酚、烟酸、阿莫地喹、海恩酮
其他细胞病变毒性，急性脂肪变性	微泡性脂肪变性，弥漫性或区域性；部分剂量依赖性，严重肝损伤，线粒体毒性表现（乳酸酸中毒）	丙戊酸钠、去羟肌酐、HAART 药物、非阿尿苷、左旋门冬氨酸、一些草药
急性肝炎	肝炎症状，局灶性、桥接性和大量坏死；血清 ALT 水平 > 5 倍升高；某些病例具有药物过敏的肝外特征	异烟肼、丹曲林、呋喃妥因、氟烷、磺胺类、苯妥英钠、双硫仑、醋丁洛尔、阿维 A 酯、酮康唑、特比萘芬、曲格列酮
慢性肝炎	病程 > 3 个月；界面性肝炎、桥接性坏死、纤维化、肝硬化；慢性肝病的临床和实验室特征；某些病例出现自身抗体	呋喃妥因、阿维 A 酯、双氯芬酸、米诺环素、萘法唑酮
肉芽肿性肝炎	肝肉芽肿伴不同程度的肝炎和胆汁淤积；ALT、AP、GGTP 水平升高	别嘌呤醇、卡马西平、肼屈嗪、奎尼丁、奎宁
胆汁淤积不伴肝炎	胆汁淤积，无炎症；血清 AP > 正常上限 2 倍	口服避孕药、雄激素
胆汁淤积性肝炎	胆汁淤积伴炎症；肝炎症状；血清 ALT 和 AP 水平升高	氯丙嗪、三环类抗抑郁药、红霉素、阿莫西林-克拉维酸、醋酸环丙孕酮
胆汁淤积伴胆管损伤	胆管损伤和胆汁淤积性肝炎，胆管炎的临床特征	氯丙嗪、氟氯西林、右丙氧芬
慢性胆汁淤积	持续时间 > 3 个月	

续表

类别	临床病理表现	牵涉药物：举例
胆管消失综合征（VBDS）	小胆管缺乏；类似 PBC 但 AMA 阴性	氯丙嗪、氟氯西林、甲氧苄啶／磺胺甲噁唑
硬化性胆管炎	大胆管狭窄	动脉内氟尿苷，病变内 scolicidals（抗寄生虫药）
脂肪肝炎	脂肪变性、局灶性坏死、Mallory 透明样变、细胞周围纤维化、肝硬化；慢性肝病、门静脉高压	哌克昔林、胺碘酮、他莫昔芬
肝纤维化和肝硬化	纤维化、结节性再生［其他特征（如界面性肝炎、脂肪性肝炎、胆管缺乏、胆汁淤积）取决于病因］	甲氨蝶呤、醋酸环丙孕酮；另见 VBDS、慢性肝炎、脂肪性肝炎
血管病变	窦状隙梗阻综合征，结节再生性增生，其他	很多
肿瘤	肝细胞癌、腺瘤、血管肉瘤等	很多

ALT，谷丙转氨酶；AMA，抗线粒体抗体；AP，碱性磷酸酶；GGTP，γ-谷氨酰转肽酶；HAART，高效抗逆转录病毒治疗；HIV，人类免疫缺陷病毒；PBC，原发性胆汁性肝硬化

［From Feldman M et al（eds）：Sleisenger and Fordtran's gastrointestinal and liver disease，ed 10，Philadelphia，2016，Elsevier.］

- 一些无症状患者，仅通过异常的实验室指标而被检测出药物性肝损伤
- 有症状的患者出现发热、恶心、呕吐、不适、厌食、右上腹痛、黄疸、灰白色大便、深色尿
- 患者在体格检查时也可能出现瘙痒和肝大
- 患者可能出现肌肉症状，如肌痛、僵硬、无力和肌酸激酶水平升高

病因学

- 药物性肝损伤可能是由于非处方药、处方药、麻醉药（表 61-3）或草药及补充剂（表 61-4）的毒性所致。化学性肝毒素的临床病理谱总结于框 61-1 中。

表 61-3　术后急性肝损伤原因的特征比较

特征	卤代烷麻醉毒性	缺血性肝炎	术后胆汁淤积
发病率	罕见	不少见	常见
潜伏期	2～15 天	24 h 内	数天
发热、皮疹、嗜酸性粒细胞增多	存在	不存在	不存在
血清 ALT/AST（×ULN）	25～200×	超过 200×（ALT ≫ AST）	最小或正常
黄疸	常见	罕见	常见（高直接胆红素血症）
组织学	肝 3 区坏死	凝固性坏死、肝窦充血	胆栓、胆汁淤积
死亡率	高	因诊断而异	并非来自肝病
恢复时间	多达 12 周	支持性护理 10～12 天	多变的，可能延长
危险因素			
年龄	成人，年龄＞40 岁	任何年龄	任何年龄
性别	女＞男（2∶1）	男＝女	男＝女
体重	肥胖	任何体重	任何体重
低血压	可能存在或不存在	50%	不存在

ALT，谷丙转氨酶；AST，谷草转氨酶；ULN，正常上限
[From Feldman M et al (eds)：Sleisenger and Fordtran's gastrointestinal and liver disease, ed 10, Philadelphia, 2016, Elsevier.]

表 61-4 具有肝毒性的草药、膳食补充剂和减肥产品

药品	功效	来源	肝毒性成分	肝损伤类型
阿育吠陀草药	多种	多种	不确定（可能含有重金属污染物）	肝炎
巴拉朴（Barakol）	抗焦虑药	铁刀木	不确定	可逆性肝炎或胆汁淤积症
黑升麻	更年期症状	总状升麻	不确定	肝炎（因果关系不确定）
"灌木"茶	发热	千里光属，天芥菜属，猪屎豆属	吡咯齐定生物碱	SOS
鼠李性肝炎	通便	波希鼠李皮	蒽糖苷	胆汁淤积性肝炎
矮糊树叶（油脂木，石炭酸灌木）	"补肝"，烧伤膏，减肥	Larrea tridentate	去甲二氢愈创木酸	急性和慢性肝炎，FHF
恰索/昌希多（Chaso/onshido）	减肥	—	N-硝基芬氟拉明	急性肝炎，FHF
中药				
金不换	睡眠辅助，镇痛	千层塔	左旋延明素乙素	急性或慢性肝炎或胆汁淤积，脂肪变性
麻黄	减肥	麻黄属	麻黄碱	重型肝炎，FHF
首乌片	抗衰老，神经保护，泻药	何首乌	蒽醌	急性肝炎或胆汁淤积

续表

药品	功效	来源	肝毒性成分	肝损伤类型
斋藤昭（Sho-saido-to）	多种	黄芩	二萜类	肝细胞坏死、胆汁淤积、脂肪变性、肉芽肿
西门肺草	凉茶	聚合草属	双吡咯烷类生物碱	急性 SOS、肝硬化
Germander	减肥、发热	石蚕属	二萜类、环氧化物	急性和慢性肝炎、FHF、自身免疫性损伤
白屈菜	胆结石、IBS	白屈菜	异喹啉生物碱	胆汁淤积性肝炎、纤维化
绿茶叶提取物	多种	山茶	儿茶素	肝炎（因果关系不确定）
康宝莱（Herbalife）	营养补充、减肥	—	多种；麻黄	重型肝炎、FHF
燃脂丸（Hydroxycut）	减肥	山茶等成分	不确定	急性肝炎、FHF
Impila	多种	Callilepis laureola	苍术酸钾	肝坏死
卡瓦根	抗焦虑	卡瓦胡椒	卡瓦内酯、胡椒碱	急性肝炎、胆汁淤积、FHF
康普茶（Kombucha）	减肥	地衣生物碱	地衣次酸	急性肝炎
Limbrel（黄环氧化合物）	骨关节炎	植物生物类黄酮	黄芩苷、表儿茶素	急性混合性肝细胞-胆汁淤积性损伤
LipoKinetix	减肥	地衣生物碱	地衣次酸	急性肝炎、黄疸、FHF

药品	功效	来源	肝毒性成分	肝损伤类型
槲寄生	哮喘、不孕	Viscus album	不确定	肝炎（与黄芩合用）
丁香油	牙痛	各种食物、油	丁香酚	带状坏死
薄荷油	堕胎药	穗花薄荷、除蚤薄荷	长叶薄荷酮、单帖	严重肝细胞坏死
前列腺素胶囊	前列腺病	多种	不确定	慢性胆汁淤积
Sassafras	凉茶	檫木属	黄樟脑	肝细胞癌（动物）
番泻叶	泻药	番泻属植物	番泻苷生物碱、蒽酮	急性肝炎
黄芩	抗焦虑药	黄芩属	二帖类	肝炎
缬草	镇静剂	欧缬草	不确定	肝酶升高

FHF，暴发性肝衰竭；IBS，肠易激综合征；SOS，窦状腺梗阻综合征

[From Feldman M et al（eds）：Sleisenger and Fordtran's gastrointestinal and liver disease, ed 10, Philadelphia, 2016, Elsevier.]

框 61-1　化学性肝毒素的临床病理谱

急性损伤

坏死

　四氯化碳和其他卤代烷

　可卡因、摇头丸、苯环利定

　卤代芳烃、硝基芳烃、硝基脂肪族

　含氯氟烃

　磷、铁、铜盐、无机砷

微泡性脂肪变性

　硼酸

　十氯酮

　可卡因

　二甲基甲酰胺

　卡比多巴（联氨）

　降糖氨酸

　铊

　甲苯、二甲苯

胆汁淤积

　α- 萘基异氰酸酯

　苯胺菜籽油

　二硝基苯酚

　亚甲基二苯胺

　百草枯

亚急性损伤

坏死

　三硝基甲苯

窦状隙梗阻综合征

　吡咯齐定生物碱、砷、二氧化钍

中毒性肝硬化

　六氯苯、多氯联苯

　四氯乙烷

紫癜肝病

　二恶英

慢性损伤

肝硬化

　氯代脂族化合物、三硝基甲苯、砷、吡咯齐定生物碱

肝门脉硬化

　砷、氯乙烯

续框

肿瘤形成

肝细胞癌

砷、黄曲霉毒素、二氧化钍

血管肉瘤

氯乙烯、二氧化钍、砷

血管内皮瘤

砷

［From Feldman M et al（eds）：Sleisenger and Fordtran's gastrointestinal and liver disease，ed 10，Philadelphia，2016，Elsevier.］

 诊断

鉴别诊断

- 肝炎（表 61-5 和表 61-6）：病毒性肝炎、酒精性肝病、非酒精性脂肪肝病、自身免疫性肝炎和 Wilson 病

表 61-5 药物诱导的慢性肝炎：病因、危险因素、临床病理特征和预后

病因*	危险因素	临床病理特征	预后
呋喃妥因	年龄＞40 岁；90% 的病例为女性；发病后继续服用	临床特征为慢性肝炎、肝衰竭；部分病例有胆汁淤积的特征；20% 有肺炎；通常有高球蛋白血症，ANA、SMA	死亡率 10%
甲基多巴	年龄＞50 岁；80% 病例为女性；重复服用，敏感患者持续服用	黄疸、腹泻、肝衰竭；高球蛋白血症，ANA、SMA 阳性；病程迁延	死亡率高
双氯芬酸	年龄＞65 岁；多数病例为女性	慢性肝炎、肝衰竭的临床特征；高球蛋白血症，ANA、SMA	糖皮质激素对少数病例有效
米诺环素	年轻妇女；长期使用药物	常为药物诱发的系统性红斑狼疮综合征的一部分（关节炎、皮疹，很少有肾炎）；高球蛋白血症、ANA	病情严重，可能出现致命后果或需要进行肝移植；可能需要糖皮质激素治疗

续表

病因*	危险因素	临床病理特征	预后
异烟肼	年龄＞50岁；发病后继续服用药物；治疗时间的长短	严重的致命病例，伴有肝硬化；无免疫现象	死亡率高或需要进行肝移植
丹曲林	年龄＞30岁；剂量、治疗时间	黄疸、肝衰竭；无免疫现象	死亡率高
阿维A酯	年龄＞50岁；2/3为女性	黄疸、体重减轻、肝衰竭；停药后病情恶化	两个病例报告报道糖皮质激素有效
对乙酰氨基酚	长期服用，剂量适中（2～6 g/d）；饮酒、空腹、其他药物	没有慢性肝病的特征，也没有自身免疫现象，这些都是慢性中毒的表现	停药后肝生化检验水平迅速恢复正常

* 其他几种药物，包括磺胺类药物、阿司匹林、氟烷、西咪替丁、甲氨蝶呤、曲唑酮、氟西汀、非诺贝特和 Germander（石蚕属植物）等，都曾被提到与慢性肝炎有关，但因果关系的证据并不充分。过去还报道过酚丁和替尼酸，现在已经停止使用。

ANA，抗核抗体；SMA，平滑肌抗体

［From Feldman M et al（eds）：Sleisenger and Fordtran's gastrointestinal and liver disease, ed 10, Philadelphia, 2016, Elsevier.］

表 61-6 药物诱导的急性肝炎：免疫过敏反应与代谢特异体质

特征	免疫过敏反应	代谢特异体质
发生率	每1万名药物暴露者中＜1例	每1万名药物暴露者中有1～50例
性别倾向	女性，常≥2∶1	不固定，在女性中略为常见
肝炎发病的潜伏期	相当稳定，2～10周	不固定，2～24周，偶尔＞1年
与剂量的关系	无	通常没有，但药物剂量＞50 mg/d 在 DILI 病例中有过度反应
与其他药物的相互作用	无	酒精；偶尔其他药物（如异烟肼和利福平）
停药后的病程	迅速改善［极少数例外（如米诺环素）］	不稳定；偶尔缓慢改善或恶化（如曲格列酮）
尝试继续用药	常见，经常在3天内出现发热	通常（2/3的病例），2～21天内肝生化检验水平异常

续表

特征	免疫过敏反应	代谢特异体质
发热	常见；常是初始症状，是前驱症状的一部分	不常见，不太显著
肝外特征（皮疹、淋巴结病）	常见	罕见
嗜酸性粒细胞增多症		
血液	33% ～ 67% 的病例	＜ 10% 的病例
组织	通常显著	常见但轻微
自身抗体	经常出现	很少出现
举例	呋喃妥因、苯妥英、甲基多巴、磺胺类药物、阿维 A 酯、米诺环素	异烟肼、吡嗪酰胺、酮康唑、丹曲林、曲格列酮

DILI，药物性肝损伤

［From Feldman M et al（eds）：Sleisenger and Fordtran's gastrointestinal and liver disease，ed 10，Philadelphia，2016，Elsevier.］

- 胆汁淤积：胆道梗阻、原发性胆汁性肝硬化、原发性硬化性胆管炎、妊娠期肝内胆汁淤积症
- 脂肪变性：非酒精性脂肪肝病、非酒精性脂肪性肝炎和妊娠期急性脂肪肝
- 肉芽肿性肝炎（表 61-7）：结节病、感染和原发性胆汁性肝硬化
- 肝炎性紫癜：感染、血液系统疾病和器官移植

表 61-7 药物诱发的肉芽肿性肝炎：主要病因、发生率、危险因素，临床病理特征及预后

病因 *	发生率	危险因素	临床病理特征	预后
卡马西平	每年 16/10 万	年龄＞40 岁，无性别差异	2/3 的病例表现为肉芽肿性肝炎；其余表现为急性肝炎、胆管炎；无药物过敏特征	无死亡报告，快速恢复
保泰松	1/5000	无年龄或性别差异	严重急性肝炎、胆汁淤积症，胆管损伤也有报道；药物过敏的特征常见；偶有血管炎	死亡率 25%，特别是有肝细胞坏死的病例

续表

病因 *	发生率	危险因素	临床病理特征	预后
别嘌呤醇	罕见（< 40 例）	老年男性、黑人、肾衰竭、使用噻嗪类药物	急性肝炎、胆汁淤积性肝炎、胆管损伤也多见；通常有皮疹（剥脱性皮炎）、肾炎、血管炎	死亡率 15%，尤其是血管炎
肼屈嗪	罕见	老年患者，可能的慢性乙酰化	其他类型的反应也很常见：急性肝炎、胆汁淤积性肝炎、胆管炎；药物过敏的特征不常见；无血管炎表现	反应严重，但无死亡报告
奎宁	罕见	无明确的危险因素	2/3 的病例发生急性肝炎；皮疹、间质性肺炎、Coombs 试验阳性、血小板减少	预后较好

* 据可靠报道，可引起肉芽肿性肝炎的其他药物包括奎尼丁、苯妥英（通常伴有血管炎）、磺胺类药物（通常伴有血管炎）、呋喃妥因、阿司匹林、罂粟碱、普鲁卡因胺、柳氮磺吡啶、美沙拉秦和格列本脲。单一病例的报告还牵涉到许多其他药物，文中已简要提及

［From Feldman M et al（eds）：Sleisenger and Fordtran's gastrointestinal and liver disease, ed 10，Philadelphia，2016，Elsevier.］

评估

- 完整的病史和实验室检查以评估其他可能引起肝损伤的原因有助于做出诊断
- 肝功能检查
- 甲型、乙型和丙型肝炎血清学检查、抗核抗体、抗平滑肌抗体、抗肝肾微粒体抗体、α_1 抗胰蛋白酶、铜蓝蛋白、空腹血糖、甘油三酯和血红蛋白 A1c

实验室检查

- 肝细胞性损伤检查所见：
  1. 与碱性磷酸酶（ALP）相比，血清转氨酶异常升高
  2. 谷丙转氨酶（ALT）/ALP > 5
- 胆汁淤积性损伤检查所见：

　　1. 与血清转氨酶相比，碱性磷酸酶异常升高

　　2. ALP ＞ 2 倍正常值上限和（或）ALT/ALP ＜ 2

- 肝细胞性和胆汁淤积性混合性损伤检查所见：

　　1. ALT/ALP 为 2 ～ 5

- 在这些类型的药物性肝损伤中，血清胆红素可能升高，也可能不升高

影像学检查

- 如果有胆汁淤积的证据，可能需要进行影像学检查，如右上腹超声或磁共振胰胆管造影（magnetic resonance cholangio-pancreatography，MRCP）以排除胆道梗阻
- 除非无法确定诊断，否则无须做肝活检

 治疗

非药物疗法

　　有潜在肝病的患者避免服用肝毒性药物和草药补充剂尤为重要。

急性期常规治疗

- 治疗的主要方法是避免使用肝毒性药物
- N- 乙酰半胱氨酸用于对乙酰氨基酚中毒
- L- 肉碱用于丙戊酸中毒
- 糖皮质激素没有明确的证据证明其有效性，但可以用于有肝超敏反应的患者，如有进行性胆汁淤积或经活检发现类似自身免疫性肝炎的患者
- 对于胆汁淤积性肝病而出现瘙痒的患者，可使用胆汁酸螯合剂

慢性期治疗

　　目前没有足够的证据支持使用任何药物、维生素或营养补充剂来长期治疗药物性肝损伤。

补充和替代治疗

- 有一些关于补充和替代药物的研究，有助于预防某些药物引起的肝病
- 如果没有经过良好的试验研究，在一般人群中使用替代药物，如草药补充剂，可能会对肝产生不良影响。表 61-4 总结了对

肝有毒性的草药、膳食补充剂和减肥产品

预后

- Hy 定律，是指伴有转氨酶升高及黄疸的药物性肝损伤患者，各种药物的死亡率为 10% ～ 50%
- 肝细胞损伤的死亡率取决于致病药物

转诊

如果患者出现急性肝衰竭或慢性肝病的症状，可能需要转诊给肝病专科医生。

 # 重点和注意事项

专家点评

- 许多不同的药物都可能导致肝损伤。美国国立卫生研究院（NIH）有一个可导致药物性肝损伤的相关药物数据库
- 彻底了解病史并排除其他肝损伤的原因很重要
- 停用致病药物是对患者的第一位也是最好的处理方式
- 需要时常监测肝酶指标

预防

教育患者了解潜在的肝毒性药物和可能的药物间相互作用可以预防药物性肝损伤。

患者及家庭教育

登录网址 http://livertox.nih.gov/ 获取相关信息。

相关内容

急性肝衰竭（相关重点专题）
对乙酰氨基酚中毒（相关重点专题）

推荐阅读

Leise MD, Poterucha JJ, Talwalkar JA: Drug induced liver injury, *Mayo Clin Proc* 89(1):95-106, 2014.
O'Donnell JT, Marks DH, Danese P, O'Donnell JJ: Drug-induced liver disease: primer for the primary care physician, *Disease-a-Month* 60(2):55-104, 2014.

第 62 章　肝脓肿
Liver Abscess

Fred F. Ferri

翟哲　译　张骅　张自艳　审校

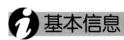 基本信息

定义

肝脓肿是一种肝坏死性感染，通常分为化脓性或阿米巴性感染。

同义词

化脓性肝脓肿

阿米巴肝脓肿

ICD–10CM 编码
K75.0　肝脓肿

流行病学和人口统计学

发病率：化脓性肝脓肿的发病率为 2.3/10 万。

患病率（全世界）：阿米巴肝脓肿比化脓性肝脓肿更常见。

患病率（在美国）：化脓性肝脓肿比阿米巴肝脓肿更为普遍。

好发性别和年龄：男性多于女性。男 / 女比例为 2∶1；最常见于 30 ～ 60 岁。

体格检查和临床表现

- 发热、畏寒、出汗
- 虚弱、不适
- 厌食伴体重减轻
- 恶心、呕吐和腹泻
- 咳嗽伴胸膜炎性胸痛
- 右上腹痛
- 肝大
- 脾大

- 黄疸
- 可能存在胸腔积液、啰音和摩擦音
- 多数脓肿发生在肝右叶

病因学

- 化脓性肝脓肿通常为多种微生物的感染［肺炎克雷伯菌（43%）、大肠埃希菌（33%）、链球菌（37%）、铜绿假单胞菌、变形杆菌、拟杆菌（24%）、梭杆菌、放线菌、革兰氏阳性厌氧菌和金黄色葡萄球菌］
- 化脓性肝脓肿的发生源自：
  1. 胆道疾病合并胆管炎（占 40% ～ 60%）
  2. 胆囊疾病连续扩散到肝
  3. 憩室炎或阑尾炎通过门脉系统播散
  4. 通过肝动脉的血源性播散，尽管不常见；如果是孤立病灶，则应寻找血源播散的远隔来源
  5. 穿透伤
  6. 隐源性
  7. 通过门静脉系统感染（门静脉脓血症）
  8. 在大约一半的病例中没有发现病因
  9. 糖尿病和转移性癌症患者的发病率增加
  10. 表 62-1 总结了肝脓肿的基本病因和细菌学

表 62-1　基础病因学和细菌学

病因学	细菌学
良性胆道	大肠埃希菌 克雷伯菌属 肠球菌
恶性胆道	假单胞菌属 多重耐药性 GN 需氧菌 万古霉素耐药性肠球菌 酵母
憩室炎 / 阑尾炎	GN 需氧菌 脆弱拟杆菌
重症胆囊炎	见 "良性胆道" 产气荚膜梭菌 拟杆菌属

续表

病因学	细菌学
皮下脓肿	葡萄球菌属
	MRSA
心内膜炎	肠球菌属
	葡萄球菌属
隐源性	厌氧菌

GN，革兰氏阴性；MRSA，耐甲氧西林金黄色葡萄球菌

（From Cameron，JL，Cameron AM：Current surgical therapy，ed 10，Philadelphia，2011，Saunders.）

- 阿米巴肝脓肿是由溶组织内阿米巴原虫引起。阿米巴病通常是经粪–口途径污染侵入肠黏膜，继而进入门静脉系统到达肝。阿米巴病患者中有 3% ～ 7% 发生阿米巴脓肿
- 化脓性肝脓肿和阿米巴肝脓肿的比较见表 62-2
- 框 62-1 描述了用于阿米巴肝脓肿的诊治要点。脓肿通常是孤立的（85%），位于右叶（72%）

表 62-2　化脓性肝脓肿与阿米巴肝脓肿的比较

参数	化脓性肝脓肿	阿米巴肝脓肿
数量	通常是多个	通常是单个
位置	肝的任一叶	通常是右肝叶，靠近膈肌
表现	亚急性	急性
黄疸	轻微	中度
诊断	US 或 CT± 抽吸	US 或 CT 和血清学
治疗	引流（如果技术可行）＋静脉注射抗生素（见正文）	甲硝唑，750 mg 每日 3 次，口服或静脉滴注 7 ～ 10 天；或替硝唑，2 g，口服 3 天，随后双碘喹啉 650 mg，每日 3 次，口服 20 天；二氯沙奈 500 mg，每日 3 次，口服 10 天；或氨基杀菌素（巴龙霉素）25 ～ 35 mg/（kg·d），分 3 次口服，共 7 ～ 10 天

CT，计算机断层扫描；US，超声检查

（From Feldman M，Friedman LS，Brandt LJ：Sleisenger and Fordtran's gastrointestinal and liver disease，ed 10，Philadelphia，2016，Elsevier.）

框 62-1　阿米巴肝脓肿诊治要点

- 阿米巴肝脓肿患者中只有 10% ~ 20% 有腹泻病史
- 治疗肠道感染，以防止阿米巴肝脓肿复发。阿米巴肝脓肿患者在甲硝唑治疗后不使用针对肠内感染的抗阿米巴药物，将会导致 10% 的复发率
- 对抗阿米巴药物无反应者，需要评估多种微生物（细菌）感染
- 临床上阿米巴脓肿通常会在 3 ~ 7 天内对抗阿米巴药物产生治疗反应，然而影像学检查需要花费数月的时间才能显示出疗效
- 很少需要经皮引流。

（From Cameron，JL，Cameron AM：Current surgical therapy，ed 10，Philadelphia，2011，Saunders.）

Dx 诊断

　　肝脓肿的诊断需要在详细的病史和体格检查后有较高的怀疑指数。影像学检查、微生物学、血清学和经皮技术（如穿刺抽吸）可证实肝脓肿的存在。

鉴别诊断

- 胆管炎
- 胆囊炎
- 憩室炎
- 阑尾炎
- 内脏穿孔
- 肠系膜缺血
- 肺栓塞
- 胰腺炎

评估

- 肝脓肿的检查应侧重于阿米巴性和化脓性病因的鉴别上
- 提示阿米巴肝脓肿的特征包括前往地方病流行区、单发脓肿而不是多发脓肿、亚急性症状发作以及缺乏化脓性肝脓肿的病因，见上文中"病因学"
- 实验室检查无特异性，但可用作辅助检查
- 影像学检查无法区分阿米巴性和化脓性肝脓肿，50% 的病例细菌培养可能是无菌的

实验室检查

- 全血细胞计数：白细胞增多
- 肝功能检查：碱性磷酸酶最常升高（95% ～ 100%），50% 的病例谷草转氨酶（AST）和谷丙转氨酶（ALT）升高，胆红素升高（28% ～ 30%）；白蛋白降低
- 凝血酶原时间（INR）：延长（70%）
- 血培养：50% 的病例呈阳性
- 抽吸（50% 的病例为无菌性）
- 粪便标本检查溶组织内阿米巴滋养体（10% ～ 15% 的阿米巴肝脓肿病例呈阳性）
- 应该对所有的患者进行溶组织内阿米巴的血清学检测，但需要注意的是，它不能区分急性感染和既往感染

影像学检查

- 超声（检测脓肿的灵敏度为 80% ～ 100%）显示圆形或椭圆形低回声肿块（图 62-1 A）
- 首选的影像学检查是 CT。CT 对于检测肝脓肿以及邻近器官的播散更为敏感（图 62-1 B 和图 62-2）
- 胸部 X 线：50% 的病例可出现异常表现，可表现为右侧膈肌升高、膈下气-液平、胸腔积液，合并浸润
- 大部分肝脓肿为单发；然而，多发性肝脓肿可发生全身性菌血症

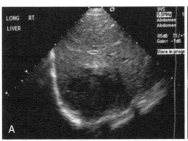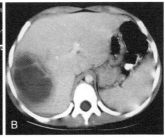

图 62-1　**A.** 阿米巴脓肿。超声显示肝右叶低回声肿块，周边回声减低。**B.** CT 显示肝右叶有一个低密度灶，并有明显的晕圈。（From Kuhn JP et al：Caffrey's pediatric diagnostic imaging，vol 2，ed 10，Philadelphia，2004，Mosby.）

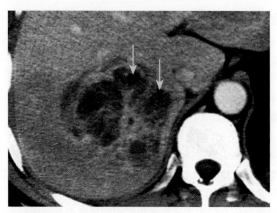

图 62-2　化脓性肝脓肿。含有大肠埃希菌的化脓性肝脓肿，具有不规则的分隔和少许气泡影（箭头示）。由于脓肿腔多处分隔，经皮置管引流无效，需要手术清创。（From Webb WR，Brant WE，Major NM：Fundamentals of body CT，ed 4，Philadelphia，2015，Saunders.）

Rx 治疗

非药物治疗

- 化脓性肝脓肿与阿米巴肝脓肿的治疗不同
- 内科治疗是阿米巴肝脓肿治疗的基础，而对于大于 3 cm 的化脓性肝脓肿，通常以手术干预或置管引流和静脉抗生素的治疗方式进行早期干预。较小的脓肿（＜ 3 cm）通常需要用广谱抗生素治疗

急性期常规治疗

- 在化脓性肝脓肿的治疗中，CT 或超声引导下的经皮穿刺引流是必要的
- 不常规进行肝阿米巴脓肿抽吸术，但对于治疗无反应的肝脓肿或怀疑为化脓性肝脓肿可考虑
- 在得到培养结果之前，建议最初经验性使用广谱抗生素。常见的选择方案包括：
  1. 甲硝唑（500 mg 静脉注射，每 8 h 一次）加头孢曲松或左氧氟沙星
  2. 使用 β - 内酰胺 / β - 内酰胺酶抑制剂进行单药治疗，例如

哌拉西林 / 他唑巴坦（4.5 g，每 6 h 一次）、替卡西林-克拉维酸盐（3.1 g，每 4 h 一次）或氨苄西林-舒巴坦（3 g，每 6 h 一次）

3. 单一碳青霉烯类药物治疗，如亚胺培南（500 mg 静脉注射，每 6 h 一次）、美罗培南（1 g，每 8 h 一次）或厄他培南（1 g/d）

4. 抗生素治疗周期一般为 4 ~ 6 周，前 1 ~ 2 周使用静脉抗生素或直到获得良好的临床反应，随后续贯口服抗生素（如甲硝唑 500 mg 口服，每 8 h 一次，加环丙沙星 500 mg 口服，每 12 h 一次）

5. 第三代头孢菌素不应作为单一药物用于经验性治疗，因为有出现产 β - 内酰胺酶细菌的风险

- 阿米巴肝脓肿的抗生素覆盖范围包括：

1. 甲硝唑 750 mg 口服 3 次 / 日，连续 10 天，或替硝唑

2. 应用巴龙霉素 10 天以清除共存的肠道感染

慢性期治疗

- 如果按照 "急性期常规治疗" 所述进行经皮引流和抗生素治疗后，发热持续 2 周，或者出现抽吸失败或经皮引流失败，则需要手术

- 对于静脉注射抗生素和经皮引流无反应的患者，可以考虑肝动脉注射抗生素

- 对于有证据表明转移性疾病引起胆道梗阻的患者，应咨询胃肠病学相关领域专家，考虑内镜逆行胆胰管造影术和支架植入术

处理

- 大多数化脓性肝脓肿的患者在接受抗生素和引流治疗的 2 周内会退热

- 没有随机对照研究评估化脓性肝脓肿的最佳抗生素治疗持续时间。经典的抗生素治疗持续时间为 4 ~ 6 周

- 经皮引流和抗生素治疗化脓性肝脓肿的治愈率为 88% ~ 100%

- 未经治疗的化脓性肝脓肿的死亡率接近 100%

- 大多数阿米巴肝脓肿患者在治疗后 4 ~ 5 天内退热

- 阿米巴肝脓肿的死亡率小于 1%，除非出现并发症（见下文）

- 影像学随访用于监测治疗反应性；持续治疗直到 CT 显示脓腔完全或接近完全消失

转诊

任何肝脓肿患者都建议接受感染性疾病、胃肠病学、介入放射学和普通外科会诊。

 重点和注意事项

专家点评

- 化脓性和阿米巴肝脓肿的并发症包括：
  1. 向胸膜、肺播散，导致脓胸、脓肿和瘘管形成
  2. 腹膜炎
  3. 化脓性心包炎
  4. 脓毒症
- 近 10% 的阿米巴肝脓肿并发阿米巴结肠炎

相关内容

阿米巴病（相关重点专题）

第 63 章　肝性脑病
Hepatic Encephalopathy

Fred F. Ferri

刘岗　译　王格　审校

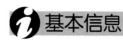 基本信息

定义

肝性脑病（hepatic encephalopathy，HE）是一种因肝功能严重受损而导致不能经肝代谢的有毒物质积聚的患者发生的神经精神综合征。它的特点是完成脑部指令的能力和对外部刺激的反应能力逐渐减弱。图 63-1 展示了急性肝衰竭的肝性脑病分期。**轻度肝性脑病**是指有肝硬化和轻度认知障碍，但无明显脑病病史的患者。

同义词

肝昏迷

门脉系统脑病

HE

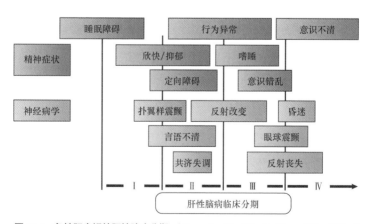

图 63-1　急性肝衰竭的肝性脑病分期。（From Parrillo JE，Dellinger RP：Critical care medicine，principles of diagnosis and management in the adult，ed 4，Philadelphia，2014，Elsevier.）

ICD-10CM 编码

G92　中毒性脑病

G93.40　脑病，未特指

G93.41　代谢性脑病

K70.40　不伴昏迷的酒精性肝衰竭

K70.41　伴昏迷的酒精性肝衰竭

K72.0　急性和亚急性肝衰竭

K72.00　不伴昏迷的急性和亚急性肝衰竭

K72.01　伴昏迷的急性和亚急性肝衰竭

K72.1　慢性肝衰竭

K72.10　不伴昏迷的慢性肝衰竭

K72.11　伴昏迷的慢性肝衰竭

K72.9　肝衰竭，未特指

K72.90　肝衰竭，未特指，不伴昏迷

K72.91　肝衰竭，未特指，伴昏迷

K91.82　术后肝衰竭

流行病学和人口统计学

发病率 / 患病率：超过 40% 的肝硬化患者会发生肝性脑病。

体格检查和临床表现

肝性脑病的临床分期见表 63-1。其他广泛使用的标准是四分标

表 63-1　肝性脑病临床分期

分期	扑翼样震颤	EEG 改变	临床表现
I（前驱期）	轻度	轻微的	轻度智力障碍、睡眠-觉醒周期紊乱
II（昏迷前期）	容易引出	通常是广泛的	嗜睡、神志不清、昏迷或不适当行为、方向感丧失、情绪波动
III（昏睡期）	如果患者合作，则可引出	严重异常的节律减慢	嗜睡、对口头命令反应迟钝、明显的神志不清、谵妄、反射亢进、巴宾斯基征阳性
IV（昏迷期）	通常无	出现 δ 波，振幅降低	疼痛感存在（IVA 期）或不存在（IVB 期）的无意识、去大脑或去皮质反应

EEG，脑电图

（From Fuhrman BP et al：Pediatric critical care，ed 4，Philadelphia，2011，WB Saunders.）

准和 West Haven 标准。肝性脑病 West Haven 标准的分级如下：

- 0 级：未发现异常
- 1 级：意识不清（轻度）、欣快或焦虑、注意力持续时间缩短、计算能力受损、嗜睡或冷漠
- 2 级：时间定向障碍、明显的人格变化、不适当的行为
- 3 级：昏睡至神志不清、对刺激的反应迟钝、严重定向障碍、怪异行为
- 4 级：昏迷

肝性脑病的体格检查因分期不同而有所差异，可显示以下异常：

- 皮肤：肝硬化患者会出现黄疸、肝掌、蜘蛛痣、瘀斑、脐周浅静脉扩张（海蛇头）
- 眼睛：巩膜黄染、Kayser-Fleischer 环（Wilson 病）
- 呼吸：肝病性口臭
- 胸部：慢性肝病男性患者会出现乳腺发育
- 腹部：腹水、小结节状肝（肝硬化）、压痛性肝大（充血性肝大）
- 直肠检查：痔疮（门静脉高压）、大便隐血试验阳性（酒精性胃炎、食管静脉曲张出血、消化性溃疡病、出血性痔疮）
- 生殖器：慢性肝病的男性患者睾丸萎缩
- 四肢：低白蛋白血症所致的足部水肿
- 神经病学：扑翼样震颤、迟钝、伴或不伴去大脑强直的昏迷

病因学

- 肝性脑病被认为主要是由未经代谢的氨累积引起。氨分流至体循环导致神经元功能障碍，进一步引起肝性脑病
- 潜在肝硬化患者的诱发因素（上消化道出血、低钾血症、低镁血症、镇痛和镇静药、脓毒症、碱中毒、饮食中蛋白质增加）
- 急性暴发性病毒性肝炎
- 药物和毒素（如异烟肼、对乙酰氨基酚、双氯芬酸和其他非甾体抗炎药、他汀类药物、甲基多巴、氯雷他定、丙硫氧嘧啶、赖诺普利、拉贝洛尔、氟烷、四氯化碳、红霉素、呋喃妥因、曲格列酮、草药、Flavocoxid）
- Reye 综合征
- 休克和（或）脓毒症
- 妊娠脂肪肝

- 转移癌、肝细胞癌
- 其他：自身免疫性肝炎、缺血性静脉闭塞性疾病、硬化性胆管炎、中暑（热休克）、阿米巴脓肿

Dx 诊断

鉴别诊断

- 药物或毒品引起的谵妄
- 脑血管意外、硬膜下血肿
- 脑膜炎、脑炎
- 低血糖
- 尿毒症
- 脑缺氧
- 高钙血症
- 转移性脑肿瘤
- 酒精戒断综合征 /Wernicke-Korsakoff 综合征
- 低钠血症
- 癫痫发作后状态

评估

　　肝硬化患者出现任何的神经精神症状都应考虑肝性脑病。通过全面的病史（从患者、亲属和其他人获得）、体格检查、实验室和影像学检查排除其他的病因后可诊断肝性脑病。相关病史应包括肝炎、乙醇摄入、药物史、毒素接触史、静脉药物滥用、麻疹或流行性感冒使用阿司匹林（Reye 综合征）、癌症史（原发或转移性）。轻微肝性脑病在临床检查中可能不明显，但可以通过神经生理学和神经精神病学检查发现。

实验室检查

- 谷丙转氨酶、谷草转氨酶、胆红素、碱性磷酸酶、葡萄糖、钙、电解质、血尿素氮、肌酐、白蛋白
- 全血细胞计数、血小板计数、凝血酶原时间、部分凝血活酶时间
- 疑似药物或毒品使用后的血、尿毒理学筛查
- 血、尿培养，尿液分析

- 静脉血氨水平。血氨水平的测定在急性肝衰竭的评估中是有
  用的，因为血氨水平与脑病的严重程度相关，而升高的血氨
  水平预示着严重的脑病和脑水肿。但是对于慢性肝病患者，
  肝性脑病的评估或筛查没有用处，因为它既不能确诊也不能
  排除肝性脑病，而且血氨水平与肝性脑病的程度无关
- 动脉血气分析

影像学检查

当诊断不明确时，在特定的患者中，脑部的 CT 扫描或 MRI 可
能是有用的，以排除其他病因。

 治疗

非药物治疗

- 识别和处理诱发因素
- 限制蛋白质摄入是不明智的，也没有必要，因为正常的蛋白
  质摄入似乎不会加剧肝性脑病

急性期常规治疗

临床分期高的肝性脑病患者的治疗方法如图 63-2 所示。表 63-2
总结了暴发性肝衰竭的处理方法。

减少结肠内氨的产生：

- 乳果糖最初每天 2 次，每次 25 ml；随后根据临床反应调整剂
  量，以实现每天 3 次排便。对于乳果糖无应答者，应考虑静
  脉使用门冬氨酸鸟氨酸。
- 口服抗生素利福昔明（550 mg 口服，每天 2 次）可有效降低
  肝硬化患者肝性脑病复发的风险。利福昔明可与乳果糖合用，
  在逆转肝性脑病方面优于单用乳果糖。利福昔明也被证明在
  改善轻度肝性脑病患者的心理表现和与健康相关的生活质量
  方面是有效的。此药耐受性好，但价格昂贵。
- 益生菌（例如，1 粒胶囊含有 1125 亿活冻干菌，每天 3 次）
  在改变肠道菌群以减少氨的产生方面也可能是有益的

脑水肿的治疗：

- 脑水肿常见于急性肝衰竭患者，约占死亡原因的 50%。通过
  硬膜外、脑实质内或硬膜下的压力传感器监测颅内压，以及

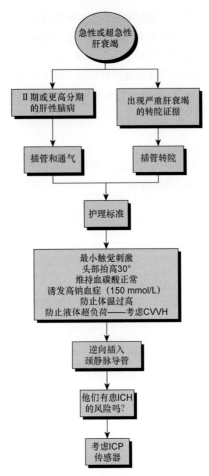

图 63-2 临床分期高的肝性脑病患者的初步治疗方法。CVVH，连续静脉血液滤过；ICH，颅内高压；ICP，颅内压。（From Parrillo JE, Dellinger RP: Critical care medicine, principles of diagnosis and management in the adult, ed 5, Philadelphia, 2019, Elsevier.）

　　在特定的患者（如可能需要移植的患者）快速静脉输注甘露醇［100～200 ml 20% 溶液（0.3～0.4 g/kg）］治疗脑水肿是有帮助的

- 图 63-3 说明肝衰竭时颅内压持续升高的处理
- 地塞米松和过度换气（对颅脑损伤有用）在治疗肝衰竭引起的脑水肿方面几乎无价值

表 63-2　暴发性肝衰竭的处理

除非操作需要，不使用镇静剂

最小的处理

肠道预防直到排除感染

监测：

1. 心率和呼吸频率

2. 动脉 BP、CVP

3. 核心 / 脚趾温度

4. 神经系统观察

5. 胃 pH（＞5.0）

6. 血糖（＞4 mmol/L）

7. 酸碱

8. 电解质

9. PT、PTT

液体平衡：

1. 75% 的维持量

2. 10% ～ 50% 葡萄糖［6 ～ 10 mg/（kg・min）］

3. 钠（0.5 ～ 1 mmol/L）

4. 钾（2 ～ 4 mmol/L）

仅在需要时，才使用胶体 /FFP 凝血支持来维持循环容量

药物：

1. 维生素 K

2. H_2 拮抗剂

3. 抗酸药

4. 乳果糖

5. 对乙酰氨基酚中毒可使用 N- 乙酰半胱氨酸

6. 广谱抗生素

7. 抗真菌

营养

1. 肠内营养［蛋白质 1 ～ 2 g/（kg・d）］

2. 如果机械通气则 PN

BP，血压；CVP，中心静脉压；FFP，新鲜冰冻血浆；PN，肠外营养；PT，凝血酶原时间；PTT，部分凝血活酶时间

（From Fuhrman BP et al：Pediatric critical care，ed 4，Philadelphia，2011，WB Saunders.）

慢性期治疗

- 避免任何诱发因素（如高蛋白饮食、药物）
- 考虑对进展性或复发性脑病的特定患者进行肝移植（框 63-1）。肝移植仍然是唯一有效的治疗选择

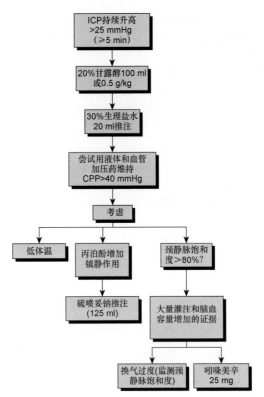

图 63-3 颅内压持续升高的处理。CPP，脑灌注压；ICP，颅内压。（From Parrillo JE，Dellinger RP：Critical care medicine，principles of diagnosis and management in the adult，ed 5，Philadelphia，2019，Elsevier.）

框 63-1 暴发性肝衰竭患者肝移植的各种预后标准

King 学会标准

对乙酰氨基酚过量：

- 动脉 pH ＜ 7.3（与脑病分级无关）或
- PT ＞ 100 s（INR ＞ 6.5）
- 血清肌酐 ＞ 3.4 mg/dl（＞ 300 μmol/L）
- Ⅲ期和Ⅳ期肝性脑病患者

非对乙酰氨基酚引起的肝损伤：

- PT ＞ 100 s（INR ＞ 6.5）（不论脑病的分级）或以下变量中的任何 3 个：
  1. 年龄 ＜ 10 岁或 ＞ 40 岁
  2. 非甲型、非乙型肝炎、氟烷性肝炎、特异性药物反应
  3. 肝性脑病发病前黄疸 ＞ 7 天

续框

4. 血清胆红素 17.4 mg/dl（300 μmol/l）

5. PT > 50 s

Cliché 标准

在 30 岁以下的患者中 V 因子 < 20% 或以下两者都有：

- > 30 岁患者中 V 因子 < 30%
- Ⅲ 或 Ⅳ 期脑病

血清 Gc 球蛋白水平

肝细胞死亡导致 Gc 水平降低

血清 α 甲胎蛋白水平

从第 1 天到第 3 天的连续增高显示与生存率相关

肝活检

70% 组织坏死可以判定 90% 病死率

Gc，血浆特殊基团成分蛋白；INR，国际标准化比值；PT，凝血酶原时间

（From Vincent JL et al：Textbook of critical care，ed 6，Philadelphia，2011，WB Saunders.）

预后

预后因肝衰竭的潜在病因和肝性脑病的分级而异（通常 1 级或 2 级预后好，3 级或 4 级预后差）。如未经适当治疗，1 年存活率为 42%，3 年存活率降至 23%。

转诊

肝性脑病的早期阶段可以在门诊治疗，而 Ⅲ 期或 Ⅳ 期需要住院治疗。

重点和注意事项

专家点评

- 试验表明，乳果糖与静脉输注白蛋白联合治疗可能会通过降低循环中的细胞因子和内毒素水平来减少氧化应激，从而改善重症肝性脑病的预后
- 长效苯二氮䓬类药物不应用于治疗肝硬化患者的焦虑和睡眠障碍，因为它们可能导致肝性脑病
- 对支持治疗无效的患者应该接受肝移植评估
- 并不是所有的肝硬化患者都会发生肝性脑病。研究表明，40% 的肝硬化和轻度肝性脑病患者在长期随访中没有发生明

显的肝性脑病。肝硬化患者肝性脑病的发生与遗传因素有关。遗传分析表明，谷氨酰胺酶 TACC/CACC 单倍型与临床上肝性脑病的风险有关

相关内容

肝硬化（相关重点专题）

肝性脑病（相关重点专题）

推荐阅读

Agrawal A et al: Secondary prophylaxis of hepatic encephalopathy in cirrhosis: an open-label, randomized controlled trial of lactulose, probiotics, and no therapy, *Am J Gastroenterol* 107:1043, 2012.

American Association for the Study of Liver Diseases: European Association for the Study of the Liver: hepatic encephalopathy in chronic liver disease: 2014 practice guideline by the European Association for the Study of the Liver and the American Association for the Study of Liver Diseases, *J Hepatol* 61:64-659, 2014.

Cabral CM, Burns DL: Low-protein diets for hepatic encephalopathy debunked: let them eat steak, *Nutr Clin Pract* 26:155–159.

Ge PS, Runyon BA: Serum ammonia level for evaluation of hepatic encephalopathy, *J Am Med Assoc* 312:643-644, 2014.

Romero-Gomez M et al: Variations in the promoter region of the glutaminase gene and the development of hepatic encephalopathy in patients with cirrhosis, *Ann Intern Med* 153:281-288, 2010.

Sharma BC et al: A randomized, double-blind, controlled trial comparing rifaximin plus lactulose with lactulose alone in treatment of overt hepatic encephalopathy, *Am J Gastroenterol* 108:1458, 2013.

Sharma BC et al: A randomized controlled trial comparing lactulose plus albumin versus lactulose alone for treatment of hepatic encephalopathy, *J Gastroenterol Hepatol* 2016.

Sidhu SS et al: Rifaximin improves psychometric performance and health-related quality of life in patients with minimal hepatic encephalopathy, *Am J Gastroenterol* 106:307, 2011.

Wakim-Fleming J: Hepatic encephalopathy: suspect it early in patients with cirrhosis, *Cleve Clin J Med* 78:597-604, 2011.

Wijdicks GFM: Hepatic encephalopathy, *N Engl J Med* 375:1660-1670, 2016.

第 64 章 肝细胞癌
Hepatocellular Carcinoma

Bharti Rathore

王涵 译 王格 审校

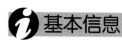 基本信息

定义

肝细胞癌（hepatocellular carcinoma，HCC）是肝细胞恶性肿瘤。

同义词

肝癌

HCC

流行病学和人口统计学

肝细胞癌（HCC）是世界第五大最常见的癌症（每年新发病例约60万），也是癌症死亡第四大最常见的原因。全球发病率各不相同：

- 85% 的肝细胞癌患者有肝硬化
- 乙型肝炎和丙型肝炎高发地区（东亚、撒哈拉以南非洲）发病率最高
- 男性发病率比女性高，比例在 2 : 1 到 4 : 1 之间
- 高峰发病年龄：西方国家为 40 ～ 60 岁，在乙型肝炎高发地区发病时间更早
- 在美国，由于慢性丙型肝炎使得非酒精性脂肪肝病（NAFLD）、代谢综合征、肥胖和糖尿病的发病率不断上升
  1. 在过去 20 年里，美国 HCC 的发病率增长了一倍。2013 年，约有 2.56 万病例。比例增长最大的是西班牙裔和 45 ～ 60 岁的白种人
  2. 平均确诊年龄约为 65 岁
  3. 在美国，HCC 的癌症相关死亡率最高
  4. 到 2020 年，美国的 HCC 发病人数预计将增加到 38 350 例，到 2030 年将增加到约 56 200 例
- 高危因素：

1. 慢性乙型肝炎病毒（HBV）感染占所有 HCC 病例的 50%，大多数为儿童时期罹患
2. 日本 80% ~ 90% 的 HCC 患者、美国 30% ~ 50% 的 HCC 患者慢性丙型肝炎病毒（HCV）标志物阳性
3. 其他原因引起的肝硬化：酒精性肝病、非酒精性脂肪性肝炎、原发性胆汁性肝硬化、血色素沉着症、α_1-抗胰蛋白酶缺乏症、自身免疫性肝炎。
4. 肝毒素：黄曲霉毒素 B_1
5. 影响肝的系统性疾病：酪氨酸血症
6. 肥胖和糖尿病

体格检查和临床表现

- 1/3 的患者无症状
- 早期症状为腹痛
- 常出现肝硬化和门脉高压的体征
- 既往代偿性肝硬化会出现腹水、肝性脑病、黄疸或出血等症状
- 可能出现副肿瘤综合征（低血糖、红细胞增多症、高钙血症、严重腹泻、皮肌炎）。框 64-1 总结了与肝细胞癌相关的副肿瘤综合征
- 表 64-1 总结了肝细胞癌的症状和体征

框 64-1　与肝细胞癌相关的副肿瘤综合征

类癌综合征
高钙血症
高血压
肥大性骨关节病
低血糖症
神经病
骨质疏松症
红细胞增多症
多发性肌炎
卟啉症
性征改变——性早熟、男性乳腺发育、男性女性化
甲状腺毒症
游走性血栓性静脉炎
水样腹泻综合征

（From Feldman M，Friedman LS，Brandt LJ：Sleisenger and Fordtran's gastrointestinal and liver disease，ed 10，Philadelphia，2016，Elsevier.）

表 64-1　肝细胞癌的症状和体征

症状	发生率（%）
腹痛	59 ～ 95
体重减轻	34 ～ 71
虚弱	22 ～ 53
腹胀	28 ～ 43
非特异性胃肠道（GI）症状	25 ～ 28
黄疸	5 ～ 26
体征	
肝大	54 ～ 98
腹水	35 ～ 61
发热	11 ～ 54
脾大	27 ～ 42
消瘦	25 ～ 41
黄疸	4 ～ 35
肝部杂音	6 ～ 25

（From Feldman M，Friedman LS，Brandt LJ：Sleisenger and Fordtran's gastrointestinal and liver disease，ed 10，Philadelphia，2016，Elsevier.）

 诊断

鉴别诊断

- 肝转移癌
- 肝内胆管癌
- 良性肝肿瘤（腺瘤、局灶性结节性增生和血管瘤）
- 局灶性脂肪浸润

评估

- 高危因素相关病史
- 体格检查，注意慢性肝病的体征
- 实验室检查及影像学检查
- 影像学检查：超声进行初步检查；三期 CT 扫描或动态对比增强 MRI

实验室检查

- 肝功能检查
- 70% 的患者血清甲胎蛋白（AFP）水平升高。AFP > 400 ng/ml 高度提示 HCC；然而，高达 40% 的小病灶（1 ~ 2 cm）患者可能不升高
- 与 HCC 相关的副肿瘤综合征可引起高钙血症、低血糖症和红细胞增多症
- 血清 HBV DNA 水平升高（拷贝数 ≥ 10 000/ml）是 HCC 的高风险预测因子，与 HBeAg、血清转氨酶水平和肝硬化无关

影像学检查

　　超声（US）、CT 扫描（图 64-1）或 MRI。超声是最常用的方法，每 6 个月对高风险患者进行一次肝细胞癌筛查。图 64-2 为肝硬化患者伴结节性肝癌的腹腔镜视图。

　　根据 US 检查结果，建议采用以下影像学方法进一步检查：

- < 1 cm 的病灶需每 3 个月复查一次超声，以确保病灶大小无显著变化。如果 24 个月后仍稳定，超声检查间隔时间可以增加到每 6 个月
- > 1 cm 的病灶需要 CT 或 MRI 扫描进一步检查。如影像学表现具有典型的 HCC 特征（动脉期增强，门静脉及延迟期廓

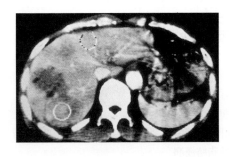

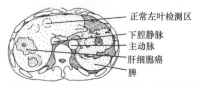

正常左叶检测区
下腔静脉
主动脉
肝细胞癌
脾

图 64-1　肝细胞癌。CT 显示肝右叶的弥漫性病变及周边正常肝。（From Skarin AT：Atlas of diagnostic oncology，ed 3，St Louis，2003，Mosby.）

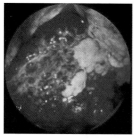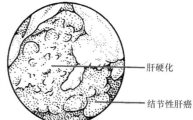

肝硬化

结节性肝癌

扫二维码看
彩图

图 64-2　（扫二维码看彩图）肝细胞癌。腹腔镜下显示肝硬化伴结节性肝癌。（From Skarin AT：Atlas of diagnostic oncology，ed 4，St Louis，2010，Mosby.）

清），则不需要其他检查或活检就可确诊 HCC。如果影像学表现不明确或非典型 HCC，则必须进行其他影像学检查。如果仍不明确，建议进行影像引导下穿刺活检

　　活检：如果影像学检查不能诊断或是非典型 HCC，或没有肝硬化背景，则需要进行超声或 CT 引导下经皮穿刺活检。活检结果阴性患者应随访，每 3 ～ 6 个月评估肝结节，直到结节消失、增大或出现特征性表现

　　筛查：目前建议每 6 个月对高危患者进行一次 US 筛查，以识别早期 HCC。除超声检查外，AFP 的使用仍具有争议；虽然 AFP 可以提高检出率，但也增加了假阳性结果。由于 AFP 的敏感性和特异性有限，不支持使用 AFP 独立诊断。等待移植的患者应定期进行 HCC 筛查，因为在美国，肝细胞癌进展的患者，可优先进行肝移植。建议对以下人群进行 HCC 筛查：

- HBV 携带者（HBsAg 阳性）：亚洲男性 > 40 岁，亚洲女性 > 50 岁，均为肝硬化性 HBV 携带者，有 HCC 家族史， > 20 岁的北美黑人或非洲人
- 肝硬化（非乙型肝炎）：丙型肝炎、酒精性肝硬化、血色素沉着症、原发性胆汁性肝硬化，以及某些 α_1- 抗胰蛋白酶缺乏症、自身免疫性肝炎和非酒精性脂肪性肝炎

　　分期：常用巴塞罗那临床肝癌（Barcelona Clinic Liver Cancer，BCLC）分期系统，评估包括患者身体状态、肿瘤体征、结节数量和大小、肝功能。TNM 分期见表 64-2。

　　根据分期确定治疗方式（图 64-3）：

- 早期（A）：无症状的单发肿瘤 < 5 cm，或 3 个结节，均 ≤ 3 cm

表 64-2 肝细胞癌 TNM 分期及米兰肝移植标准

T 肿瘤分期

T_x	原发肿瘤无法评估
T_0	无肿瘤
T_1	无血管侵犯的单发肿瘤（任何大小）
	T_{1a}：孤立性肿瘤 $<$ 2 cm（最大直径），无血管侵犯
	T_{1b}：孤立性肿瘤 $>$ 2 cm（最大直径），无血管侵犯
T_2	单发肿瘤 $>$ 2 cm，有血管侵犯，或多发肿瘤（均不 $>$ 5 cm）
T_3	多发肿瘤，任一 $>$ 5 cm
T_4	肿瘤侵犯门脉或肝静脉的主要分支，并直接侵犯邻近器官，包括膈肌（胆囊除外）或内脏肝腹膜穿孔

N 肿瘤分期

N_x	淋巴结无法评估
N_0	区域淋巴结未受累
N_1	区域淋巴结受累

M 肿瘤分期

M_0	无肿瘤远处扩散
M_1	有远处肿瘤扩散

米兰肝移植标准

1 个肿瘤且直径 $\leqslant$ 5 cm，或
不超过 3 个肿瘤且直径 $\leqslant$ 3 cm
＋无血管侵犯
＋无肝外疾病

说明

TNM 分期没有考虑肝硬化患者的肝功能背景，而肝硬化患者的肝功能常受损，这将影响患者的治疗选择和预后。其他分期系统考虑了病变程度和肝功能，但没有进行准确的比较：

- 巴塞罗那临床肝癌（BCLC）系统
- 意大利肝癌项目（CLIP）系统
- 奥田（Okuda）系统

（From Grant, LA: Grainger & Allison's diagnostic radiology essentials, ed 2, Philadelphia, 2019, Elsevier.）

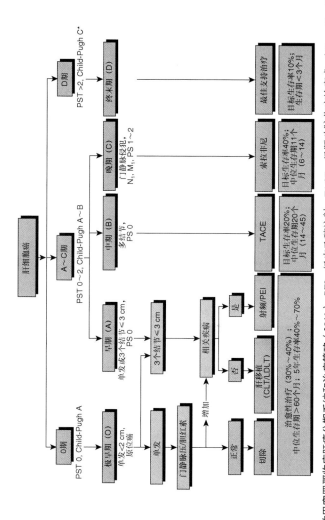

图 64-3　更新的巴塞罗那肝癌临床分期系统和治疗策略（2011）。PEI，经皮乙醇注射；TACE，经肝动脉化疗栓塞术。(From Grant, LA: Grainger & Allison's diagnostic radiology essentials, ed 2, Philadelphia, 2019, Elsevier.)

- 中期（B）：超出早期标准，但尚未表现出癌症相关症状、血管侵犯或转移
- 晚期（C）：患者有轻度恶性肿瘤相关症状和（或）血管内侵犯或肝外扩散
- 终末期（D）：晚期有进展性疾病症状的患者

Rx 治疗

- 肝细胞癌的治疗方案见表 64-3。图 64-4 描述了 HCC 的治疗流程

表 64-3　肝细胞癌的治疗选择

治疗方案	注释
外科切除	可治愈，但仅限于非肝硬化患者和肝硬化不伴门脉高压患者
肝移植	适用于某些限定疾病的患者，需要终生免疫抑制治疗
射频消融或乙醇注射	有可能治愈小肝癌，包括多发性肿瘤
经肝动脉化疗栓塞术（TACE）	对于肝功能尚可但无法切除的患者可改善生存率，非治愈性治疗
免疫治疗	检查点抑制剂可改善已接受早期治疗的患者的生存率
分子靶向治疗	索拉非尼和 lenvatinib 可改善未早期治疗的患者的生存率；瑞戈非尼和 cabozantinib 可改善已接受早期治疗的患者的生存率

- 早期：治愈性疗法（手术切除或肝移植）。对于单发病变的患者，如果他们无肝硬化病史，或者有肝硬化但肝功能正常、胆红素正常、无明显门脉高压症，可以进行手术切除。对于符合米兰标准的 HCC 患者（表 64-4），肝移植是一种有效的治疗方式。如果等待时间预期很长，HCC 患者可考虑活体供者移植。对于无法手术切除的患者，局部消融术是一种安全有效的治疗方法，也可作为移植的前期治疗。应用以上治疗方式，患者 5 年生存率为 50%～70%。射频消融术（radiofrequency ablation，RFA）用于非手术适应证的早期 HCC 患者，2 年后可获得非常高的局部控制率（＞90%），但 5 年后最终复发率可接近 70%

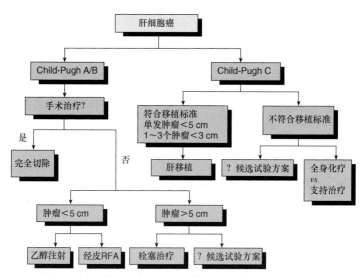

图 64-4　肝细胞癌的治疗流程。RFA，射频消融术。[From Bruix J，Sherman M；AASLD：Management of hepatocellular carcinoma：an update，Hepatology 53（3）：1020-1022，2011.]

表 64-4　肝移植的米兰标准

单发肝细胞癌患者的肿瘤直径≤ 5 cm

或

多发肿瘤患者≤ 3 个肿瘤结节，每个直径≤ 3 cm

（From Cameron JL，Cameron AM：Current surgical therapy，ed 10，Philadelphia，2011，Saunders.）

- 中期：对于无法手术，但无血管侵犯或肝外扩散的大肝癌或多发癌患者，推荐经肝动脉化疗栓塞术（transarterial chemoembolization，TACE）作为一线非治愈性治疗。近期，经动脉应用钇 -90 放射性标记玻璃微球进行选择性内照射治疗（selective internal radiation therapy，SIRT）是传统 TACE 治疗的替代方法。中位生存期＞ 2 年

- 晚期：姑息性靶向治疗、免疫治疗或临床试验在这一阶段被使用。口服多激酶抑制剂索拉非尼和兰伐替尼（lenvatinib）均被批准为标准一线治疗方案

- 在先前接受一线靶向治疗的患者中，口服多激酶抑制剂——瑞戈非尼和卡博替尼（cabozantinib）可提高生存率。此外，免疫检查点抑制剂纳武单抗（nivolumab）和派姆单抗（pembrolizumab）

在二线治疗中已被证明可以提高生存率

- 抗血管生成药物雷莫芦单抗，最近被批准作为以前接受索拉非尼治疗的 HCC 患者的二线治疗方案

预后

- 对于可切除的 HCC，肝移植后 5 年生存率为 50% ～ 70%，手术切除后 5 年生存率为 30% ～ 50%。对于不能切除的 HCC，总体预后较差
- 肿瘤大小是小肝癌（直径 ≤ 50 mm）切除的独立预后因素。肿瘤直径为 0 ～ 35 mm 的患者比直径较大（36 ～ 50 mm）的患者 5 年生存率更好[①]
- 在美国，HCC 的 5 年总生存率约为 10%

转诊

多学科胃肠道肿瘤团队进行治疗规划。

 重点和注意事项

- 在流行地区的儿童普遍接种乙型肝炎疫苗，已证实可以降低 HCC 的发病率
- 拉米夫定治疗慢性乙型肝炎相关肝硬化患者可降低 HCC 的发病率。恩替卡韦治疗慢性乙型肝炎相关肝细胞癌可改善肝功能和 MELD 评分
- 对非肝硬化丙型肝炎患者进行基于干扰素的治疗，可降低具有持续病毒应答反应的患者发生 HCC 的风险
- 推荐高风险患者进行定期 HCC 筛查，因为治愈性治疗仅适用于小肝癌和早期肝癌
- 不论肿瘤大小，AFP > 1000 的 HCC 患者在移植后复发的风险均会增加
- 对于不耐受或对索拉非尼有耐药性的晚期 HCC，有许多正在进行的酪氨酸激酶抑制剂和单克隆抗体试验。未来晚期 HCC 的治疗可能会针对不同致癌途径进行多种药物的个性化组合，以优化治疗成功率

① Zhang W et al：Effect of tumor size on cancer-specific survival in small hepatocellular carcinoma，Mayo Clin Proc 90（9）：1187-1195，2015.

推荐阅读

Abou-Alfa GK et al: Cabozantinib in patients with advanced and progressing hepatocellular carcinoma, *N Engl J Med* 379(1):54-63, 2018.

American Cancer Society: *Global cancer: facts & figures*, 3rd ed, www.cancer.org/acs/groups/content/@research/documents/document/acspc-044738.pdf, 2015.

Bouattour M et al: Systemic treatment for advanced hepatocellular carcinoma, *Liver Cancer* 8(5):341-358, 2019.

Bruix J, Sherman M: AASLD practice guideline. Management of hepatocellular carcinoma: an update, *Hepatology* 53(3):1020-1022, 2011.

El-Serag HB: Hepatocellular carcinoma, *N Engl J Med* 365:1118-1127, 2011.

Jin YJ et al: Suppressive effects of entecavir on hepatitis B virus and hepatocellular carcinoma, *J Gastroenterol Hepatol* 26(9):1380-1388, 2011.

Kudo M et al: Lenvatinib versus sorafenib in first-line treatment of patients with unresectable hepatocellular carcinoma: a randomised phase 3 non-inferiority trial, *Lancet* 391(10126):1163-1173, 2018.

Petrick J et al: Future of hepatocellular carcinoma incidence in the United States forecast through 2030, *J Clin Oncol* 34(15):1787-1794, 2016.

Saunders D: Systematic review: the association between obesity and hepatocellular carcinoma—epidemiological evidence, *Aliment Pharmacol Ther* 31(10):1051, 2010.

Siegel RL et al: Cancer statistics, *CA Cancer J Clin* 69(1):7-34, 2019.

Villanueva A, Llovet JM: Targeted therapies for hepatocellular carcinoma, *Gastroenterology* 140(5):1410-1426, 2011.

Villanueva A: Hepatocellular carcinoma, *N Engl J Med* 380:1450-1462, 2019.

第 65 章　肝移植
Liver Transplantation

Eddie L. Copelin II, Rosann Cholankeril, George Cholankeril

翟哲　译　刘娅妮　审校

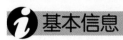 基本信息

定义

　　肝移植是指切除患病的肝，用捐赠的全部或部分健康肝替代它的手术。肝移植是治疗急性肝衰竭、终末期肝病和原发性肝恶性肿瘤的一种选择。框 65-1 总结了肝移植的适应证。

ICD-10CM 编码
Z94.4　肝移植状态

框 65-1　肝移植指征

急性肝衰竭
肝硬化并发症
　腹水
　门脉高压性胃病引起的慢性胃肠道失血
　脑病
　肝癌
　难治性静脉曲张出血
　合成功能障碍
伴有全身性表现的肝代谢性疾病
　α_1 抗胰蛋白酶缺乏
　家族性淀粉样变性
　糖原贮积病
　原发性草酸尿症
　酪氨酸血症
　尿素循环酶缺乏
　Wilson 病
慢性肝病的系统并发症
　肝肺综合征
　门脉肺高压

[From Feldman M et al [eds]: Sleisenger and Fordtran's gastrointestinal and liver disease, ed 10, Philadelphia, 2016, WB Saunders.]

流行病学和人口统计学

- 肝硬化仍然是美国成年人死亡的第 12 位原因，死亡率为每 10 万人中 9.2 例
- 占美国总死亡人数的 1.1%
- 肝细胞癌是一种来自于肝的原发恶性肿瘤。在美国肝细胞癌 每年导致超过 1.2 万人死亡，是美国增长最快的恶性肿瘤。 它在男性中比女性更常见，在非洲裔人群中比白人更常见

发病率：肝移植列表上的患者数量超过 1.5 万人。

患病率：美国每年进行 6000 例肝移植手术。

遗传学：可诱发终末期肝衰竭的遗传因素包括血色素沉着病、 Wilson 病、α_1 抗胰蛋白酶缺乏症、糖原贮积病、酪氨酸血症。

危险因素

- 病毒性肝炎（乙型和丙型肝炎）
- 酒精性肝病或拉埃内克（Laennec）肝硬化（2017 年肝移植最 常见的原因）
- 非酒精性脂肪性肝炎（NASH）
- 自身免疫性肝病（自身免疫性肝炎、胆汁淤积性肝病、原发 性胆汁性胆管炎、原发性硬化性胆管炎、新生儿硬化性胆管 炎、胆道闭锁、Caroli 病、TPN 诱导的胆汁淤积）
- 遗传因素（血色素沉着病、Wilson 病、α_1 抗胰蛋白酶缺乏症、 糖原贮积病、酪氨酸血症）
- 肝血管病（Budd-Chiari 综合征）
- 肝细胞癌
- 急性肝衰竭［药物性肝衰竭（如对乙酰氨基酚）、急性病毒性 肝炎（急性乙型肝炎）、EB 病毒、巨细胞病毒、单纯疱疹病 毒、人类免疫缺陷病毒］（框 65-2）

体格检查和临床表现

- 肝硬化本身并不需要移植。当患者出现肝功能受损的表现， 如门静脉高压或肝功能受损症状时，可以考虑移植。门静脉 高压的并发症包括食管静脉曲张、肝性脑病、腹水、自发性 细菌性腹膜炎、肝肺综合征
- 提示终末期肝病患者行肝移植的体格检查和临床表现为复发 性静脉曲张破裂出血、顽固性腹水、自发性细菌性腹膜炎、

框 65-2　肝移植术的绝对禁忌证

AIDS
急性酒精中毒或物质滥用
进展期心脏或肺部疾病
解剖异常妨碍肝移植
胆管癌
肝外恶性肿瘤
暴发性肝衰竭伴持续 ICP > 50 mmHg 或 CPP < 40 mmHg
血管肉瘤
持续存在的依从性差
未能有效控制的脓毒症

AIDS，获得性免疫缺陷综合征；ICP，颅内压；CPP，脑灌注压（CPP = 平均动脉压 − ICP）

（From Feldman M et al［eds］: Sleisenger and Fordtran's gastrointestinal and liver disease, ed 10，Philadelphia，2016，WB Saunders.）

难治性脑病、严重黄疸、门静脉血栓形成、肝合成功能障碍、突然恶化和暴发性肝衰竭

病因学

肝移植的病因是肝硬化导致的终末期肝病。最常见的是慢性丙型肝炎病毒（30%）、酒精性肝硬化（18%）、脂肪肝病（包括 NASH）、原发性肝癌、急性或慢性乙型肝炎病毒、胆管疾病、遗传性疾病和自身免疫性肝病。

 诊断

鉴别诊断

终末期肝病患者的急性肝功能失代偿的鉴别诊断包括子痫、先兆子痫和伴多器官衰竭的脓毒症。

评估

- 需要移植的终末期肝病患者通过 MELD-Na 评分（终末期肝病–钠评分模型）进行评估。MELD-Na 评分可衡量慢性肝病的严重程度，并可预测接受经颈静脉肝内门体静脉分流术（TIPS）的患者术后 3 个月内的死亡率，评分应用于肝移植的器官分配

- MELD-Na 评分检测包括：血清胆红素、血清肌酐、凝血酶原时间（PT）- 国际标准化比值（INR）、血清钠
- MELD-Na = {3.78×ln［血清胆红素（mg/dl）］ + 11.2× ln［INR］ + 9.57×ln［血清肌酐（mg/dl）］ + 6.43} + 1.59（135 − Na）

  1. 最高和最低 Na 分别为 135 和 120 mmol/L
- 40 岁或以上：死亡率 71.3%
- 30 ～ 39 岁：死亡率 52.6%
- 20 ～ 29 岁：死亡率 19.6%
- 10 ～ 19 岁：死亡率 6.0%（MELD ≥ 15 需进行肝移植评估，以备列入等待名单）
- ＜ 9 岁：死亡率 1.9%

实验室检查

MELD 评分检测：血清胆红素、血清肌酐、血清钠和 PT-INR。

影像学检查

- 腹部超声、CT 或 MRI 筛查肝细胞癌
- 潜在肝硬化患者应每 6 ～ 12 个月进行一次腹部超声筛查肝细胞癌

Rx 治疗

失代偿性肝病、终末期肝病、肝细胞癌患者若 MELD ≥ 15 需在肝移植中心进行评估，以进行进一步检查，并可能登记在肝移植候补名单。肝移植的分配取决于患者的病情程度，而患者的病情程度由 MELD-Na 评分确定。

活体供者或死亡供者肝移植

活体供者：

- 死亡供者供肝的稀缺使部分肝移植中心使用活体捐赠者，这样可以保证肝移植，但也会给活体供者带来一定风险。活体供肝的兼容性是基于供体是受体的家庭成员或亲密的朋友。供体的年龄必须在 18 ～ 60 岁之间，与受体的血型兼容，身高相同或更高，健康状况良好，无难治性高血压、肝病、糖尿病或心脏病的病史。供体风险包括切口感染、疝、腹腔出

血、胆漏、胆道狭窄、肠道问题（包括梗阻和撕裂伤）、器官损害或衰竭（导致需要移植）和死亡

死亡供者

- 原位肝移植对于不能切除的早期肝细胞癌、急性肝衰竭和终末期肝病是有效的

肝细胞癌患者肝移植的米兰和 UCSF 评估标准

- UCSF 标准：单一癌灶直径 < 6.5 cm；多发癌灶 ≤ 3 个，每个癌灶直径 ≤ 4.5 cm，累计癌灶直径 < 8 cm；或者超过了 UCSF 的标准

- 急性肝衰竭

  1. 如果发生急性肝衰竭，则根据英国"Kings 学院标准（KCC）"进行肝移植评估，该标准基于：

     a. pH < 7.3 或在 24 h 内同时满足以下 3 项：

     b. INR > 6（PT > 100 s）+ Cr > 300 mmol/L + Ⅲ 或 Ⅳ 级肝性脑病

  2. 符合上述标准且无潜在的慢性肝病患者应转诊至肝移植中心进行紧急评估

- 移植前治疗：移植前治疗的重点是评估患者耐受外科手术、免疫抑制和移植后治疗的能力。可以通过广泛的心肺功能评估、隐匿性感染或癌症的筛查以及社会心理评估来实现。其他检查包括 ABO-Rh 血型检查、肝生化和功能检查 [谷丙转氨酶、谷草转氨酶、碱性磷酸酶、胆红素、国际标准化比值（INR）]、全血细胞计数与分类、肌酐清除率、血清甲胎蛋白、钙和维生素 D 水平、快速血浆反应素试验，以及巨细胞病毒、EB 病毒、水痘、HIV、甲型肝炎、乙型肝炎、丙型肝炎的血清学检测；尿液分析、尿液药物筛查

- 移植后治疗：主要目标是防止移植后供体肝的排斥反应。通过使用皮质类固醇、钙调磷酸酶抑制剂如他克莫司（FK-506，Prograf）、吗替麦考酚酯（CellCept，Myfortic）、mTOR 抑制剂（西罗莫司、依维莫司）、从循环中移除 T 细胞的抗体（胸腺球蛋白，OKT-3），实现对免疫系统的免疫抑制

转诊

胃肠病学相关专家和肝移植团队。

预后

1 年平均生存率为 92%，5 年平均生存率为 75% ～ 85%。

 重点和注意事项

专家点评

- 肝硬化本身并不是肝移植的指征。当患者有终末期肝病或表现为肝功能失代偿时，应考虑肝移植
- 肝移植始终是所有治疗的最后选择，因为在任何时候，供体肝的数量都是整体的决定因素

预防

非遗传因素，如生活方式的改变和接种乙型肝炎疫苗，可以避免进展为终末期肝病。

患者及家庭教育

由于血色素沉着病、Wilson 病、α_1 抗胰蛋白酶缺乏症、糖原贮积病和酪氨酸血症的患者存在发展为终末期肝病的遗传易感性，建议对直系亲属进行遗传筛查。

相关内容

急性肝衰竭（相关重点专题）

肝硬化（相关重点专题）

推荐阅读

Acute liver failure: Available at: http://emedicine.medscape.com/article/177354-overview.

Cholankeril G et al: Liver transplantation – trends in patient migration associated with disparities in donor availability: an endless pursuit to implement the final rule, *Gastroenterology* 151(3):382-386, 2016. e2.

Forner A et al: Current strategy for staging and treatment: the BCLC update and future prospects, *Semin Liver Dis* 30(1):61-74, 2010.

Kings Criteria. Available at: http://lifeinthefastlane.com/ccc/liver-transplan-tation-for-paracetamol-toxicity/

Liver transplantation. Available at: http://emedicine.medscape.com/article/431783-overview.

第 66 章　肝肾综合征
Hepatorenal Syndrome

Maria Andrievskaya，James E. Novak

刘红梅　译　童瑾　审校

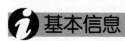 基本信息

定义

　　肝肾综合征（hepatorenal syndrome，HRS）是功能性因素引起的急性肾损伤（acute kidney injury，AKI），发生在严重的急性或慢性肝病的情况下，最常见的是肝硬化和门静脉高压症。HRS 的形成是由于动脉循环的血流动力学改变以及内源性血管活性系统过度激活而导致的肾灌注减少。

　　在 HRS 中，肝功能障碍会导致血管扩张剂的产生或活性增加。血管舒张在内脏循环中最为明显，并伴有心脏功能障碍，导致全身性低血压。肾中血管收缩剂-血管扩张剂平衡紊乱，有利于血管收缩，从而导致肾小动脉血管强烈收缩，肾皮质灌注不足和 AKI（见图 66-1）。图 66-2 阐明了 HRS 可能的病理生理学和触发因素。现在已经认识到，HRS 不仅涉及循环功能障碍，而且还涉及全身性炎症反应。

　　HRS 有两种类型（见表 66-1）。国际腹水俱乐部（International Club of Ascites，ICA）最近修改了 1 型 HRS（HRS-1）的命名和诊断，将其重命名为 HRS- 急性肾损伤（HRS-AKI），2 型 HRS（HRS-2）重命名为 HRS- 非急性肾损伤（HRS-NAKI）。

- 1 型：肾功能急性、快速恶化（见表 66-2）
- 2 型：中度稳定的慢性肾疾病（chronic kidney disease，CKD）［平均血清肌酐 1.5 mg/dl（133 μmol/L）］

同义词

　　肝肾衰竭

　　肝病性肾病

　　HRS

　　肝硬化少尿型肾衰竭

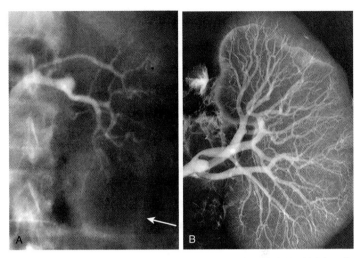

图 66-1　肝肾综合征（HRS）的循环功能障碍。A. 肾血管造影（箭头标记肾边缘）。**B.** 在尸检时在同一肾中进行血管造影。注意整个血管床至皮质周围的肾动脉系统完全充满。先前所见的血管衰减和迁曲（**A**）不再存在。血管在组织学上是正常的。该发现表明 HRS 中血管异常是功能性的异常。（From Floege J et al：Comprehensive clinical nephrology，ed 4，St Louis，2010，Saunders.）

ICD-10CM 编码

K76.7　肝肾综合征，肝肾衰竭

Z87.19　肝肾综合征的病史

Z84.1　肝肾综合征的家族史

流行病学和人口统计学

肝硬化患者 HRS 的发生率在 1 年内为 18%，5 年内为 39%。HRS 与预后不良相关。1 型 HRS 与 3 个月内 90% 以上的死亡率相关，终末期肝病模型（Model for End-stage Liver Disease，MELD）评分＞30 和 AKI 的较高分级提示更高的死亡率。2 型 HRS 与 3 个月内 30% 的死亡率和 1 年内 60% 的死亡率相关。尽管肝衰竭的原因或 MELD 评分不能预测 HRS 的发生，但 MELD 评分可以预测 HRS 发生时的死亡率。稀释性低钠血症是 HRS 的独立危险因素。

体格检查和临床表现

HRS 没有典型的体格检查表现，尽管 HRS 通常与急性或慢性失

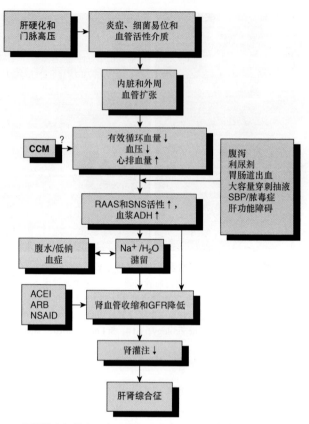

图 66-2　肝肾综合征的病理生理学和诱因。ACEI，血管紧张素转化酶抑制剂；ADH，抗利尿激素；ARB，血管紧张素受体拮抗剂；CCM，肝硬化性心肌病；GFR，肾小球滤过率；NSAID，非甾体抗炎药；RAAS，肾素-血管紧张素-醛固酮系统；SBP，自发性细菌性腹膜炎；SNS，交感神经系统。(From Feldman M et al：Sleisenger and Fordtran's gastrointestinal and liver disease，ed 10，Philadelphia，2016，Elsevier.)

代偿性肝衰竭的体征和症状相关，如低血压、黄疸、蜘蛛痣、脾大、腹水、肝病性口臭、水肿、扑翼样震颤、脑病或昏迷。通常，HRS 伴有少尿和透明的尿沉渣。但是，非少尿型或阳性的尿沉渣［血液、管型和（或）蛋白质］不能排除 HRS 的诊断。

促发因素

在 70% ～ 100% 的 HRS 病例中发现有促发因素。促发因素包括

表 66-1 肝肾综合征的定义

1 型 HRS：HRS-AKI

肾功能的急性和快速恶化：48 h 内血清肌酐急剧增加≥ 0.3 mg/dl，或 3 个月
　　内较基线值升高≥ 50%（当没有以前的数值，假定在过去 7 天内有进展）

与肝硬化相关的其他器官或系统衰竭同时发生（例如，凝血功能异常、肝
　　性脑病）

在肝硬化中，是一种慢性加急性肝衰竭形式

经常在促发因素（主要是细菌感染）后发生，未经治疗迅速致命

平均生存 2～3 周。没有肝移植的情况下，肾替代疗法不能延长生命

2 型 HRS：HRS-NAKI

HRS-AKD	肝肾综合征-急性肾疾病：①在缺乏其他（结构性）病变的情况下，eGFR < 60 ml/（min·1.73 m²）不到 3 个月；或②3 个月内，SCr 增加< 50%（用最新的门诊 SCr 值）
HRS-CKD	肝肾综合征-慢性肾疾病：在没有其他（结构性）病因的情况下，eGFR < 60 ml/（min·1.73 m²）持续 3 个月

中度稳定 CKD

平均生存期为 6 个月

AKI，急性肾损伤；CKD，慢性肾疾病；eGFR，估算肾小球滤过率；HRS，肝肾综合
征；NAKI，非急性肾损伤；SCr，血清肌酐。
〔From Fernández J，Arroyo V：Hepatorenal syndrome. In Johnson RJ et al（eds）：
Comprehensive clinical nephrology，ed 5，Philadelphia，2015，Saunders，pp 873-882.〕

表 66-2　根据国际腹水俱乐部（ICA）和急性肾损伤网络（AKIN）标准，1 型
**　　　　　肝肾综合征通过急性肾损伤（AKI）分期进行分类**

危险 /1 期	SCr 比基线增加> 1.5～2 倍，或升高> 0.3 mg/dl（26.5 μmol/L）SCr 增加 50% 或更多，最终值> 1.5 mg/dl（133 μmol/L）
损伤 /2 期	SCr 比基线增加> 2～3 倍
衰竭 /3 期	SCr 比基线增加> 3 倍；或 SCr > 4 mg/dl（353.6 μmol/L），且急剧增加≥ 0.5 mg/dl（44 μmol/L）；或开始肾替代治疗

SCr，血清肌酐
（From Angeli P et al：Diagnosis and management of acute kidney injury in patients with
cirrhosis：revised consensus recommendations of the International Club of Ascites，J Hepatol
62：968-974，2015.）

细菌感染、酒精性肝炎、过度使用泻药或非甾体抗炎药、胃肠道出
血或未进行白蛋白治疗的大量穿刺抽液。与 HRS 不同，不管其病因
如何（利尿或其他液体清除），肾前性氮质血症都会随着停止利尿治
疗和（或）液体复苏而改善。但是，HRS 可能在没有明确促发因素的

情况下出现。最近的研究表明，在未列入肝移植的患者中，有 HRS 或急性肾小管坏死（acute tubular necrosis，ATN）的患者死亡率极高。

Dx 诊断

HRS 是排除诊断。表 66-3 总结了修订后的 HRS 诊断标准。

表 66-3　肝硬化患者肝肾综合征–急性肾损伤（HRS-AKI）诊断标准（修订版）

- 肝硬化；急性肝衰竭；慢性肝衰竭急性加重
- 根据国际腹水俱乐部标准诊断 AKI*
- 停用利尿剂，并按照每天 1 g/kg 白蛋白（最大剂量 100 g/d）扩充血容量治疗 48 h 后，肾功能无改善
- 无休克
- 目前或最近没有使用肾毒性药物（如非甾体抗炎药、氨基糖苷类、碘化造影剂）
- 没有肾结构性损伤的征象，定义为：
  - 无蛋白尿（> 500 mg/d）
  - 无镜下血尿（每高倍视野中 > 50 个红细胞）
  - 肾超声检查正常

* 对于已知具有结构性慢性肾疾病的病例（如糖尿病或高血压性肾病），这个标准不适用（From Angeli P et al：Diagnosis and management of acute kidney injury in patients with cirrhosis：revised consensus recommendations of the International Club of Ascites，J Hepatol 62：968-974，2015.）

鉴别诊断

- 肾前性氮质血症：在确定 HRS 诊断之前，必须排除肾前性氮质血症或给予适当治疗。肾前性氮质血症通常对扩容和停止利尿治疗有反应。肾前性氮质血症和 HRS 常常与钠的排泄分数（FE_{Na}）< 1% 相关
- ATN：尿钠 > 30 mmol/L，FE_{Na} > 1.5%，尿 / 血浆肌酐比值 < 30，尿 / 血浆渗透压比值 = 1；尿沉渣显示出浑浊的褐色管型和细胞碎片。对持续的血浆扩容没有明显的反应
- 其他：肾动脉或静脉血栓形成、心肾综合征、尿路梗阻、肾小球肾炎，以及药物、有机溶剂、重金属、血红素色素和静脉造影剂的毒性

评估

肝病中的急性氮质血症和少尿症需要实验室评估，以区分 HRS

和 ATN。补液疗法可将 HRS 与肾前性氮质血症区分开。应行诊断性穿刺术以排除自发性细菌性腹膜炎（SBP）。血清肌酐和 BUN 是肝硬化中肾功能评价敏感性较差的指标。肝硬化患者的血清肌酐也受以下因素影响：

- 继发于肌肉消耗后，肌肉中肌酸形成的肌酐减少
- 肾小管肌酐的分泌增加
- 分布容积增加，导致 SCr 稀释
- 胆红素升高干扰 SCr 测定

实验室检查

- 血清电解质（血清钠 < 135 mmol/L）、血尿素氮、肌酐和渗透压
- 尿液分析、尿钠、尿肌酐、尿渗透压
- 尿钠 < 10 mmol/L，FE_{Na} < 1%，尿 / 血浆肌酐之比 > 30，尿 / 血浆渗透压之比 > 1.5，尿沉渣无色。在肝功能障碍中，FE_{Na} 不能将 HRS 与 AKI 的其他常见病因充分区分开，只有少数 HRS 患者尿钠浓度高

影像学检查

如果怀疑梗阻性泌尿系统疾病，则可能需要肾、膀胱和输尿管超声检查。双重多普勒超声检查可能显示肾门、髓质和皮质区域的肾阻力指数（resistive indices，RI）增加，RI 间隙（叶间和皮质 RI 之间的差异）消失，表明肾血流减少。可能需要 CT 诊断隐匿性感染，因此，建议采取预防措施以预防造影剂相关肾病。

Rx 治疗

急性期常规治疗

- 框 66-1 总结了 HRS 的管理。避免促发因素（表 66-4）及适当的治疗方法是 HRS 管理的基石
- 自发性细菌性腹膜炎（SBP）发作后幸存的患者应长期每天服用诺氟沙星或甲氧苄啶–磺胺甲噁唑进行预防
- 由于原发性疾病部分缓解而改善肝功能或成功进行肝移植是最佳的治疗方法。肝移植可导致 76% 的 1 型 HRS 病例缓解
- 内脏血管收缩剂（如特利加压素、去甲肾上腺素和米多君与

框 66-1　肝肾综合征（HRS）的管理

- 预防静脉曲张破裂出血的措施（如 β 受体阻滞剂、套扎）
- 重度酒精性肝炎的治疗
- 预防 HRS
  - 避免血管内容量减少（利尿剂、过量的乳果糖、胃肠道出血、容量补充不充分的大量穿刺抽液术）
  - 肝硬化和腹水患者应避免或谨慎使用血管紧张素转化酶抑制剂和血管紧张素受体拮抗剂。肾毒素药物（NSAID、抗生素）应慎重管理。及时诊断和治疗感染（SBP、败血症）
  - 预防 SBP：如果腹水蛋白＜ 1.5 g/dl 合并 CKD（肌酐＞ 1.2 mg/dl，BUN ＞ 25 mg/dl 或血清 Na ＜ 130 mmol/L）或肝衰竭（Child 评分＞ 9，胆红素＞ 3 mg/dl）（Ⅰ 类，A 级），则长期使用诺氟沙星（或甲氧苄啶-磺胺甲噁唑）是合理的
- HRS 的治疗
  - 停止使用所有肾毒性药物或容量耗竭药物（ACEI、ARB、NSAID、利尿剂）
  - 抗生素用于感染
  - 静脉注射白蛋白——每天 1 g/kg 推注（最大剂量 100 g/d），根据需要继续以 20 ～ 60 g/d 的剂量维持中心静脉压 10 ～ 15 cmH$_2$O
  - 血管加压疗法（除白蛋白外）：
    - 特利加压素*——如果在治疗的第 3 天基线血清肌酐水平没有改善 25%，则开始每 4 h 静脉注射 1 mg，然后增加至每 4 h 静脉注射 2 mg

    或者
    - 米多君和奥曲肽——开始米多君 2.5 ～ 5 mg 口服，每天 3 次，然后增加至最大剂量 15 mg，每天 3 次。滴定至 MAP 增加至少 15 mmHg；开始奥曲肽 100 μg 皮下注射，每天 3 次，然后增加至最大剂量 200 μg 皮下注射每天 3 次，或奥曲肽开始以 25 μg 静脉推注，并以 25 μg/h 的速度继续使用

    或者
    - 去甲肾上腺素——0.1 ～ 0.7 μg/（kg·min）静脉输注。每 4 h 增加 0.05 μg/（kg·min），滴定至 MAP 增加至少 10 mmHg
    - 血管加压治疗持续时间通常最长为 2 周，直到肝肾综合征逆转或肝移植
- 评估患者肝移植

* 不适用于美国。

ACEI，血管紧张素转化酶抑制剂；ARB，血管紧张素受体拮抗剂；BUN，血尿素氮；CKD，慢性肾疾病；MAP，平均动脉压；NSAID，非甾体抗炎药；SPB，自发性细菌性腹膜炎

（From Feldman M et al：Sleisenger and Fortran's gastrointestinal and liver disease, ed 10, Philadelphia，2016，Elsevier.）

表 66-4　肝硬化患者急性肾损伤的预防

危险因素	预防方法
肝肾综合征的发展	谨慎地使用利尿剂和乳果糖以避免血容量不足 胃肠道出血后的抗生素预防 大剂量穿刺抽液术期间应用白蛋白（腹水引流 6～8 g/L） 低蛋白腹水患者的自发性细菌性腹膜炎（SBP）的预防 早期识别及使用抗生素和白蛋白治疗 SBP，白蛋白在诊断 SBP 时以 1.5 g/kg 的剂量治疗，治疗第 3 天以 1 g/kg 进行治疗
肾毒性药物暴露	尽可能避免肾毒性药物 根据药代动力学适当给药，密切监测药物毒性，及早识别药物诱导的 AKI，并尽可能停用触犯药物 使用两性霉素 B 脂质剂代替两性霉素 B 传统制剂 如果具有相同的治疗效果，则应使用唑类抗真菌药和（或）棘白菌素，而不是常规的两性霉素 B
放射线造影剂暴露	考虑其他成像方法或尽可能避免静脉造影剂的应用 最少剂量地使用低渗或等渗渗透剂 造影剂暴露前静脉补液
腹内高压	张力性腹水患者，腹腔穿刺联合白蛋白共同治疗

AKI，急性肾损伤

（From Ronco C et al：Critical care nephrology，ed 3，Philadelphia，2019，Elsevier.）

奥曲肽合用）。需注意的是，特立加压素是一种血管加压素类似物，尚未在美国或加拿大批准作为处方药

- 多巴胺和前列腺素通常在治疗 HRS 方面无效

药物治疗

大多数治疗集中在使用血管收缩药物和白蛋白复苏，旨在逆转内脏动脉血管扩张。

非药物治疗

- 对于＜4 周的 1 型 HRS，仅进行肝移植；对于有肾功能无法恢复风险的患者，同时进行肝肾移植
- 经颈静脉肝内门体静脉分流术（TIPS）用于 HRS-2 和顽固性腹水的患者
- 肾替代治疗是肝移植的桥梁

转诊

根据临床指征转诊至肝病、肾病和肝移植相关领域专家处。

重点和注意事项

- 血清肌酐仍是诊断 HRS 的主要生物标志物。新的尿液生物标志物在肝硬化患者 AKI 的鉴别诊断中具有潜在作用
- HRS-AKI 和 ATN-AKI 的预后都很差。这两种诊断之间的鉴别在临床上的重要性不确定
- 需要肾替代治疗的肝衰竭患者的死亡率很高，与 HRS 和 ATN 相似。但是，与 HRS 相比，继发于 ATN 的 AKI 患者肝移植后肾恢复及患者 1 年和 5 年生存率显著更差
- 血管加压药和白蛋白进行容量复苏仍然是医疗管理的主要措施
- 对于不适合肝移植的重症患者，透析不能改善预后

推荐阅读

Allegretti AS et al: Prognosis of patients with cirrhosis and AKI who initiate RRT, *Clin J Am Soc Nephrol* 13:16-25, 2018.

Angeli P et al: Diagnosis and management of acute kidney injury in patients with cirrhosis: revised consensus recommendations of the International club of Ascites, *J Hepatol* 62:968-974, 2015.

Angeli P et al: News in pathophysiology, definition and classification of hepatorenal syndrome: a step beyond the International Club of Ascites (ICA) consensus document, *J Hepatol* 2019. https://doi: 10.1016/j.jhep.2019.07.002. [Epub ahead of print].

Arroyo V, Fernández J: Management of hepatorenal syndrome in patients with cirrhosis, *Nat Rev Nephrol* 7:517-526, 2011.

Bansho EETO et al: Prognostic significance of the new criteria for acute kidney injury in cirrhosis, *Ann Hepatol* 17:461-469, 2018.

Best LM et al: Treatment for hepatorenal syndrome in people with decompensated liver cirrhosis: a network meta-analysis, *Cochrane Database Syst Rev* 9:CD013103, 2019.

Facciorusso A et al: Comparative efficacy of pharmacological strategies for management of type 1 hepatorenal syndrome: a systematic review and network meta-analysis, *Lancet Gastroenterol Hepatol* 2:94-102, 2017.

Nassar Junior AP et al: Terlipressin versus norepinephrine in the treatment of hepatorenal syndrome: a systematic review and meta-analysis, *PloS One* 9:e107466, 2014.

Tandon P et al: Relevance of new definitions to incidence and prognosis of acute kidney injury in hospitalized patients with cirrhosis: a retrospective population-based cohort study, *PLoS One* 11:e0160394, 2016.

第 67 章 门静脉血栓形成
Portal Vein Thrombosis

Fred F. Ferri

向冰洁 译 戴聪 审校

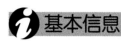 基本信息

定义

门静脉血栓形成（portal vein thrombosis，PVT）是指血栓阻塞门静脉，血栓也可累及肠系膜静脉和（或）脾静脉。

同义词

门静脉栓塞

PVT

ICD-10CM 编码
I81 门静脉血栓形成

流行病学和人口统计学

- 儿童（高峰年龄：6 岁）和成人（高峰年龄：40 岁）的发病率是相同的
- 发生于 8% ～ 25% 的失代偿期肝硬化患者

体格检查和临床表现

- 急性 PVT 可表现为突然发热和腹痛（当向肠系膜延伸时）
- 食管静脉曲张引起上消化道出血［呕血和（或）黑便］

病因与病理生理学

在儿童：脐带败血症（病理生理机制不明）。在成人：
- 高凝状态：
  1. 抗磷脂综合征
  2. 肿瘤（常见病因）
  3. 阵发性夜间血红蛋白尿
  4. 骨髓增生性疾病

5. 口服避孕药

6. 真性红细胞增多症

7. 妊娠

8. 蛋白质 S 或 C 缺乏

9. 镰状细胞病

10. 血小板增多症

- 炎症性疾病：

    1. 克罗恩病

    2. 胰腺炎

    3. 溃疡性结肠炎

- 医疗干预的并发症：

    1. 动态透析

    2. 化疗栓塞

    3. 肝移植

    4. 肝部分切除术

    5. 硬化疗法

    6. 脾切除术

    7. 经颈静脉肝内门体静脉分流术

- 感染：

    1. 阑尾炎

    2. 憩室炎

    3. 胆囊炎

- 其他：

    1. 肝硬化（常见病因）

    2. 膀胱癌

病理生理机制：PVT 导致门静脉高压，从而导致食管和胃肠道静脉曲张。肝由肝动脉支持，仍维持正常功能。

Dx 诊断

鉴别诊断

引起上消化道出血和腹痛的原因。

评估

- 腹部多普勒超声（图 67-1）或 MRI 可显示 PVT。腹部彩色多

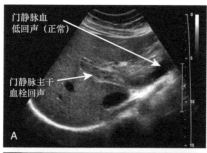

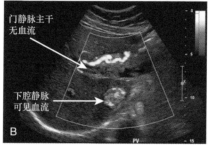

图 67-1　门静脉血栓形成：超声。这位 22 岁女性，产后 2 个月，出现右上腹痛 1 周。行超声检查以评估可疑胆囊炎或症状性胆石症。但是，超声检查发现是门静脉血栓形成。产后状态是门静脉血栓形成的危险因素。高凝状态和炎症性或肿瘤性腹部疾病，包括胰腺炎和腹部恶性肿瘤，也可导致门静脉血栓形成。**A.** 超声灰阶图像显示门静脉内血栓。**B.** 多普勒超声显示门静脉内无血流。（From Broder JS：Diagnostic imaging for the emergency physician，Philadelphia，2011，WB Saunders.）

普勒超声有 98% 的阴性预测值，被认为是诊断 PVT 的首选影像学检查

- 确定潜在的肝硬化是首要步骤，这对鉴别急性和慢性 PVT 至关重要，因为慢性 PVT 不需要治疗
- 食管胃镜检查通常显示食管静脉曲张
- 肝硬化患者高凝状态的实验室评估效果欠佳

Rx 治疗

- 关于抗凝治疗，目前尚无定论，没有正式的推荐支持或反对抗凝治疗用于急性 PVT。然而，通常建议 PVT 累及肠系膜上静脉时进行抗凝治疗，以防止肠梗死。对于慢性 PVT 合并肝硬化的患者，一般不建议长期抗凝治疗

- 静脉曲张硬化治疗或套扎治疗
- 外科肠系膜-腔静脉分流术或脾肾静脉分流术
- 溶栓和经颈静脉肝内门体静脉分流术的研究正在进展中

转诊

- 于外科排除肠梗死
- 于消化科相关领域专家处就诊

推荐阅读

Parikh S et al: Portal vein thrombosis, *Am J Med* 123:111-119, 2010.

第 68 章　门静脉高压
Portal Hypertension

Fred F. Ferri

田雯宁　译　戴聪　审校

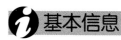 基本信息

定义

门静脉高压临床上被定义为门静脉压力 > 10 mmHg，最常见的病因是肝病。

ICD–10CM 编码

K76.6　门静脉高压

流行病学和人口统计学

- 门静脉高压的发病率尚不清楚
- 肝硬化是美国门静脉高压最常见的病因
- 90% 以上的肝硬化患者出现门静脉高压
- 酒精性和病毒性肝病是美国肝硬化和门静脉高压最常见的病因
- 血吸虫病是美国以外门静脉高压主要的病因
- 门静脉压力升至 > 10 mmHg 时可能出现食管静脉曲张
- 静脉曲张出血是门静脉高压最严重的并发症，当门静脉压力升高 > 12 mmHg 时可能发生

体格检查和临床表现

- 黄疸
- 腹水（图 68-1）
- 蜘蛛痣
- 睾丸萎缩
- 男性乳腺发育
- 肝掌
- Dupuytren 挛缩
- 扑翼样震颤（伴有晚期肝衰竭）

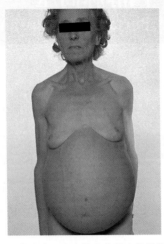

图 68-1　门静脉高压继发腹水。注意扩张的侧支静脉沿腹部右侧向上延伸。
（From Forbes A et al〔eds〕: Atlas of clinical gastroenterology, ed 3, Oxford, 2005, Mosby.）

- 易怒、肝性脑病
- 脾大
- 前腹壁静脉扩张
- 侧腹壁静脉显露
- 海蛇头（脐部周围曲折的侧支静脉）
- 痔疮
- 呕血
- 黑便
- 瘙痒

病因学

由以下病理生理因素导致：

- 导致血流阻力增加的因素：

  1. **肝前型**（如门静脉血栓形成、脾静脉血栓形成、先天性狭窄）

  2. **肝型**（如肝硬化、酒精性肝病、原发性胆汁性肝硬化、血吸虫病）

  3. **肝后型**（如 Budd-Chiari 综合征、缩窄性心包炎、下腔静脉阻塞、肺源性心脏病、三尖瓣反流）

- 导致门静脉血流量增加的因素：

1. 内脏动脉血管扩张伴门静脉高压，由局部释放一氧化氮介导
2. 动脉-门静脉瘘

表 68-1 描述了门静脉高压的病理生理变化，表 68-2 总结了门静脉高压的病因。

表 68-1　门静脉高压的病理生理改变

病理生理改变	特异性
肝阻力	
	被动、机械成分：60% ～ 70%
	主动、动态成分：30% ～ 40%
门静脉高压	
分流	
内脏血管扩张	
门静脉流入增加	
有效循环容量减少；总血容量再分配	
内源性血管加压素增加（RAA、SNS、VP）	
	内皮素 -1 增加
	血管紧张素 II
	去甲肾上腺素
	加压素
	PGF-2 α
NO 、 CO 减少	

CO，一氧化碳；NO，一氧化氮；PGF，前列腺素；RAA，肾素-血管紧张素-醛固酮；SNS，交感神经系统；VP，加压素

（From Vincent JL et al：Textbook of critical care，ed 7，Philadelphia，2017，Elsevier.）

(Dx) 诊断

- 门静脉高压是在全面的病史和体格检查后结合临床作出的诊断
- 通过非侵入和侵入的手段来诊断并确定门静脉高压的严重程度

鉴别诊断

- 腹水来自感染、肿瘤或其他炎症反应
- 肥胖
- 腹部器官巨大症

表 68-2 门静脉高压的病因，按损伤部位分组

阻力增加的部位	疾病	FHVP	WHVP	HVPG	SPP
窦前型（肝外）	肝外门静脉、脾或肠系膜静脉血栓形成	正常	正常	正常	增加
窦前型（肝内）	早期原发性胆汁性肝硬化	正常	正常/升高（?）	正常/升高（?）	增加
窦前型（肝内）	原发性硬化性胆管炎	正常	正常/升高（?）	正常/升高（?）	增加
窦前型（肝内）	结节病	正常	正常/升高（?）	正常/升高（?）	增加
窦前型（肝内）	血吸虫病	正常	正常/升高（?）	正常/升高（?）	增加
窦前型（肝内）	充血性心力衰竭	正常	正常/升高（?）	正常/升高（?）	增加
窦前型（肝内）	非硬化性门脉纤维化	正常	正常/升高（?）	正常/升高（?）	增加
肝内血窦	肝硬化（任何病因）	正常	增加	增加	增加
肝内血窦	酒精性肝炎	正常	增加	增加	增加
肝内血窦	暴发性肝衰竭（任何病因）	正常	增加	增加	增加
肝外肝窦后高压	Budd-Chiari 综合征	增加	增加	正常	增加
肝外肝窦后高压	缩窄性心包炎	增加	增加	正常	增加
肝外肝窦后高压	下肢静脉阻塞	增加	增加	正常	增加
肝外肝窦后高压	先天性下腔静脉网	增加	增加	正常	增加
肝外肝窦后高压	右心衰竭	增加	增加	正常	增加

FHVP, 游离肝静脉压; HVPG, 肝静脉压梯度; SPP, 收缩压; WHVP, 肝静脉楔压
（From Vincent JL et al: Textbook of critical care, ed 7, Philadelphia, 2017, Elsevier.）

评估

门静脉高压的检查包括血液学检测和无创性影像学检查，以确定门静脉高压的病因是肝前型、肝型还是肝后型。腹水分析是诊断的关键部分。

实验室检查

- 血细胞及血小板计数
- 血清白蛋白检测肝功能
- 凝血酶原和部分凝血活酶时间
- 乙型肝炎表面抗原和抗体
- 丙型肝炎抗体
- 部分病例：铁、总铁结合力和铁蛋白；抗核抗体、抗平滑肌抗体、抗线粒体抗体、铜蓝蛋白、α_1 抗胰蛋白酶
- 腹水分析：血清-腹水白蛋白梯度 ≥ 1.1 mg/dl 提示门静脉高压。中性粒细胞 ≥ 250/ml 或革兰氏染色或培养阳性提示并发自发性细菌性腹膜炎

影像学检查

- 双功能多普勒超声检查对门静脉高压的筛查是有效的
- 如果超声结果不明确的话，可用 CT、MRI、MRA 扫描（图 68-2 和图 68-3）或肝-脾核医学扫描，但这种情况较为少见

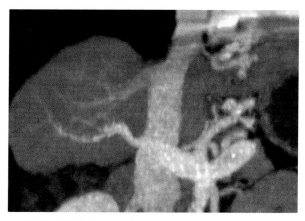

图 68-2　磁共振血管成像显示门静脉高压及侧支循环。萎缩的肝和侧支循环是显而易见的。（From Forbes A et al［eds］：Atlas of clinical gastroenterology, ed 3, St Louis, 2005, Mosby.）

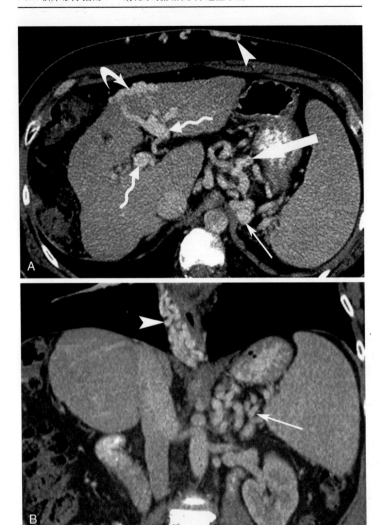

图 68-3 门静脉高压。A. 轴位增强后计算机断层扫描（CT）显示进展期门静脉高压的征象。左、右门静脉（弯曲箭头）增大，直径 15 mm。胃肝韧带和腹膜后（细直箭头）可见扩张曲折的主静脉（粗直箭头）。脐旁侧支静脉通畅扩张，穿过圆韧带和镰状韧带裂隙（弧形尾箭头），及延伸为皮下侧支（无尾箭头）。显示脐旁侧支静脉通畅是门静脉高压最特异的 CT 征象。**B.** 同一患者的冠状位 CT 图像显示显著的食管旁静脉曲张（无尾箭头）和腹膜后侧支及胃周侧支的缠结（箭头）。（From Webb WR et al：Fundamentals of body CT，ed 4，Philadelphia，2015，WB Saunders.）

- 上消化道内镜检查是评估食管静脉曲张最可靠的检查

Rx 治疗

门静脉高压的治疗是复杂的，因为涉及直接降低高血压、最小化容量超负荷、纠正潜在疾病和预防并发症（最主要的是自发性细菌性腹膜炎和静脉曲张出血）等措施。

非药物治疗

饮食中的钠一般限制在 2000 mg/d，这是限制液体超负荷治疗的基础。

急性期常规治疗

- 对于张力性腹水，一般推荐连续大容量穿刺抽液术（large-volume paracentesis，LVP），在 LVP > 5 L 时使用白蛋白输注（去除腹水量每升补充 8 ～ 10 g），可降低穿刺术后循环功能障碍的发生率，但其使用仍存在一定争议
- 静脉用的利尿剂通常是呋塞米和螺内酯，用来实现尿钠排泄和净负盐水平衡。常需监测肾功能和血清电解质，并过渡到口服药进行长期治疗
- 自发性细菌性腹膜炎是用针对肠道细菌的静脉输注抗生素来治疗的
- 急性静脉曲张出血的治疗方法包括晶体液和血液制品复苏、静脉注射奥曲肽、特利加压素 / 加压素或生长抑素，以及急诊上消化道内镜检查，通常采用硬化治疗或套扎术。对急性静脉曲张出血的患者应采用经验性抗生素治疗自发性细菌性腹膜炎
- 传统上，对上述措施无效的患者可考虑行经颈静脉肝内门体静脉分流术（TIPS）或外科分流术。然而，最近的数据显示，早期放置 TIPS 可改善急性静脉曲张出血的预后。表 68-3 总结了 TIPS 手术的适应证、禁忌证和并发症
- 表 68-4 比较了门静脉高压的治疗方式

慢性期治疗

- 饮食中钠限制联合利尿剂：呋塞米 40 mg 与螺内酯 100 mg 的典型比例，在大多数患者中保持了正常的血钾水平

表 68-3　TIPS 手术的适应证、禁忌证和并发症

适应证	相对禁忌证	禁忌证	急性并发症	慢性并发症
上消化道出血	肺动脉高压	右心衰竭	颈部血肿	充血性心力衰竭
腹水	重度肝衰竭	胆道梗阻	心律失常	门静脉血栓形成
肝性胸腔积液	门静脉血栓形成	难治性感染	支架移位	进行性肝衰竭
	多发性肝囊肿	慢性复发性致残性肝性脑病	溶血	慢性复发性脑病
		肝细胞癌累及门静脉	胆血症（Bilhemia）	支架功能障碍
			肝静脉阻塞	TIPS 术后感染
			分流血栓形成	
			腹腔积血	
			胆道出血	
			肝缺血	
			心力衰竭	
			脓毒症	

TIPS，经颈静脉肝内门体静脉分流术

(From Vincent JL et al: Textbook of critical care, ed 7, Philadelphia, 2017, Elsevier.)

表 68-4　治疗方式比较

治疗方式	N（%），N = 77	年龄，岁（平均）	女性占比 %	初始 Meld 值（均值，范围）	Child-Pugh 评分（N = 74）	腹水量	死亡（N，%）（N = 44）	从出现症状到死亡或研究结束的天数
药物治疗	64/77（83%）	52	23/64（36%）	16（4～46）	A = 1 B = 31	无：6 少量：34 中等：16 大量：8	40/64（63%）	321±463
TIPS	8/77（10%）	56	5/8（63%）	12（7～28）	A = 0 B = 5 C = 2	无：1 少量：3 中等：3 大量：1	4/8（50%）	845±407
移植	5/77（7%）	54	0	21（10～40）	A = 1 B = 1 C = 1	大量：1	0	1896±1752

TIPS，经颈静脉肝内门体静脉分流术

（From Vincent JL et al: Textbook of critical care, ed 7, Philadelphia, 2017, Elsevier.）

- 非选择性 β - 受体阻滞剂（普萘洛尔和纳多洛尔）在足以使静息心率降低 25% 的剂量下，已被证明对首次静脉曲张破裂出血的一级预防和预防复发性静脉曲张破裂出血是有效的。剂量通常是 2 次 / 日，如果心率降至 < 55 次 / 分或收缩压降至 < 90 mmHg，剂量就应减少。加入长效硝酸盐（如 5- 单硝酸异山梨酯）可以改善门静脉血流动力学。一项预防静脉曲张形成的 β - 受体阻滞剂的前瞻性试验结果为阴性。β - 受体阻滞剂联合内镜下食管静脉曲张套扎术优于单独干预
- "利尿剂抵抗"的患者可能需要间歇性大容量穿刺抽液术（LVP）
- 既往有自发性细菌性腹膜炎病史的患者应终身服用抗生素进行二级预防
- 戒酒或治疗乙型或丙型肝炎，酌情接种甲型和乙型肝炎疫苗
- 肝移植是某些患者的一种选择

处理

- 门静脉高压最常见的并发症是静脉曲张破裂出血，1 年内静脉曲张破裂出血的风险约为 15%
- 肝肾综合征（HRS）的发展与较高的近期死亡率相关。尤其是肝肾综合征可能会并发自发性细菌性腹膜炎（SBP），这就强调了诊断 SBP 和采取适当预防措施的重要性

转诊

建议所有门静脉高压患者咨询消化科相关领域专家，以筛查食管静脉曲张。

 重点和注意事项

内脏动脉扩张越来越被认为是门静脉高压和腹水病理生理学机制的重要组成部分。也可能有其他毛细血管床扩张；值得注意的是，在缺乏胸 X 线片或胸部 CT 实质性疾病证据的情况下，肺小动脉血管扩张可以造成明显的分流，并由此产生低氧血症。当肝硬化患者出现其他原因不明的低氧以及斜卧呼吸（直立坐位时呼吸困难更严重）和直立型低氧血症（直立姿势去饱和）时，应怀疑这个诊断。这一诊断可通过注射震荡生理盐水（agitated saline）后超声心动图检查来证实，在注射到外周静脉后，左心有延迟的气泡产生。

专家点评

　　门静脉高压及其并发症具有显著的发病率和死亡率。戒酒很重要，在有需要的情况下提供疫苗接种和预防性治疗，并考虑尽早转诊到专家处以帮助管理，并考虑肝移植。

推荐阅读

Ge PS, Runyon B: Treatment of patients with cirrhosis, *N Engl J Med* 375: 767-777, 2016.

第 69 章　胆管炎
Cholangitis

Glenn G. Fort，Tanya Ali

万春琴　译　冯国艳　张骅　审校

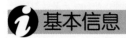 基本信息

定义

胆管炎是指并发胆总管梗阻的肝管和胆总管的炎症和（或）感染。

同义词

胆源性脓毒症

上行性胆管炎

化脓性胆管炎

ICD-10CM 编码
K83.0　胆管炎

流行病学和人口统计学

发病率（在美国）：大约 1% 的胆石症病例并发胆管炎。

发病高峰：60 ～ 70 岁。

患病率（美国）：每 1000 例住院患者中有 2 例。

性别差异

- 女性：继发于胆结石的胆管炎相对多见
- 男性：继发于恶性梗阻和 HIV 感染的胆管炎相对多见

好发年龄：60 ～ 70 岁及 70 岁以上，罕见于 50 岁以下。

体格检查和临床表现

- 通常为急性发作的发热、腹痛（右上腹）和黄疸（Charcot 三联症）
- 只有 50% ～ 85% 的患者出现所有体征和症状
- 通常因胆红素尿引起尿液颜色变深
- 并发症：
  1. 菌血症（50%）及脓毒性休克

2. 肝脓肿和胰腺炎

病因学

胆总管梗阻导致胆道内细菌迅速增殖。

- 胆总管梗阻最常见的原因是结石，通常从胆囊移行而来
- 其他原因：既往胆道手术后继发性狭窄、肿瘤（通常来自胰腺或胆道）、蛔虫或肝片吸虫寄生虫感染
- 内镜逆行胰胆管造影（endoscopic retrograde cholangiopancreatoscopy，ERCP）或经皮经肝胆管造影（percutaneous transhepatic cholangiography，PTC）污染阻塞的胆道引起的医源性胆管炎
- 原发性硬化性胆管炎（PSC）
- HIV 相关硬化性胆管炎：与巨细胞病毒（CMV）、隐孢子虫、微孢子虫和鸟型分枝杆菌复合体感染相关

 诊断

鉴别诊断

- 胆绞痛
- 急性胆囊炎
- 肝脓肿
- 消化性溃疡（PUD）
- 胰腺炎
- 肠梗阻
- 右肾结石
- 肝炎
- 肾盂肾炎

评估

- 血培养
- 全血细胞计数
- 肝功能检查

实验室检查

- 通常情况下，白细胞计数升高，并以多形核细胞为主
- 慢性梗阻患者的碱性磷酸酶和胆红素升高

- 急性梗阻时转氨酶升高
- 50% 的病例血培养呈阳性，通常为肠道革兰氏阴性需氧菌（如大肠埃希菌、肺炎克雷伯菌）、肠球菌或厌氧菌

影像学检查

- 超声：
  1. 可显示胆囊和胆管，以区分肝外梗阻和肝内胆汁淤积
  2. 对胆总管结石的显影不敏感，但有特异性
- CT 扫描：
  1. 对胆结石的诊断不太准确
  2. 对胆总管远端部分的显影比超声更敏感
  3. 可以更好地判定肿瘤
- 内镜逆行胰胆管造影（ERCP）：
  1. 确认阻塞及其程度
  2. 可以收集标本进行培养和细胞学检查
  3. 如果超声和计算机断层扫描不确定，还可以用于诊断
  4. 可用于治疗（见"治疗"）

Rx 治疗

非药物疗法

胆道减压：

- 对于病情严重的患者或在 12 ～ 24 h 内对药物治疗无反应的患者，可能需要紧急胆道减压
- 也可以在有反应的患者中选择性进行
- 选择：
  1. ERCP 加或不加括约肌切开或放置支架引流
  2. 经皮经肝胆道引流适用于不适合手术的急性患者
  3. 最近，当 ERCP 失败或不可用时，在专业的中心，超声内镜引导的胆道引流已被证明是经皮经肝胆道引流的一种替代方法
  4. 胆总管的外科探查

急性期常规治疗

- 禁食

- 静脉补液
- 针对革兰氏阴性肠道细菌、厌氧菌和肠球菌的广谱抗生素，如碳青霉烯类（如果危及生命，美罗培南 1 g，每 8 h 一次，或亚胺培南 500 mg 静脉注射，每 6 h 一次）、哌拉西林 / 他唑巴坦（3.375 或 4.5 g 静脉注射，每 6 h 一次），或氨苄西林-舒巴坦，或替卡西林-克拉维酸；如果是院内感染、发生在 ERCP 后或患者休克，扩大抗生素覆盖范围
- 图 69-1 显示了急性胆管炎的临床治疗流程

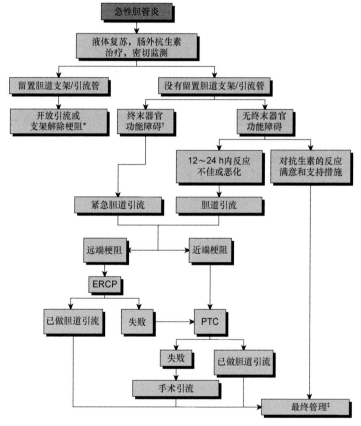

图 69-1　急性胆管炎患者的临床管理流程。线条代表可选择进入 EUS 胆道减压术；然而，优先考虑的是及时胆道引流，一些患者可能需要手术引流而不尝试 EUS 胆道减压术。ERCP，内镜逆行胰胆管造影术；EUS，超声内镜；PTC，经皮经肝胆管造影。（From Cameron JL，Cameron AM：Surgical Therapy，ed 12，Philadelphia，2017，Elsevier.）

慢性期治疗

反复减压可能是必要的,特别是当梗阻与肿瘤相关时。

预后

如果梗阻可接受明确的外科治疗,则预后极好,否则容易复发。

转诊

- 如果梗阻是由于结石或需要放置支架,应向胆道内镜医生咨询
- 如果需要外引流,咨询介入放射科医师
- 在其他情况下转诊至普外科医生
- 如果血培养呈阳性或者患者处于休克状态或有其他严重疾病,请到传染病专家处就诊

 重点和注意事项

- 尽管胆管炎在发病时似乎并不严重,但它是一种危及生命的腹腔内脓毒症
- 在胆道梗阻时,仅使用抗生素并不能解决胆管炎,因为胆道内压力过高会阻止抗生素进入胆道。胆道减压和引流以减轻梗阻,加抗菌治疗,是首选治疗方法

推荐阅读

Mosler P: Diagnosis and management of acute cholangitis, *Curr Gastroenterol Rep* 13(2):166-172, 2011.

第70章 胆石症
Cholelithiasis

Fred F. Ferri

王涵 译 刘岗 张骅 审校

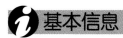 基本信息

定义

胆石症（cholelithiasis）即胆囊内存在结石。

同义词

胆石（gallstones）

ICD-10CM 编码

K80.80 其他非梗阻性胆石症

K80.81 其他梗阻性胆石症

K91.86 胆囊切除术后残留胆石症

流行病学和人口统计学

- 12% 的美国人患有胆石症。其中，每年有 2% ～ 3%（50 万～ 60 万）的患者行胆囊切除术
- 美国每年用于胆囊手术的医疗支出超过 50 亿美元
- 胆囊疾病的发病率随年龄增长而增加，40 ～ 59 岁为疾病高发期。胆囊结石的诱发因素有女性、孕妇、年龄 > 40 岁、胆囊结石家族史、肥胖、回肠疾病、口服避孕药、糖尿病、快速减肥、雌激素替代治疗
- 20% 的胆囊结石患者 20 年后会发生胆绞痛或其他并发症。发生胆囊结石相关并发症的重要预测因素是较大的结石（ > 10 mm）、多发结石以及女性患者

体格检查和临床表现

- 体格检查是完全正常的，除非患者有胆绞痛；80% 的胆石症是无症状的

- 胆囊管梗阻的典型症状为间歇性、剧烈、痉挛性的右上腹痛
- 疼痛主要发生在夜间，可放射至背部或右肩，持续几分钟到几小时
- 胆石症的症状及其并发症见表 70-1

病因学

- 75% 的胆囊结石含有胆固醇，通常与肥胖、女性和糖尿病有关；混合性结石最常见（80%）；单纯胆固醇结石仅占胆囊结石的 10%，其形成是由于胆囊内胆固醇过饱和，在促核形成

表 70-1　胆石症的临床表现及并发症

疾病	病理生理学	临床表现
胆绞痛	胆结石一过性嵌顿于胆管或肝胰管壶腹	右上腹间歇性疼痛，伴恶心或呕吐。疼痛位于上腹部或向右肩胛放射。每次持续 30 min 至数小时，每次发作间隔几天或几个月
急性胆囊炎	胆管阻塞引起的胆囊炎症，伴或不伴细菌重复感染	患者表情痛苦，不能做深呼吸。疼痛可持续 30 ～ 60 min，并随着运动而加重。持续性胆总管梗阻常引起呕吐。体格检查示右上腹压痛伴肌紧张、Murphy 征阳性（胆囊深部触诊时吸气暂停）
气肿性胆囊炎	感染产气型细菌，如大肠埃希菌、产气荚膜梭菌和厌氧链球菌	症状与急性胆囊炎相似，在腹部 X 线片或 CT 上可见气体，最常见于男性糖尿病患者
慢性胆囊炎	胆囊持续炎症和纤维化，运动和吸收功能差	患者通常无症状，也可出现反复腹痛发作。慢性胆囊炎可发展为瓷样胆囊，进而发展为胆囊癌
非结石性胆囊炎	与严重疾病及胃肠动力改变引起的胆汁淤积有关	见于创伤、烧伤、危重症及接受完全肠外营养的患者，该病死亡率是急性结石性胆囊炎的 2 倍
胆囊穿孔	结石可侵蚀发炎和坏死的胆囊壁进入腹腔，还可引起周围组织粘连、胆汁性腹膜炎	半数以上胆囊穿孔患者有发热，并可触及右上腹肿块，这些患者的死亡率为 30%

CT，计算机断层扫描

（From Adams JG et al：Emergency medicine，clinical essentials，ed 2，Philadelphia，2013，Elsevier.）

因素作用下结晶析出
- 25% 的胆囊结石是与溶血及肝硬化有关的胆色素结石（包含胆红素、钙盐和多种有机物）。其中黑色素结石，内科治疗通常难以奏效
- 50% 的混合性结石是不透射线的

Dx 诊断

鉴别诊断

- 消化性溃疡
- 胃食管反流病
- 肠易激疾病
- 胰腺炎
- 肿瘤
- 非溃疡性消化不良
- 下壁心肌梗死
- 肝脓肿

实验室检查

一般正常，胆道梗阻的患者可出现碱性磷酸酶、胆红素升高。

影像学检查

- 胆囊超声检查（图 70-1）可用于诊断小结石和胆泥沉积（敏感性 95%、特异性 90%）；胆囊扩张伴壁增厚提示急性胆囊炎
- 如果胆囊在注射核素显像（肝胆核素扫描）后 4 h 内没有显像，并且放射性同位素在胆总管中排出，可确诊急性胆囊炎（准确率＞ 90%）
- 无创的磁共振胰胆管造影、有创的内镜逆行胰胆管造影（ERCP）及术中胆管造影均可诊断胆总管结石

Rx 治疗

非药物治疗

改变生活方式：避免多不饱和脂肪含量高的饮食，肥胖患者应控制体重，但应避免快速过度减肥。

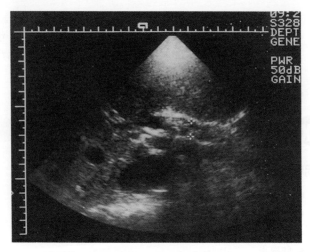

图 70-1　胆总管结石，后方伴声影。[From Grainger RG et al（eds）：Grainger and Allison's diagnostic radiology，ed 4，Philadelphia，2001，Churchill Livingstone.]

急性期常规治疗

- 胆囊结石的治疗与患者临床表现有关
- 无症状患者不需要治疗性干预。预防性胆囊切除术的建议标准见表 70-2
- 对于有症状的患者来说，外科手术通常是最理想的治疗方法。腹腔镜胆囊切除术较开放性胆囊切除术更可取，因为其康复时间短，死亡率低。有 5% ～ 26% 行择期腹腔镜胆囊切除术

表 70-2　预防性胆囊切除术的建议标准

预期寿命＞ 20 年

结石直径＞ 2 cm

结石＞ 3 mm，胆管通畅

不透射线的结石

胆囊息肉＞ 15 mm

胆囊功能不全或钙化（"瓷样胆囊"）

女性＜ 60 岁

胆囊癌高发地区的患者

（From Cameron JL，Cameron AM：Current surgical therapy，ed 10，Philadelphia，2011，Saunders.）

的患者需要改为开放式手术，最常见的原因是胆道解剖结构辨识不清

- 内镜下括约肌切开术后再行腹腔镜胆囊切除术推荐用于胆总管结石和残留胆囊结石的患者。在可能的情况下，同期行腹腔镜下胆管取石及胆囊切除术是较好的治疗方法。对于胆囊积脓和脓毒症的重症患者，可使用经皮胆囊切除术作为替代治疗

- 由于合并其他疾病而不适合手术的患者或拒绝手术的患者可以用口服胆汁酸盐治疗：熊去氧胆酸或鹅去氧胆酸。口服胆汁酸盐疗法适用于胆固醇结石（透射线的、非钙化结石）患者，并且结石直径 ≤ 15 mm、结石数不超过 3 颗。进行药物治疗的前提是胆囊有功能，且 CT 扫描未见结石钙化

- 体外冲击波碎石术（extracorporeal shock wave lithotripsy，ESWL）适用于结石直径 ≤ 3 cm、数量不超过 3 颗的患者

处理

- 在偶然发现胆囊结石的患者中，约 8% 在 17 年后发生了胆囊结石并发症（Shabanzadeh DM et al in Suggested Readings：*Gastroenterology* 150：156，2016）

- 体外冲击波碎石术（ESWL）术后 4 年，大约 20% 的患者出现结石复发

- 至少一个胆石直径 < 5 mm 的患者，发生急性胆源性胰腺炎的风险会增加 4 倍以上，此时患者需要密切观察

- 急性胆管炎是胆囊结石的潜在严重并发症。行 ERCP 和内镜下括约肌切开术，然后二期行腹腔镜胆囊切除术是治疗急性胆管炎的有效方法

- 胆囊结石的少见并发症见表 70-3

相关内容

胆囊炎（相关重点专题）

胆总管结石（相关重点专题）

表 70-3　胆石症少见并发症

并发症	发病机制	临床表现	诊断与治疗
气肿性胆囊炎	胆囊壁的产气微生物（Welchii 梭菌、大肠埃希菌和厌氧链球菌）继发性感染 多见于患糖尿病的老年男性，无结石患者也可发生	症状和体征与重症急性胆囊炎相似	腹部 X 线平片可显示胆囊窝气体 超声和 CT 对诊断气体较敏感 治疗以抗生素静注为主，覆盖厌氧菌，早期胆囊切除术 高患病率和死亡率
胆囊肠瘘	较大的结石通过受损的胆囊壁进入邻近的肠道，最常见的是十二指肠，其次是结肠肝曲、胃和空肠	症状和体征与急性胆囊炎相似，但有时瘘管无临床表现 结石＞ 25 mm，特别是老年妇女，可造成肠梗阻，又称为"胆石性肠梗阻"；梗阻最常见于回肠末端 胃流出道梗阻（Bouveret 综合征）极少发生	腹部 X 线平片可显示胆道内气体和（或）胆石性肠梗阻，如为结石钙化，右下腹也会出现结石影 上消化道造影可显示瘘管 单发结石形成的瘘管可自行闭合 可行胆囊切除术和肠修补术 胆石性肠梗阻需要紧急剖腹手术，而临床上常延误诊断，导致死亡率≈ 20%
Mirizzi 综合征	胆囊颈或胆囊管内的嵌顿性结石，因伴有炎症或瘘管而对肝总管造成外源性压迫	黄疸和右上腹痛	ERCP 显示肝内管扩张，肝总管受压，可伴瘘管形成 术前诊断对指导手术和减少胆管损伤的风险很重要
瓷样胆囊	胆囊壁钙化，通常伴有结石	胆囊壁钙化本身没有症状，晚期可能发展为胆囊癌（20%）	腹部 X 线平片或 CT 显示胆囊壁钙化 预防性胆囊切除术可预防胆囊癌的发生

CT，计算机断层扫描；ERCP，内镜逆行胰胆管造影

（From Feldman M et al: Sleisenger and Fortran's gastrointestinal and liver disease, ed 10, Philadelphia, 2016, Elsevier.）

推荐阅读

Abraham S et al: Surgical and nonsurgical management of gallstones, *Am Fam Physician* 89(10):795-802, 2014.

Baron T et al: Interventional approaches to gallbladder disease, *N Engl J Med* 372:357-365, 2015.

Shabanzadeh DM et al: A prediction rule for risk stratification of incidentally discovered gallstones: results from a large cohort study, *Gastroenterology* 150(156), 2016.

第 71 章　胆囊炎
Cholecystitis

Fred F. Ferri

陶惠　译　冯国艳　张骅　审校

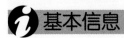 基本信息

定义

胆囊炎（cholecystitis）是胆囊的一种急性或慢性炎症，通常（> 95% 的病例）是由胆囊结石引起。

同义词

胆囊发作（gallbladder attack）

ICD-10CM 编码
K81.9　急性胆囊炎
K80.00　无梗阻的胆囊结石伴急性胆囊炎
K81.9　胆囊炎，未特指

流行病学和人口统计学

- 急性胆囊炎最常发生于 40 ～ 60 岁的女性。在美国，每年大约有 12 万例急性胆囊炎患者行胆囊切除术
- 胆囊结石的发病率在一般人群中为 0.6%，但在某些种族中要高得多（到 60 岁时，超过 75% 的印第安人会发生胆囊结石）。大多数胆囊结石患者都没有症状。在这类患者中，胆绞痛的发生率为每年 1% ～ 4%

体格检查和临床表现

- 右季肋部或上腹部有疼痛和压痛，疼痛可放射至肩胛下区域
- 触诊右上腹引起明显的压痛和吸气停止（Murphy 征）
- 肌紧张（肌卫）
- 发热（33%）
- 黄疸（25% ～ 50%）

- 可触及胆囊（20%）
- 恶心和呕吐（＞70%）
- 发热和寒战（＞25%）
- 病史通常表明在上腹部和右上腹疼痛发作之前摄入了大量脂肪餐

病因学

- 胆结石（＞95%）
- 危重患者的胆囊缺血性损害（非结石性胆囊炎）
- 感染，特别是在艾滋病患者（巨细胞病毒、隐孢子虫感染）
- 胆管狭窄
- 肿瘤（原发或转移）
- 胆石症的危险因素，包括年龄、肥胖、女性、快速减肥、种族（印第安人）、使用避孕药、怀孕、糖尿病、溶血、全肠外营养、胆道寄生虫

Dx 诊断

鉴别诊断

- 肝：肝炎、脓肿、肝充血、肿瘤、外伤
- 胆道：肿瘤、狭窄、Oddi 括约肌功能障碍
- 胃部：消化性溃疡、肿瘤、酒精性胃炎、食管裂孔疝、非溃疡性消化不良
- 胰腺：胰腺炎、肿瘤、胰管或壶腹结石
- 肾：结石、感染、炎症、肿瘤、肾破裂
- 肺部：肺炎、肺梗死、右侧胸膜炎
- 肠：盲肠后阑尾炎、肠梗阻、高度粪便嵌塞、肠易激综合征（IBS）、炎症性肠病（IBD）
- 心脏：心肌缺血（特别是累及下壁）、心包炎
- 皮肤：带状疱疹
- 创伤
- Fitz-Hugh-Curtis 综合征（肝周围炎＋盆腔炎）、异位妊娠破裂
- 膈下脓肿
- 夹层动脉瘤
- 脊柱骨关节炎引起的神经根刺激

评估

评估包括详细的病史和体格检查，以及实验室评估和影像学检查。如果没有进一步的检查，单一的临床表现或实验室检查不足以确诊或排除胆囊炎。

实验室检查

- ＞ 70% 的患者有白细胞增多（12 000 ～ 20 000）
- 碱性磷酸酶、谷丙转氨酶（ALT）、谷草转氨酶（AST）、胆红素升高；胆红素升高＞ 4 mg/dl 是罕见的，提示存在胆总管结石
- 可能有淀粉酶升高（如果血清淀粉酶升高＞ 500 U，考虑胰腺炎）

影像学检查

- 胆囊超声检查（图 71-1）是首选的初始检查，急性胆囊炎患者可见结石和胆囊扩张、壁增厚及周围水肿
- 核素成像（HIDA 扫描）（图 71-2）在超声诊断不确定的情况下对胆囊炎的诊断是有用的，对急性胆囊炎的敏感性和特异性均超过 90%。该试验仅在胆红素＜ 5 mg/dl 时可靠。阳性结果（示踪剂注射后 60 min 内胆囊无充盈）表明胆囊管或肝总管梗阻。此试验不会显示结石的存在
- 腹部的 CT 扫描对于疑似脓肿、肿瘤或胰腺炎是有用的

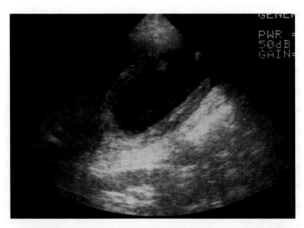

图 71-1　急性胆囊炎胆囊壁增厚。胆囊内有回声性结石。（From Grainger RG et al［eds］：Grainger and Allison's diagnostic radiology，ed 4，Philadelphia，2001，Churchill Livingstone.）

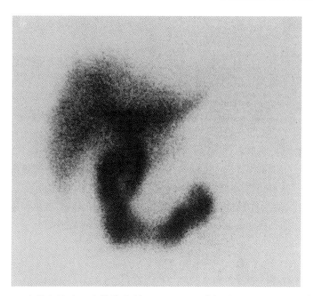

图 71-2　急性胆囊炎。 在静脉注射 99mTc-HIDA［锝（99m）–肝胆–亚氨基二乙酸］200 MBq（5 mCi）和胆囊收缩素（CCK）刺激后，对肝和胆囊区进行成像，可见肝内胆管，以及通过胆总管排泄进入小肠，没有看到胆囊。该患者的超声显示胆囊结石，并在手术中证实。病理诊断为急性胆囊炎。（From Grainger RG et al［eds］：Grainger and Allison's diagnostic radiology，ed 4，Philadelphia，2001，Churchill Livingstone.）

- 腹部 X 线平片一般没有用，因为只有 < 25% 的结石是不透射线的

℞ 治疗

非药物治疗

提供静脉补液，停止经口摄食。

急性期常规治疗

- 经皮腹腔镜胆囊切除术被认为是大多数患者的首选治疗方法。相对于无并发症的胆石症患者而言，急性胆囊炎患者行腹腔镜胆囊切除术时中转为开腹胆囊切除术的中转率较高；部分高危患者可先选择静脉输液和抗生素（氨苄西林–舒巴坦 3 g 静脉滴注，每 6 h 一次，或哌拉西林–他唑巴坦 4.5 g 静脉滴

　注，每 8 h 一次）保守治疗，这样有可能将急诊手术转变为死亡率较低的择期手术

- 胆囊结石患者可同时行内镜逆行胰胆管造影术、括约肌切开取石术联合腹腔镜胆囊切除术，7% ～ 15% 的胆石症患者也有胆总管结石

处理

- 预后良好；择期腹腔镜胆囊切除术可作为门诊手术施行
- 住院时间（必要时）：从腹腔镜胆囊切除术的当晚住院，到开腹胆囊切除术的 4 ～ 7 天住院不等
- 腹腔镜胆囊切除术的并发症发生率约为 1%（出血和胆漏），而开腹胆囊切除术的并发症发生率＜ 0.5%（感染）

转诊

所有急性胆囊炎患者都应转诊至外科。

 重点和注意事项

专家点评

- 应告知患者胆管结石可能会复发
- 当手术风险较高的患者发生急性胆囊炎时，胆囊抽吸术（超声显示的所有液体都被抽吸出来）也是一种非手术治疗方法。抢救性胆囊切除术保留给保守治疗无反应者

相关内容

　胆管癌（相关重点专题）

　胆总管结石（相关重点专题）

　胆石症（相关重点专题）

　胆管炎（相关重点专题）

　功能性胆囊疾病（相关重点专题）

推荐阅读

Abi-Haidar Y et al: Revisiting percutaneous cholecystectomy for acute cholecystitis based on a 10 year experience, *Arch Surg* 147(416), 2012.
Baron T et al: Interventional approaches to gallbladder disease, *N Engl J Med* 372:357-365, 2015.

第 72 章　功能性胆囊疾病
Functional Gallbladder Disorder

Rosann Cholankeril, George Cholankeril

赵天翔　译　戴聪　审校

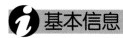 基本信息

定义

在没有胆结石、胆汁淤积或小结石的情况下，由胆囊蠕动障碍引起的胆源性疼痛。这是在肝胆胰方面实验室和影像学检查正常、没有器质性疾病证据的情况下作出的一种排除性诊断。

同义词

胆道运动障碍

胆囊运动障碍

胆囊痉挛

非结石性胆道疾病

慢性非结石性胆囊炎

胆囊功能障碍

胆囊管综合征

ICD-10CM 编码
K82.9　胆囊疾病，非特指

流行病学和人口统计学

发病率：胆道消化不良的发病率为 1% ～ 6%。

患病率：总人口的 10% ～ 45% 报告消化不良。

好发性别和年龄：女性对男性的比例为 3∶1。

危险因素：与膳食或脂肪膳食摄入没有相关性。

体格检查和临床表现

患者表现出符合罗马 III 标准的典型的胆道疼痛：

- 患者表现为散发的上腹部或右上腹疼痛，持续 30 min 至 6 h

- 周期性发作，偶尔发生（但不是每天）
- 排便不能缓解疼痛
- 改变体位不能缓解疼痛
- 抑酸剂不能缓解疼痛
- 疼痛上升到一个稳定的水平
- 疼痛严重到妨碍日常活动，甚至可能需要急诊就医

Dx 诊断

鉴别诊断

- 原发性胆囊疾病：胆结石、胆囊炎
- 胆胰疾病：胆石症、胆总管结石、胰腺炎、胰腺肿瘤
- 胃肠疾病：胃食管反流病、消化性溃疡、炎症性肠病、肠易激综合征、胃或食管肿瘤
- 代谢性疾病：肥胖、糖尿病
- 胆囊收缩素缺乏：乳糜泻

评估

这是一个胆道疼痛患者的排除诊断。患者血液检查结果及肝胆胰酶均正常，包括谷草转氨酶（AST）、谷丙转氨酶（ALT）、碱性磷酸酶（ALP）、胆红素、淀粉酶和脂肪酶。影像学检查（包括腹部超声在内）基本正常，没有胆结石或胆汁淤积的证据。

实验室检查

实验室检查均在正常范围内，包括血清 AST、ALT、ALP、胆红素、γ-谷氨酰转肽酶、淀粉酶和脂肪酶。

影像学检查

- 为了排除胆结石，腹部超声是首选的影像学检查。腹部超声可以检出 $3 \sim 5$ mm 大小的胆结石。患者应在超声检查前禁食至少 8 h，以优化胆囊的显示
- 如果腹部超声未发现胆结石或胆囊，但仍可疑，超声内镜（endoscopic ultrasound，EUS）可用于检测小结石病或小于 3 mm 的胆结石
- 通过胆囊收缩素（CCK）刺激胆道闪烁显像评估胆囊排空在

诊断中是必要的。CCK 刺激胆道闪烁显像可计算胆囊射出分数（gallbladder ejection fraction，GBEF）。正常 GBEF > 38%。GBEF < 35% 的患者在 CCK 刺激时出现可重复性疼痛，提示有功能性胆囊疾病

Rx 治疗

经过适当评估的疑似功能性胆囊疾病的患者，胆囊切除术是首选的治疗方法。

非药物性治疗

胆囊切除术是首选的治疗方法。研究表明，高达 98% 的患者在胆囊切除术后症状缓解。

急性期常规治疗

- 初期治疗应包括对腹痛进行充分的镇痛控制
- 应避免使用阿片类镇痛药，因为它们可能加重胆囊功能减退的症状

补充和替代疗法

姜黄根（姜黄属）通过刺激胆囊收缩，缓解胆汁性消化不良。

处理

患有功能性胆囊疾病的患者经常被误诊。这些患者需要适当的评估以排除其他肝胆病因。经正确诊断后，患者经手术治疗，预后良好。

转诊

- 至消化内科相关领域专家处就诊，以通过超声内镜（EUS）排除小结石病
- 对于可能进行胆囊切除术的特定患者，应该到外科就诊

重点和注意事项

专家点评

功能性胆囊疾病是一种排除性诊断。必须首先排除其他肝胆疾

病。CCK 刺激闪烁显像显示 GBEF 减少而没有任何其他相关疾病则提示本病。患者通过手术干预恢复良好。

相关内容

胆管癌（相关重点专题）

胆囊炎（相关重点专题）

胆总管结石（相关重点专题）

胆石症（相关重点专题）

第73章　胆总管结石
Choledocholithiasis

Suqing Li，Talia Zenlea

陶惠　译　戴聪　审校

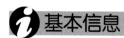 基本信息

定义

　　胆总管结石（choledocholithiasis）是由希腊语 *choli*（胆汁）、*docheion*（容器）和 *litos*（石）衍生而来，指的是胆总管（common bile duct，CBD）内存在结石。

同义词

　　胆总管结石［common bile duct stone（s）］

ICD–10CM 编码
K80.50　胆管结石

流行病学和人口统计学

- 虽然确切的发病率和患病率尚不清楚，但 10% ～ 20% 的患者在胆囊切除时发现有胆总管结石
- 胆总管结石发生于 10% ～ 15% 的胆石症患者，并且发病率随着年龄的增长而增加。大约 95% 的胆总管结石患者也会有胆囊结石
- 胆结石形成的危险因素包括不可改变的因素，如年龄、女性、家族史、种族背景和遗传倾向，而可改变的因素包括向心性肥胖和代谢综合征、快速减重、回肠克罗恩病、肝硬化、全胃肠外营养和药物治疗（如雌激素替代治疗）

体格检查和临床表现

- 无并发症的胆总管结石表现为胆绞痛，经典描述为右上腹或上腹部持续性剧烈的疼痛，伴有恶心和呕吐
- 极少数患者可能无症状，但疼痛的缓解更多地反映结石排入肠道

- 体格检查显示右上腹或上腹部压痛，偶有黄疸
- 可触及胆囊的 Courvoisier 征（胆总管渐进阻塞征）更多地是与胆总管的恶性梗阻有关，但已有报道与胆总管结石有关
- 其他临床表现如发热（Charcot 三联征）、低血压和精神状态改变（Reynolds 五联征）只有在胆总管结石合并急性胆管炎时才出现
- 胆总管结石也可并发急性胰腺炎

病因学

- 大多数病例是由于胆固醇结石从胆囊进入胆总管
- 胆总管结石的新生形成（原发性胆总管结石）并不常见，但可见于因吸虫引起的慢性复发性化脓性胆管炎、先天性胆管异常、胆管扩张或狭窄、*MDR3* 基因缺陷导致胆道磷脂分泌受损或囊性纤维化等原因造成的胆汁淤积，导致色素性结石形成倾向增加的患者
- 胆管中色素性结石大多数是棕色色素结石，常发生在胆管狭窄的近端，并伴有胆管炎

Dx 诊断

鉴别诊断

- 胆源性腹痛
- 急性胆囊炎
- Oddi 括约肌功能障碍
- 功能性胆囊疾病
- 恶性梗阻
- 胆总管囊肿
- 乳头狭窄
- 艾滋病相关胆管疾病

评估

- 伴有肝酶升高等一系列症状的胆石症患者应做右上腹经腹超声检查，以评估胆总管中的结石，这是胆总管结石最可靠的检测指标
- 肝酶升高检测胆总管结石的敏感性为 94%

- 临床检测指标应该被用来对患者进行危险分层，并为下一步的治疗提供信息
- 胆总管结石的高危预测因子：
  1. 超声或断层影像可见胆总管结石
  2. 血清胆红素升高（＞4 mg/dl），影像学显示胆总管扩张
  3. 上行性胆管炎的临床或生化证据
- 胆总管结石的中度危险预测因素包括肝生化异常、年龄＞55岁和（或）影像学可见胆总管扩张
- 基于美国胃肠内镜学会指南建议提出的危险分层模型见图73-1

实验室检查

- 胆道梗阻的早期，血清谷丙转氨酶（ALT）和谷草转氨酶

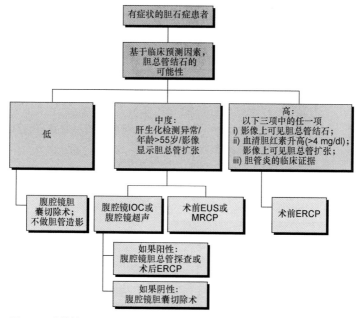

图 73-1　症状性胆石症患者的治疗流程。 ERCP，内镜逆行胰胆管造影；EUS，超声内镜；IOC，术中胆管造影；MRCP，磁共振胰胆管造影。（Adapted from Feldman M et al：Sleisenger and Fordtran's gastrointestinal and liver disease，ed 10，Philadelphia，2016；Elsevier and Buxbaum J et al：ASGE guideline on the role of endoscopy in the evaluation and management of choledocholithiasis，Gastrointest Endosc 89（6）：1075-1105，2019.）

（AST）就会升高，随后是血清胆红素、碱性磷酸酶（ALP）和 γ - 谷氨酰转肽酶（GGT）不成比例地升高，这些都是胆总管结石的独立预测因子

- ALP 先于胆红素水平迅速升高，胆红素水平与梗阻程度成正比
- 谷丙转氨酶或淀粉酶的单独和短暂升高反映了胆结石的排出（一时的梗阻）
- 胆总管结石合并急性胰腺炎和胆管炎的患者，血清淀粉酶或脂肪酶升高（＞正常上限的 3 倍），白细胞增多

影像学检查

- 胆囊超声检测结石的灵敏度相对较低（22% ～ 55%），但检测胆总管结石相关的胆总管扩张的灵敏度相对较高
- 胆囊完整患者胆总管扩张＞ 6 mm 或既往胆囊切除术患者胆总管扩张＞ 8 mm 提示胆道梗阻。多发胆囊小结石（＜ 5 mm）预示结石进入胆总管的风险增加 4 倍
- 其他成像方式，如螺旋 CT（图 73-2）、磁共振胰胆管造影（magnetic resonance cholangiopancreatography，MRCP）、CT 胆管造影和超声内镜（EUS）都改善了胆总管结石检测的显像特征；然而因为诊断的不确定性、患者因素和可用性，它们作为一线诊断工具还不可靠
- 中危患者应行 MRCP 或 EUS 检查，以明确胆总管结石的诊断，促进进一步的治疗

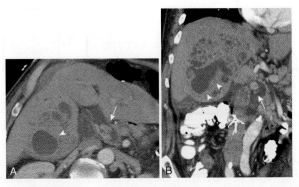

图 73-2　70 岁男性患者，胆总管结石合并肝脓肿。 CT 轴位（**A**）和冠状位（**B**）门静脉期图像显示大的胆管结石（箭头），伴有局限性肝内积液（无尾箭头），与患者已知的化脓性肝脓肿相符合。（From Soto JA, Lucey BC: Emergency radiology: the requisites, ed 2, Philadelphia, 2017, Elsevier.）

- 高危患者应直接进行内镜逆行胰胆管造影术（ERCP）进行诊断和治疗。

℞ 治疗

急性期常规治疗

- 胆总管结石需要治疗
- 主要方法是在腹腔镜手术或开腹胆囊切除术前或手术时通过 ERCP 和乳头切开术取出胆总管结石
- 当发生急性胆管炎，ERCP 未能清除胆管结石时，需要暂时采用胆道支架引流
- 随后的胆囊切除术最好在 ERCP 术前 2 周内进行，以降低复发的风险
- 对于一些高危患者可以行 ERCP 而不进行胆囊切除术，但其中 10% 的患者因复发需要后续行胆囊切除术

慢性期治疗

对于胆囊切除术后复发的胆总管胆固醇结石的患者，可考虑长期服用熊去氧胆酸以降低胆汁中胆固醇的饱和度。

转诊

- 消化科相关领域专家
- 普外科

相关内容

胆管癌（相关重点专题）

胆石症（相关重点专题）

胆囊炎（相关重点专题）

推荐阅读

Buxbaum J et al: ASGE guideline on the role of endoscopy in the evaluation and management of choledocholithiasis, *Gastrointest Endosc* 89(6):1075-1105, 2019.

Dasari BV et al: Surgical versus endoscopic treatment of bile duct stones, *Cochrane Database Syst Rev* 12:CD003327, 2013.

Fitzgerald JE et al: Courvoisier's gallbladder: law or sign? *World J Surg* 33(4):886-891, 2009.

He H et al: Accuracy of ASGE high-risk criteria in evaluation of patients with suspected common bile duct stones, *Gastrointest Endosc* 86(3):525-532, 2017.

Hill J et al: Risks of leaving the gallbladder in situ after endoscopic sphincterotomy for bile duct stones, *Br J Surg* 78:554-557, 1991.

Jeyarajah D: Recurrent pyogenic cholangitis, *Curr Treat Options Gastroenterol* 7:91-98, 2004.

Maple JT et al: The role of endoscopy in the evaluation of suspected choledocholithiasis, *Gastrointest Endosc* 71(1):1-9, 2010.

Okoro N et al: Ursodeoxycholic acid treatment for patients with postcholecystectomy pain and bile microlithiasis, *Gastrointest Endosc* 68(1):69-74, 2008.

O'Neill CJ et al: Choledocholithiasis: overdiagnosed endoscopically and undertreated laparoscopically, *ANZ J Surg* 78(6):487-491, 2008.

Pereira-Lima J et al: The role of serum liver enzymes in the diagnosis of choledocholithiasis, *Hepatogastroenterology* 47:1522-1525, 2000.

Soloway R et al: *Pigment gallstones, Gastroenterology* 72:167-182, 1977.

Stinton LM, Shaffer EA: Epidemiology of gallbladder disease: Cholelithiasis and cancer, *Gut Liver* 6(2):172-187, 2012.

第 74 章　原发性硬化性胆管炎
Primary Sclerosing Cholangitis

Ronan Farrell，Amanda Pressman

崔勇鹤　译　戴聪　审校

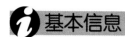 基本信息

定义

原发性硬化性胆管炎（primary sclerosing cholangitis，PSC）是一种主要影响大胆管的自身免疫性纤维性炎症疾病。它的特征是肝内和肝外胆管的节段性纤维化和炎症，并发反复发作性胆管炎、胆管癌（cholangiocarcinoma，CCA）、肝硬化和门静脉高压。

同义词

慢性闭塞性胆管炎

纤维性胆管炎

狭窄性胆管炎

PSC

ICD-10CM 编码

K83.0　胆管炎

K83.9　胆道疾病，非特异性

流行病学和人口统计学

- PSC 的发病率和患病率分别为每年每 10 万人 0.9 ~ 1.3 例和 8.5 ~ 16.2 例
- 大约 65% 的 PSC 患者是男性
- 平均发病年龄为 30 ~ 40 岁
- 超过 80% 的 PSC 患者还患有炎症性肠病（IBD）。4% ~ 5% 的溃疡性结肠炎（UC）患者会发展为 PSC。PSC-IBD 表型具有较高的结肠癌风险，以轻度全结肠炎、直肠不受累和反流性回肠炎为特征。PSC 是 IBD 患者发生结肠癌的独立危险因素

- PSC 可与其他自身免疫性肝病共存。自身免疫性肝炎（AIH）和 PSC 重叠综合征更常见于年轻人和儿童
- 胆管癌在 1%～2% 的 PSC 患者中被诊断，应该被认为是一种癌前病变。终生风险为 5%～10%
- 框 74-1 总结了与硬化性胆管炎相关的疾病的分类

框 74-1　硬化性胆管炎的分类和相关疾病

原发性硬化性胆管炎

主要相关疾病

炎症性肠病：

　克罗恩结肠炎或回结肠炎

　溃疡性结肠炎

其他相关疾病

全身性纤维化疾病：

　炎性假瘤

　纵隔纤维化

　阴茎硬结症

　眼眶假瘤

　腹膜后纤维化

　慢性纤维性甲状腺炎；

自身免疫性或胶原性血管疾病：

　自身免疫性溶血性贫血

　乳糜泻

　慢性硬化性涎腺炎

　膜性肾病

　PSS

　急进性肾小球肾炎

　类风湿关节炎

　干燥综合征

　系统性红斑狼疮

　1 型糖尿病

同种免疫性疾病：

　肝同种异体移植排斥

　骨髓移植后肝移植物抗宿主病

浸润性疾病：

　高嗜酸粒细胞综合征

　组织细胞增多症 X

　结节病

　系统性肥大细胞增多症

续框

免疫缺陷：
  先天性免疫缺陷
    联合免疫缺陷
    异常丙种球蛋白血症
    X- 连锁丙种球蛋白缺乏血症
  获得性免疫缺陷：
    艾滋病
    血管免疫母细胞淋巴结病
    机会性感染（如隐孢子虫病、巨细胞病毒、微孢子虫病）
    选择性 IgA 缺乏症

继发性硬化性胆管炎

梗阻
  自身免疫性胰腺炎
  胆道寄生虫
  Caroli 病
  胆总管结石
  慢性胰腺炎
  先天性异常
    囊性纤维化
    胆总管囊肿
  真菌感染
  复发性化脓性胆管炎
  外科狭窄

中毒
  动脉内氟尿苷（FUDR）
  导管内甲醛或高渗盐水（治疗包虫病）

缺血性
  肝移植动脉闭塞
  阵发性睡眠性血红蛋白尿
  中毒性血管炎（FUDR）
  血管创伤

肿瘤
  胆管癌
  肝细胞癌
  淋巴瘤
  转移性癌

FUDR，5- 氟尿嘧啶脱氧核苷；PSS，进行性系统性硬化症
（From Feldman M et al：Sleisenger and Fordtran's gastrointestinal and liver disease，ed 10，Philadelphia，2016，Elsevier.）

- 如果不进行肝移植，诊断后的中位生存期为 10 ~ 15 年

体格检查和临床表现

- 许多患者（高达 50%）在诊断时可无症状，并且体格检查结果正常。然而，许多患者肝功能检查异常，并且已知诊断为 IBD
- 75% 以上的无症状患者可出现症状，最常见的是非特异性瘙痒、腹痛和疲劳。有症状患者的体格检查可表现为黄疸、皮肤抓痕和因抓挠引起的色素沉着、肝脾大、黄斑瘤。其他症状包括脂肪泻和体重减轻，这与晚期 PSC、败血症、机械性梗阻（如胆管炎）、恶性肿瘤（胆管癌）有关
- 患者也可表现为晚期肝病、失代偿性肝硬化（即腹水、自发性细菌性腹膜炎、肝性脑病和静脉曲张出血）或肝衰竭。肝硬化患者的体格检查可能显示肝萎缩结节和门静脉高压的证据

病因学

- PSC 的病因尚不清楚，但最可能的机制是在一个遗传易感的患者中免疫启动，引起 PSC 相关基因表型的表达
- 家族性病例的报告以及 HLA-B8 和 DR3 显性频率的增加，支持了该病发生的遗传和免疫因素。全基因组关联研究发现了新的 PSC 相关位点，但这些基因的功能方面仍不清楚
- 肠道微生物群的失调引起的门体静脉炎症是一个越来越受关注的研究领域。与 UC 和 PSC 的密切联系可能是继发于 IBD 中肠道激活的 T 淋巴细胞，由于肠道和肝中重叠的黏附分子而导致门静脉炎症。此外，PSC 的肠道生态失调也已被发现，并仍是一个进行中的研究领域
- 近年来，胆管细胞产生的炎性细胞因子的失调也被认为在 PSC 的发病机制中发挥了作用

Dx 诊断

　　诊断主要依靠胆管造影的特征性表现，结合临床、生化和某些病例的组织学特征。基于磁共振胰胆管造影（MRCP）在影像诊断 PSC 中越来越广泛使用。肝活组织检查现在很少用于诊断该病。表 74-1 描述了 PSC 的分期。目前正在进行的工作是基于生物标志物（如 microRNA 和粪便微生物群概况）来进行诊断。

表 74-1 原发性硬化性胆管炎的分期

分期	描述
Ⅰ期—门静脉期	门静脉水肿、炎症、导管增生；炎症改变未超过肝门区
Ⅱ期—门静脉周围期	门静脉周围纤维化，有或无超过肝门区的炎症
Ⅲ期—纤维间隔形成期	间隔纤维化，桥接坏死，或两者同时存在
Ⅳ期—肝硬化期	胆汁性肝硬化

（From Cameron JL，Cameron AM：Current surgical therapy，ed 10，Philadelphia，2011，WB Saunders.）

鉴别诊断

- IgG4 相关性胆管炎（IgG4-associated cholangitis，IAC）
- 手术胆道创伤
- 缺血性胆管炎、复发性化脓性胆管炎、复发性胰腺炎
- 胆总管结石、胆管癌
- 动脉内化疗（5-FU/ 氟尿苷）
- 弥漫性肝内转移瘤、结节病或淀粉样变性
- 艾滋病、嗜酸性粒细胞或肥大细胞相关性胆管病变
- 组织细胞增多症 X、移植物抗宿主病
- 肝炎性假瘤、门脉高压性胆道病

评估

病史、体格检查、实验室评估和影像学检查（MRCP）。肝活检一般对诊断不是必要的。

实验室检查

- 大约 75% 的 PSC 患者血清生化检测异常，有明显的胆汁淤积模式，血清碱性磷酸酶升高（连续 6 个月以上为正常上限的 3 ～ 10 倍）。然而，这个值在病程中可恢复至正常。大多数患者的血清转氨酶水平升高（为正常上限的 2 ～ 3 倍）。血清胆红素通常在诊断时是正常的，除非患者有晚期狭窄性疾病。胆红素在诊断时的初始升高可能与较差的预后有关
- PSC 患者可检出多种自身抗体；然而，大多数为非特异性抗体，包括核周抗中性粒细胞胞质抗体（pANCA）；自身抗体包括抗核抗体（ANA）、抗平滑肌抗体（ASMA）等

1. 33%～88% 的 PSC 患者核周抗中性粒细胞胞质抗体（pANCA）呈阳性，但无特异性

2. 抗线粒体抗体（AMA）是原发性胆汁性胆管炎（PBC）的特征性表现，在原发性硬化性胆管炎（PSC）中未发现，有助于排除 PSC

3. 血清 IgG 水平对于诊断 PSC-AIH 重叠综合征（在儿童患者中更常见）和 IgG4 相关性胆管炎（IAC）合并自身免疫性胰腺炎是有用的

4. 值得注意的是，在 10%～20% 的 PSC 患者中发现 IgG4 水平升高，其中一部分患者表现为自身免疫性胰腺炎的特征。IgG4 升高的 PSC 患者提示预后更差，并对皮质类固醇治疗有反应。因此，所有 PSC 患者至少应检查一次 IgG4 水平

影像学检查

- 胆管造影（图 74-1）结合磁共振胰胆管造影（MRCP）或内

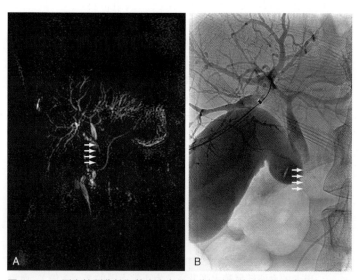

图 74-1　A. 原发性硬化性胆管炎患者的磁共振胰胆管造影的重建图像。肝内胆管普遍异常，以修枝样和串珠状外观为特征。磁共振图像上的信号缺失提示，在远端胆管水平有一个明显的狭窄（箭头）。**B.** 同一患者的经皮胆管造影。可见远端胆管严重的显性狭窄（箭头），胆囊明显增大，提示狭窄累及胆囊管的插入口。在远端胆管癌患者中也可以看到类似的结果。（From Feldman M et al: Sleisenger and Fortran's gastrointestinal and liver disease, ed 10, Philadelphia, 2016, Elsevier）

镜逆行胰胆管造影（ERCP），被认为是诊断 PSC 的金标准。特征性表现为节段性胆管纤维化伴正常中间区域囊状扩张，形成"串珠"样外观

- MRCP 的总体诊断准确率为 90%。当怀疑 PSC 时，MRCP 是首选的影像学诊断方式，因为 ERCP 可能增加 PSC 患者的严重并发症（如胰腺炎和胆管炎）发生率

- 对于有典型胆管造影表现的患者，肝活检对 PSC 的诊断不是必要的。活检会受到样本变异的影响，典型的"洋葱皮"型胆管周围纤维化是罕见的。肝活检可帮助诊断 PSC-AIH 重叠综合征、小胆管 PSC（正常胆管造影）或 IAC

- 无创肝弹性成像，包括 MR 弹性成像，是一种很有前途的评估肝硬化的方法，但是并没有得到有效验证

Ⓡ🅧 治疗

- 目前还没有确定的药物疗法能够有效阻止 PSC 的疾病进展。肝移植适用于失代偿性肝硬化、肝门胆管癌和复发性细菌性胆管炎的患者

- 熊去氧胆酸（UDCA）在随机对照试验中显示出多种益处

- 虽然 UDCA 可以改善化验指标，但还没有证明能提高生存率

- 在两个试验中，高剂量 UDCA［28 ～ 30 mg/（kg·d）］可导致结直肠发育不良、肝移植和静脉曲张。因此，对于 PSC 患者，高剂量 UDCA 并不是普遍推荐的药物治疗方法。一些临床医生进行了 UDCA 约为 20 mg/（kg·d）的中剂量或低剂量试验，改善了生化指标

- 口服万古霉素可能改善儿童患者的症状和生化反应，但尚未进行随机临床试验。口服万古霉素的好处可能与抗生素对肠道菌群的作用有关。相关研究正在进行

- 肠道菌群的调节是一个令人兴奋的领域，正在成为未来治疗 PSC 的重点。最近的研究表明，FMT 在 PSC 是安全的，可改善肝生物化学，并改善微生物组多样性。这是一个迅速扩展的胃肠病学领域，显示了广阔前景。然而，需要更大规模的研究来确定这些治疗是否能影响死亡率或减少肝移植

- 单纯 PSC 患者不推荐使用皮质类固醇和其他免疫抑制剂；然而，对于 PSC-AIH 重叠综合征或 IgG4 升高的患者推荐使用

- 使用肿瘤坏死因子抑制剂在 PSC 中是无效的。其他针对淋巴细胞转运、酪氨酸激酶信号转导和肝纤维化的单克隆抗体疗法正处于研究阶段。此外，针对胆汁酸合成和肥大细胞抑制的治疗研究正在进行
- 基于胆汁酸的治疗方法目前正在临床试验中，包括过氧化物酶体增殖活化受体激动剂和法尼醇 X 受体激动剂
- 对 PSC 患者的治疗旨在缓解 PSC 的症状，并处理其并发症（如梗阻或狭窄、肝硬化、门静脉高压）

急性期常规治疗

- 轻度瘙痒，推荐使用皮肤润滑剂和抗组胺药作为一线治疗
- 有中度或重度瘙痒者，胆汁酸螯合剂（如考来烯胺 16 g/d）是瘙痒首选的初始治疗方法。对于难治性瘙痒，胆汁酸螯合剂的替代药物包括利福平 150 ～ 300 mg 每日 2 次、纳曲酮每日 50 mg、舍曲林每日 75 ～ 100 mg，或苯巴比妥睡前 90 mg
- 如果患者出现血清胆红素升高和（或）瘙痒加重，并在影像学检查中出现进行性胆管扩张或胆管炎，需要通过影像学对显性狭窄进行评估。主要的狭窄是胆总管狭窄＜ 1.5 mm 或肝管狭窄＜ 1 mm
- 推荐采用 ERCP、细胞学检查和荧光原位杂交（FISH）来评估胆管癌的显性狭窄，这种狭窄在 15% ～ 20% 的病例中被发现。一旦恶性肿瘤被排除，推荐采用球囊扩张伴或不伴支架置入术来治疗症状。常规支架置入是不必要的，但短期支架置入术对严重狭窄的患者是有帮助的。如果 ERCP 不成功，应考虑经皮胰胆管造影术合并支架置入术
- 对于内镜或经皮处理难以治疗的显性狭窄性非肝硬化患者，应考虑手术治疗，尽管这可能使未来的肝移植手术更加复杂
- 建议对严重狭窄或阻塞的患者使用抗生素，对复发性胆管炎患者进行抗生素长期预防

慢性期治疗

- 建议避免饮酒和接种甲型和乙型肝炎疫苗
- PSC 患者有骨质疏松和骨质减少的风险
  1. 骨质疏松的病理生理学了解很少，但可能是多因素的。脂溶性维生素（如维生素 D 和维生素 K）的吸收受损，以及

胆红素可能对成骨细胞的损伤，可能是促成因素。骨质疏松症的风险似乎与皮质类固醇的累积暴露无关

2. 诊断时应行 DEXA 扫描，2～4 年时应重复扫描

3. 每日钙（1000～1500 mg）和维生素 D 600～800 IU，推荐给骨质减少的患者，并对骨质疏松的患者推荐添加双磷酸盐

- 新诊断为 PSC 的患者应进行完整的结肠镜检查和活检，以排除并发的 IBD，并监测结直肠癌。对于 IBD 患者，建议每隔 1～2 年连续进行监测性结肠镜检查及活检或色素内镜检查。对于没有 IBD 的患者，建议每隔 3～5 年进行监测，因为结直肠癌的风险增加

- 胆管癌（CCA）在 PSC 中很常见。每隔 6～12 个月应进行一次 CCA 的超声、CT 或 MRI 检查，加或不加血清 CA19-9 检查。虽然 CA19-9 可能提示 CCA，但 Sinakos 等[1]评估了 PSC 患者 CA19-9 水平升高的长期预后，发现随访 30 个月后 1/3 的患者没有 CCA。这些差异的部分原因可能是 *FUT2/3* 等位基因的基因型差异影响了 CA19-9 的表达。对于小于 20 岁的 PSC 患者或小导管 PSC 患者，不需要进行监测。对于有生化或症状恶化或显性狭窄的患者，应行内镜下逆行胰胆管造影（ERCP）及细胞学检查或胆管镜检查

- 建议每年进行腹部超声检查，因为 PSC 患者胆囊恶性肿瘤的患病风险增加，即使对没有肝硬化的患者也是如此。若发现肿块或息肉＞ 8 mm，应行胆囊切除术

- 推荐 PSC 和肝硬化患者每 6 个月进行一次肝细胞癌（HCC）超声监测（含或不含甲胎蛋白检查），并定期进行胃食管静脉曲张监测

- 对于疾病晚期，应评估脂溶性维生素缺乏，如维生素 A、E 和 D

- 对于 HCC 和 CCA，根据潜在的肝病，需要切除和肝移植

处理

肝移植是治疗终末期肝病、门静脉高压、肝衰竭、复发性或难

---

[1] Sinakos E et al：Many patients with primary sclerosing cholangitis and increased serum levels of carbohydrate antigen 19-9 do not have cholangiocarcinoma，Clin Gastroenterol Hepatol 9：434-439，2011，e1.

治性细菌性胆管炎的唯一有效方法。生存率极佳，1 年和 5 年生存率分别为 90% 和 80%。据报道，移植后 PSC 的复发率为 5% ～ 20%。当 MELD 超过 14 或更大，或有恶化的胆管炎或顽固性瘙痒时，移植治疗是必要的。

转诊

就诊于胃肠病学和（或）肝病学相关专家处进行 PSC 的治疗、并发症处理、相关恶性肿瘤的监测和肝移植的评估。

 重点和注意事项

- PSC 的治疗目标是缓解症状、防治并发症如肝硬化、早期癌的发现和及时进行肝移植
- 高剂量 UDCA 并不推荐用于 PSC 的治疗
- 患者发展为结直肠癌、胆囊癌和胆管癌的风险增加，需要监测
- PSC 和溃疡性结肠炎患者在结肠切除术伴回肠袋–肛管吻合术后，更容易累及右侧结肠，并有更大的结肠袋炎风险
- 对于肝硬化患者，建议监测胃食管静脉曲张和肝细胞癌
- 肝移植仍然是治疗 PSC 并发症的唯一有效方法

相关内容

溃疡性结肠炎（相关重点专题）

推荐阅读

Bowlus CL et al: AGA clinical practice update on surveillance for hepatobiliary cancers in patients with primary sclerosing cholangitis: expert review, *Clin Gastroenterol Hepatol* 17(12):2416-2422, 2019.

Culver EL, Chapman RW: Systematic review: management options for primary sclerosing cholangitis and its variant forms–IgG4-associated cholangitis and overlap with autoimmune hepatitis, *Aliment Pharm Therap* 33(12):1273-1291, 2011.

Dyson JK et al: Primary sclerosing cholangitis, *Lancet* 391:2547-2559, 2018.

Eaton EJ et al: Pathogenesis of primary sclerosing cholangitis and advances in diagnosis and management, *Gastroenterology* 145(3):521-536, 2013.

Lazaridis KM, Larusso NF: Primary sclerosing cholangitis, *N Engl J Med* 375:1161-1170, 2016.

Lindor KD et al: ACG clinical guideline: primary sclerosing cholangitis, *Am J Gastroenterol* 110:646-659, 2015.

Wannhoff A et al: FUT2 and FUT3 genotype determines CA19-9 cut-off values for detection of cholangiocarcinoma in patients with primary sclerosing cholangitis, *J Hepatol* 59(6):1278-1284, 2013.

第 75 章　原发性胆汁性胆管炎
Primary Biliary Cholangitis

Jeanette G. Smith，Dina A. Ibrahim

曹琴　译　戴聪　审校

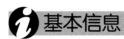 **基本信息**

定义

原发性胆汁性胆管炎（primary biliary cholangitis，PBC），以前称为原发性胆汁性肝硬化，是一种慢性、进行性胆汁淤积性肝病，好发于中年妇女，其特征为自身免疫性胆管破坏，导致门静脉炎症、肝细胞坏死、纤维化、肝硬化，以及最终的肝衰竭。

同义词

PBC

原发性胆汁性肝硬化

胆汁性肝硬化

非化脓性破坏性胆管炎

自身免疫性胆管病（autoimmune cholangiopathy，AIC）

ICD-10CM 编码
K74.3　原发性胆汁性胆管炎

流行病学和人口统计学

发病率：

- 年发病率为每 100 万人中 3.3 ～ 58 例
- PBC 占全球肝硬化死亡人数的 2%

患病率： 患病率在北美和北欧等国家最高，而且随时间和地理区域的变化存在较大的差异，在全球范围内患病率为每 100 万人中 2.7 ～ 492 例。该病带来的负担似乎在增加，这可能与更准确地诊断该病有关，而不是发病率上升所导致的结果。

好发性别： 女：男比例为 9：1。

好发年龄： 发病年龄一般在 30 ～ 65 岁，25 岁以前不常见。

好发种族：最常发生在白种人，但 PBC 可影响所有种族。

遗传学：

- 发病机制尚不明确，但可能与环境影响和遗传倾向有关

- 虽然没有明确的遗传因素与 PBC 相关，但有明显的家族聚集情况发生。在美国、巴西、日本和欧洲，家族聚集性 PBC 的患病率为 3% ~ 9%。同卵双生儿的一致率为 63%

- 高达 73% 的 PBC 患者至少有一种肝外自身免疫性疾病，如甲状腺炎、干燥综合征、类风湿关节炎、皮肤硬皮病（包括 CREST 综合征）、系统性红斑狼疮、恶性贫血、乳糜泻、自身免疫性血小板减少性紫癜、自身免疫性糖尿病和（或）其他自身免疫性疾病

- PBC 的一种变异形式表现为与自身免疫性肝炎（AIH）存在重叠综合征

- PBC 与肝细胞癌以及整体癌症风险的增加密切相关

病因学

- 虽然 PBC 的病因尚不明确，但人们认为它由遗传易感性和环境因素诱发，最终导致线粒体蛋白的修饰异常，从而诱发 T 淋巴细胞介导的对肝小叶胆管的持续攻击

- PBC 与 HLA 等位基因 DRA、DRB1、DPB1、DQB1、BTNL2 和 c6orf10 相关性最强。PBC 还与 ORMDL3、CD80、STAT1/STAT4、IL12A、NF-κB，和 RPL3/SYNGR1 有关。然而，不同种族之间存在差异

- 可能的环境诱因包括感染性病原体、吸烟、环境污染、辐射、尿路感染、生殖激素替代治疗、先前怀孕、有毒废物场所（特别是接触卤代烃类）、亲电药物、在食品添加剂和化妆品中发现的外源性生物制剂

- 酶复合物亚基 PDC-E2 是一种自身抗原，在 PBC 的早期发病中起重要作用。PBC 患者肝中 PDC-E2 特异性细胞毒性 $CD8^+$ 淋巴细胞的浓度比血液中高 10 倍，而抗线粒体抗体（AMA）（这是该病的血清学标志）对 PDC-E2 亚基产生反应，导致强烈的炎症反应。此外，胆道上皮细胞以独特的方式处理 PDC-E2，使其暴露于免疫介导的攻击。未来的治疗可能是针对这些肽的特异性免疫调节

- 此外，胆汁酸的慢性积累导致肝细胞的继发性损伤

体格检查和临床表现

临床分期：

- 无症状
- 有症状
- 肝硬化
- 肝衰竭

症状：

- 50% ～ 65% 的患者可能无症状；50% 的患者在 5 年后出现症状，80% 在 10 年后出现症状，95% 在 20 年后出现症状
- 疲劳（20% ～ 85% 的患者）和瘙痒（40% ～ 80% 的患者）是常见的症状，与疾病的严重程度无关
- 疲劳可能是慢性的，并与日间嗜睡和自主神经功能障碍有关
- 瘙痒症状在夜间加重，并与紧身、粗糙的衣服，以及皮肤干燥和炎热潮湿的天气有关。其原因尚不明确，但组胺、胆汁盐浓度、内源性阿片类物质、溶血磷脂酸、女性类固醇激素及其代谢物的升高被列为潜在的原因。瘙痒可首次发生在怀孕期间，但与妊娠期间的瘙痒有所区别，因为它会持续到产后及以后的时间
- 症状还包括黄疸（10% ～ 60%）、原因不明的右上腹疼痛（10%）、门静脉高压、血脂异常（76% ～ 96%）、黄瘤（15% ～ 50%）、骨质疏松症（20% ～ 44%）、干燥综合征（4% ～ 73%）、类风湿关节炎（2% ～ 6%）、系统性红斑狼疮（4%）、乳糜泻（6%）和甲状腺疾病（6% ～ 24%），最常见的是桥本甲状腺炎
- 其他症状包括脂肪泻、脂溶性维生素缺乏和贫血

体格检查：

- 有差异：结果取决于疾病的进展阶段，早期的检查结果可能完全正常
- 瘙痒引起的广泛抓挠可能会导致严重的剥落，甚至引起出血
- 肝大和脾大可随着疾病进展而加重。
- 黄瘤和黄疸一般出现在晚期。Kayser-Fleischer 环是罕见的，是铜的沉积造成。由于黑色素沉积引起的皮肤色素沉着也可能发生
- 晚期体格检查发现与肝硬化相似：蜘蛛痣、海蛇头、近端肢体消瘦、腹水、肝掌、杵状指、男性乳腺发育和水肿

Dx 诊断

满足以下三项标准中的两项，就可以确定 PBC 的诊断。

- 血清 AMA 阳性，且滴度 > 1：40，或 PBC 特异性抗核抗体反应阳性
- 胆汁淤积的生化证据 [主要是碱性磷酸酶 (ALP) 升高 ≥ 1.5 倍正常值上限]
- 特征性的肝组织学表现为小至中型的叶间胆管非化脓性破坏性损伤

鉴别诊断

- 药物性胆汁淤积（常用药物：吩噻嗪类、合成代谢类固醇，一些抗生素如 TMP-SMX、苯唑西林、氨苄西林）
- PBC-AIH 重叠综合征；在最初诊断为 PBC 的患者中有 2% ～ 20% 的报道。从稳定的 PBC 过渡到 AIH，反之亦然
- 慢性肝病和肝硬化的其他病因，如酒精性肝硬化、慢性病毒性肝炎、原发性硬化性胆管炎、AIH、结节病、肝淀粉样变性、化学药品/毒素诱发的肝硬化、其他遗传性或家族性疾病（如囊性纤维化、α_1 抗胰蛋白酶缺乏症）
- 胆道梗阻
- 继发性胆汁性肝硬化或继发性硬化性胆管炎

评估

病史、体格检查、实验室检查和肝活检。

实验室检查

- 在 90% ～ 95% 的 PBC 患者中发现了抗线粒体抗体 (AMA)，并且具有 98% 的特异性
- 53% 的患者出现抗核抗体 (ANA) 和 AMA。在 5% ～ 10% 的患者中，没有 AMA (AMA 阴性 PBC)。几乎所有的患者都有 ANA 或 AMA，或者两者都有
- 肝生化指标表现为胆汁淤积模式：ALP (肝源性) 显著升高。ALP 水平和胆红素水平与肝移植或死亡的风险相关
- γ- 谷氨酰转肽酶增加（提示 ALP 的胆汁来源）
- 血清 IgM 水平升高（AMA 阴性 PBC 中下降）

- 胆红素水平在早期正常，并随疾病进展（直接和间接）升高。血清胆红素水平升高是一个不良的预后指标

- 转氨酶水平可能是正常的，如果升高，很少超过 5 倍正常值上限（ULN）

- 超过 50% 的患者血脂明显升高，主要是由于脂蛋白 X（LpX）升高所致。总胆固醇可能超过 1000 mg/dl（黄瘤增加而不是黄斑瘤增加）。在 PBC 早期，患者的 HDL 相对于 LDL 和 VLDL 较高。高密度脂蛋白的升高可能解释了心血管疾病的风险不会增加。然而，由于其他危险因素（如家族史和代谢综合征），心血管风险可能仍然存在

- 经皮肝穿刺活检可证实或排除诊断，允许分期，但对于具有典型肝生化指标和 AMA 检测呈阳性的患者进行诊断或开始药物治疗并不是必要的

- 组织学不统一，因此组织学分期是根据最晚期的病变而定。
  1. Ⅰ期：非化脓性胆管炎，表现为小胆管的淋巴细胞浸润，伴或不伴上皮样肉芽肿或浆细胞，局限于门静脉区
  2. Ⅱ期：炎症细胞向门脉周围实质扩展，导管增生
  3. Ⅲ期：桥接坏死或纤维间隔连接门静脉三联征
  4. Ⅳ期：肝硬化伴再生结节

影像学检查

如果病史、体格检查、血液检查和肝活检均与 PBC 一致，则影像学检查或胆道造影不是必要的（图 75-1）。

预后

- 未治疗患者的中位生存期为 7.5 ～ 16 年，但随着早期诊断和治疗的开始，生存期越来越长。表 75-1 总结了 PBC 患者的组织学进展到更高阶段的时间进程

- 80% 的患者在 3 年内进展一期，31% 的患者在 4 年内由 Ⅰ 期进展为Ⅳ期

- AMA 的存在和总滴度水平都不能预测生存、疾病进展或对治疗的反应

- 预后实验室指标：血清胆红素是最好的生存预测因子，也是预后模型中最重要的因素。框 75-1 总结了 PBC 患者生存的独立预测因子

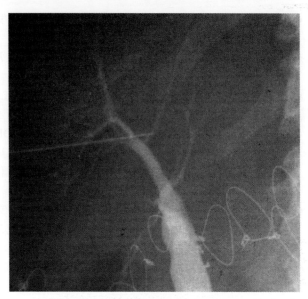

图 75-1 内镜逆行胰胆管造影显示原发性胆汁性胆管炎。(From Berk RN et al：Radiology of the gallbladder and bile ducts：diagnosis and intervention，Philadelphia，1983，WB Saunders.)

表 75-1 PBC 患者的组织学进展到更高阶段的时间进程

组织学进展*	最初组织学分期		
	1	2	3
1 年	41	43	35
2 年	62	62	50

*1 年和 2 年时组织学分期增加的患者百分比
(From Feldman M et al：Sleisenger and Fortran's gastrointestinal and liver disease，ed 10，Philadelphia，2016，Elsevier.)

- 对熊去氧胆酸（UDCA）治疗的反应可作为预后因素，约 40% 的患者没有反应。有多个生化反应标准，如果用 UDCA 治疗 1 年后达到标准，则与临床结果改善相关。其中三个标准是巴塞罗那（ALP 水平下降至少 40% 或下降至正常范围内）、巴黎 I（ALP ＜ 3 倍 ULN、AST ＜ 2 倍 ULN 和胆红素在正常范围内）和巴黎 II（ALP ＜ 1.5 倍 ULN、ALT ＜ 1.5 倍 ULN 和胆红素在正常范围内）。同样，预测非移植患者短期生存概率的 Mayo 危险评分，也可以可靠地预测 UDCA 治疗 6

框 75-1　不同临床研究中 PBC 患者生存的独立预测因子

临床
　年龄
　腹水
　水肿
　肝大
　静脉曲张破裂出血

实验室指标
　血清白蛋白水平
　血清碱性磷酸酶水平
　血清胆红素水平
　凝血酶原时间

肝组织学
　胆汁淤积
　肝硬化
　纤维化
　Mallory 透明样变

PBC，原发性胆汁性胆管炎
（From Feldman M et al：Sleisenger and Fortran's gastrointestinal and liver disease，ed 10，Philadelphia，2016，Elsevier.）

　　个月后的预期寿命（www.mayoclinic.org/medicalprofessionals/transplant-medicine/calculators/the-updated-natural-history-model-for-primary-biliary-cirrhosis/itt-20434724）

- 较差的预后与黄疸、组织学晚期、胆红素或 ALP 升高、低白蛋白、肝细胞癌、UDCA 无反应、食管静脉曲张有关

ⓇⓍ 治疗

- 治疗要根据疾病的临床分期而定
- 无症状期：
- 每 3 个月进行肝功能检查
- 一旦 ALP 升高到 1.5 倍 ULN，开始 UDCA 治疗，13 ～ 15 mg/（kg · d），分 2 ～ 4 次服用，而不考虑组织学分期
  1. 不良反应可能包括头痛、头晕、腹泻或便秘、消化不良、恶心、体重增加、背痛和上呼吸道感染
  2. 注意与纤维酸类、胆酸螯合剂、雌激素衍生物以及氢氧化铝的相互作用，这些可能会干扰 UDCA 的治疗效果或血清浓度

3. 在 I 期或 II 期开始治疗效果最好，但应在疾病的任何阶段
开始治疗。目前建议终身治疗

- 治疗还包括相关疾病的治疗，如疲劳、瘙痒、骨质疏松、高
胆固醇血症、吸收不良、脂溶性维生素缺乏、贫血、甲状腺
功能减退和任何肝硬化并发症

急性期常规治疗

- 症状期：治疗的目标是缓解瘙痒等症状，治疗慢性胆汁淤积
并发症，以及延迟肝衰竭
- 奥贝胆酸最近被批准为 PBC 的二线治疗药物。
  1. 它是一种法尼醇 X 受体激动剂，用于联合 UDCA 治疗对
  UDCA 应答不佳的患者，或用于 UDCA 无反应患者的单一
  治疗
  2. 它最初的剂量为 5 mg 每日 1 次，如果胆红素和（或）碱性
  磷酸酶下降不足，可在 3 个月后增加到 10 mg 每日 1 次
  3. 最常见的不良事件是瘙痒，因此该药物可能对有瘙痒症状
  的患者并不理想
- 由于疗效有限和（或）严重毒性，泼尼松、硫唑嘌呤、秋水
仙碱、甲氨蝶呤、贝特类、青霉胺、环孢素、水飞蓟素和吗
替麦考酚酯不再被使用
- 对于 PBC 患者的瘙痒，考来烯胺树脂（4 ~ 16 g/d）可减轻
大多数患者的瘙痒，但必须在 UDCA 前至少 4 h 给予，以避免
降低该药物的疗效。睡前服用抗组胺剂有助于缓解夜间症状。
利福平（150 ~ 300 mg，每日 2 次）、口服阿片类拮抗剂如纳
曲酮（每日 12.5 ~ 50 mg）和舍曲林（每日 75 ~ 100 mg）可
用于胆汁酸螯合剂引起的顽固性瘙痒。表 75-2 总结了 PBC
患者瘙痒的治疗建议。顽固性瘙痒可作为肝移植的适应证
- 正在研究用于瘙痒的新型药物包括回肠胆汁酸转运抑制剂和
贝特类药物

慢性期治疗

- 肝功能检测应每 3 ~ 6 个月进行一次
- 干燥综合征的处理：最初可使用人工泪液治疗干眼症。唾液
替代品可用于口干症和吞咽困难，毛果芸香碱或西维美林可
用于难治性病例。湿润剂可以用于阴道干燥

表 75-2　目前对原发性胆汁性胆管炎瘙痒症状的治疗建议

方法	药物	作用机制	剂量	不良反应	注释
一线	考来烯胺	胆汁酸树脂	4 ~ 16 g/d	味道不佳，腹胀，便秘，腹泻	早晨剂量首选；与其他药物间隔至少 3 h
	考来维仑	胆汁酸树脂	3.75 g/d，分 2 ~ 3 次服用	如上所述（但频率较低），头痛，肌痛	与其他药物同隔至少 3 h
二线	利福平	孕烷 X 受体（PXR）激动剂和酶诱导剂	150 ~ 600 mg/d	肝炎，肝衰竭，溶血	血清胆红素水平 < 3 mg/dl 时 150 mg/d，血清胆红素 > 3 mg/dl 时 300 mg/d；定期监测血液计数和肝生化
三线	纳曲酮	阿片样受体拮抗剂	50 mg/d	类阿片戒断反应——腹痛，高血压，心动过速，起鸡皮疙瘩，噩梦	从 12.5 mg/d 开始，逐渐增加；定期监测肝生化
四线	舍曲林	5- 羟色胺再摄取抑制剂（SSRI）	100 mg/d	恶心，头晕，腹泻，视幻觉，疲劳增加	从 25 mg/d 开始，逐渐增加

（From Fillit HM: Brocklehurst's textbook of geriatric medicine and gerontology, ed 8, 2017, Elsevier.）

- 骨质减少或骨质疏松症的治疗及预防：PBC 患者应每天分次给予 1000～1200 mg 钙，每天饮食中或通过补充剂给予 1000 IU 维生素 D。负重练习也值得推荐。骨密度测定应在诊断时、脆性骨折后、肝硬化患者、移植前或接受类固醇治疗超过 3 个月的患者进行，然后每 2～4 年测定一次。如果患者有骨质减少而无酸反流或静脉曲张，应考虑阿仑膦酸盐（每周 70 mg）或其他双膦酸盐

- 高脂血症常见于 PBC 患者。然而，没有增加心血管疾病的风险。他汀类药物对需要治疗的患者是安全有效的，即使他们的肝生化检查异常

- 维生素 A、K 和 E 缺乏在晚期病例中具有重要的临床意义，并对口服替代有反应

- 肝硬化或 Mayo 危险评分＞ 4.1 的患者，每 1～3 年进行一次上消化道内镜检查以评估静脉曲张。可以考虑使用非选择性 β 受体阻滞剂或内镜套扎来预防静脉曲张出血

- 肝硬化患者建议每 6 个月定期通过超声和甲胎蛋白进行肝细胞癌筛查

- 肝移植是肝衰竭患者唯一有效的治疗方法，大约 25% 的 PBC 患者最终需要肝移植。移植的适应证包括肝失代偿（脑病、复发性静脉曲张出血、顽固性腹水和自发性细菌性腹膜炎）、符合 Milan 标准的肝细胞癌（见"肝细胞癌"）和顽固性瘙痒。Mayo 危险评分＞ 7.8、MELD 评分＞ 12、胆红素≥ 6 mg/dl 也可以考虑肝移植

- PBC 患者的肝移植结果比几乎所有其他肝病类型的患者都要好。现在 1 年的存活率高达 90%～95%。虽然 11%～42% 的肝移植患者在 47 个月（中位时间）后可能复发，但患者和移植物的生存通常不受影响

处理

最终的治疗需要肝移植。在未接受治疗的患者中，5 年、10 年和 15 年的无移植生存率分别为 79%、59% 和 32%。

转诊

至胃肠病学和（或）肝病学相关专家处进行治疗，评估肝移植，管理门静脉高压。

推荐阅读

Corpechot C et al: A placebo-controlled trial of bezafibrate in primary biliary cholangitis, *N Engl J Med* 378:2171-2181, 2018.

Nevens E et al: A placebo-controlled trial of obeticholic acid in primary biliary cholangitis, *N Engl J Med* 375:631-643, 2016.

Selmi C et al: Primary biliary cirrhosis, *Lancet* 377:1600-1609, 2011.

第 76 章　成人黄疸
Jaundice in the Adult Patient

Alla Goldburt，Paolo G. Pace

翟哲　译　王格　审校

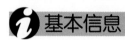 基本信息

定义

黄疸（jaundice）是由血液中过量的胆红素引起的巩膜、皮肤和黏膜的黄染。在成人中临床上可检测到的黄疸为血清胆红素 2.5 ～ 3 mg/dl。

同义词

黄疸（icterus）

ICD-10CM 编码
R17　未特指的黄疸

流行病学和人口统计学

黄疸的常见原因（按年龄和性别划分）：

- 青年（无论男女）：病毒性肝炎、Gilbert 病
- 中年（无论男女）：药物性肝炎和肝硬化
- 中老年男性：酒精性肝病、胰腺癌、肝癌、原发性血色素沉着病
- 女性：原发性胆汁性肝硬化、慢性活动性肝炎、胆总管结石、胆囊癌

体格检查和临床表现

黄疸的临床表现形式有所不同，从偶发到急性和危及生命。病史和体格检查可为潜在疾病提供重要线索。

重要现病史：

- 黄疸持续时间
- 相关症状：腹痛、发热、恶心、周身不适、瘙痒、畏寒、尿

液和粪便颜色改变、厌食和（或）体重减轻

主要个人史 / 暴露史：

- 饮酒、注射非法药物、使用肝毒性药物或草药、输血、无保护的性行为、食用贝类、旅行、职业性毒素暴露

重要既往史：

- 既往腹部或胆道手术、既往黄疸发作史、既往诊断为乙型或丙型肝炎、炎症性肠病史

主要体征：

- 生命体征异常：发热、低血压、心动过速
- 急性疾病体征：腹部压痛、脾大、腹部肿块、脑病、Murphy 征
- 慢性肝病的征象：肝掌、蜘蛛痣、淤血、男性乳腺发育、睾丸萎缩、腹水、体重减轻、Kayser-Fleischer 环（Wilson 病）、海蛇头（脐周静脉曲张）、内痔、巩膜黄染

病因学

胆红素代谢三个阶段中的任何一个阶段中断都会导致黄疸。

- 肝前性：红细胞分解代谢、红细胞无效性生成或肌肉肌红蛋白和细胞色素分解引起的血红素分解代谢增加，导致间接（非结合型）高胆红素血症
- 肝内性：肝细胞破坏，或破坏肝细胞内结合胆红素的两个独立生化过程中的任何一个，都可能导致间接（非结合型）或直接（结合型）高胆红素血症
- 肝后性：阻滞肝胆系统释放水溶性胆红素，防止其排泄到粪便或尿液中或在肠道菌群内再循环，导致直接（结合型）高胆红素血症

Dx 诊断

鉴别诊断

肝前性病因：

- 溶血过程（如镰状细胞病、球形红细胞增多症、地中海贫血、G6PD、免疫溶血、溶血性尿毒症）、红细胞无效性生成（如地中海贫血、叶酸、严重铁缺乏），或大血肿重吸收

肝内性病因：

- 如果是非结合型高胆红素血症：酶代谢异常（Gilbert 病、

Crigler-Najjar 综合征)，改变酶促途径的药物（如利福平、异烟肼和丙磺舒）

- 如果是结合型高胆红素血症：由以下因素引起肝内胆汁淤积
  1. 病毒：甲型、乙型和丙型肝炎病毒、EB 病毒、出血性病毒（黄热病、埃博拉病毒）
  2. 其他感染：细菌（钩端螺旋体病、MAI）、寄生虫（血吸虫病、疟疾、阿米巴病）、真菌（芽生菌、组织胞浆菌）
  3. 酒精：酒精性肝炎、酒精性肝硬化
  4. 自身免疫性：原发性胆汁性肝硬化、原发性硬化性胆管炎、自身免疫性肝炎
  5. 肝毒性药物：对乙酰氨基酚（最常见）、青霉素（阿莫西林 - 克拉维酸最常见）、氯丙嗪、类固醇（雌激素或合成代谢）、非甾体抗炎药（NSAID）、丙戊酸，以及一些草药如卡瓦胡椒制剂、麻黄和非市售减肥补充剂
  6. 遗传性 / 代谢性：镰状细胞病和其他 RBC 恶液质、血色素沉着病、Wilson 病、Dubin-Johnson 和 Rotor 综合征、α - 抗胰蛋白酶缺乏症、糖原贮积病、非酒精性脂肪性肝炎（NASH）、卟啉症、良性复发性肝内胆汁淤积
  7. 全身疾病累及肝：结节病、淀粉样变性、血色素沉着病、结核、胞内鸟分枝杆菌
  8. 其他：肝硬化、败血症、全胃肠外营养、妊娠肝内胆汁淤积、移植物抗宿主病、环境毒素、良性术后状态

肝后性病因：

- 胆道系统的内在或外在阻塞：
  1. 肝内胆管系统梗阻：狭窄、胆管癌、胆囊癌、Vater 壶腹癌、感染（如巨细胞病毒、艾滋病患者的隐孢子虫、寄生虫）、胆总管结石
  2. 肝外胆管系统梗阻：胰腺炎、胰腺癌、胰腺假性囊肿、淋巴瘤
- 假性黄疸：食用了大量含胡萝卜素的食物（如胡萝卜、甜瓜、南瓜），与胆红素无关

评估

- 病史、体格检查和一线实验室检查通常可以明确诊断。图 76-1 描述了黄疸的临床治疗方法

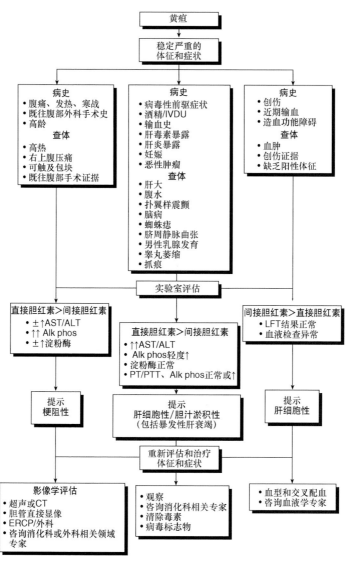

图 76-1　黄疸患者的处理。Alk phos，碱性磷酸酶；ALT，谷丙转氨酶；AST，谷草转氨酶；CT，计算机断层扫描；ERCP，内镜逆行胰胆管造影；IVDU，静脉注射药物；LFT，肝功能检查；PT，凝血酶原时间；PTT，部分凝血活酶时间。（From Marx AJ et al：Rosen's emergency medicine：concepts and clinical practice，ed 7，Philadelphia，2010，Elsevier.）

- 表 76-1 总结了急危重症型黄疸患者的鉴别诊断

表 76-1　黄疸急重症的鉴别诊断

系统	重症	急诊	非急诊
肝	暴发性肝衰竭	伴有意识错乱、出血或凝血障碍的任何病因的肝炎	精神状态正常、生命体征正常、无活动性出血的肝炎
	中毒	Wilson 病	
	病毒	原发性胆汁性肝硬化	
	酒精	自身免疫性肝炎	
	缺血损伤	肝移植排斥反应	
	Reye 综合征	浸润性肝病	
		药物导致（异烟肼、苯妥英、对乙酰氨基酚、利托那韦、氟烷、磺胺类药物）	
		毒素摄入或暴露	
胆	胆管炎	胆道梗阻（结石、炎症、狭窄、肿瘤）	
全身	脓毒症	结节病	创伤后血肿吸收
	中暑	淀粉样变性	全胃肠外营养
		移植物抗宿主病	
心血管	腹主动脉瘤阻塞	右心充血性心力衰竭	
	Budd-Chiari 综合征	静脉闭塞性疾病	
	重度充血性心力衰竭		
血液-肿瘤	输血反应	溶血性贫血	Gilbert 综合征
		大规模恶性浸润	新生儿生理性黄疸
		先天性代谢缺陷	
		胰头肿瘤	
		转移性疾病	
生殖系统	先兆子痫或 HELLP 综合征	妊娠剧吐	妊娠胆汁淤积
	妊娠急性脂肪肝		

HELLP，溶血、肝酶升高、血小板减少
（From Marx JA et al：Rosen's emergency medicine，ed 8，Philadelphia，2014，Saunders.）

实验室检查

- 一线检查：
  1. 血清总胆红素和直接胆红素

2. 尿液分析

3. 肝功能检查 [谷草转氨酶（AST）、谷丙转氨酶（ALT）、γ - 谷氨酰转肽酶（GGTP）、碱性磷酸酶]、全血细胞计数（CBC）、肝合成功能 [白蛋白、凝血酶原时间（PT）、部分凝血活酶时间（PTT）]、胰腺功能（淀粉酶、脂肪酶）

- 如果血清总胆红素和直接胆红素升高，尿液中胆红素阳性，则考虑肝内或肝后病因。如果血清总胆红素升高，但直接胆红素正常（非结合型高胆红素血症）并且尿液中胆红素阴性，则考虑肝前或肝内病因

如诊断不清，则进行其他检查：

- 筛查甲型、乙型和丙型肝炎；如果病因仍然不明，则基于病史和体格检查考虑以下选项

- 其他病毒：EBV、CMV

- 自身免疫性疾病：抗线粒体抗体（在原发性胆汁性肝硬化中升高）、抗平滑肌抗体、ANA（在自身免疫性肝炎中升高）、抗核胞质抗体（在原发性硬化性胆管炎中升高）

- 铜蓝蛋白（在 Wilson 病中升高）

- α_1 抗胰蛋白酶缺乏症（在肝硬化和肺气肿中升高）

- 铁蛋白、铁饱和度（在血色素沉着病中升高）

- 血涂片（RBC 恶液质）

- 诊断排除：Gilbert 综合征

- 肝活检：对于诊断慢性肝炎是必要的。可用于肝占位性病变的诊断，但存在很高风险

影像学检查

- 腹部超声：一线选择（图 76-2 和图 76-3），可在床旁完成，对近端胆道疾病最敏感；胆管扩张提示肝外疾病

- 腹部 CT：对于获得更多有关肝、胰腺和远端胆道系统的信息，该检查是有必要的

- 内镜逆行胰胆管造影（ERCP）：很少需要依赖此检查进行诊断。需咨询消化科相关领域专家

- 经皮经肝胆管造影（PTC）：很少需要依赖此检查进行诊断。需咨询消化科或外科相关领域专家

- 磁共振胰胆管成像（MRCP）：显示胰胆管的无创检查。需咨询消化科相关领域专家

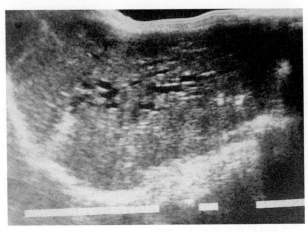

图 76-2　超声显示肝外胆道有一个大的结石。左侧可见扩张的胆管。(Courtesy Dr. M.C. Collins. Forbes A et al [eds]: Atlas of clinical gastroenterology, ed 3, St Louis, 2005, Mosby.)

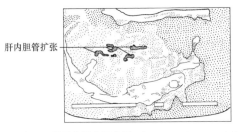

肝内胆管扩张

图 76-3　图 76-2 中显示的异常超声示意图。(From Forbes A et al [eds]: Atlas of clinical gastroenterology, ed 3, St Louis, 2005, Mosby.)

- 超声内镜检查:用于鉴定胆道系统和(或)胰腺内发现的任何局灶性病变,并在必要时进行活检。需咨询消化科相关领域专家

Rx 治疗

非药物治疗

取决于黄疸的潜在病因和患者的临床稳定性。一般来说,梗阻性病因需要手术治疗,而非阻梗阻性病因需要药物治疗。

急性期常规治疗

急性、危及生命的疾病(如胆囊炎或上行性胆管炎)需要通过

基础实验室检查和床旁诊断程序进行迅速诊断，同时要尽早请外科和消化科相关领域专家会诊。应停止使用可疑药物。初始治疗包括镇痛、静脉输液、改善凝血和使用抗生素。N-乙酰半胱氨酸可用于过量服用对乙酰氨基酚的患者。

慢性期治疗

- 可逆原因必须首先排除。可疑药物和乙醇必须停用
- 许多肝内疾病的处理需咨询消化科相关领域专家，如乙型或丙型肝炎的治疗、用青霉胺治疗 Wilson 病、静脉切开术治疗血色素沉着病，或通过 ERCP 置入支架解决肝后梗阻。关于胰腺肿块切除、胆囊切除术等，考虑咨询外科
- 有症状的瘙痒可以用考来烯胺结合胆红素治疗，也可以用抗组胺药治疗以减少痒反射。熊去氧胆酸可用于治疗原发性胆汁性肝硬化和预防或溶解胆结石

 重点和注意事项

专家点评

- 注意生命体征不稳定的警告迹象，以诊断威胁生命的疾病；早期外科和消化内科的协作对复杂的重症病例有帮助
- 仔细的病史和体格检查、基础实验室检查和迅速的床旁影像学检查有助于明确诊断
- 极高的血清胆红素（＞15 mg/dl）常提示肝硬化可能，这类患者需要警惕肝肾综合征

推荐阅读

Nguyen KD et al: Atypical causes of cholestasis, *World J Gastroenterol* 20(28):9418, 2014.
Privette TW et al: Emergencies of liver, gallbladder, and pancreas, *Emerg Med Clin North Am* 29(2):293-317, 2011.

第 77 章　血色素沉积症
Hemochromatosis

Fred F. Ferri

李迎杰　译　王格　审校

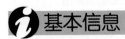 基本信息

定义

血色素沉积症是一种常染色体隐性遗传疾病，表现为铁代谢障碍。其特征是多器官的铁沉积增加（肾上腺、肝、胰腺、心脏、睾丸、肾、垂体），如果不及时治疗，最终导致这些器官的功能障碍。

同义词

青铜色糖尿病

遗传性血色素沉积症（hereditary hemochromatosis，HH）

ICD-10CM 编码

E83.110　遗传性血色素沉积症

E83.111　因反复输注红细胞引起的血色素沉积症

E83.118　其他血色素沉积症

E83.119　血色素沉积症，未特指

流行病学和人口统计学

发病率：在白人中，大约是 1/385。

好发性别和年龄：男性发病年龄通常为 40 ～ 50 岁。女性一般要到绝经后 10 ～ 20 年才能确诊。

遗传学：北欧家系中最常见的遗传病。目前 *C282Y* 纯合子突变在欧洲后裔中约为 5/1000。

体格检查和临床表现

- 早期患者完全无症状，诊断依靠实验室检查异常
- 肝功能障碍导致肝大、肝纤维化，并最终导致肝硬化
- 非炎性关节病（图 77-1）

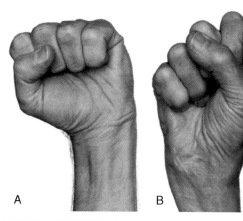

图 77-1 （扫本章二维码看彩图）遗传性血色素沉积症（HH）关节病的铁拳征。（A）正常手。（B）HH 关节病患者的手。HH 关节病中示指和中指屈曲不足是由"受损"掌指 2、3 关节屈曲不足引起的。（From Hochberg MC：Rheumatology，ed 7，Philadelphia，2019，Elsevier.）

扫本章二维码看彩图

- 性腺功能不全可导致性欲减退和睾丸萎缩
- 糖尿病：有家族史者风险更大
- 铁诱发的心脏病导致心肌病、心力衰竭和心律失常
- 皮肤色素沉着

病因学

- 大多数血色素沉积症患者存在 *HFE* 基因突变，为 *C282Y* 纯合子突变（*C282Y/C282Y*）或者 *C282Y* 复合杂合子突变，即突变 *H63D*（*C282Y/H63D*）或不常见的 *S65C*（*C282Y/S65C*）
- 其余患者为非 *HFE* 相关性血色素沉积症

Dx 诊断

鉴别诊断

- 伴有红细胞生成缺陷的遗传性贫血
- 肝硬化、慢性肝病、迟发性皮肤卟啉病
- 反复输血
- 表 77-1 总结了铁超负荷的遗传原因

表 77-1 遗传性铁超负荷疾病

疾病	基因,染色体位置	遗传	血浆转铁蛋白饱和度	血浆铁蛋白	铁沉积位置	临床表现
遗传性血色素沉积症相关（1型；OMIM235200）	HFE, 6p21	常染色体隐性	早期增加；>45%	在20~30岁以后增加	实质铁超负荷影响肝细胞，心脏、胰腺和其他器官	肝病、心脏病、糖尿病、性腺衰竭、关节炎、皮肤色素沉着
遗传性血色素沉积症相关（3型；OMIM604250）	TFR2, 7q22	常染色体隐性	早期增加；>45%	在20~30岁以后增加	实质铁超负荷影响肝细胞，心脏、胰腺和其他器官	肝病、心脏病、糖尿病、性腺衰竭、关节炎、皮肤色素沉着
青少年血色素沉积症相关（2A型；OMIM602390）	HJV, 1q21	常染色体隐性	早期增加；>45%	在10~20岁时增加	实质铁超负荷影响肝细胞，心脏、胰腺和其他器官	对于遗传性血色素沉积症，肝受累不明显
青少年血色素沉积症相关（2B型；OMIM613313）	HAMP, 19q13	常染色体隐性	早期增加；>45%	在10~20岁时增加	实质铁超负荷影响肝细胞，心脏、胰腺和其他器官	对于遗传性血色素沉积症，肝受累不明显
血色素沉积症，DMT1相关（OMIM 206100）	SCL11A2, 12q13	常染色体隐性	早期增加；>45%	正常至中度升高	肝铁超负荷，主要在肝细胞中	严重的小细胞性贫血，肝功能障碍
转铁蛋白缺乏症（OMIM 209300）	TF, 3q22	常染色体隐性	无血浆转铁蛋白	升高	实质铁超负荷，影响肝细胞、心脏、胰腺；骨髓和脾中无铁存储	输血依赖性缺铁性贫血，生长迟缓，生存率低

续表

疾病	基因，染色体位置	遗传	血浆转铁蛋白饱和度	血浆铁蛋白	铁沉积位置	临床表现
血浆铜蓝蛋白缺乏症（OMIM 604290）	*CP*，3q24～q25	常染色体隐性	下降	升高	基底神经节、肝、胰腺中有明显铁沉积	糖尿病、进行性神经系统疾病、视网膜变性
血色素沉积症、膜铁转运蛋白相关、伴铁排出受损（4A型；OMIM606069）	*SLC40A1*，2q32	常染色体显性	正常或降低	早期升高	主要是巨噬细胞的铁沉积	无
血色素沉积症、膜铁转运蛋白相关、伴铁调素抵抗（4B型；OMIM606069）	*SLC40A1*，2q32	常染色体显性	早期增加；>45%	早期升高	实质铁超负荷影响肝细胞、心脏、胰腺和其他器官	与 *HFE*- 相关的血色素沉积症相似

（From Hoffman R et al: Hematology: basic principles and practice., ed 7, Philadelphia, 2018, Elsevier.）

评估

病史、体格检查和实验室评估应侧重于受影响的器官系统（详见"体格检查和临床表现"）。图 77-2 概述了家族史阴性个体遗传性血色素沉积症的评估。肝活检是诊断的金标准，它揭示了铁在肝细胞、胆管和支持组织中的沉积。

实验室检查

- 转铁蛋白饱和度为最佳筛选试验，检测结果＞45% 提示需要进一步检查
- 血清铁蛋白升高是铁超负荷的良好证据，因为铁蛋白也是急性期反应物，所以需要排除其他原因，如慢性炎症、恶性肿瘤等
- 在转铁蛋白饱和度升高、铁蛋白升高或两者兼而有之的患者

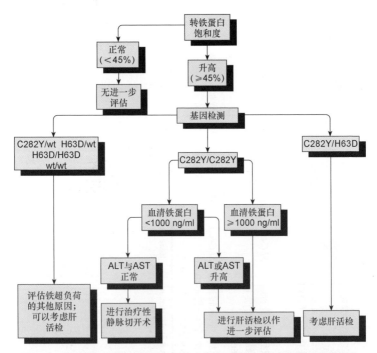

图 77-2　家族史阴性的可疑 *HFE* 相关遗传性血色素沉积症患者的诊断方案。 ALT，谷丙转氨酶；AST，谷草转氨酶；wt，野生型。（From Feldman M, Friedman LS, Brandt LJ：Sleisenger and Fordtran's gastrointestinal and liver disease，ed 10，Philadelphia，2016，Elsevier.）

中，应进行 *HFE* 基因 *C282Y* 和 *H63D* 突变的基因型筛选

- 肝活检（图 77-3）是金标准，但对于转铁蛋白饱和度或铁蛋白持续升高或两者兼而有之的患者不需要进行肝活检
- 肝铁指数可以帮助鉴别铁超负荷的各种原因
- 谷草转氨酶、谷丙转氨酶和碱性磷酸酶升高
- 高血糖
- 注意内分泌异常（睾酮、黄体生成素、卵泡刺激素下降）
- 表 77-2 描述了遗传性血色素沉积症患者的实验室检查结果

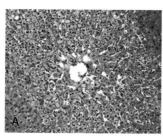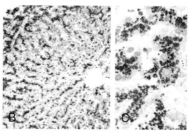

图 77-3　（扫本章二维码看彩图）HFE 血色素沉积症。一名 46 岁男性纯合子 *HFE* 血色素沉积症患者的肝活检标本。肝苏木精和伊红染色（**A**）显示完整的肝结构。铁染色（**B，C**）显示遍布小叶的肝细胞内弥漫性铁沉积。正常肝的肝细胞中基本没有铁。（From Hoffman R et al：Hematology：basic principles and practice，ed 7，Philadelphia，2018，Elsevier.）。

表 77-2　遗传性血色素沉积症患者的实验室检查结果

检测	正常值	遗传性血色素沉积症患者	
		无症状	有症状
血液（空腹）			
血清铁水平（μg/dl）	60 ～ 180	150 ～ 280	180 ～ 300
血清转铁蛋白水平（mg/dl）	220 ～ 410	200 ～ 280	200 ～ 300
转铁蛋白饱和度（%）	20 ～ 45	45 ～ 100	80 ～ 100
血清铁蛋白水平			
男性	20 ～ 200	150 ～ 1000	500 ～ 6000
女性	15 ～ 150	120 ～ 1000	500 ～ 6000
基因（*HFE* 突变分析）			
C282Y/C282Y	wt/wt[‡]	*C282Y/C282Y*	*C282Y/C282Y*
C282Y/H63D[*]	wt/wt	*C282Y/H63D*	*C282Y/H63D*

续表

检测	正常值	遗传性血色素沉积症患者	
		无症状	有症状
肝			
肝铁浓度			
μg/g 干重	300～1500	2000～10 000	8000～30 000
μmol/g 干重	5～27	36～179	140～550
肝铁指数 †	＜1	1 至＞1.9	＞1.9
肝组织学			
Perls Prussian 蓝染色	0，1＋	2＋至4＋	3＋，4＋

* 复合杂合子。

† 肝铁浓度（以 μmol/g 干重计）除以患者年龄（以岁计）计算。随着对铁超负荷患者基因检测的增加，肝铁指数的特异性降低。

‡ wt/wt：野生型（正常）

（From Goldman L，Schafer AI：Goldman's Cecil medicine，ed 24，Philadelphia，2012，Saunders.）

影像学检查

不需要常规进行影像学检查。MRI（图 77-4）可能显示在肝中

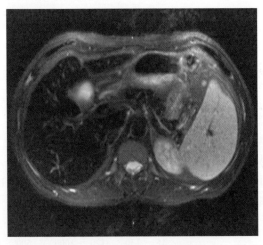

图 77-4　血色素沉积症患者磁共振成像。T2 加权图像显示，由于铁的磁敏感性影响，与脾的正常信号强度相比，肝的信号强度较低。在继发铁超负荷中，由于网状内皮细胞中铁沉积的增加，脾也会出现低信号强度。（From Feldman M，Friedman LS，Brandt LJ：Sleisenger and Fordtran's gastrointestinal and liver disease，ed 10，Philadelphia，2016，Elsevier.）

有低信号强度，可用于估计肝内铁浓度。

Rx 治疗

治疗目的是祛除多余的铁，并将其维持在正常或接近正常水平。静脉切开（放血）是一线治疗。目的是将血清铁蛋白降低到 50 ～ 100 mg/ml。框 77-1 总结了 *HFE* 相关遗传性血色素沉积症的治疗。

框 77-1　*HFE* 相关遗传性血色素沉积症的治疗

除非血细胞比容降至 37% 以下，否则每周行 500 ml（1 单位）全血的静脉切开放血

每隔 2 ～ 3 个月检查转铁蛋白饱和度和铁蛋白水平以监测治疗反应（可选）

当铁储备耗尽（铁蛋白 50 ～ 100 ng/ml，转铁蛋白饱和度＜50%）时，继续维持每 2 ～ 3 个月放血 1 单位全血。目标是保持转铁蛋白饱和度在 50% 以下；如果成功，铁蛋白水平应保持在 50 ～ 100 ng/ml 之间

（From Feldman M，Friedman LS，Brandt LJ：Sleisenger and Fordtran's gastrointestinal and liver disease，ed 10，Philadelphia，2016，Elsevier.）

非药物治疗

静脉切开术是治疗的选择。

急性期常规治疗

- 静脉切开术的时机和频率需要针对每个患者进行个体化定制
- 对于严重铁超载患者，应开始每周 2 次静脉切开。对于大多数患者，每周 1 次静脉切开便足够了
- 通过定期铁蛋白测量来监测治疗的有效性。目标是使铁蛋白水平低于 50 ng/ml
- 由于输血依赖性贫血导致的铁超载患者可能不能忍受静脉切开术。对于这些患者，可能需要铁螯合剂
- 螯合剂去铁胺必须每天 9 ～ 12 h 静脉注射或皮下注射，而且依从性很困难
- 口服螯合剂地拉罗司（Exjade）是有效的，但不应用于高危骨髓增生异常综合征患者，因为它可以引起肾损害、肝损害或消化道出血，这可能是致命的

慢性期治疗

在铁蛋白降到小于 50 ng/ml 后，为保持铁蛋白在这个水平，需要进行静脉切开治疗。

处理

- 血清铁蛋白测定是判断疾病严重程度最有用的预后指标
- 尽早（在肝硬化或糖尿病发病之前）行静脉切开术则预后良好。女性可以表现出疾病的全部表型，包括肝硬化，也应该积极治疗

转诊

如果不能确诊，行肝活检。

 # 重点和注意事项

专家点评

- *HFE* 基因 *C282Y* 纯合子突变的患者，占有疾病表现个体的 85% ～ 90%。*C282Y* 和 *H63D* 杂合子患者通常没有明显的临床疾病，除非存在共存因素（如过量饮酒）
- 血色素沉积症和血清铁蛋白水平 < 1000 ng/ml 的患者不太可能患肝硬化。对这类患者进行肝活检以筛查肝硬化可能并非必需的
- 肝硬化患者须定期监测（超声或 CT 扫描），因为他们患肝细胞癌的风险升高
- *HFE* 基因检测 *C282Y* 突变是筛查遗传性血色素沉积症患者亲属的一种经济有效的方法。美国胃肠病学会推荐铁筛查试验异常的患者及确定为 *C282Y* 纯合子患者的一级亲属进行基因分型
- 反复的静脉切开术不能逆转继发于血色素沉积症的肝硬化、性腺功能减退、破坏性关节炎和胰岛素依赖性糖尿病，但可以减缓病程进展
- *C282Y* 和 *H63D* 杂合子突变的患者，不会发生有临床意义的铁超负荷
- 遗传性血色素沉积症和肝硬化患者应筛查肝细胞癌

推荐阅读

Bacon BR et al: Diagnosis and management of hemochromatosis: 2011 practice guideline by the American Association for the Study of Liver Diseases, *Hepatology* 54(1):328-343, 2011.

Crownover BK, Covey CJ: Hereditary hemochromatosis, *Am Fam Physician* 87(3):183-190, 2013.

第78章 布加综合征
Budd-Chiari Syndrome

Jeanette G. Smith，Dina A. Ibrahim

董子鸢 译 戴聪 审校

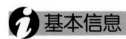 基本信息

定义

布加综合征（Budd-Chiari syndrome，BCS）是一种罕见疾病，其特征为肝小静脉至下腔静脉（IVC）与右心房交界处的肝静脉流出受阻。原发性 BCS 是指血管管腔内阻塞，如血栓、静脉炎、血管内网等。继发性 BCS 是由于血管外病变的压迫或侵袭引起阻塞所致，如肿瘤、脓肿、囊肿等。该病也是原位肝移植（orthotopic liver transplantation，OLT）的术后并发症之一。

同义词

BCS
肝静脉血栓形成
闭塞性肝静脉内膜炎
IVC 血栓形成
Budd 综合征
Chiari 病
Rokitansky 病

ICD-10 CM 编码
I82.0　布加综合征

流行病学和人口统计学

发病率：男性每年 2.0/100 万，女性每年 2.2/100 万。

好发性别：

- 在西方国家，女性发病率更高（约占病例数的 2/3）
- 在亚洲，男性患者所占比例略高（约 1.5∶1）

好发年龄：

- 在西方国家，患者通常在 30 ～ 50 岁起病，发病的中位年龄为 35 ～ 50 岁
- 在亚洲，患者发病的中位年龄为 36 岁

体格检查和临床表现

临床表现和特征因地理位置而异。布加综合征（BCS）的典型表现包括肝大、腹水和右上腹痛。在非洲和南亚地区，血管内网常与下腔静脉血栓形成相关，并与后来的肝硬化和肝细胞癌密切相关。在美国，布加综合征更常见于原发性骨髓增生性疾病和潜在的高凝状态。超过 80% 的患者可以找到潜在的致病因素，多达 50% 的患者可以找到多种致病因素。

- 肝静脉的三个主要分支或下腔静脉的完全闭塞或部分闭塞均可引起布加综合征
- 根据梗阻的程度、位置及侧支循环的建立，该病的表现有所差异：
  1. 暴发性 / 急性（25%）：严重的右上腹疼痛、发热、恶心、呕吐、轻度黄疸、肝大、渗出性和顽固性腹水，血清转氨酶显著升高（AST/ALT ＞正常上限的 5 倍），碱性磷酸酶升高至 300 ～ 400 IU/L，血清－腹水白蛋白梯度 ≥ 1.1，且总蛋白 ＞ 2.5 g/dl，凝血功能障碍［通常国际标准化比值（INR）＞ 1.5］，静脉曲张出血，黄疸发病后 8 周内出现脑病，肾衰竭。活检可以发现肝坏死。对该病的早期识别和治疗对生存至关重要，ALT 的缓慢降低与预后不良有关
  2. 亚急性 / 慢性（60%）：腹部不适，逐渐发展为肝尾状叶肥大伴肝其他部分萎缩，门静脉高压伴或不伴肝硬化及其后遗症，渗出性腹水、下肢水肿、食管静脉曲张、脾大、凝血功能障碍，转氨酶、胆红素和碱性磷酸酶轻至中度升高，肝肾综合征、肝肺综合征，脑病少见；活检可以发现轻微肝坏死
  3. 无症状（高达 20%）：通常因针对其他疾病的肝功能异常或影像学检查而偶然发现

病因学

80% ～ 87% 的患者存在一种高凝危险因素，约 50% 的患者存在

多种高凝危险因素。

- 原发性骨髓增生性疾病：多达 53% 的 BCS 患者有原发性骨髓增生性疾病，其中 10% ～ 40% 的病例为真性红细胞增多症

  1. 原发性血小板增多症和特发性骨髓纤维化是不常见的病因

  2. *JAK2* 基因突变与特发性 BCS 病例有关（存在于 25% ～ 60% 的病例）

- 高凝状态（遗传性和获得性）通常与其他原因共存

  1. 抗心磷脂抗体（高达 25%）

  2. 高同型半胱氨酸血症（22%）

  3. 阵发性睡眠性血红蛋白尿（5% ～ 19%）

  4. V 因子 Leiden（25%）

  5. 因子 II 基因突变（5%）

- 蛋白 C、蛋白 S 和抗凝血酶 III 缺乏症难以解释，因为肝病的存在可能会混淆结果。然而，它们分别占布加综合征的 4.0%、3.0% 和 3.0%

- 布加综合征患者中可发现 *G20210A* 凝血酶原基因突变、亚甲基四氢叶酸还原酶（MTHFR）突变、Tet 甲基胞嘧啶双加氧酶 2 突变和钙网蛋白突变

- 怀孕和口服避孕药也是 BCS 的易感因素

- 恶性肿瘤导致外部压迫或侵犯血管结构（高达 10% 的病例）

  1. 最常见的原因是肝细胞癌，也可由肾、肾上腺、胰腺、胃、肺的肿瘤以及右心房、下腔静脉和肝静脉的肉瘤引起

- 罕见病因报告：镰状细胞贫血、肝脓肿、包虫囊肿（棘球蚴病）、血吸虫病、结节病、白塞病、下腔静脉或肝静脉膜网（更常见于非洲和南亚地区，为先天性或继发于潜在的骨髓增生性疾病）、腹部创伤、肝扭转、肉芽肿性静脉炎、溃疡性结肠炎、乳糜泻、系统性红斑狼疮、微小病变型肾病综合征、神经纤维瘤病、α_1 抗胰蛋白酶缺乏、嗜酸性粒细胞增多综合征、特发性 BCS（10% ～ 25%）

Ⓓ 诊断

鉴别诊断

- 因缺血、病毒感染、毒素、酒精引起的肝炎

- 胆囊炎
- 肝静脉闭塞性疾病（肝窦阻塞综合征）
- 充血性肝病，也称为心源性肝硬化，多见于三尖瓣反流、右心房黏液瘤、缩窄性心包炎
- 任何病因引起的肝硬化

实验室检查

- 评估肝损伤和肝功能：血清转氨酶、碱性磷酸酶、凝血酶原时间（PT）、白蛋白、胆红素
- 排除其他肝病：病毒性肝炎检查、自身抗体（抗核抗体、抗平滑肌抗体、抗线粒体抗体）、铁、铜蓝蛋白和 α_1 抗胰蛋白酶检查
- 腹水蛋白含量 $\geqslant$ 2.5 g/dl、血清-腹水白蛋白梯度 > 1.1 g/dl 提示 BCS 渗出性腹水或心源性腹水
- 潜在骨髓增生性疾病和高凝状态的评估：全血细胞计数、骨髓活检、高凝状态检测（V 因子 Leiden、凝血酶原基因 G20210A 突变、蛋白 C、蛋白 S、抗凝血酶缺乏、抗磷脂综合征和阵发性睡眠性血红蛋白尿）。蛋白 C、蛋白 S 和抗凝血酶缺乏在肝功能不全的情况下可能难以解释，但若低于正常值的 20% 则意味着真性缺乏；若不确定有其他因素导致骨髓增生异常综合征或高凝状态，有关 JAK2 V617F 突变、高同型半胱氨酸血症和 MTHFR C677T 突变的血栓形成倾向检测也许对明确病因有帮助

影像学检查

- 通过 X 线检查对布加综合征进行诊断（图 78-1 至图 78-3）
- 多普勒超声是一线检查方法，诊断敏感性和特异性为 85% ～ 90%。超声下可见肝大静脉无血流信号，或有反流或湍流；大的肝内或被膜下侧支血管；肝静脉扩张、狭窄、增厚或迂曲；肝静脉口附近有蜘蛛网状结构，并伴有血流受阻；尾状叶肥大（尾状叶通过吻合口提供备用血供）；肝静脉搏动波形变平坦或无搏动；高回声索条替代了正常静脉
- 应用钆造影剂的增强 MRI 是二线检查方法。它优于增强 CT（图 78-4），其敏感性和特异性约为 90%，由于无放射性，它更适合年轻患者。可见肝静脉或下腔静脉阻塞、大的肝内或

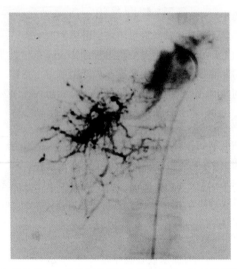

图 78-1　布加综合征。一根导管逆行进入右肝静脉。注射造影剂勾勒出广泛的侧支循环网络。这种"蜘蛛网"状外观是布加综合征的特殊病理学表现。（From Grant LA：Grainger & Allison's diagnostic radiology essentials，ed 2，Philadelphia，2019，Elsevier.）

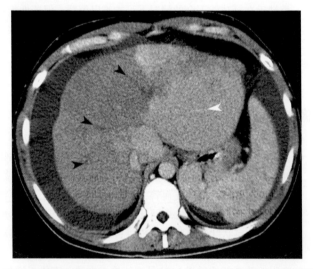

图 78-2　急性布加综合征。在 CT 门脉期，大部分肝尾状叶和左叶增强正常，可见肝左静脉（白色箭头），但右叶显示异常低密度，肝中静脉和肝右静脉衰减，未能显影（黑色箭头）。可见腹水。（From Grant LA：Grainger & Allison's diagnostic radiology essentials，ed 2，Philadelphia，2019，Elsevier.）

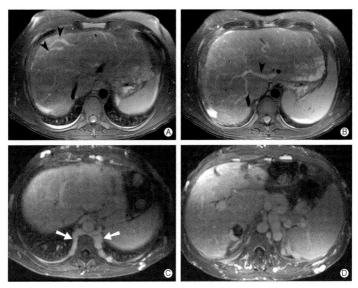

图 78-3 慢性布加综合征。一位患者既往肝右静脉和肝中静脉闭塞的影像学改变包括左叶肥大，多次激发 T2 加权（T2W）快速自旋回波（FSE）影像在两个不同水平（**A，B**）显示大量异常的弯曲静脉管道（箭头示）。在另一位患者下腔静脉（IVC）被血栓（**C，D**）阻塞后，钆增强后 T1 加权（T1W）MRI 显示扩大的腹膜后静脉和奇静脉（箭头示），以及大量的浅表侧支静脉。（From Grant LA：Grainger & Allison's diagnostic radiology essentials，ed 2，Philadelphia，2019，Elsevier.）

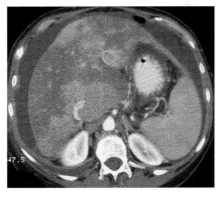

图 78-4 布加综合征的 CT 扫描。对于非专业人士来说，不能立即根据影像学表现作出诊断，浸润性疾病有时被怀疑。（From Forbes A et al［eds］：Atlas of clinical gastroenterology，ed 3，St Louis，2005，Mosby.）

被膜下侧支循环、尾状叶肥大。MRI 有助于显示下腔静脉的整体长度，并区分急性、亚急性和慢性 BCS。三维对比增强磁共振血管造影（MRA；图 78-5）在敏感性上可与肝静脉造影相媲美

- 增强 CT 可显示与多普勒超声类似的影像学结果，如肝静脉充盈延迟或缺失、肝实质浑浊、下腔静脉狭窄和（或）压迫、尾状叶肥大。对比增强多位于中心，周边较少见，具有斑驳状和跳蚤叮咬状外观。CT 的应用因在大约 50% 的患者中结果不确定或假阳性而受到限制。对于肝静脉和下腔静脉病变，超声比 CT 更准确

- 血管系统的 CT 图像重建越来越易获得

- 静脉造影：虽然它是金标准，但不是诊断该病所必需的。在临床强烈怀疑 BCS 的情况下，当其他非侵入性影像学检查无法诊断时，应行静脉造影。测量压力梯度可以帮助预测经皮或外科分流介入治疗的成功率。静脉造影可以明确侧支静脉血流造成的病理性网状结构

- 肝活检：不是诊断 BCS 必需的，但可能对诊断不明确的肝硬化患者有所帮助，对区分肝静脉阻塞性疾病或充血性肝病至关重要。活检可见肝充血、肝小叶中心区肝细胞坏死和纤维化，及代偿性结节再生性增生，并进展为纤维化和肝硬化。在晚期 BCS 中，可以看到由肝内、肝外和门静脉血栓形成引起的梗死。组织学结果与预后的关系尚有争议

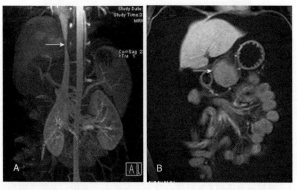

图 78-5 磁共振静脉造影。**A.** 静脉胆管造影在尾状叶水平梗阻（箭头示）。**B.** 尾状叶肥大（箭头示）。（From Cameron JL，Cameron AM：Current surgical therapy，ed 10，Philadelphia，2011，WB Saunders.）

Rx 治疗

非药物治疗

- 治疗的目的是减轻肝充血
- 一般来讲，应根据以治疗应答或失败为基础的疾病浸润程度为依据制订治疗方案，而不是疾病的严重程度。图 78-6 显示了布加综合征患者的治疗流程
- 所有患者均应检测是否存在高凝状态

急性期常规治疗

- 抗凝，即使没有潜在的高凝因素，也应先使用低分子量肝素（LMWH），其次是华法林。最近的研究也表明在 BCS 中使用直接作用的口服抗凝剂是安全和有效的
- 原位溶栓：对最近静脉血栓形成（症状出现后 2～3 周内）且静脉造影明确血栓的患者可以成功进行溶栓治疗。成熟的血栓

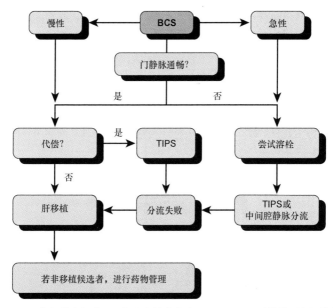

图 78-6　布加综合征（BCS）患者的治疗流程。TIPS，经颈静脉肝内门体静脉分流术。（From Cameron JL，Cameron AM：Current surgical therapy，ed 12，Philadelphia，2017，Elsevier.）

对溶栓治疗无反应，如果发生门静脉高压，出血风险很高

- 球囊血管成形术：2 年内再狭窄并发率为 50%；当病因为膜网或短节段肝静脉狭窄时有效
- 支架置入术：可将长期静脉通畅率提高到 90%，但如果放置在肝内下腔静脉上方，可能会使未来的肝移植复杂化
- 经颈静脉肝内门体静脉分流术（TIPS）（图 78-7）：手术指征为弥漫性肝静脉血栓形成、顽固性腹水、复发性静脉曲张出血和进行性肝衰竭。聚四氟乙烯（ePTFE）涂层支架提高了 TIPS 的通畅率，特别是对潜在高凝缺陷、10 年生存率为 76% 的患者
- 外科门-体分流：当血管成形术和支架置入术失败，存在门静脉高压引起的并发症时可选择此治疗方案。但已不常见，也无生存获益。
- 肝硬化或暴发性肝衰竭患者和 TIPS 无效的患者可能需要肝移植；据报道，10 年生存率为 69% ～ 84%
- 支持治疗

慢性期治疗

- 终生抗凝：华法林治疗，目标 INR 为 2 ～ 3，或者低分子量肝素，可以减少复发但不能完全预防复发。除非患者有抗凝的不良事件、解剖原因纠正后仍存在梗阻或存在抗凝的禁忌证，否则应持续抗凝
- 对于潜在的骨髓增生性疾病患者，羟基脲和阿司匹林为一线治疗
- 治疗肝功能不全和门静脉高压相关的并发症，如腹水和静脉曲张出血

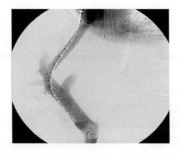

图 78-7　从右门静脉至右心房的经颈静脉肝内门体静脉分流术。（From Cameron JL, Cameron AM：Current surgical therapy，ed 12，Philadelphia，2017，Elsevier.）

- 药物治疗无效的有症状患者，应考虑侵入性干预治疗
- 处理旁路血栓，它是一种常见并发症
- 肝移植是一种治疗选择，术后 5 年生存率为 71% ～ 89%；移植术后 BCS 复发率高达 27%
- 对于原位肝移植（OLT）合并长程且控制良好的 BCS 和移植后淋巴瘤的患者，监测肝细胞癌的发展和骨髓增生性疾病的转化情况

预后

预后多样，取决于多种因素，包括确诊和治疗的时间、病因、病情缓急、干预类型和患者在治疗中的状况。由于抗凝药物的应用和对无症状病例的早期诊断，该病的总死亡率正在下降。由于存在多种治疗方案，从确诊开始到 1、5 和 10 年的生存率分别为 90%、83% 和 72%。

- 鹿特丹 BCS 指数被认为是该病的预后指标：1.27× 脑病 ＋ 1.04× 腹水 ＋ 0.72×PT ＋ 0.004× 胆红素
  1. 脑病和腹水存在为 1 分，不存在为 0 分；PT 评分为 1 分（＞INR 2.3）或 0 分（＜INR 2.3）
  2. 指数＜ 1.1 与低风险相关（5 年生存率 89%），1.1 ～ 1.5 与中风险相关（5 年生存率 74%），＞ 1.5 与高风险相关（5 年生存率 42%）
- BCS-TIPS-PI 评分是 TIPS 术后 1 年生存率的预后指标：年龄 ×0.08 ＋胆红素 ×0.16 ＋ INR×0.63
  1. 7 分是最具意义的临界值，得分高于 7 分的人需紧急进行 OLT 作为一线治疗

转诊

暴发性 BCS 应立即转诊到具有肝移植能力的医疗中心。所有转诊至肝病专家、血液学家、介入放射学家和专治肝胆疾病的外科医生处的患者均会获益。

 患者和家庭教育

专家点评

- 寻找一个或多个潜在致病因素，特别是高凝状态或血液系统

　　疾病，以及可能压迫或侵入肝血管的恶性肿瘤或占位性病变

- 骨髓增生性疾病最常见
- 诊断依赖于影像学检查，多普勒超声为首选
- 首先进行抗凝治疗，然后根据需要行侵入性干预。预防门静脉高压可以降低抗凝治疗相关的大出血风险
- 可能需要转诊行肝移植。
- 预后指数有助于管理和评估生存率

预防

　　在已知存在如高凝状态或骨髓增生异常等危险因素的情况下，应避免任何额外的风险，如吸烟或口服避孕药。

相关内容

　　高凝状态（相关重点专题）

推荐阅读

Copelan A et al: Diagnosis and management of Budd-Chiari syndrome: an update, *Cardiovasc Intervent Radiol* 38(1):1-12, 2015.

Fox MA et al: Budd-Chiari syndrome—a review of the diagnosis and management, *Acute Medicine* 10(1)5-9, 2011.

第 79 章　Gilbert 综合征
Gilbert Syndrome

Fred F. Ferri

张淑文　译　戴聪　审校

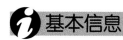 基本信息

定义

　　Gilbert 综合征是一种常染色体显性遗传病，其特征为因葡萄糖醛酸转移酶活性受损而引起的高间接胆红素血症。

同义词

　　Gilbert 病

ICD-10CM 编码

E80.4　Gilbert 综合征

流行病学和人口统计学

　　发病率（美国）：常染色体显性遗传病，美国人群发病率约 > 5%

　　好发性别：男：女比例为 3 : 1。

　　遗传学：最常见的遗传性高胆红素血症（基因型患病率 12%）。

体格检查和临床表现

- 体格检查一般无异常，但当胆红素超过 3 mg/dl 时可出现轻度黄疸
- 可能存在非结合型高胆红素血症家族史

病因学

- 胆红素与葡萄糖醛酸结合不充分，导致分泌至胆汁中的胆红素减少
- 饮酒及节食可引起胆红素水平升高
- Gilbert 综合征的发病机制，与胆红素 UGT-1 基因（*HUG-Brl*）启动子区突变，导致基因转录水平降低有关

Dx 诊断

鉴别诊断

- 溶血性贫血
- 肝病（慢性肝炎、肝硬化等）
- Crigler-Najjar 综合征

评估

- 大多数患者是在青春期或青春期后，通过常规生化检查发现单纯高胆红素血症而诊断的
- 实验室检查排除溶血和肝病引起的胆红素水平升高（表 79-1 和图 79-1）

实验室检查

间接胆红素（非结合型胆红素）水平升高（很少超过 5 mg/dl）。

表 79-1　肝功能检查特征

疾病	胆红素	ALP	AST	ALT	PT	白蛋白
Gilbert 综合征（胆红素代谢异常）	↑	正常	正常	正常	正常	正常
胆管梗阻（胰腺癌）	↑↑↑	↑↑↑	↑	↑	↑～↑↑	正常
急性肝细胞损伤（中毒、病毒性肝炎）	↑～↑↑↑	↑～↑↑	↑↑↑	↑↑↑	正常～↑↑↑	正常～↓↓
肝硬化	正常～↑	正常～↑	正常～↑	正常～↑	正常～↑↑	正常～↓↓

ALP，碱性磷酸酶；ALT，谷丙转氨酶；AST，谷草转氨酶；PT，凝血酶原时间
（From Andreoli TE（ed）：Cecil essentials of medicine, ed 6, Philadelphia, 2005, WB Saunders.）

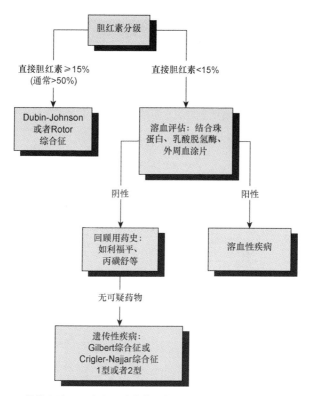

图 79-1　单纯血清胆红素水平升高的评估。(From Feldman M et al [eds]: Sleisenger and Fordtran's gastrointestinal and liver disease, ed 10, Philadelphia, 2016, WB Saunders.)

 治疗

急性期常规治疗

通常不需要治疗，但如果出现临床黄疸，苯巴比妥可以迅速降低血清胆红素水平。

预后

预后良好，通常不需要治疗。

转诊

一般不需要。

重点和注意事项

专家点评

- 应该告知患者该病是良性的
- 禁食 2 天或者明显的脱水可能提高胆红素水平，从而导致临床显性黄疸

第七篇

胰腺疾病

第80章　急性胰腺炎
Pancreatitis，Acute

David J. Lucier，Jr.

翟哲　译　张　骅　张自艳　审校

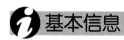 基本信息

定义

- 急性胰腺炎是活化胰酶导致的一种胰腺炎症过程，也可累及胰周组织和（或）远隔器官系统。其诊断需要至少以下两项标准：血清淀粉酶或脂肪酶≥正常值的3倍、与胰腺炎一致的腹痛以及急性胰腺炎影像学改变（CT或MRI）
- 常用的急性胰腺炎评分系统见表80-1
- **修订的亚特兰大标准**[①]使用早期预后征兆、器官衰竭和局部并发症来定义疾病的严重程度：
  1. **轻度胰腺炎**：无器官衰竭，无局部或全身性并发症，胰腺炎通常在第1周即可恢复
  2. **中度胰腺炎**：短暂性器官衰竭（≤48 h）或局部并发症（如胰腺坏死、胰周液体积聚、胰周坏死）或合并症加重
  3. **重症胰腺炎**：持续性器官衰竭（＞48 h）
- **BALI评分**[②]仅评估4个变量：
  1. BUN≥25 mg/dl
  2. 年龄≥65岁
  3. LDH≥300 U/L
  4. IL-6水平≥300 pg/ml
- 需在入院及入院48 h进行BALI评分。得分为3分，死亡率＞25%，得分为4分，死亡率超过50%
- 诊断为**重症急性胰腺炎**（severe acute pancreatitis，SAP）需满

---

① Banks PA，et al：Acute Pancreatitis Classification Working Group：classification of acute pancreatitis-2012：revision of the Atlanta classification and definitions by international consensus，Gut 62（1）：102-111，2013.

② Spitzer AL，et al：Applying Ockham's razor to pancreatitis prognostication：a four-variable predictive model，Ann Surg 243（3）：380-388，2006.

表 80-1　常用评分系统：优点和缺点

评分系统	分值	优点	缺点
Ranson 评分 入院时： 1. 年龄 > 55 岁 2. 白细胞 > 16×10^9/L 3. AST > 250 U/L 4. LDH > 350 U/L 5. 血糖 > 200 mg/dl 入院 48 h： 1. HGB 降至 10 mg/dl 以下 2. BUN 升高 > 5 mg/dl 3. Ca < 8 mg/dl 4. PaO_2 < 60 mmHg 5. 碱缺失 > 4 mmol/L 6. 体液潴留 > 6 L	每一项 1 分，分值 > 3 提示 SAP	知晓度高，相对容易评估	需要 48 h 完成评估
APACHE Ⅱ *	分值 > 8 提示 SAP	可以在入院 24 h 内完成评估	需要大量数据集进行评估
BISAP 1. BUN > 25 mg/dl 2. 精神状态改变 3. 存在 SIRS 4. 年龄 > 60 岁 5. 胸腔积液	每一项 1 分，分值 > 3 提示 SAP	易于使用，入院后 24 h 内即可完成评估	灵敏度大大低于 Ranson 或 APACHE Ⅱ；存在遗漏 SAP 的可能性
CTSI	根据影像学表现计算相应分值	预测局部并发症的良好指标；可以显示胰腺坏死感染	需要 72 ～ 96 h，因此它是一个较差的测试来指导决策

APACHE，急性生理学和慢性健康评估；AST，谷草转氨酶；BISAP，急性胰腺炎严重程度床旁指数；BUN，血尿素氮；Ca，血清钙；CTSI，CT 严重程度指数；HGB，血红蛋白；LDH，乳酸脱氢酶；SAP，重症急性胰腺炎；SIRS，全身性炎症反应综合征。

* 基于多种变量，包括年龄、生理和长期健康状况；评估量表可从 www.sfar.org/scores2/apache 22.html#calcul 获得。在 APACHE Ⅱ（APACHE 得分 0）中增加体重指数（BMI）会增加识别 SAP 的可能性（BMI 26 ～ 30 增加 1 分，BMI > 30 增加 2 分）

（From Cameron JL，Cameron AM：Current surgical therapy, ed 10, Philadelphia, 2011, Saunders.）

足以下 4 项标准中的任何一项：

1. 器官衰竭并伴有以下一项或多项：休克（收缩压 < 90 mmHg）、呼吸功能不全（PaO_2 ≤ 60 mmHg）、肾衰竭（补液后血清

肌酐＞ 2 mg/dl）和胃肠道出血（＞ 500 ml/24 h）

2. 局部并发症，如坏死、假性囊肿或脓肿

3. Ranson 评分（见表 80-1）≥ 3 分或

4. 急性生理学和慢性健康评估 Ⅱ（APACHE Ⅱ）评分≥ 8 分

ICD–10CM 编码

K85.0　特发性急性胰腺炎

K85.1　胆源性急性胰腺炎

K85.2　酒精性急性胰腺炎

K85.3　药物性胰腺炎

K85.6　其他急性胰腺炎

K85.9　急性胰腺炎，未特指

流行病学和人口统计学

- 在美国，胰腺炎的发病率正在逐年增加。因急性胰腺炎的入院人数急剧增加，2012 年，急性胰腺炎已经成为美国各医院与胃肠道疾病相关的住院的首要原因。美国每年报告超过 27 万例急性胰腺炎，其中 40% 以上因为胆石症（最常见的原因），30% 以上是由酒精引起的

- 城市地区的发病率是农村地区的 2 倍（城市地区为 20/10 万）

- 坏死性胰腺炎占急性胰腺炎患者的 20%，其余的为间质性或水肿性胰腺炎

- 在所有急性胰腺炎病例中，药物导致的胰腺炎所占比例不超过 5%

体格检查和临床表现

- 上腹部压痛和肌紧张，常向背部放射；疼痛通常突然出现，在 10 ～ 30 min 内达到峰值强度，严重且持续数小时而无缓解。很少有患者会有无痛的严重胰腺炎

- 恶心和呕吐（高达 90% 的病例）

- 肠鸣音减弱（肠梗阻）

- 心动过速、休克（血管内容积减少）

- 意识混乱（代谢紊乱）

- 发热（当存在胰腺坏死时，SIRS 反应或感染）

- 呼吸音降低（胸腔积液）或啰音［肺不张、急性呼吸窘迫综

合征（ARDS）]

- 黄疸（由于胆道梗阻或压迫）
- 腹水（由于胰管撕裂、假性囊肿渗漏）
- 腹部可触及的肿块（假性囊肿、蜂窝组织炎、脓肿、癌）
- 低钙血症的证据（Chvostek 征、Trousseau 征）
- 腹膜后出血（出血性胰腺炎）的证据：
  1. 脐周瘀斑（Cullen 征）
  2. 侧腹部瘀斑（Grey Turner 征）
- 皮下触痛的结节（由皮下脂肪坏死引起）

病因学

- > 90% 的病例中：胆源性胰腺炎（结石或淤渣）或酒精性胰腺炎（最常见于酗酒 5 ~ 10 年后）
- 任何原因引起的高甘油三酯血症（通常 > 1000 mg/dl）
- 药物（如噻嗪类、呋塞米、皮质类固醇、四环素、雌激素、丙戊酸、甲硝唑、硫唑嘌呤、甲基多巴、喷他脒、依他尼酸、普鲁卡因胺、胺碘酮、舒林酸、呋喃妥因、血管紧张素转化酶抑制剂、达那唑、西咪替丁、吡罗昔康、金、雷尼替丁、柳氮磺吡啶、异烟肼、对乙酰氨基酚、顺铂、去羟肌苷、阿片制剂、红霉素、二甲双胍、GLP-1 受体激动剂、肠降血糖素模拟物）
- 腹部创伤
- 手术
- 内镜逆行胰胆管造影（ERCP），特别是对胰管的操作
- 感染（主要为病毒性）
- 消化性溃疡（十二指肠溃疡穿孔）
- 胰腺分裂（先天性腹胰和背胰融合失败）
- 特发性
- 妊娠
- 血管源性（血管炎、缺血性）
- 高钙血症
- 胰腺癌（原发性或转移性）
- 肾衰竭
- 遗传性胰腺炎，如囊性纤维化患者
- IgG4 疾病
- 职业暴露接触化学物质：甲醇、钴、锌、氯化汞、甲酚、铅、

有机磷酸盐、氯化萘

● 其他：蝎子毒液、壶腹区梗阻（肿瘤、十二指肠憩室、克罗恩病、罕见的乳糜泻）、低血压性休克、自身免疫性胰腺炎

Dx 诊断

鉴别诊断

- 消化性溃疡
- 急性胆管炎、胆绞痛
- 高位肠梗阻
- 急性阑尾炎早期
- DKA
- 肺炎（肺底）
- 心肌梗死（下壁）
- 肾绞痛
- 主动脉瘤破裂或夹层
- 肠系膜缺血

实验室检查

通常在急性胰腺炎的最初 3 ～ 5 天出现淀粉酶升高。测定淀粉酶同工酶可用于排除唾液高淀粉酶血症的偶发病例。使用淀粉酶同工酶而不是总血清淀粉酶可降低错误诊断胰腺炎的风险，对于怀疑患有急性胰腺炎的患者，部分学者更愿意将其作为初始生化检查的首选。

尿淀粉酶的测定可用于诊断高脂血症患者的急性胰腺炎，排除由巨淀粉酶血症引起的血清淀粉酶升高，以及有助于血清淀粉酶正常的急性胰腺炎的诊断。

急性胰腺炎患者血清脂肪酶水平升高；与血清淀粉酶相比，酒精性胰腺炎患者的血清脂肪酶升高持续时间稍长，且更加敏感。同时评估血清淀粉酶和脂肪酶可以提高急性胰腺炎的诊断准确性。血清胰蛋白酶水平升高可诊断胰腺炎（无肾衰竭时）。

血清 C 反应蛋白是反映胰腺炎严重程度的极好的实验室指标；在 48 h 测定的 C 反应蛋白水平 > 150 mg/dl，与重症胰腺炎相关。

在急诊科，快速测定尿胰蛋白酶原 -2（如果可以的话）有助于筛查腹痛患者的急性胰腺炎；尿胰蛋白酶原 -2 试纸试验阴性排除急性胰腺炎的可能性很高，而试验阳性则需要进一步的评估。

IL-6 ≥ 300 pg/ml 则预后更差。

其他检查

- 全血细胞计数：显示白细胞增多；血细胞比容（Hct）最初可能由于血液浓缩而升高，Hct 降低提示出血或溶血
- 由于脱水造成血尿素氮（BUN）升高。连续的 BUN 测量是预测最初 48 h 内死亡率最有价值的实验室指标
- 之前血糖正常的患者，血糖的升高提示与胰腺功能障碍的程度有关，可能与糖原、儿茶酚胺和糖皮质激素的释放增加以及胰岛素的释放减少有关
- 肝功能：由于组织坏死造成谷草转氨酶（AST）和乳酸脱氢酶（LDH）升高；而胆总管梗阻患者会出现胆红素和碱性磷酸酶的升高。血清谷丙转氨酶（ALT）升高 3 倍或更多，是胆源性胰腺炎的理想指标（95% 的可能性）
- 血钙：皂化反应、沉淀和甲状旁腺激素反应降低导致血清钙减少
- 动脉血气：ARDS、胸腔积液可导致 PaO_2 降低；乳酸酸中毒、呼吸性酸中毒和肾功能不全可能会导致 pH 降低
- 血清电解质：由于酸中毒或肾功能不全，可能出现血钾升高；脱水可能出现血钠升高

影像学检查

- 腹部 X 线平片最初用于区分其他可能类似胰腺炎的情况（内脏穿孔）。可能显示局限性肠梗阻（前哨肠袢）、胰腺钙化（慢性胰腺炎）、左腰大肌影模糊、横结肠扩张、钙化的胆结石
- 胸部 X 线检查可显示单侧或双侧膈肌上移、胸腔积液、肺底浸润或板状肺不张
- 腹部超声检查，由于其实用和无创的特点，成为胰腺炎首选的影像学检查方法，可用于检测胆结石（检测与胰腺炎相关的结石的敏感性为 60% ～ 70%）。其主要局限性是在胰腺上存在扩张的肠袢
- CT 扫描（图 80-1）在识别胆结石方面不如超声敏感，并且存在造影剂相关肾病的风险。然而，它在诊断胰腺炎和确定胰腺炎的范围方面优于超声，在诊断假性囊肿（表现为边界清楚的、有高密度囊壁环绕的区域）方面也有一定的作用。胃肠瘘或假性囊肿感染也可以通过假性囊肿内存在气体来鉴别。增强 CT 对胰腺坏死的检测是有用的。胰腺炎的严重程度也

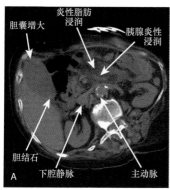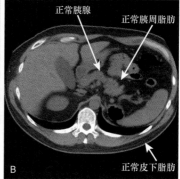

图 80-1 胆源性胰腺炎与正常胰腺的轴位 CT 对比（不注射造影剂）。A. 胆
源性胰腺炎 CT。可见胆囊扩张，伴有与胆结石相符的高密度病变。胰腺区
域有明显的炎性浸润。该患者的胰腺位于左肾静脉的前方，左肾静脉穿过主
动脉前方进入下腔静脉。**B. 正常胰腺。**胰腺周围被无炎症的脂肪环绕，脂肪
呈深色（接近黑色）。正常胰周脂肪与皮下脂肪进行对比。（From Broder JS：
Diagnostic imaging for the emergency physician，Philadelphia，2011，Saunders.）

可以通过 CT 扫描进行分级（表 80-2）。[A ＝正常胰腺，B ＝
胰腺肿大（1 分），C ＝胰腺和（或）胰周炎症（2 分），D ＝
胰周单发液体积聚（3 分），E ＝至少两处胰周液体积聚和

表 80-2 胰腺炎 CT 严重程度指数评分 *

分级 †	CT 表现	评分
A	正常胰腺	0
B	胰腺局灶性或弥漫性肿大，轮廓不规则，异质性衰减，无胰腺周围炎症	1
C	B 级＋胰腺周围炎症	2
D	C 级＋单发积液区	3
E	C 级＋多个积液区或积气	4
CT 胰腺坏死百分比		
0		
＜ 30%		
30% ～ 50%		
＞ 50%		

* 严重程度指数评分＝分级评分＋坏死百分比评分。最大分值＝ 10；重症≥ 6。
† 急性炎症过程的严重度
（From Adams JG et al：Emergency medicine，clinical essentials，ed 2，Philadelphia，
2013，Elsevier.）

（或）腹膜后积气（4 分）。胰腺坏死百分比＜30%（2 分），30% ～ 50%（4 分），＞50%（6 分）。CT 严重程度指数是将分级评分＋坏死百分比评分来计算的。]

- 磁共振胰胆管造影（MRCP）对胆总管结石的敏感性＞90%，并且可以识别其他解剖异常
- 超声内镜检查（EUS）是一种可提供胰腺高分辨率成像的微创检查，有助于鉴别胰腺的解剖异常，对小的胆结石（≤ 5 mm）有良好的敏感性和特异性
- ERCP 适应证：适用于有胆管结石影像学证据的胆管括约肌切开及取石术。ERCP 在急性胆源性胰腺炎中的作用和时机一直存在争议。来自美国胃肠病学学会的指南建议，急诊 ERCP（入院后 24 h 内）适用于伴有急性胆管炎的胆源性胰腺炎患者，但对于大多数没有持续性胆道梗阻证据的患者则不需要[1], [2], [3]

Rx 治疗

非药物治疗

- 肠道休息，急性期应该避免液体或固体食物摄入。有限的数据表明，急性胰腺炎患者早期喂养似乎不会增加不良事件，而且对于轻中度胰腺炎患者，可能会缩短住院时间[4]
- 避免酒精和任何与胰腺炎相关的药物

急性期常规治疗

一般措施

- 评估胰腺炎的严重程度（见表 80-1）
- 急性胰腺炎的治疗流程如图 80-2 所示

---

① Fogel EL，Sherman S：ERCP for gallstone pancreatitis，N Engl J Med 370：150-157，2014.

② Tenner S，et al：American College of Gastroenterology guidelines：management of acute pancreatitis，Am J Gastroenterol 108：1400-1415，2013.

③ Bakker OJ，et al：Early versus on-demand nasogastric tube feeding in acute pancreatitis，N Engl J Med 371：1983-1993，2014.

④ Vaughn VM，et al：Early versus delayed feeding in patients with acute pancreatitis，a systematic review，Ann Intern Med 66：883-892，2017.

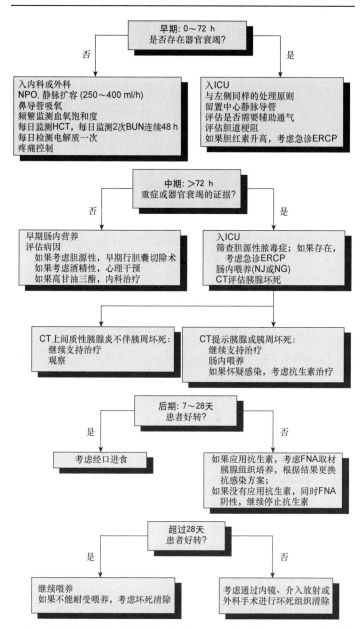

图 80-2　急性胰腺炎不同阶段的治疗流程。BUN，血尿素氮；ERCP，内镜逆行胰胆管造影；FNA，细针抽吸术；HCT，血细胞比容；NPO，禁食；NJ，鼻空肠管；NG，鼻胃管。(From Feldman M，Friedman LS，Brandt LJ: Sleisenger and Fordtran's gastrointestinal and liver disease，ed 10，Philadelphia，2016，Elsevier.)

- 静脉输注大量液体，保持充足的血管内容量。用等渗晶体进行积极的液体复苏（250～500 ml/h）对于控制急性胰腺炎至关重要，除非合并心脏病或肾病

- 患者应继续禁食（NPO），直到临床状况好转、稳定和感到饥饿为止。如果需要补充营养，首选肠内喂养而不是全肠外营养。在急性胰腺炎患者中，肠内营养比全肠外营养更能降低死亡率、多器官衰竭、全身感染和手术干预率。对于不能耐受肠内喂养或在 2～4 天内无法达到恰当输注速率的患者，可能需要肠外营养。早期（入院后 24～48 h 内）通过鼻胃管进行肠内喂养的证据有限。最近的一项研究表明，与 72 h 后口服饮食相比，对于并发症风险高的急性胰腺炎患者，早期经鼻胃管管饲在降低感染率或死亡率方面没有优势

- 胃肠减压仅在重症胰腺炎中对肠梗阻患者的腹部减压有用

- 控制疼痛：静脉使用氢吗啡酮或芬太尼。尽管已证实吗啡会增加 Oddi 括约肌压力，并且在合并肾衰竭的患者中代谢清除延迟，但哌替啶和吗啡仍是控制疼痛的常用麻醉药

- 纠正代谢异常（如必要时替换钙和镁）

- 无论是否存在胰腺坏死，以及其严重程度如何，均不推荐预防性使用抗生素

- 图 80-2 描述了不同阶段急性胰腺炎的治疗流程

具体措施

- 30% 的胰腺坏死患者会发生胰腺或胰周感染。如果患者有败血症、胰腺脓肿或胆管结石合并胆管炎引起的胰腺炎证据，则使用抗生素是合理的。疗程一般限制在 5～7 天，以防止真菌重叠感染的发生。恰当的经验性抗生素治疗应能穿透胰腺坏死组织。药物选择包括单独使用碳青霉烯（由于覆盖厌氧菌），或喹诺酮、头孢他啶或头孢吡肟，以及肠道厌氧菌制剂（如甲硝唑）。可以通过进行 CT 引导的细针抽吸术（fine-needle aspiration，FNA）来培养感染的坏死物，并量身定制抗生素治疗方案。如果感染坏死物培养无菌，应停止使用抗生素

- 外科治疗在急性胰腺炎中的作用有限，其适应证如下：

  1. 胆石性胰腺炎：急性胰腺炎稳定时行胆囊切除术。然而，随机试验表明轻度胆石性胰腺炎患者可以在住院 48 h 内安全地进行胆囊切除术

2. 消化性溃疡穿孔

3. 伴感染的坏死性胰腺炎，其并发症的发生率和死亡风险增加。传统的治疗方法是开放性坏死组织切除术；手术切除坏死可引起促炎反应，并伴随并发症的发生率增高。最近的研究表明，递进式治疗策略可能会降低并发症发生率和死亡率，包括经皮引流，必要时进行微创腹膜后坏死组织切除术。内镜下经胃坏死组织切除术，是自然腔道内镜手术的一种形式，在最近的试验中也显示出有效减少促炎反应，并减少并发症发生率

- 并发症的识别和治疗

  1. 假性囊肿：液体、组织、胰腺酶和血液的圆形或球状聚集物

  a. 诊断依赖于 CT 扫描或超声检查

  b. 治疗：胰腺假性囊肿可通过手术或内镜引流。当患者的解剖结构合适并且有经验丰富的内镜医师时，内镜方法是首选。可以使用 CT 扫描或超声引导下经皮引流（留有猪尾导管以进行连续引流），但复发率高。保守的方法是在 6 ～ 7 周后重新评估假性囊肿（通过 CT 扫描或超声检查），如果假性囊肿尚未缩小，则通过外科手术将其引流

  c. 一般情况下，直径＜ 5 cm 的假性囊肿无须干预会被重新吸收，而对于＞ 5 cm 的患者，则需要在囊壁成熟后进行手术干预

  2. 蜂窝组织炎：代表胰腺水肿。可以通过 CT 扫描或超声检查诊断。治疗是支持性的，因为它通常会自发地消退

  3. 胰腺脓肿：通过 CT 扫描诊断（腹膜后存在气体）；革兰氏染色和通过经皮穿刺抽吸获得的体液培养物通常可以确定细菌。治疗方法是手术（或导管）引流和静脉应用抗生素（碳青霉烯类抗生素是首选）

  4. 胰腺腹水：通常由假性囊肿漏出或胰管撕裂引起。穿刺液显示胰淀粉酶和脂肪酶水平很高，ERCP 可能提示病变。如果重症胰腺炎渗出性腹水不能自行吸收，则采取手术治疗

  5. 腹腔间隔室综合征：大量复苏或腹水引起腹腔内液体渗漏。诊断依据为腹内压持续＞ 20 mmHg 合并新发器官衰竭

  6. 胃肠出血：由酒精性胃炎、静脉曲张出血、应激性溃疡或弥散性血管内凝血（DIC）引起

7. 肾衰竭：由低血容量引起，导致少尿或无尿、肾皮质或肾小管坏死（休克、DIC）或肾动静脉血栓形成

8. 缺氧：由 ARDS、胸腔积液或肺不张引起

9. 血管：脾、门静脉或肠系膜上静脉血栓形成；假性动脉瘤

罕见胰腺炎的治疗

● **自身免疫性胰腺炎**：以 IgG4 淋巴浆细胞浸润为特征的纤维炎性疾病，是慢性胰腺炎的变异型，并与其他自身免疫性疾病有关（如原发性硬化性胆管炎，干燥综合征），一般对皮质类固醇治疗有反应。60 ~ 70 岁的老年人为主要受累人群。临床表现为腹痛、体重减轻、食欲减退和梗阻性黄疸。IgG4 水平升高。CT 显示胰腺弥漫性增大，边缘光滑，呈囊状（"腊肠状胰腺"）。表 80-3 总结了 1 型和 2 型自身免疫性胰腺炎的特点。2 型自身免疫性肝炎（特发性导管中心性慢性胰腺炎）与炎症性肠病相关，与 IgG4 细胞沉积无关

表 80-3　1 型和 2 型自身免疫性胰腺炎的特点

特点	1 型	2 型
组织学	淋巴浆细胞浸润 密集的导管周围浸润而不损害导管上皮 席纹状纤维化 闭塞性静脉炎 大量 IgG4 阳性细胞（> 10/HPF） 纤维炎性过程可能扩展到胰腺周围区域	导管周围淋巴浆细胞和中性粒细胞浸润 中性粒细胞破坏导管上皮［粒细胞性上皮病变（GEL）］ 闭塞性静脉炎是罕见的 无 IgG4 阳性细胞
平均发病年龄	60 ~ 70 岁	40 ~ 50 岁，但可能出现在年轻人甚至儿童
好发性别	男性	无差异
常见临床表现	梗阻性黄疸（75%） 急性胰腺炎（15%）	梗阻性黄疸（50%） 急性胰腺炎（33%）
胰腺影像改变	弥漫性胰腺增大（40%） 局灶性胰腺增大（60%）	弥漫性胰腺增大（15%） 局灶性胰腺增大（85%）
IgG4	血清水平升高（约 2/3 患者） 受累组织染色阳性	无关联

特点	1 型	2 型
其他器官受累情况	胆道狭窄 假性肿瘤 肾 肺 其他 腹膜后纤维化 涎腺炎	无关联
相关疾病	见上（其他器官受累情况）	IBD
长期结局	经常复发	罕见或无复发

HPF，高倍视野；IBD，炎症性肠病；IgG4，免疫球蛋白 G4.

（From Feldman M，Friedman LS，Brandt LJ：Sleisenger and Fordtran's gastrointestinal and liver disease，ed 10，Philadelphia，2016，Elsevier.）

- **高甘油三酯性胰腺炎**：胰岛素治疗是及时治疗的基础，如果血糖无升高，则应输注葡萄糖。既往也曾使用过静脉肝素治疗，但目前其有效性受到质疑。应尽快启动抗高血脂药（贝特类药物）作为辅助治疗，以达到长期控制的目的。对于伴有低钙血症、乳酸酸中毒或其他器官功能障碍的高甘油三酯性胰腺炎患者，早期（48 h 内）开始血浆置换治疗可从中获益

处理

　　患者预后因胰腺炎的严重程度而异。急性胰腺炎的总死亡率为5% ～ 10%。急性胰腺炎的预后相关标准见表 80-4。

转诊

- 中重度胰腺炎需要住院治疗
- 以下情况需要至外科就诊：疑似胆源性胰腺炎，消化性溃疡穿孔，或存在坏死或感染灶。当同时出现肝酶异常以及胆结石（或胆汁淤积）的影像学改变，急性胰腺炎的病因考虑胆源性，此类患者应在出院前考虑行胆囊切除术，以防止胰腺炎复发
- 以下情况需要至消化内科相关领域专家处就诊：重症胰腺炎或胰腺炎复发、胆源性胰腺炎需行 ERCP 或胰腺炎的病因不明确

表 80-4　急性胰腺炎预后标准

Ranson 标准 *	简化格拉斯哥标准 †	CT 标准 ‡
入院时	入院 48 h 内：	正常
年龄 > 55 岁	年龄 > 55 岁	胰腺增大
WBC > 16 000/μL	WBC > 15 000/μL	胰腺炎症
AST > 250 U/L	LDH > 600 U/L	单发积液区
LDH > 350 U/L	血糖 > 180 mg/dl	多个积液区
血糖 > 200 mg/dl	白蛋白 < 3.2 g/dl	
入院后 48 h	Ca^{2+} < 8 mg/dl	
血细胞比容降低 > 10%	PaO_2 < 60 mmHg	
BUN 升高 > 5 mg/dl	BUN > 45 mg/dl	
Ca^{2+} < 8 mg/dl		
PaO_2 < 60 mmHg		
碱缺失 > 4 mmol/L		
体液潴留 > 6 L		

AST，谷草转氨酶；BUN，血尿素氮；LDH，乳酸脱氢酶；WBC，白细胞。

* 3 个或 3 个以上 Ranson 标准可预测胰腺炎是一个复杂的临床进程。数据来自 Ranson JH et al：Prognostic signs and nonoperative peritoneal lavage in acute pancreatitis，Surg Gynecol Obstet，143：209-219，1976.

† 数据来自 Blamey SL et al：Prognostic factors in acute pancreatitis，Gut 25：1340，1984.

‡ A 级和 B 级代表轻度疾病，没有感染或死亡的风险。C 级代表中度疾病，感染可能性极小，基本无死亡风险。D 级和 E 级代表严重胰腺炎，感染率为 30% ～ 50%，死亡率为 15%。数据来自 Balthazar EJ et al：Acute pancreatitis value of CT in establishing prognosis，Radiology，174：331，1990.

（From Goldman L，Ausiello D（eds）：Cecil textbook of medicine，ed 24，Philadelphia，2012，Saunders.）

- 对于需要积极进行液体复苏而又由于心脏或肾的原因容易出现容量超负荷风险的患者，需考虑转入重症监护病房。同样，对于进展性 ARDS 患者、腹腔间隔室综合征（需接受外科手术治疗）和需要进行血浆置换的患者，应考虑转入重症监护病房

 ## 重点和注意事项

- 急性胰腺炎是 ERCP 最常见的主要并发症。NSAID 是磷脂酶 A_2、环氧合酶和中性粒细胞-内皮相互作用的有效抑制剂，它

们在急性胰腺炎的发病机制中起重要作用。初步试验表明，在发生 ERCP 后胰腺炎的高风险患者中，经直肠给予吲哚美辛栓剂（ERCP 后立即给予 2 个 50 mg 吲哚美辛栓剂）可显著降低 ERCP 后胰腺炎的发生率

- 放置胰腺支架可降低发生 ERCP 后胰腺炎的风险
- 他汀类药物可以降低成人胰腺炎的风险。除了高甘油三酯血症引起的胰腺炎外，贝特类药物对胰腺炎的风险没有影响
- 糖尿病可由广泛的胰腺坏死进展而来

推荐阅读

Al-Omran M et al: Enteral versus parenteral nutrition for acute pancreatitis, *Cochrane Database Syst Rev* 1:CD002837, 2010.

Bakker OJ: Endoscopic transgastric vs. surgical necrosectomy for infected necrotizing pancreatitis, *J Am Med Assoc* 307(10):1053-1061, 2012.

Bechien W et al: Blood urea nitrogen in the early assessment of acute pancreatitis, *Arch Intern Med* 171(7):669-676, 2011.

Elmunzer BJ et al: A randomized trial of rectal indomethacin to prevent post-ERCP pancreatitis, *N Engl J Med* 366:1414-1422, 2012.

Falor AE et al: Early laparoscopic cholecystectomy for mild gallstone pancreatitis: time for a paradigm shift, *Arch Surg* 147:1031-1035, 2012.

Forsmark CE et al: Acute pancreatitis, *N Engl J Med* 375:1972-1981, 2016.

Quinlan JD et al: Acute pancreatitis, *Am Fam Physician* 90(9):632-639, 2014.

Tess A et al: How would you treat this patient with gallstone pancreatitis? *Ann Int Med* 170:178-181, 2019.

Trna J et al: Lack of significant liver enzyme elevations and gallstones and/or sludge on ultrasound on day 1 of acute pancreatitis is associated with recurrence after cholecystectomy: a population-based study, *Surgery* 151:199-205, 2012.

Van Santvoort HC et al: A step-up approach or open necrosectomy for necrotizing pancreatitis, *N Engl J Med* 362:1491-1502, 2010.

第 81 章　慢性胰腺炎
Chronic Pancreatitis

Fred F. Ferri

沈祥国　译　王格　审校

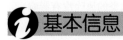 基本信息

定义

慢性胰腺炎是一种胰腺反复发作的或持续性的炎症过程，主要特征是慢性腹痛以及胰腺外分泌和（或）内分泌不足。依据解剖学上病变累及范围，可分为大导管型（large-duct）和小导管型（small-duct）。

ICD-10CM 编码
K86.1　其他慢性胰腺炎
K86.0　酒精诱导的慢性胰腺炎

流行病学和人口统计学

- 慢性胰腺炎在发达国家发病率为（5～10）/10 万
- 平均诊断年龄为 35～55 岁；男：女比例为 5：1

体格检查和临床表现

- 持续或反复的上腹部或左上腹疼痛，可放射至后背部
- 胰腺上方可有压痛及肌紧张表现
- 显著的体重下降
- 大量伴有恶臭味的粪便，外观呈脂样油腻
- 上腹部包块（10% 患者）
- 黄疸（5%～10% 患者）

病因学

- 慢性酒精中毒（最常见的原因）
- 梗阻［壶腹部狭窄、肿瘤、创伤（伴胰管狭窄）、胰腺分裂、环状胰腺］
- 烟草
- 复发性胰腺炎

- 血管疾病 / 缺血
- 高甘油三酯血症
- 慢性肾病
- 遗传性胰腺炎
- 严重营养不良
- 特发型
- 未经治疗的甲状旁腺功能亢进（高钙血症）
- 囊性纤维化跨膜传导调节因子（cystic fibrosis transmembrane conductance regulator，CFTR）基因突变和 TF 基因型
- 其他基因突变（阳离子胰蛋白酶原基因、糜蛋白酶原 C 基因、钙传感受体基因、闭合蛋白 -2 基因、丝氨酸蛋白酶抑制剂、Kazal 1 型基因）
- **自身免疫性胰腺炎（autoimmune pancreatitis，AIP）**（5% 的慢性胰腺炎病例）：临床表现主要为黄疸（63% 的患者）和腹痛（35% 的患者）。CT 可能表现为胰腺弥漫性肿胀、低密度实质及周围边界"光环"样强化，及胰头低密度信号。实验室检查主要表现为血清 IgG4 升高、免疫球蛋白及 γ 球蛋白水平升高，以及抗乳铁蛋白抗体、抗碳酸酐酶 II 水平、抗平滑肌抗体和抗核抗体阳性
- **硬化性胰腺炎**：一种特殊类型的慢性胰腺炎，主要特征为偶发的腹痛、胰管不规则狭窄以及胰腺实质肿胀；患者血清 IgG4 显著升高；慢性硬化性胰腺炎也被认为是自身免疫性胰腺炎

Ⓓⓧ 诊断

鉴别诊断

- 胰腺癌
- 消化性溃疡
- 胆结石伴胆管梗阻
- 其他原因导致的吸收不良
- 复发性急性胰腺炎
- 肾功能不全
- 肠缺血或梗死
- 其他：克罗恩病、胃轻瘫、炎症性肠病

评估

病史主要关注饮酒史、实验室检查和影像学诊断。表 81-1 总结了针对慢性胰腺炎的诊断检查手段。

实验室检查

- 血清淀粉酶或脂肪酶可能升高（淀粉酶正常不能除外该诊断）
- 可能会出现血糖升高、尿糖、高胆红素血症和血清碱性磷酸酶升高
- 72 h 粪脂肪测定（虽然很少进行）提示过量粪脂肪存在。粪弹性蛋白酶检测则只需要 20 g 粪便
- 促胰液素刺激试验是最好的诊断胰腺外分泌功能不足的方法。胰腺分泌功能测试方法总结于表 81-2 中
- 脂质检测组合：显著升高的甘油三酯可能引起胰腺炎
- 血清钙：甲状旁腺功能亢进是一种罕见的慢性胰腺炎病因
- 血清 IgG4 水平升高见于硬化性胰腺炎和自身免疫性胰腺炎
- 自身免疫性胰腺炎可伴有血清免疫球蛋白、γ 球蛋白水平升高，以及抗乳铁蛋白抗体（ALA）、抗碳酸酐酶 II 抗体（ACA II）、抗平滑肌抗体（ASMA）、抗核抗体（ANA）阳性

影像学检查

- 腹部 X 线平片可以显示约 25% 患者出现胰腺钙化（对于慢性

表 81-1　慢性胰腺炎可用的诊断性检查

胰腺结构检查	胰腺功能检查
EUS	直接激素刺激（利用促胰液素、胆囊收缩素单独或联合进行胰腺刺激）：途径为内镜下或者口–十二指肠管 *
MRI 联合 MRCP，伴或不伴促胰液素刺激	粪弹性蛋白酶
CT	血清胰蛋白酶原（胰蛋白酶）
ERCP	粪糜蛋白酶
腹部超声	粪脂肪测定
腹部 X 线平片	血糖水平

* 见正文解释。

每一类别中的检查都是按照敏感性递减的顺序来排列。

CT，计算机断层扫描；ERCP，内镜逆行胰胆管造影；EUS，超声内镜；MRCP，磁共振胰胆管造影；MRI，磁共振成像

（From Feldman M，Friedman LS，Brandt LJ：Sleisenger and Fordtran's gastrointestinal and liver disease，ed 10，Philadelphia，2016，Elsevier.）

表 81-2　胰腺分泌功能检测

检测	描述	优点	缺点	临床适应证
直接法				
促胰液素	静脉注射促胰液素后测量十二指肠球部胰液分泌量和 HCO₃ 浓度	敏感性和特异性最佳的胰腺外分泌功能测试手段	需要十二指肠插管和静脉注射激素；未能广泛开展	适用于轻、中、重度胰腺外分泌功能不足的检测
胆囊收缩素	静脉注射胆囊收缩素后测量十二指肠淀粉酶、胰蛋白酶、糜蛋白酶和（或）脂肪酶的分泌量			
促胰液素联合胆囊收缩素	静脉注射促胰液素和胆囊收缩素后，测量胰液分泌量、HCO₃ 浓度和各类酶的分泌			
间接法（需要十二指肠插管）				
Lundh 测试餐	口服测试餐后测量十二指肠胰蛋白酶浓度	不用静脉注射激素	需要十二指肠插管，测试餐以及正常的解剖结构，包括小肠黏膜；未能广泛开展	当直接法无法进行时（如受条件所限），可用此法检测中、重度胰腺外分泌功能不足
间接法（不需插管）				
粪脂测试	摄取已知剂量脂肪后测量便中脂肪含量	对脂肪泻进行定量测量	需要充足的脂肪摄入以及粪便收集；仅用于重度胰腺功能不全检测	检测重度胰腺外分泌功能不足和脂肪泻

续表

检测	描述	优点	缺点	临床适应证
粪糜蛋白酶 粪弹性蛋白酶 1	测量粪便中糜蛋白酶或弹性蛋白酶 1 水平	不需要静脉注射、插管或进食任何物质	对于轻、中度功能不足敏感性低	检测重度胰腺外分泌功能不足
NBT-PABA 荧光素双月桂酸酯测试 （Fluorescein dilaurate）	进食时随餐服用 NBT-PABA 或荧光素双月桂酸，之后测试血清或尿液中的 PABA 或荧光素	重度胰腺功能不全的简便测试方法	不适用于轻、中度胰腺功能不全的检测；小肠黏膜疾病患者的测试结果可能受到影响	检测重度胰腺外分泌功能不足

NBT-PABA，N-苯甲酰基−酪氨酰−对氨基苯甲酸；
（From Feldman M, Friedman LS, Brandt LJ: Sleisenger and Fordtran's gastrointestinal and liver disease, ed 10, Philadelphia, 2016, Elsevier.）

胰腺炎，特异性为 95%）

- 腹部超声可显示胰管扩张、假性囊肿、钙化和腹水

- 腹部增强 CT 是初始的影像学检查选择，可显示钙化（图 81-1），评估胰管扩张（图 81-2）、AIP，以及排除胰腺癌。AIP 的 CT 影像学表现为胰管狭窄与均匀的"腊肠样"胰腺

- 内镜逆行胰胆管造影（ERCP）（图 81-3）一般用于评估胰管扩张、狭窄、假性囊肿和导管内结石。尽管如此，针对胰腺实质、胰管截断等情况，一些创伤性较小的检查如磁共振胰胆管造影（MRCP）和超声内镜（EUS）更加适用。EUS（图 81-4）针对慢性胰腺炎的敏感性为 97%，特异性为 60%，且

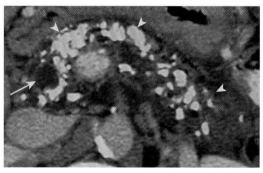

图 81-1　慢性胰腺炎：钙化灶。 复发性酒精性胰腺炎患者整个胰腺散在的大量粗糙钙化灶（无尾箭头示）。由于胰头部位的良性狭窄，导致胆总管轻度扩张（箭头示）。（From Webb WR et al：Fundamentals of body CT，ed 4，Philadelphia，2015，WB Saunders.）

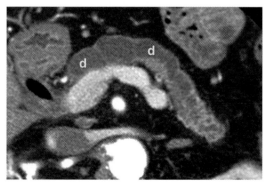

图 81-2　慢性胰腺炎：胰管扩张。 胰管（d）呈显著的串珠样扩张。胰腺实质严重萎缩。（From Webb WR et al：Fundamentals of body CT，ed 4，Philadelphia，2015，WB Saunders.）

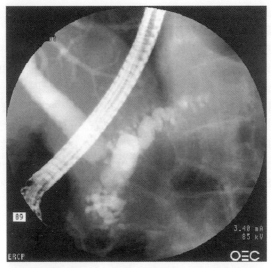

图 81-3 内镜逆行胰胆管造影（**ERCP**）图像显示明显扩张的胰管，以及狭窄与扩张相交替。这种"湖泊链"样的表现可诊断慢性胰腺炎。（From Feldman M，Friedman LS，Brandt LJ：Sleisenger and Fordtran's gastrointestinal and liver disease，ed 10，Philadelphia，2016，Elsevier.）

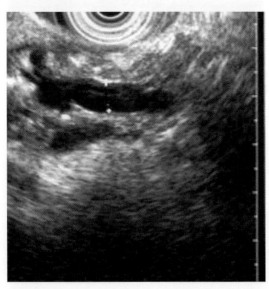

图 81-4 慢性胰腺炎患者超声内镜下表现，胰管显著扩张（主胰管两侧边缘标记）。（From Goldman L，Schafer AI：Goldman's Cecil medicine，ed 24，Philadelphia，2012，Saunders.）

并发症发生率非常低。EUS 下慢性胰腺炎的诊断总结如表
81-3 所示。细针穿刺抽吸（FNA）活检联合 EUS 适用于对囊
性或占位性病变的良恶性判断

表 81-3　慢性胰腺炎的超声内镜（EUS）诊断

标准 EUS 分级系统		EUS 诊断的 Rosemont 标准
实质异常	点状高回声 线状高回声 小叶轮廓 囊性灶	主要特征	点状高回声伴后方声影（主要特征 A） 主胰管结石（主要特征 A） 蜂窝状小叶（主要特征 B）
导管异常	主胰管扩张 主胰管扭曲 管壁高回声 分支胰管可见 钙化	次要特征	无蜂窝状的小叶 点状高回声不伴后方声影 条索影 囊性灶 主胰管轮廓扭曲 主胰管扩张 管壁高回声 分支胰管扩张

在标准 EUS 分级系统，每一项表现分值相同，总分即所有表现的项数总和。
在 Rosemont 系统，诊断分层如下：

高度符合慢性胰腺炎	1 项主要特征 A 合并≥ 3 项次要特征，**或** 1 项主要特征 A 和主要特征 B，或 2 项主要特征 A
可疑慢性胰腺炎	1 项主要特征 A 合并＜ 3 项次要特征，或一项主要特征 B 合并≥ 3 项次要特征，或≥ 5 项次要特征
不确定慢性胰腺炎	3 ～ 4 项次要特征，或 1 项主要特征 B 合并＜ 3 项次要特征
正常	≤ 2 项次要特征

（From Feldman M，Friedman LS，Brandt LJ：Sleisenger and Fordtran's gastrointestinal and liver disease，ed 10，Philadelphia，2016，Elsevier.）

Rx 治疗

非药物治疗

- 禁烟酒
- 频繁、少量、低脂饮食

急性期常规治疗

- 如有可能避免使用麻醉药物（简单的镇痛药或 NSAID 可以使用）。图 81-5 描述了慢性胰腺炎的疼痛处理流程。慢性胰腺炎管理主要是对症治疗
- 补充胰酶治疗脂肪泻（如胰酶肠溶胶囊 Pancrease、Creon，胰

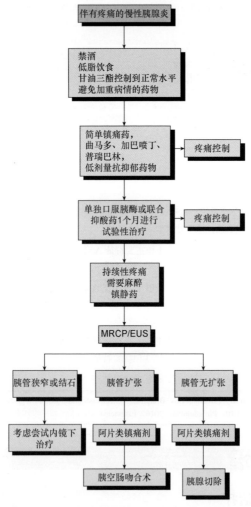

图 81-5 慢性胰腺炎疼痛的处理流程。EUS，超声内镜；MRCP，磁共振胰胆管造影。（From Goldman L，Ausiello D［eds］：Cecil textbook of medicine，ed 24，Philadelphia，2012，Saunders.）

脂肪酶需求量依据脂肪泻和体重下降情况确定）。表 81-4 总结了治疗慢性胰腺炎的酶制剂产品。所有非肠溶衣包被的酶类需要和抑酸药联用。质子泵抑制剂和 H_2 受体拮抗剂可以减少胃酸对酶类的灭活作用

- 抗氧化剂（如维生素 A、硒、维生素 E）对于控制慢性胰腺炎的疼痛可能有所帮助
- 经皮或者 EUS 引导下的腹腔神经丛激素阻滞或乙醇神经节损毁可能提供暂时性的疼痛缓解
- 并发症治疗（如 1 型糖尿病）
- AIP：糖皮质激素治疗 AIP 和硬化性胰腺炎患者可以诱导疾病缓解，同时显著降低血清 IgG4、免疫复合物、免疫复合物 IgG4 亚类水平。起始剂量为口服泼尼松 0.6 ～ 1.0 mg/（kg·d），3 个月内逐渐减量。复发性 AIP 给予糖皮质激素、免疫调节剂（硫唑嘌呤、麦考酚酯、6- 巯基嘌呤）或利妥昔单抗治疗

慢性期治疗

- 当需要消除胆管病变、消除胰管梗阻从而改善胆汁引流进入十二指肠时，手术干预可能是必要的治疗方案

表 81-4　慢性胰腺炎治疗相关酶类药物

商品名	剂型	每粒药片或胶囊的脂肪酶含量（美国药典单位）
得每通（Creon）	肠溶衣包被胶囊	3000、6000、12 000、24 000、36 000
Zenpep	肠溶衣包被胶囊	3000、5000、10 000、15 000、20 000、25 000
Pancreaze	肠溶衣包被胶囊	4200、10 500、16 800、21 000
Ultresa	肠溶衣包被胶囊	13 800、20 700、23 000
Pertzye	含有碳酸氢盐的肠溶衣包被	8000、16 000
Viokase	无肠溶衣包被的片剂 *	10 440、20 880

* 无肠溶衣包被的制剂需要与 H_2 受体拮抗剂（H_2RA）或质子泵抑制剂（PPI）共同服用，以避免酶被胃酸变性

每餐脂肪酶摄入总量应依据症状反应确定，但通常每餐至少需要 60 000 USP（美国药典单位），一般为 90 000 USP（30 000 国际单位），零餐的需求量为此剂量的一半。这一剂量应均匀分配到餐间及餐后立即服用。

（From Feldman M，Friedman LS，Brandt LJ：Sleisenger and Fordtran's gastrointestinal and liver disease, ed 10, Philadelphia, 2016, Elsevier.）

- 对于特定患者而言，ERCP 联合内镜下括约肌切开术及取石术是有效的
- 一些特定患者需要进行经十二直肠括约肌成形术或胰空肠吻合术。伴有顽固性疼痛的患者需要考虑手术
- 接近半数的患者通过经皮或 EUS 引导下的腹腔神经丛糖皮质激素阻滞术可获得短期有效的疼痛缓解

预后

- 长期生存率低（50% 的患者 10 年内死于慢性胰腺炎或者恶变）
- 由于胆石症、甲状旁腺功能亢进、Oddi 括约肌狭窄导致复发性急性胰腺炎的患者预后最好

转诊

需进行 ERCP、手术干预的特定患者需咨询胃肠病学相关专家（见"慢性期治疗"）。

相关内容

吸收不良（相关重点专题）

急性胰腺炎（相关重点专题）

第 82 章　胃泌素瘤
Gastrinoma

Bharti Rathore

刘梦园　译　戴聪　审校

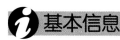 基本信息

定义

　　胃泌素瘤是一种神经内分泌肿瘤，它能够分泌胃泌素使机体处于高胃泌素状态，这种高胃泌素状态可导致严重的消化性溃疡伴有腹泻。这一系列表现又称卓-艾综合征（Zollinger-Ellison syndrome，ZES）。

同义词：

　　卓-艾（ZE）综合征

　　Zes

ICD-10CM 编码

C25.4　内分泌胰腺恶性肿瘤

E16.4　胃泌素分泌异常

流行病学和人口统计学

- 发病率不确切，但目前在世界上大多数地区，每 100 万人中有 0.5 ～ 3 人罹患胃泌素瘤
- 女性该病发生率略高于男性，发病年龄多在 20 ～ 50 岁之间
- 2/3 的胃泌素瘤患者为偶发，另外 1/3 则与多发性内分泌肿瘤 1 型（multiple endocrine neoplasia type 1，MEN-1）相关。MEN-1 为一种常染色体显性遗传病，包括甲状旁腺功能亢进与垂体瘤等
- 大约 60% 的胃泌素瘤患者为恶性
- 胰腺神经内分泌肿瘤的发病率和患病率逐年上升，它们约占所有胰腺肿瘤病例的 1.3%

体格检查和临床表现

- 绝大多数患者（95%）的临床症状表现为消化性溃疡（见"消化性溃疡"章节）

- 60% 的患者具有与胃食管反流病相关的症状（见"胃食管反流病"章节）
- 1/3 伴随卓-艾综合征的患者具有腹泻，但脂肪泻少见

以下情况可考虑卓-艾综合征：

- 十二指肠球部远端的溃疡
- 多发的消化性溃疡
- 针对消化性溃疡的常规药物剂量和方案治疗无效
- 消化性溃疡伴腹泻
- 消化性溃疡家族史
- 患者具有甲状旁腺或垂体肿瘤或功能障碍的个人史或家族史
- 消化性溃疡伴泌尿道结石
- 患者患有消化性溃疡，无幽门螺杆菌感染且无非甾体抗炎药（NSAID）服药史

病因学

- 胃泌素瘤起源于胚胎时期内胚层的肠道内分泌细胞，这些细胞形成的肿瘤主要位于胰腺，也有部分位于近端小肠，分类上属于分化良好的神经内分泌肿瘤（neuroendocrine tumor，NET）
- 卓-艾综合征的病理生理学表现与高胃泌素血症相关。胃泌素刺激胃酸的分泌，胃酸能够进一步导致十二指肠溃疡与腹泻。同时，胃泌素也能促进胃黏膜上皮细胞生长，导致壁细胞的增生
- 胃泌素瘤通常非常小（0.1～2 cm），偶可见较大的瘤体（> 20 cm）
- 60% 的胃泌素瘤属于恶性，肝和区域淋巴结是最常见的转移部位。组织学并不能很好地预测胃泌素瘤的生物学行为
- 60% 的 MEN-1 患者有胃泌素瘤
- 10% 的卓-艾综合征患者具有胰岛细胞增生而不具有胃泌素瘤；10%～20% 的患者因为肿瘤过小而无法定位

DX 诊断

鉴别诊断

- 消化性溃疡（见"消化性溃疡"章节）
- 胃食管反流病（见"胃食管反流病"章节）
- 其他胰腺内分泌肿瘤（见表 82-1）

表 82-1　胰腺内分泌肿瘤的特征

肿瘤类别	主要临床症状	主要激素	胰岛细胞类型	恶性比例（%）	定位	其他临床特征
胰岛素瘤	高血糖（空腹或者夜间）	胰岛素	β	10	常见于胰腺，少见于胰腺外	儿茶酚胺过多
胰高血糖素瘤	1. 糖尿病 2. 游走性坏死性松解性红斑	胰高血糖素	α	90	常见于胰腺，少见于胰腺外	泛低氨基酸尿 血栓栓塞 体重下降
胃泌素瘤	反复发作的消化性溃疡	胃泌素	γ	90	常见于胰腺，但经常出现于胰腺外	腹泻/脂肪泻
生长抑素瘤	1. 糖尿病 2. 腹泻，脂肪泻	生长抑素	δ	80	胰腺和十二指肠	胃酸过少 体重下降 胆囊疾病
血管活性肠肽瘤	水样腹泻 低钾血症 胃酸缺乏（WDHA 综合征）	血管活性肠肽（VIP）	δ	50	常见于胰腺，但经常出现于胰腺外	代谢性酸中毒 高血糖症 高钙血症 潮红
胰多肽瘤	1. 肝大 2. 腹痛	胰多肽（PP）	PP 细胞	80	常见于胰腺，罕见于胰腺外	偶出现水样腹泻

（From Besser GM, Cudworth AG: Clinical endocrinology, Philadelphia, 1987, Lippincott/Gower Medical Publishing, p. 20.）

评估

- 图 82-1 表明了卓-艾综合征的诊断流程。表 82-2 总结了定位胃泌素瘤敏感性的相关研究

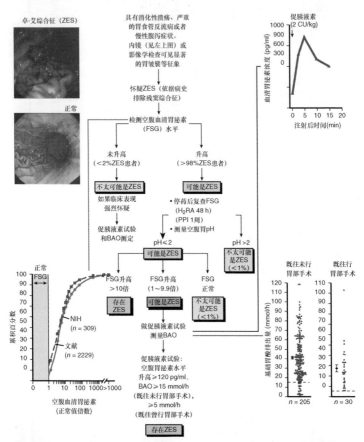

扫二维码看彩图

图 82-1 （扫二维码看彩图）卓-艾综合征（ZES）的诊断流程。右上，典型的卓-艾综合征，患者的促胰液素试验结果阳性（即空腹胃泌素水平升高≥ 120 pg/ml）。右下，明显升高的基础胃酸排出量（BAO），既往曾行或未曾行使胃酸减低的手术。水平虚线表示建议的标准为> 15 mmol/h 或者> 5 mmol/h 以鉴别是否患有ZES。左上，与正常个体相比，卓-艾综合征患者内镜下可见显著的胃皱襞。左下，卓-艾综合征患者的空腹血清胃泌素水平表示为水平横轴上正常上限值的倍数。极少的患者具有正常的胃泌素值，60% 的患者血清胃泌素值增加低于 10 倍。BAO，基础胃酸排出量；CU，临床单位；FSG，空腹血清胃泌素；ZES，卓-艾综合征。（From Feldman M et al［eds］：Sleisenger and Fordtran's gastrointestinal and liver disease，ed 10，Philadelphia，2016，Saunders.）

表 82-2　定位胃泌素瘤敏感性的相关研究

研究	肿瘤定位的百分比（％）			
	总数	胰腺	十二指肠	肝转移
术前				
无创				
经腹超声检查	20 ～ 30			14
腹部 CT	50	80	35	50
腹部 MRI	25			83
奥曲肽扫描	71 ～ 90		50	
DOTA 扫描	＞ 90	＞ 90	＞ 60 ～ 90	＞ 90
有创				
超声内镜	85	75 ～ 100	28 ～ 57	
术中				
触诊	65	91	60	
术中超声	83	95	58	
十二指肠切开术	—	—	100	

（From Cameron JL，Cameron AM：Current surgical therapy，ed 12，Philadelphia，2017，Elsevier．）

- 消化性溃疡的诊断：
  1. 内镜
- 胃酸的分泌：
  1. 血清胃泌素水平（空腹状态）＞ 150 pg/ml（诊断标准是血清胃泌素水平＞ 1000 pg/ml）（可引起假阳性结果的情况：恶性贫血、肾衰竭、残窦综合征、糖尿病、类风湿关节炎）（译者注：残窦综合征是指 Billroch Ⅱ 式手术时，胃窦切除不全，残留胃窦所致的吻合口溃疡症候群）
- 胃泌素激发试验：
  1. 促胰液素激发
  2. 钙激发
  3. 标准测试餐激发
- 胃泌素瘤的定位：
  1. 动脉造影
  2. 腹部超声检查

3. 腹部 CT 扫描

4. 腹部 MRI/PET 扫描

5. 选择性门静脉分支胃泌素水平

6. 奥曲肽扫描

Ⓡ 治疗

- 胃泌素瘤的外科切除（注：90% 的胃泌素瘤能够被定位，因此能够获得约 40% 的完全治愈率）
- 全胃切除或迷走神经切断术（用于部分患者的姑息性治疗）
- 药物治疗：
  1. 质子泵抑制剂（如奥美拉唑、兰索拉唑）是治疗过程的主要药物
  2. 生长抑素或者奥曲肽具有抗增殖作用，并能够控制腹泻的症状
  3. 靶向治疗：依维莫司，一种口服的哺乳动物雷帕霉素作用靶点（mammalian target of Rapamycin，mTOR）抑制剂，在进展期的胰腺神经内分泌肿瘤患者中使用显示出生存方面的获益，同时具有很低的严重不良反应发生率。另一种口服酪氨酸激酶抑制剂——舒尼替尼，也在延长生存期方面显示出令人鼓舞的结果
  4. 放射性同位素镥 -177 的使用显示在胃肠-胰腺神经内分泌肿瘤患者中具有生存获益。这种同位素结合于生长抑素受体，可以将放射性直接传递至肿瘤细胞内部，这种方法优于奥曲肽注射
  5. 链脲霉素、5- 氟尿嘧啶和多柔比星用于转移性胃泌素瘤的化疗疗效有限
- 图 82-2 描述了胃泌素瘤的治疗流程

预后

5 年生存情况：

- 2/3 的所有患者
- 20% 有肝转移的患者
- 90% 无肝转移的患者

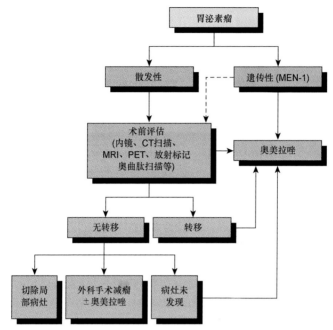

图 82-2　胃泌素瘤患者的治疗流程。在一些情况下，具有家族性胃泌素瘤的患者，如果病变非常局限，仍可被认为适合外科手术切除（虚线部分）。CT，计算机断层显像；MEN-1，多发性内分泌肿瘤 1 型；MRI，磁共振成像；PET，正电子发射断层显像。（From Melmed S et al：Williams textbook of endocrinology，ed 12，Philadelphia，2011，Saunders.）

转诊

至胃肠病学相关领域专家、外科医师和内科肿瘤学专家处就诊（根据疾病的进展和转移情况）。

推荐阅读

Cives M, Strosberg JR: Gastroenteropancreatic neuroendocrine tumors, *CA Cancer J Clin* 68(6):471-487, 2018.

Epelboym I et al: Zollinger-Ellison syndrome: classical considerations and current controversies, *Oncologist* 19(1):44-50, 2014.

Raymond E et al: Sunitinib malate for the treatment of pancreatic neuroendocrine tumors, *N Engl J Med* 364:501-513, 2011.

Strosberg J et al: Phase 3 trial of 177Lu-dotatate for midgut neuroendocrine tumors, *N Engl J Med* 376(2):125-135, 2017.

Yao JC et al: Everolimus for advanced neuroendocrine tumors, *N Engl J Med* 364:514-523, 2011.

第 83 章　胰腺外分泌功能不全
Exocrine Pancreatic Insufficiency

Erick A. Argueta，Dominick Tammaro

王润生　译　王格　审校

 基本信息

定义

胰腺外分泌功能不全（exocrine pancreatic insufficiency，EPI）是指由于胰酶缺乏，导致脂肪、糖类和蛋白质消化不足的一种严重疾病。成人慢性胰腺炎（chronic pancreatitis，CP）和儿童囊性纤维化（cystic fibrosis，CF）是引起 EPI 的最常见原因。临床上，EPI 通常导致脂肪吸收不良，其特征是脂肪泻、体重减轻和消化不良。

同义词

胰腺功能不全

EPI

脂肪吸收不良

ICD-10CM 编码

K86.81　胰腺外分泌功能不全

流行病学和人口统计学

患病率：约占慢性胰腺炎患者的 40%，囊性纤维化患者的 90%。

好发性别和年龄：男性比女性更常见。

危险因素：

- 过量饮酒，导致复发性胰腺炎和慢性胰腺炎
- 吸烟
- 胆管异常
- 胰腺炎
- 遗传易感性
- 肠道手术
- 炎症性肠病的病史

● 乳糜泻病史

体格检查和临床表现

EPI 表现为吸收不良综合征。临床表现与常见胃肠道疾病［如肠易激综合征（IBS）、小肠细菌过度生长（SIBO）、乳糜泻］相似或共存，可能会延误诊断。患者经常限制膳食脂肪摄入量，以避免或减少脂肪泻。严重程度取决于胰腺受损的程度，可分为轻度或中-重度疾病。

● 轻度疾病
   1. 无症状
   2. 正常排便
   3. 轻度腹部不适
   4. 腹胀

● 中-重度疾病
   1. 慢性腹泻
   2. 体重过度减轻
   3. 过度胃肠气胀
   4. 腹痛或腹胀
   5. 大量的恶臭味大便
   6. 脂肪食物不耐受
   7. 儿童发育不良
   8. 当 > 90% 的胰腺功能丢失时，发生脂肪泻（大便脂肪 > 6 g/d）

● 水肿（蛋白质吸收不良和低白蛋白血症所致）
● 脂溶性维生素缺乏（罕见）：
   1. 维生素 A（夜间视力受损）
   2. 维生素 D（骨质疏松症、代谢性骨病、甲状旁腺功能亢进症、低钙血症）
   3. 维生素 E（神经病、贫血）
   4. 维生素 K（淤血）

病因学（表 83-1）

胰腺外分泌功能不全（EPI）通常由成人慢性胰腺炎或儿童囊性纤维化引起。EPI 也是重症急性胰腺炎恢复期的常见症状，症状的严重程度与胰腺坏死程度相关。病因一般可分为胰腺疾病和胰腺外疾病。

表 83-1　胰腺外分泌功能不全（EPI）的病因

胰腺	胰腺外因素
急性或慢性胰腺炎（酗酒、外伤、遗传、特发性）	乳糜泻
胰腺癌	炎症性肠病
胰腺、壶腹部及导管梗阻	自身免疫性胰腺炎
囊性纤维化	卓-艾综合征
1 型或 2 型糖尿病	胃肠手术（胃切除术、胃分流术、广泛小肠手术）
Shwachman-Diamond 综合征（EPI 伴贫血、中性粒细胞减少和骨异常）	
血色素沉着病	

Dx 诊断

　　EPI 的诊断具有挑战性，因为患者经常出现非特异性的体征和症状，而且缺乏可靠的诊断测试。

鉴别诊断

　　除大量的恶臭味大便以外，下列疾病可能与 EPI 有相似的表现：

- 乳糜泻
- 肠易激综合征（IBS）
- 炎症性肠病
- 小肠细菌过度生长（SIBO）
- 短肠综合征

评估

- 完整的病史、体格检查和实验室评估对于作出诊断，并排除其他常见的腹泻和体重减轻原因至关重要
- 全面电解质检查，检测低钾血症、低钙血症（在维生素 D 缺乏的情况下）、低镁血症，以及吸收不良和胃肠道损失引起的代谢性酸中毒
- 全血细胞计数（CBC）可能显示缺铁、维生素 B_{12} 或叶酸缺乏所致的贫血
- 由于维生素 K 吸收不良，凝血酶原时间可能会延长

- 应调查其他导致消化不良的原因，例如蓝氏贾第虫感染、腹腔血清学、肝病和 SIBO

实验室检查

直接和间接胰腺功能试验可用于诊断 EPI。

- **间接**：测量胰酶水平或外分泌功能不足的后果。用于监测胰酶替代疗法（pancreatic enzyme replacement therapy，PERT）的疗效

  1. **粪便脂肪定量**：被认为是评估脂肪消化的金标准。然而，它不能区分消化不良和吸收不良

  2. **粪便弹性蛋白酶 -1（fecal elastase-1，FE-1）**：胰腺功能最敏感、最特异的检测方法。这种酶在肠道转运过程中降解最少。该试验测定 FE-1 的含量，用于中至重度 EPI 的筛查，灵敏度高。FE-1 水平 > 200 μg/g 为正常，100 ～ 200 μg/g 为轻度，< 100 μg/g 为重度。因为稀释的原因，液体大便可能会导致结果偏低

  3. **粪糜蛋白酶**：灵敏、特异的胰腺功能检测方法，在肠腔内转运过程中会发生不同程度的降解。准确的测量需要中断几天的 PERT

  4. **血清胰蛋白酶原**：反映胰腺腺泡细胞团。当浓度低于 20 ng/ml 时，高度提示重度 EPI。但这项检测在临床上并不常用

  5. **^{13}C- 甘油三酯呼吸试验**：监测同位素标记脂肪餐的消化情况，以反映物质的吸收和代谢。它被用来衡量 PERT 的疗效

- **直接**：诊断 EPI 最敏感、最特异的诊断试验。使用激素促分泌剂刺激胰腺，然后收集十二指肠液来测量分泌物。促分泌剂可选用胆囊收缩素（CCK）、促胰液素或 CCK- 促胰液素

  1. 内镜下胰腺功能检查

  2. 促胰液素试验

影像学检查

- CT：影像检查的一线选择。可显示钙化、囊肿、胆管变形或梗阻、胰腺或胰周肿瘤、纤维化和实质丢失
- 磁共振胰胆管造影（MRCP）：提供胰胆管系统的 3D 成像

℞ 治疗

EPI 的管理包括饮食和生活方式的调整，以及 PERT 和维生素的补充，以缓解消化不良相关症状，恢复正常的营养健康。导致 EPI 的病因也应治疗。

非药物治疗

营养疗法旨在缓解消化不良相关症状，保证正常的营养状态。应该鼓励患者少食多餐。此外，患者应戒酒和戒烟。限制膳食脂肪并不能改善症状。

药物治疗

口服胰酶替代疗法（见表 81-4）是治疗 EPI 的首选方法，适用于体重减轻、有症状的脂肪泻或每天脂肪泻 > 15 g 的患者。PERT 的目的是弥补正常胰酶分泌的不足，增加脂肪吸收。剂量是个体化定制的，但通常从每顿主餐 25 000 ～ 40 000 IU 脂肪酶以肠溶衣包被的微球体形式开始服用。应答不足的情况可以通过剂量递增或添加质子泵抑制剂或 H_2 受体拮抗剂来弥补，以预防脂肪酶的酸灭活。

处理

- 对持续体重下降和脂肪泻的患者需进一步评估。

转诊

- 咨询胃肠病学相关领域专家有助于加快诊断速度，排除其他诊断
- 营养师可以帮助营养不良的患者，缓解症状

❶ 重点和注意事项

- 胰腺在消化所有营养物质方面起着重要作用，尤其是脂肪
- EPI 是一种与胰腺实质丢失、胰腺刺激不足、胰管梗阻或胰酶失活导致的胰酶分泌减少有关的疾病
- EPI 的常见症状包括体重减轻、脂肪泻和腹胀
- 及时诊断至关重要，因为拖延可能会损害儿童的发育，导致营养不良的后果，并增加发病率和死亡率
- 个性化饮食建议和适当的 PERT 是 EPI 治疗的基石

相关主题

慢性胰腺炎（相关重点专题）

胰腺炎，急性（相关重点专题）

囊性纤维化（相关重点专题）

乳糜泻（相关重点专题）

克罗恩病（相关重点专题）

溃疡性结肠炎（相关重点专题）

推荐阅读

Othman MO et al: Introduction and practical approach to exocrine pancreatic insufficiency for the practicing clinician, *Int J Clin Pract* 72(2):29405509, 2018.

Singh VK, Schwarzenberg SJ: Pancreatic insufficiency in cystic fibrosis, *J Cyst Fibros* 16(Suppl 2):S70-S78, 2017.

第84章 胰腺癌（外分泌）
Pancreatic Cancer（Exocrine）

Ritesh Rathore

王立刚 译 戴聪 审校

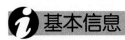 基本信息

定义

胰腺癌是一种来源于胰管上皮的腺癌。胰腺导管内微小的癌前病变被称为胰腺上皮内瘤形成（pancreatic intraepithelial neoplasia，PIN），在这种病变中，随着遗传改变的积累，病变从低级别逐渐发展到高级别。导管内乳头状黏液性肿瘤（intraductal papillary mucinous neoplasms，IPMN）是胰腺癌的第二种前体类型，伴有浸润性癌的总风险约为25%，尤其是发生于主胰管的肿瘤。

ICD-10CM 编码

C25.9 胰腺恶性肿瘤，未指明
C25.0 胰头恶性肿瘤
C25.1 胰体恶性肿瘤
C25.2 胰尾恶性肿瘤
C25.3 胰管恶性肿瘤

流行病学和人口统计学

发病率：在美国，据估计2019年有56 770例新病例和45 750例死亡病例。在美国，它是导致癌症相关死亡的第4大原因。大多数患者都是晚期疾病，只有不到20%的患者存在手术切除肿瘤的机会。

好发性别：男：女比例为2：1。

好发年龄：诊断时中位年龄为71岁。

体格检查和临床表现

临床症状通常与位置有关：

- 黄疸（60%～70%的胰腺癌位于胰头）

- 腹痛：一般上腹部隐痛或腹部不适
- 体重下降
- 厌食、味觉改变、乏力
- 恶心
- 罕见：抑郁、胃肠道出血、急性胰腺炎（胰管阻塞）、背痛
- Trousseau 综合征（恶性肿瘤患者的高凝状态）可能是一些患者的初始表现
- 表 84-1 总结了胰腺癌患者的人口统计学特征和症状表现

体格检查：

- 黄疸
- 恶病质、日益消瘦
- 腹水、外周淋巴结病、肝大
- 搔抓瘙痒皮肤引起的抓痕

表 84-1　不可切除（姑息治疗）和可切除（切除治疗）胰腺癌患者的人口统计学特征及症状和体征

	姑息（$N = 256$）	切除（$N = 512$）
人口统计学特征		
平均年龄（岁）	64.0	65.8
男 / 女	57%/43%	55%/45%
种族	91% 白人	91% 白人
症状和体征（%）		
腹痛	64	36*
黄疸	57	72*
体重减轻	48	43
恶心和呕吐	30	18*
背痛	26	2*

* 与姑息治疗组相比，$P = 0.001$

（From Feldman M，Friedman LS，Brandt LJ：Sleisenger and Fordtran's gastrointestinal and liver disease，ed 10，Philadelphia，2016，Elsevier.）

病因学

不明确，但有几种情况与胰腺癌有关：

- 吸烟
- 酗酒

- 遗传学：高达 20% 的患者有该病家族史
- 遗传综合征和相关基因：遗传性胰腺炎（*PRSS1*、*SPINK1*）、Peutz-Jeghers 综合征［*STK11*（*LKB1*）］、家族性非典型多痣黑素瘤综合征（*p16*）、遗传性乳腺癌和卵巢癌综合征（*BRCA1*、*BRCA2*、*PALB2*）、共济失调毛细血管扩张症（*ATM*）、*Li-Fraumeni* 综合征（*P53*）
- 胆结石
- 糖尿病（至少 50% 的胰腺癌患者患有糖尿病）
- 慢性胰腺炎
- 富含动物脂肪的饮食
- 职业暴露：炼油、造纸、化学工业
- 成年早期超重或肥胖与患胰腺癌的风险增加有关，发病年龄更小。肥胖胰腺癌患者年龄越大，总体生存率越低
- 胰腺癌有 4 个主要驱动基因：*KRAS*、*CDKN2A*、*TP53* 和 *SMAD4*。*KRAS* 突变和 *CDKN2A* 的改变是胰腺癌发生的早期事件
- 表 84-2 总结了胰腺癌的非遗传和遗传危险因素

表 84-2　胰腺癌的非遗传和遗传危险因素

因素	危险增加
非遗传危险因素	
慢性胰腺炎	13.3
新发 2 型糖尿病	7.9
长期糖尿病	2.0
肥胖	2.0
吸烟	1.8
酗酒	1.2
非 O 型血	1.3
遗传综合征及相关基因	
家族性胰腺癌（未知基因）	
1 个一级亲属	9
3 个一级亲属	32
家族性腺瘤性息肉病（*APC*）	4.5 ～ 6
乳腺和卵巢癌综合征（*BRCA1*、*BRCA2*、*PALB2*）	2 ～ 3.5
Peutz-Jeghers 综合征（*STK11/LKB1*）	132

续表

因素	危险增加
遗传性胰腺炎（*PRSS1*、*SPINK1*）	69
家族性非典型多痣黑素瘤胰腺癌综合征（*P16INK4A/CDKN2A*）	47
Lynch 综合征（*MLH1*、*MSH2*、*MSH6*、*PMS2*、*EPCAM*）	8.6
囊性纤维化（*CFTR*）	3.5
共济失调毛细血管扩张症（*ATM*）	不确定
遗传多态性	
ABO	1.3
NR5A2	1.3
TERT	1.2
PDX1	1.2
BCAR1，*CTRB1*，*CTRB2*	1.5
ZNRF3	1.2
LINC00673	1.3
ETAA1	1.1
TP63	1.1
SUGCT	1.1

（From Niederhuber JE：Abeloff's Clinical Oncology，ed 6，Philadelphia，2020，Elsevier.）

 诊断

鉴别诊断

- 胆总管结石
- 胆管癌
- 胆总管狭窄
- 硬化性胆管炎
- 原发性胆汁性肝硬化
- 自身免疫性胰腺炎
- 药物引起的胆汁淤积（如吩噻嗪类）
- 其他胰腺肿瘤（胰岛细胞瘤、囊腺癌、表皮样癌、肉瘤、淋巴瘤）

评估

最初的实验室检测包括全血细胞计数、血生化检验。胆管抗原 CA 19-9 不作为筛选试验，但可作为检测复发和治疗监测的一种方法。

根据最新的共识指南，所有诊断为胰腺癌的患者都应该接受已知与癌症风险增加相关的遗传综合征的风险评估。即使家族史并不显著，也应考虑对癌症易感性进行种系遗传检测。

常规实验室检查	异常百分比（%）
碱性磷酸酶	80
胆红素	55
总蛋白	15
淀粉酶	15
血红蛋白	60

影像学检查

- 多层螺旋 CT（图 84-1）伴静脉注射造影剂是初步评估的首选影像学检查
- 超声内镜检查（图 84-2）在强烈怀疑诊断并且需要组织学用于诊断目的时是有用的。细针穿刺活检结合超声内镜检查是评估囊性或肿块性病变以确定是否恶性的首选方法
- 内镜逆行胰胆管造影（ERCP，图 84-3）对需要内镜支架以缓解梗阻的黄疸患者是有用的
- PET 扫描在胰腺癌中的价值有限，不是常规检查的一部分

非侵入性影像检查	异常百分比（%）
腹部超声	60
腹部 CT 平扫及增强（图 84-4）	90
腹部 MRI 扫描	90
侵入性影像检查	**异常百分比（%）**
ERCP	90
CT 或超声引导下针吸细胞学检查	90 ～ 95

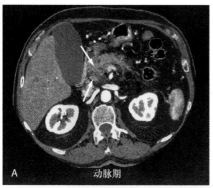

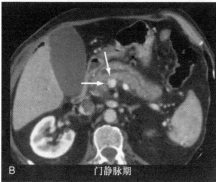

图 84-1　胰腺癌患者的胰腺计算机断层扫描。A. 动脉期显示胰头无增强病变（箭头示）。**B.** 静脉期显示门静脉周围有未受累的脂肪平面（箭头示）。（From Feldman M，Friedman LS，Brandt LJ：Sleisenger and Fordtran's gastrointestinal and liver disease，ed 10，Philadelphia，2016，Elsevier.）

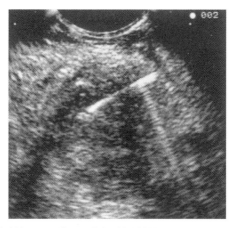

图 84-2　胰腺癌的 EUS 图像显示肿瘤活检时的针。（From Feldman M，Friedman LS，Brandt LJ：Sleisenger and Fordtran's gastrointestinal and liver disease，ed 10，Philadelphia，2016，Elsevier.）

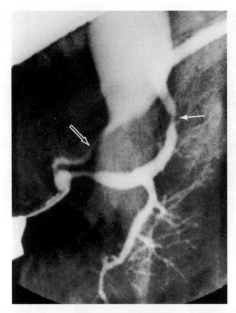

图 84-3 内镜逆行胰胆管造影显示胰腺癌患者胆管（实心箭头）和胰管（空心箭头）狭窄。胆管狭窄处近端的胆管明显扩张。（From Feldman M，Friedman LS，Brandt LJ：Sleisenger and Fordtran's gastrointestinal and liver disease，ed 10，Philadelphia，2016，Elsevier.）

分期

2018 年 AJCC 胰腺癌分期系统（第 8 版）：

原发性肿瘤（T）

T_X	原发性肿瘤无法评估
T_0	没有原发性肿瘤的证据
T_1	肿瘤 < 2 cm
T_2	肿瘤 > 2 cm 并 < 4 cm
T_3	肿瘤 > 4 cm
T_4	肿瘤累及腹腔干或肠系膜上动脉（原发性肿瘤不能切除）

淋巴结（N）：

N_0	无区域淋巴结转移
N_1	1～3 个区域淋巴结转移
N_2	4 个以上区域淋巴结转移

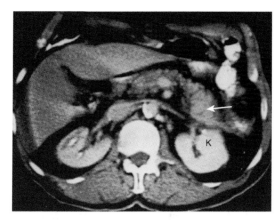

图 84-4　胰腺体尾部腺癌患者的 CT 扫描。肿瘤（箭头）毗邻并位于左肾（K）前方。手术时肿瘤侵犯了 Gerota 筋膜。（From Sabiston D：Textbook of surgery，ed 17，Philadelphia，2005，Saunders.）

远处转移（M）：

M_X	不能评估是否存在远处转移
M_0	无远处转移
M_1	远处转移

分期分组：

ⅠA	T_1，N_0，M_0
ⅠB	T_2，N_0，M_0
ⅡA	T_3，N_0，M_0
ⅡB	$T_{1\sim3}$，N_1，M_0
Ⅲ	$T_{1\sim3}$，N_2，M_0
	T_4，任何 N，M_0
Ⅳ	任何 T，任何 N，M_1

℞ 治疗

　　治疗排序策略总结于图 84-5 和表 84-3 中。

对可切除疾病给予手术治疗

- 根据国家综合癌症网络和外科肿瘤学专家共识声明，胰腺癌可切除性分类见表 84-4 总结

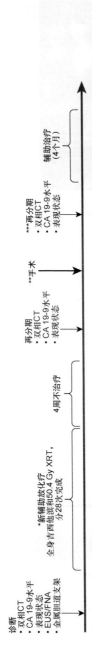

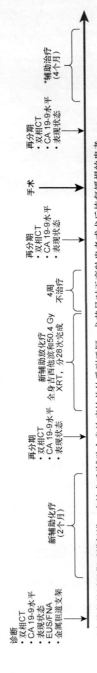

图 84-5 可切除（**A**）和临界可切除（**B**）胰腺癌（PC）的治疗顺序示意图。CA19-9，癌抗原 19-9；CT，计算机断层扫描；EUS，超声内镜扫描；FNA，细针抽吸；FOLFIRINOX，5- 氟尿嘧啶、甲酰四氢叶酸、伊立替康和奥沙利铂；gem-nab，吉西他滨和 nab- 紫杉醇；XRT，外部放疗。（From Cameron JL, Cameron AM: Current surgical therapy, ed 12, Philadelphia, 2017, Elsevier.）

表 84-3　胰腺癌患者治疗顺序策略的比较（临床试验之外）

分期	NCCN	MCW
可切除	<ul><li>手术</li><li>再分期</li><li>辅助治疗（＋／－放化疗；6 个月）</li></ul>	<ul><li>新辅助放化疗（5.5 周）*</li><li>再分期</li><li>手术</li><li>再分期</li><li>辅助治疗（4 个月）</li></ul>
临界可切除	<ul><li>新辅助治疗（未指定方案）</li><li>再分期</li><li>手术</li><li>再分期</li><li>考虑辅助治疗</li></ul>	<ul><li>新辅助化疗（2 个月）</li><li>再分期</li><li>新辅助放化疗（5.5 周）</li><li>再分期</li><li>手术</li><li>再分期</li><li>辅助治疗（4 个月）</li></ul>
局部晚期	<ul><li>化疗</li><li>再分期</li><li>部分患者放化疗</li></ul>	<ul><li>化疗（至少 4 个月）</li><li>再分期</li><li>放化疗</li><li>再分期</li><li>在严格筛选的患者进行外科手术</li></ul>
转移	<ul><li>全身疗法</li><li>临床试验</li></ul>	<ul><li>全身疗法</li><li>临床试验</li></ul>

注：临床试验是所有表现状态可接受治疗的胰腺癌患者（无论疾病分期如何）的首选
FOLFIRINOX，5- 氟尿嘧啶、甲酰四氢叶酸、伊立替康和奥沙利铂；gem-nab，吉西他滨 /nab- 紫杉醇；MCW，威斯康星州立医学院；NCCN，国家综合癌症网络
* 单纯系统治疗（FOLFIRINOX、gem-nab）正被许多临床医生考虑，这是因为这些方案在晚期疾病中所表现出的疗效以及在如此大的手术后在辅助治疗情况下提供 FOLFIRINOX 的挑战
（From Cameron JL，Cameron AM：Current surgical therapy, ed 12，Philadelphia，2017，Elsevier.）

表 84-4　根据国家综合癌症网络和外科肿瘤学专家共识声明，对胰腺癌可切除性的分类

可切除状态	标准
可切除	<ul><li>无远处转移</li><li>无肠系膜上静脉（SMV）和门静脉邻接、扭曲、肿瘤血栓或静脉包埋的影像学证据</li><li>腹腔干、肝动脉和肠系膜上动脉（SMA）周围的脂肪层面干净锐利</li></ul>

续表

可切除状态	标准
边界可切除	• 对于头部或钩突肿瘤： 　• 实体瘤与 SMV 或门静脉的接触度＞ 180°，静脉轮廓不规则或静脉血栓形成，但在病变部位的近端和远端有合适的血管，允许安全完整地切除和静脉重建 　• 实体瘤与下腔静脉接触 　• 实体瘤与肝总动脉接触，没有延伸至腹腔干或肝动脉分叉，允许安全完整地切除和重建 　• 实体瘤与 SMA 接触≤ 180° 　• 具有可变解剖结构的实体肿瘤接触（如右副肝动脉、替换的右肝动脉、替换的肝总动脉、替换的或副动脉的起源），如果存在肿瘤接触，应注意其存在和程度，因为这可能会影响手术计划 • 对于体部或尾部肿瘤： 　• 实体瘤与腹腔干接触≤ 180° 　• 实体瘤与腹腔干接触＞ 180°，无主动脉受累，且与完整且未受累的胃十二指肠动脉接触，因此允许采用改良的 Appleby 程序（尽管共识委员会的一些成员倾向于将此标准归入不可切除的范畴）
不可切除 / 局部晚期	• 胰头或钩突病变： 　• 实体瘤与 SMA 接触＞ 180° 　• 实体瘤与腹腔干接触＞ 180° 　• 实体瘤与第一空肠 SMA 分支接触 　• 无法重建的 SMV 或门静脉，因为肿瘤累及或闭塞（可能是因为肿瘤或血栓） 　• 与最近端空肠引流支（进入 SMV）接触 • 体部和尾部病变： 　• 实体瘤与 SMA 或腹腔干接触＞ 180° 　• 实体瘤与腹腔干接触及主动脉受累 　• 无法重建的 SMV 或门静脉，因为肿瘤累及或闭塞（可能是因为肿瘤或血栓） • 全身病变： 　• 远处转移 　• 转移到可切除范围以外的淋巴结
转移	• 任何远处转移

（From Niederhuber JE：Abeloff's Clinical Oncology, ed 6, Philadelphia, 2020, Elsevier.）

- 胰腺头颈部肿瘤的根治性胰头十二指肠切除术（Whipple 手术）仅适用于 10% ～ 20% 的病变＜ 5 cm、孤立性、无局部侵犯的患者。手术死亡率可达 5%。胰腺体部或尾部的肿瘤通过远端胰腺切除术切除，这通常包括脾切除术。由于手术的复杂性和严重的发病率和死亡率风险，目前的指南建议在每年至少进行 15 ～ 20 例胰腺切除手术的中心进行。此外，最近的一项研究得出结论，高手术量的机构与较高的阴性边缘状态和较高的 5 年生存率相关，并且患者更有可能在这些中心接受多模式治疗

辅助治疗

在多个随机试验中，辅助化疗已被证明能提高术后生存率，并被认为是切除癌症患者的标准治疗措施。

- 单剂 5- 氟尿嘧啶（5-FU）或吉西他滨的使用与 20 ～ 24 个月范围内的中位生存率相关，并保留给年龄较大或处于临界状态的患者
- 吉西他滨和卡培他滨联合应用在辅助治疗情况下优于单用吉西他滨，总生存率中位数为 28 个月
- 最近，在这种情况下使用三联化疗联合方案（FOLFIRNOX；5-FU、奥沙利铂和伊立替康）显著改善了预后，平均总生存率为 54 个月

辅助放疗在这种情况下的应用是有争议的，最好仅限于具有较差的危险特征、边缘阳性手术或多发结节或结外肿瘤累及的患者参与。一个新的策略是在可切除胰腺癌患者中使用新辅助术前化疗联合放疗。姑息性治疗性 ERCP 采用金属或塑料支架进行胆道减压。

复发或转移性疾病

在转移性疾病的患者中，接受预先化疗的治疗方法已经证明了生存率的改善。表 84-5 总结了局部晚期和转移性疾病可接受的化疗方案。

- 治疗方案可包括单用吉西他滨，或 5- 氟尿嘧啶、甲酰四氢叶酸、伊立替康和奥沙利铂（FOLFIRINOX）的联合方案，或 nab- 紫杉醇联合吉西他滨。与单药治疗相比，多药方案有更好的生存结局。伊立替康脂质体联合 5- 氟尿嘧啶输注也被批准用于进展性病例
- 在有种系 *BRCA* 突变的转移性胰腺癌患者中使用维持性奥拉帕利

表 84-5 局部晚期和转移性疾病可接受的化疗方案 [a]

局部晚期或不可切除	转移性疾病
临床状态良好患者的选择： • FOLFIRINOX • 吉西他滨＋白蛋白结合紫杉醇 • 吉西他滨＋厄洛替尼 • 吉西他滨＋卡培他滨 • 吉西他滨＋顺铂［尤其是 *BRCA1/2* 突变和（或）有家族史的患者］ • 卡培他滨单药 • 持续输注 5-FU • 固定剂量吉西他滨 / 多西他赛 / 卡培他滨（GTX 方案） • 氟嘧啶＋奥沙利铂 • 化疗（以上任何一种），然后放化疗或 SBRT • 化学辐射或 SBRT	临床状态良好患者的选择： • FOLFIRINOX（1 类） • 吉西他滨＋白蛋白结合紫杉醇（1 类） • 吉西他滨＋厄洛替尼（1 类） • 吉西他滨（1 类） • 吉西他滨＋卡培他滨 • 吉西他滨＋顺铂［尤其是 *BRCA1/2* 突变和（或）有家族史的患者］ • 固定剂量吉西他滨 / 多西他赛 / 卡培他滨（GTX 方案）（2B 类） • 氟嘧啶＋奥沙利铂（2B 类）
临床状态不佳患者的选择： • 吉西他滨 • 卡培他滨 • 持续输注 5-FU	临床状态不佳者的选择： • 吉西他滨（1 类） • 卡培他滨（2B 类） • 持续输注 5-FU（2B 类）

[a] 建议的级别是基于国家综合癌症网络（NCCN）指南。1 类是基于高水平证据，同时 NCCN 一致认为干预是适当的。2B 类是基于较低水平的证据，同时 NCCN 一致认为干预是适当的

5-FU，5- 氟尿嘧啶；FOLFIRINOX，5-FU、伊立替康和奥沙利铂；GTX，吉西他滨、多西他赛和卡培他滨；SBRT，立体定向体部放射治疗

（From Niederhuber JE：Abeloff's clinical oncology，ed 6，Philadelphia，2020，Elsevier.）

（全身化疗后）表明，与安慰剂相比，无进展生存率有所提高
- 临床表现不佳、体重明显减轻和肝转移的患者生存率较差
- 联合化疗和放疗可用于局部晚期但不可切除的患者，并使中位总生存率适度改善

处理

- 术后辅助化疗对胰腺癌切除患者的生存率有显著的益处
- FOLFIRINOX 方案辅助化疗可显著延缓胰腺癌全切术后复发疾病的发展。在这种情况下，中位生存率约为 54 个月
- 胰腺癌通常在晚期被诊断出来，并且对治疗抵抗。局部不可切除疾病的中位生存期为 14 ～ 16 个月，而转移性疾病的中位生存期为 10 ～ 12 个月

重点和注意事项

专家点评

- 胰腺癌的危险因素和筛查高危人群的建议总结在表 84-6 和表 84-7 中

表 84-6　胰腺癌的危险因素

危险因素	危险相对增加
高危（＞10 倍）	
FAMMM	13 ～ 47 倍
遗传性胰腺炎	50 ～ 83 倍
Peutz-Jeghers 综合征	132 倍
≥ 3 个一级亲属患胰腺癌	14 ～ 32 倍
中危（5 ～ 10 倍）	
2 个一级亲属患胰腺癌	4 ～ 6.4 倍
囊性纤维化	5.3 倍
慢性胰腺炎	2 ～ 19 倍
BRCA2 突变携带者	3.5 ～ 10 倍
PALB2 突变携带者	6 倍
低危（＜5 倍）	
吸烟	1.5 ～ 3 倍
饮酒	0 ～ 1.2 倍
肥胖	0 ～ 1.7 倍
糖尿病	1.3 ～ 2.6 倍
1 个一级亲属患胰腺癌	3 倍
BRCA1 突变携带者	0 ～ 2 倍
家族性腺瘤性息肉病	4 倍
Li-Fraumeni 综合征	2 倍
Lynch 综合征	2 ～ 8 倍

FAMMM，家族性非典型多痣黑素瘤；PC，胰腺癌。

（From Niederhuber JE：Abeloff's clinical oncology，ed 6，Philadelphia，2020，Elsevier.）

表 84-7 筛查建议

高危人群需考虑筛查

FAMMM 患者（*CDKN2A*）

遗传性胰腺炎患者

遗传性 PJS 患者

≥ 3 个一级、二级或三级亲属患 PC，其中至少 1 个是一级亲属

≥ 2 个一级亲属患 PC

BRCA1、*BRCA2* 或 *PALB2* 突变携带者，至少 1 个一级或二级亲属患 PC

开始筛查的年龄

45 ～ 50 岁或

在家族最早发生 PC 的年龄之前 15 年

PJS 患者考虑在 30 岁开始

FAMMM，家族性非典型多痣黑素瘤；PC，胰腺癌；PJS，Peutz-Jeghers 综合征
（From Niederhuber JE：Abeloff's clinical oncology，ed 6，Philadelphia，2020，Elsevier.）

- 美国预防服务特别工作组（USPSTF）不建议通过腹部触诊、超声检查或血清学标志物对无症状成人进行常规胰腺癌筛查。USPSTF 没有发现胰腺癌筛查能有效降低死亡率的证据。由于胰腺癌的低发病率、现有筛查方法的局限性、诊断性检查的侵入性以及治疗效果不佳，因此有可能造成重大危害。独立于吸烟因素，饮酒，特别是每天喝三杯或更多的酒，会增加胰腺癌的死亡率

- 患者应该被转运到每年至少行 15 ～ 20 例胰腺癌手术的大型医疗中心去做胰腺癌手术

- 6 个月的单剂或双剂方案的辅助化疗已被证明可以提高生存率，并且建议此方案适用于所有手术切除术后仍能保持不错状态的患者。放疗在辅助治疗中的作用最好局限于局部复发风险高的患者

推荐阅读

American Cancer Society: *Global Cancer: Facts & figures*, ed 3, www.cancer.org/acs/groups/content/@research/documents/document/acspc-044738.pdf.

Azoulay L et al: Incretin-based drugs and the risk of pancreatic cancer: international multicentre cohort study, *BMJ* 352:i581, 2016.

Ballehanina UK et al: The clinical utility of serum CA 19-9 in the diagnosis, prognosis and management of pancreatic adenocarcinoma: an evidence based appraisal, *J Gastrointest Oncol* 3(2):105-119, 2012.

Conroy T et al: FOLFIRINOX or gemcitabine as adjuvant therapy for pancreatic cancer, *N Engl J Med* 379:2395-2406, 2018.

Conroy T et al: FOLFIRINOX versus gemcitabine for metastatic pancreatic cancer, *N Engl J Med* 364:1817-1825, 2011.

Gaptur S et al: Association of alcohol intake with pancreatic cancer mortality in never smokers, *Arch Intern Med* 171(5):444-451, 2011.

Golan T, et al.: Maintenance olaparib for germline BRCA-mutated metastatic pancreatic cancer, *N Engl J Med* 381(4):317-327, 2019.

Kamisawa T et al: Pancreatic cancer, *Lancet* 388:73-85, 2016.

La Torre M et al: Hospital volume, margin status, and long-term survival after pancreaticoduodenectomy for pancreatic adenocarcinoma, *Am J Surg* 78(2):225-229, 2012.

Lowery MA et al: Prospective evaluation of germline alterations in patients with exocrine pancreatic neoplasms, *J Natl Cancer Inst* 110(10):1067-1074, 2018.

Ryan DP et al: Pancreatic adenocarcinoma, *N Engl J Med* 371:1039-1049, 2014.

U.S. Preventive Task Force.: Screening for pancreatic cancer: a brief evidence update for the USPTS. Available at: http://ahrq.gov/clinic/uspstf/uspspanc.htm.

Siegel RL et al: Cancer statistics, *CA Cancer J Clin* 69(1):7-34, 2019.

Stoffel EM et al: Evaluating susceptibility to pancreatic cancer: ASCO provisional clinical opinion, *J Clin Oncol* 37(2):153-164, 2019.

Von Hoff DD et al: Increased survival in pancreatic cancer with nab-paclitaxel plus gemcitabine, *N Engl J Med* 369(18):1691-1703, 2013.

第 85 章　胰腺移植
Pancreas Transplantation

Milagros Samaniego-Picota

王立刚　译　王格　审校

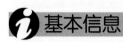 基本信息

定义

糖尿病控制和并发症试验（The Diabetes Control and Complications Trial, DCCT）显示，在 1 型糖尿病（type 1 diabetes mellitus, T1DM）患者，胰岛素强化治疗可以减缓糖尿病继发性并发症的发生率，但可能以引起危及生命的医源性低血糖症为代价。胰腺移植（pancreas transplantation, PTX）是控制 T1DM 血糖和预防终末器官微血管病变的最有效方法。与以胰岛素为基础的 T1DM 治疗相比，一个有功能的胰腺可以保持正常血糖，不会导致低血糖，且可以改善视网膜病变、周围神经病，并可改善原发性糖尿病肾病（diabetic nephropathy, DN）的进展及移植肾中 DN 的复发。

目前，胰腺移植不仅是 T1DM 的第一器官替代选择，也是 BMI ≤ 28 kg/m^2 的 2 型糖尿病（T2DM）、胰腺恶性肿瘤切除及慢性胰腺炎不可逆损伤患者的第一器官替代选择。

同义词

肾-胰腺联合移植（simultaneous kidney-pancreas transplant, SPK）

肾移植后胰腺移植（pancreas after kidney transplant, PAK）

单纯胰腺移植（pancreas transplant alone, PTA）

ICD-10CM 编码

Z76.82　胰腺移植候选者

Z94.3　胰腺移植状态（CMS-HCC）

流行病学和人口统计学

自 1966 年第一次肾-胰腺联合移植以来，胰腺移植的结果、外科技术、免疫抑制和并发症都在不断发展和改进。在过去 30 年里，

美国完成了超过 3.1 万台 PTX 手术。PTX 受体的成功存活得益于更好的技术、胰腺外分泌引流从膀胱到小肠的改变（图 85-1 和图 85-2），以及免疫抑制的进展。

20 世纪 80 年代引进的 OKT3（译者注：CD3 单克隆抗体）和钙调神经磷酸酶抑制剂如环孢素是改善 PTX 预后的关键。随着 20 世纪 90 年代末兔抗胸腺细胞球蛋白（代替 OKT3）和他克莫司（代替环孢素）的引入，移植术后最初 90 天 PTX 失败和 PTX 排异反应都有了进一步的减少。同时，由于肾毒性和慢性免疫损伤的减少，肾（天然或移植）的存活率也有所提高。

发病率：尽管糖尿病患病率不断上升，但美国 PTX 的数量从 2006—2012 年有所下降，然而 2014 年出现逆转。从那时起，PTX 的总体数字保持相对稳定。PTX 的首选形式是肾-胰腺联合移植（SPK），在 2017 年占所有 PTX 的 70% 以上。SPK 受体通常是伴有终末期肾病的 T1DM 患者或 eGFR $\leq 20\,\mathrm{ml/(min \cdot 1.73\,m^2)}$ 的慢性肾疾病（CKD）

肠内引流胰腺移植术

肠系膜上静脉
（备选方案是
肠系膜下静脉）

肠系膜上动脉

胆总管

门静脉

Y 形血管移植

供体封闭端
（肠系膜动、静脉）

空肠 Roux-Y 吻合

脾动脉

髂总静脉

髂总动脉

图 85-1　（扫本章二维码看彩图）肠内（门静脉）引流胰腺移植术。（From Feehally J et al：Comprehensive clinical nephrology，ed 6，Philadelphia，2019，Elsevier.）

扫本章二维
码看彩图

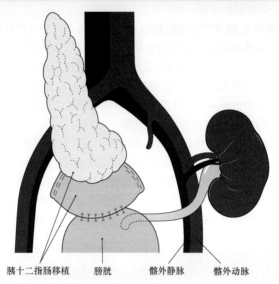

膀胱引流胰腺移植术

胰十二指肠移植　　膀胱　　髂外静脉　　髂外动脉

图 85-2 （扫本章二维码看彩图）膀胱引流胰腺移植术。胰腺可置于腹膜内或腹膜外位置。（From Feehally J et al：Comprehensive clinical nephrology，ed 6，Philadelphia，2019，Elsevier.）

4 期患者。SPK 通常是在受者必须接受肾移植免疫抑制治疗的情况下进行。因此，增加的 PTX 手术风险被最小化。SPK 在移植后 1、5 和 10 年的肾移植失败率最低，分别为 4.9%、16.6% 和 34.9%。

　　关于器官存活率，由于缺乏胰腺移植失败的精确定义，胰腺移植物失功的准确率更难确定，而且通常也没有报道。剩下的 30% 是在肾移植后行胰腺移植（PAK）或在伴有或不伴有 DN 并伴有脆性（或不稳定）糖尿病［包括反复出现低血糖和（或）低血糖意识不清］的非尿毒症患者中单独进行 PTX［单纯胰腺移植（PTA）］。

　　肾移植后胰腺移植（PAK）在 1 年、5 年和 10 年后肾移植失败率分别为 2.9%、16.1% 和 47.1%。PAK 的长期预后稍差可能反映了肾移植年龄和 PTX 术前的累积损伤。在所有的 PTX 术式中，由于胰腺存活率低，PTA 是最不受欢迎的术式。然而，关于 PTA 对肾的益处，临床测量评估和组织学证实，正常血糖 5 年或更长时间后 DN 发生逆转。

　　在 2014 年活跃的 PTX 等待名单（waiting list，WL）候选人中，3 年内移植了 55.2% 的 SPK、50.6% 的 PTA 和 39.7% 的 PAK。2016—

2017 年，SPK 和 PTA 的移植等待时间中位数分别降至 12.9 和 22.8 个月。

患病率：美国有 24 557 个功能性 SPK 和 8885 个孤立性 PTX（即 PAK 和 PTA）。只有 48 个 SPK 和 24 个 PTA 来自活体捐赠。更近的来自活体捐赠者的 SPK 和 PTA 分别于 2013 年和 2008 年进行。目前所有 PTX 捐赠者均已死亡。截至 2017 年，非裔美国人和西班牙裔 PTX 捐赠者占所有 PTX 患者的 33.1%，没有一个捐赠者年龄超过 65 岁。

好发年龄和性别：典型的 SPK 候选者有 T1DM（80%），年龄在 35 ～ 49 岁，55.4% 为男性，40% 的人 BMI 为 18.5 ～ 25 kg/m²。尽管胰腺等待名单上的大多数患者是白种人，但非裔美国人、西班牙裔和亚洲人的 PTX 候选者有所增加。此外，年龄超过 50 岁的候选人比例有所增加，这反映了器官配置的变化，考虑到了 T2DM 的 PTX。

危险因素：PTX 失功的危险因素与其他移植器官相似，即非裔美国人种族、接受 2 次或 2 次以上移植、抗供体抗体滴度高、等待时间长。移植失败最常见的原因是心血管疾病、感染、恶性肿瘤、手术并发症和排斥反应导致的移植物失功。PTX 患者对移植排斥反应特别敏感，移植后 1 年发生率为 15% ～ 21%，移植后 5 年为 27% ～ 30%。这远远超过了肾移植排斥反应。

体格检查和临床表现

PTX 受体的检查与其他器官移植受者的检查没有区别。PTX 的手术切口在右下腹。腹痛是排斥反应、移植物血栓形成（PTX 并发症的 5% ～ 10%）和胰腺炎（PTX 并发症的 3%）的常见症状。发热是 PTX 病毒感染（如巨细胞病毒、腺病毒）或腹腔内细菌感染的常见症状。吻合口漏是一种罕见而严重的并发症，占移植失败的 4%。诊断依据为腹膜炎、发热、白细胞增多，并经影像学检查证实。

Ⓓⓧ 诊断

鉴别诊断

- 急性排斥反应
- 手术并发症
- 移植相关性胰腺炎
- 病毒感染：巨细胞病毒、腺病毒、柯萨奇病毒和腮腺炎病毒
- 移植后淋巴增生性淋巴瘤：相比于肾移植，更易发于 PTX

在膀胱引流的 PTX 中，泌尿系统并发症包括尿道狭窄和出血性膀胱炎、反复性尿路感染、严重代谢性酸中毒和尿中碳酸氢钠外分泌丢失导致的容量减少。这些并发症通常需要手术从膀胱引流转为肠道引流。

评估

实验室检查

- 移植物监测
  1. 淀粉酶和脂肪酶水平（脂肪酶更准确）
  2. 空腹血糖水平
  3. 空腹 C 肽水平
  4. 血红蛋白 A1c
  5. 膀胱引流的 PTX：尿淀粉酶可能有帮助
- 特殊检查
  1. 病毒聚合酶链反应：巨细胞病毒、腺病毒、BK 病毒、腮腺炎病毒
  2. PTX 活检
  3. 根据指征进行细菌培养：血液、尿液、移植物周围积液
- 空腹血糖或血红蛋白 A1c 水平升高或空腹 C 肽水平低预示着移植物存活率低。在这种情况下，与移植物排斥反应治疗相关的风险可能大于其益处

Rx 治疗

非药物性治疗

- 胰腺移植物膀胱引流转肠内引流手术
- 急性排斥反应：抗胸腺细胞球蛋白、静脉脉冲糖皮质激素、抗增殖剂（基于麦考酚酯的药物或 mTOR 抑制剂——依维莫司或雷帕霉素）和钙调神经磷酸酶抑制剂（即他克莫司）
- 慢性或维持免疫抑制治疗：一般包括钙调神经磷酸酶抑制剂（即他克莫司）、抗增殖剂（基于麦考酚酯的药物或 mTOR 抑制剂——依维莫司或雷帕霉素）和糖皮质激素

处理

根据临床表现的严重程度，接受重症监护或移植舱。在适当的

情况下，主管医生可能需要咨询传染病和泌尿科。

 重点和注意事项

- PTX 术后功能监测：第 1 个月每周监测，前 6 个月每个月监测 2 次，以后每个月监测
- PTX 受体必须终身使用糖皮质激素
- 免疫抑制剂的用药指导必须咨询移植专家
- 冠状动脉疾病（coronary artery disease，CAD）是 PTX 术后患者最常见的死亡原因，与年龄无关
- PTX 受体应使用他汀类药物和低剂量阿司匹林
- PTX 受体应每年对潜在患者进行 CAD 筛查，对无 CAD 病史的患者每 2 年进行一次筛查
- PTX 受体比普通人群有更大的卒中和周围血管疾病的风险

推荐阅读

Diabetes Control and Complications Trial Research Group: The effect of intensive therapy of diabetes on the development and progression of long-term complications in insulin-dependent diabetes mellitus, *N Engl J Med* 329:977, 1993.

Samoylova ML et al: Pancreas transplantation: indications, techniques, and outcomes, *Surg Clin N Am* 99:87, 2019.

Tullius SG, Rabb H: Improving the supply and quality of deceased-donor organs for transplantation, *N Engl J Med* 378:1920, 2018.

Gruessner RW, Gruessner AC: Pancreas transplant alone: a procedure coming of age, *Diabetes Care* 36:2440, 2013.

Kandaswamy R et al: OPTN/SRTR 2017 annual data report: pancreas, *Am J Transplant* 19(S2):124, 2019.

Fioretto P et al: Reversal of lesions of diabetic nephropathy after pancreas transplantation, *N Engl J Med* 339:69, 1998. Based on OPTN data as of December 16, 2019. Available at https://optn.transplant.hrsa.gov/data.

第八篇

感染性疾病

第86章 阿米巴病
Amebiasis

Glenn G. Fort

陈璋 译 杨礼腾 张骅 审校

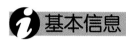 **基本信息**

定义

阿米巴病是由溶组织内阿米巴原虫寄生引起的感染。虽然主要引起结肠感染，但也可引起肠外疾病，尤其是肝脓肿。

同义词

阿米巴痢疾（严重肠道感染时）

ICD-10CM 编码
A06.9　阿米巴病，未特指
A06.1　慢性肠道阿米巴病
A06.7　皮肤阿米巴病

流行病学和人口统计学

发病率（在美国）：1.2/10 万。发病最高的人群为住院患者、来自发展中国家的旅行者或移民，以及进行口-肛性行为的人群。

患病率：在美国，患病率为 4%（80% 为无症状感染）。在发展中国家，阿米巴病导致的死亡占 5 岁以下儿童死亡总数的 9%。

好发性别：
- 总体上性别分布均衡
- 肝脓肿病例绝大多数为男性

好发年龄：10 ～ 60 岁。

发病高峰：2 ～ 3 岁幼儿及 40 岁以上成人。

体格检查和临床表现
- 多为非特异性
- 约 20% 的病例有如下症状：

    1. 腹泻，可有血便

    2. 腹痛和背痛

- 83% 的重症病例存在腹部压痛
- 38% 的重症病例存在发热
- 几乎所有肝脓肿患者有肝大、右上腹压痛和发热（暴发性病例可能无）

病因学

- 由原生动物寄生虫溶组织内阿米巴（*Entamoeba histolytica*）、迪斯帕内阿米巴（*Entamoeba dispar*）、莫氏内阿米巴（*Entamoeba moshkovskii*）感染引起。后两种更常见，为溶组织内阿米巴的 10 倍，但无致病性，在形态学上与溶组织内阿米巴难以区分
- 该病经粪口途径传播。感染的危险因素见框 86-1。阿米巴有高度传染性，水或食物受污染后，人体摄入其中的少量包囊即可感染
- 感染通常局限于大肠，特别是盲肠，可能形成局部肿块性病变（阿米巴瘤）
- 肠道外感染是由阿米巴侵犯肠黏膜后进入门静脉循环所致

框 86-1　美国境内阿米巴感染的危险因素

- 西班牙裔、亚裔、太平洋岛国居民：占美国疾病预防控制中心（CDC）统计的美国境内病例的 50%
- 前往疾病流行区的旅游者：一项研究表明该人群的发病率为 0.3%
- 智力残疾人士收容机构
- 男–男性行为
- 男性：90% 阿米巴肝囊肿患者为男性，儿童罕见
- 免疫缺陷

（Modified from Cherry JD et al：Feigin and Cherry's pediatric infectious diseases，ed 8，Philadelphia，2019，Elsevier.）

 诊断

鉴别诊断

- 严重的阿米巴肠道感染可能与溃疡性结肠炎或其他感染性小肠结肠炎综合征（如由志贺菌属、沙门菌属、弯曲杆菌属或

侵袭性大肠埃希菌引起）相混淆

- 老年患者：缺血性肠道改变可能出现相似症状

评估

- 粪便抗原检测比虫卵或病原虫检查对于诊断阿米巴病更敏感
- 7～10 天内采集三个粪便标本寻找包囊或滋养体，该检查敏感性为 85%～95%，但显微镜下无法通过形态学明确阿米巴种类
- 浓缩后的标本用 Lugol 碘或亚甲蓝对标本进行染色，可提高诊断率
- 粪便中的白细胞有时未能检出

实验室检查

- 溶组织内阿米巴可用特异性的粪便酶联免疫吸附试验（ELISA）抗原检测（与粪便培养相比，ELISA 的敏感性为 87%，特异性＞ 90%），也可用于肝脓肿的诊断
- 基于 PCR 的粪便检测：敏感性为 90%～95%，特异性为 95%～100%
- 黏膜活检有时也是必要的，以寻找包囊或滋养体
- 溶组织内阿米巴特异性的血清抗体检测对肠外阿米巴感染、严重肠内感染但无法确认是否有远处感染的病例有很高的敏感性与特异性
- 脓液穿刺抽吸可用于鉴别脓肿性质为阿米巴性还是细菌性

影像学检查

腹部影像学检查（超声或 CT 扫描）可用于诊断肝脓肿。

℞ 治疗

急性期常规治疗

- 溶组织内阿米巴因会导致阿米巴痢疾，需要治疗。建议所有溶组织内阿米巴感染患者均需就诊。其他种类的阿米巴可在胃肠道定居，但不致病，不需要强制治疗
- 表 86-1 总结了成人和儿童阿米巴病的药物治疗方案。初始的驱虫治疗推荐使用甲硝唑或替硝唑。随后可用肠内杀阿米巴剂（巴龙霉素或二氯尼特）杀灭包囊

表 86-1 阿米巴病药物治疗方案

药物	成人剂量（口服）	儿童剂量（口服）*
侵袭性阿米巴病		
甲硝唑	结肠炎或肝脓肿：750 mg，3 次 / 日，连服 7 ～ 10 天	结肠炎或肝脓肿：35 ～ 50 mg/（kg·d），分 3 次服用，连服 7 ～ 10 天
或		
替硝唑	结肠炎：2 g，1 次 / 日，连服 3 天 肝脓肿：2 g，1 次 / 日，连服 3 ～ 5 天	结肠炎：50 mg/（kg·d），1 次 / 日，连服 3 天 肝脓肿：50 mg/（kg·d），1 次 / 日，连服 3 ～ 5 天
后续治疗		
巴龙霉素（首选）	500 mg，3 次 / 日，连服 7 天	25 ～ 35 mg/（kg·d），分 3 次服用，连服 7 天
或		
糠酸二氯尼特†	500 mg，3 次 / 日，连服 10 天	20 mg/（kg·d），分 3 次服用，连服 7 天
或		
双碘喹啉	650 mg，3 次 / 日，连服 20 天	30 ～ 40 mg/（kg·d），分 3 次服用，连服 20 天
无症状肠道定植		
巴龙霉素（首选）或 糠酸二氯尼特† 或双碘喹啉	同侵袭性阿米巴病	同侵袭性阿米巴病

* 所有儿科剂量都达到成人剂量的最大值。
† 在美国没有
（From Kliegman RM et al：Nelson textbook of pediatrics，ed 19，Philadelphia，2011，Saunders.）

- 药物治疗对肝脓肿一般有效，若肝脓肿进展至心包或出现中毒性巨结肠时，需及时手术干预

处理

因宿主免疫力不完全及再感染率高，患者存在再感染的危险。

转诊

- 当出现肠道外感染或持续或复发的肠道感染时，需要感染性

疾病专家会诊

- 以下情况需外科专家会诊：

    1. 中毒性巨结肠

    2. 肝脓肿存在随时破裂的可能或扩展至邻近组织

 重点和注意事项

专家点评

- 其他肠道寄生虫感染，尤其是蓝氏贾第鞭毛虫，可能并存阿米巴病

- 迪斯帕内阿米巴在男同性恋人群中较常见，该感染为非致病性，但难与溶组织内阿米巴相鉴别

- 在美国，在患有感染性胃肠炎的返回旅行者中，溶组织内阿米巴在分离出的病原体中仍排第三位

推荐阅读

Cooper CJ et al: Varied clinical manifestations of amebic colitis, *South Med J* 108:676-681, 2015.

Kantor M et al: Entamoeba histolytica: updates in clinical manifestation, pathogenesis, and vaccine development, *Can J Gastroenterol Hepatol* 4601420, 2018.

Shirley DT et al: A review of the global burden, new diagnostics, and current therapeutics for amebiasis, *Open Forum Infect Dis* 5(7): ofy 161, 2018.

Skappak C et al: Invasive amoebiasis: a review of Entamoeba infections highlighted with case reports, *Can J Gastroenterol Hepatol* 28:355-359, 2014.

第 87 章　钩虫病
Hookworm

Glenn G. Fort

吴鹭龄　译　王格　审校

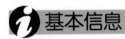 基本信息

定义

钩虫病是一种肠道寄生虫感染相关疾病，主要由美洲钩虫（分布于北美和南美、中非和亚洲部分地区）和十二指肠钩虫（分布于地中海国家、印度、伊朗、远东地区）引起。犬钩虫、猫钩虫及锡兰钩虫（印度、东南亚）也可致病。

同义词

钩虫皮炎

十二指肠钩虫感染

美洲钩虫感染

流行病学和人口统计学

发病率（美国）：

- 美国不同地区差异很大
- 最常见于美国东南部的农村地区
- 卫生条件差和降雨增加会增加发病率

患病率（美国）：在疾病好发地区为 10% ～ 90% 不等。

好发年龄：学龄儿童。

体格检查和临床表现

- 非特异性腹部不适
- 症状与缺铁性贫血有关，取决于饮食中铁的含量和虫负荷（这些生物消耗宿主的红细胞）
- 疲劳、心动过速、呼吸困难和高排血量心力衰竭
- 经肠道丢失蛋白质引起的低蛋白血症和水肿
- 钩虫幼虫进入肺部引起的肺部临床表现少见

- 某些个体在无暴露史的情况下，幼虫可穿透皮肤引起皮疹：钩虫皮炎

病因学

主要由两种钩虫致病：美洲钩虫和十二指肠钩虫。美洲钩虫是引起美国人钩虫病的主要病因。它们是土壤线虫（土源性蠕虫感染），在潮湿、温暖的气候下，可通过皮肤（即赤脚）接触受污染土壤而感染。全世界有 7 亿多人感染。

- 可通过幼虫穿透皮肤感染，随后经血流迁移到肺泡，至上呼吸道，然后进入胃肠道（图 87-1）
- 可通过饮用受污染的水源感染
- 锋利的嘴部可以使钩虫吸附在肠黏膜上
- 美洲钩虫体型比其他钩虫大，每天从肠壁吸收更多的血，因此更容易引起缺铁性贫血

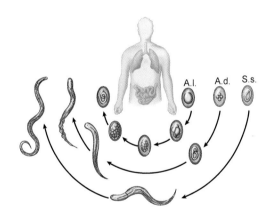

图 87-1　肠道线虫通过肺部迁移的生命周期。 人蛔虫、美洲钩虫和十二指肠钩虫的虫卵随粪便排出，或者粪类圆线虫在途中孵化。蛔虫卵在土壤中成熟，人类通过吞食虫卵受感染。钩虫和类圆线虫可通过丝状蚴穿透皮肤感染人类。在这三种感染中，幼虫都需经过肺的迁移阶段，然后在小肠生长成熟。（From Mandell GL et al：Principles and practice of infectious diseases，ed 7，Philadelphia，2010，Churchill Livingstone.）

Dx 诊断

鉴别诊断

- 类圆线虫病
- 蛔虫病
- 缺铁性贫血和吸收不良的其他原因

评估

检查粪便中是否有钩虫卵。美洲钩虫在感染皮肤后 8 周左右开始产卵，十二指肠钩虫产卵时间更长，但这两种虫卵无法区分。实验室可做粪便 PCR 检测。

实验室检查

全血细胞计数（CBC）示小细胞低色素性贫血；可有轻度嗜酸性粒细胞增多和低白蛋白血症。

影像学检查

胸部 X 线：一般未见明显异常，有时可见密度增高影。

Rx 治疗

非药物治疗

- 避免赤脚走路及改善卫生条件
- 疫苗正在研制中

急性期常规治疗

- 阿苯达唑单次给药口服 400 mg 或连续口服 3 日是首选治疗
- 甲苯咪唑连续 3 日每日口服 200 mg（每次 100 mg，每日 2 次）比单次给药 500 mg 更有效
- 双羟萘酸噻嘧啶片按 11 mg/kg（最大剂量可用到 1 g）每日 1 次口服，连续服用 3 日
- 补铁可能对缺铁患者有帮助

处理

容易治疗。

转诊

若诊断不明，可请消化科相关领域专家和传染病科专家会诊。

 # 重点和注意事项

专家点评

- 适当处置人类废物对于控制钩虫感染高发地区的疾病至关重要
- 穿鞋可避免皮肤直接接触被污染的土壤，同时提供安全的水源及完善的卫生设施来处理人类排泄物对于控制钩虫很重要

推荐阅读

Loukas A et al: Hookworm infection, *Nat Rev Dis Primers* 8(2):16088, 2016.
Starr MC, Montgomery SP: Soil-transmitted Helminthiasis in the United States: a systematic review: 1940-2010, *Am J Trop Med Hyg* 85(4):680-684, 2011.

第88章 蛔虫病
Ascariasis

Glenn G. Fort

张淑文 译 刘娅妮 审校

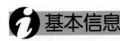基本信息

定义

蛔虫病是由蛔虫线虫引起的寄生虫感染，大多数感染者无症状，然而，也可因肺过敏、肠梗阻或营养缺乏等并发症引起相应的临床症状。

同义词

蛔虫

蠕虫

流行病学和人口统计学

发病率（美国）：

- 未知。世界范围内，蛔虫病是人类最常见的蠕虫感染，感染人数多达 10 亿或者更多。71% 有感染风险的人生活在亚洲和西太平洋
- 黑人的感染率是白人的 3 倍

患病率（美国）：估计为 400 万，大多数生活在美国东南部乡村地区；蛔虫病与卫生条件差有关。

好发性别：两种性别可能受影响程度相同，女性可能略占优势。

好发年龄：最常见于 2 ～ 10 岁儿童，15 岁后下降；感染倾向于家庭聚集。

发病高峰：未知。

新生儿感染：可能通过传播获得，但没有相关特异性研究。

体格检查和临床表现

- 大多数蛔虫感染者没有症状
- 症状大概发生在摄食虫卵后的 9 ～ 12 天（相当于幼虫迁移通过肺部的时间）
- 干咳
- 胸骨下胸部不适
- 发热
- 蛔虫感染重的患者，尤其是儿童，可出现肠梗阻伴肠穿孔、肠扭转和肠套叠
- 蛔虫迁移到胆道中，表现为胆绞痛、胰腺炎；迁移到阑尾可引起急性阑尾炎
- 罕见情况下，可引起间质性肾炎和急性肾衰竭
- 在亚洲和非洲流行地区，慢性肠道蛔虫感染导致饮食中蛋白质和维生素吸收障碍；全世界约 10 亿人感染蛔虫

病因学

- 通常是通过手-口途径传播，也可通过食用受虫卵污染的土壤里生长的蔬菜感染
- 虫卵在小肠孵化，幼虫会穿透肠黏膜，并通过血液循环，进入肺部
- 幼虫穿破肺泡，上行至支气管、咽部，并通过吞咽过程重新返回肠道，在肠道发育为成虫
- 据估计，雌性成虫开始产卵的时间为感染后 2 ～ 3 个月
- 虫卵从粪便排出，可在温暖、潮湿、阴暗的土壤中存活数年
- 在人类宿主体内，成虫寿命为 1 ～ 2 年

Dx 诊断

鉴别诊断

- 放射影像学表现及高嗜酸粒细胞血症，可以与药物超敏反应和 Löffler 综合征相鉴别
- 表 88-1 比较了肠道线虫感染的主要特征

表88-1 主要肠道线虫感染特征

线虫	传播方式	直接人-人传播	地理分布	感染持续时间	成虫位置	治疗*
蛔虫	食入虫卵	否	温暖、潮湿地区；温暖月份的温带地区	1~2年	游离于小肠肠腔，主要是空肠	阿苯达唑 甲苯咪唑 噻嘧啶 伊维菌素 左旋咪唑 哌嗪
毛首鞭虫	食入虫卵	否	温暖、潮湿地区；温暖月份的温带地区	1~3年	锚定在盲肠和结肠表面黏膜	阿苯达唑 甲苯咪唑
美洲钩虫（板口线虫属）、十二指肠钩虫（钩口线虫属）	丝状蚴穿透皮肤	否	温暖、潮湿地区；温暖月份的温带地区	3~5年（板口线虫属）；1年（钩口线虫属）	附着于小肠中上部黏膜	阿苯达唑 甲苯咪唑 左旋咪唑 噻嘧啶
粪类圆线虫	丝状蚴穿透皮肤或肠黏膜	是	主要是温暖、潮湿地区，但可以是世界范围	宿主终生	包埋于十二指肠、空肠黏膜	伊维菌素† 阿苯达唑 噻苯咪唑

续表

线虫	传播方式	直接人-人传播	地理分布	感染持续时间	成虫位置	治疗 *
蛲虫	食入虫卵	是	世界范围	1 个月	游离于盲肠、阑尾及附近结肠肠腔	阿苯达唑 甲苯咪唑 噻嘧啶 伊维菌素 左旋咪唑 哌嗪

* 墨西哥的儿项试验证明阿苯达唑可有效治疗蛔虫病、鞭虫病和蛲虫病。一项随机试验证实，中国获得许可的药品三苯双脒，可有效治疗蛔虫病，对粪圆线虫病中度有效。

† 选用药物。

(From Bennett et al: Mandell, Douglas, and Bennett's principles and practice of infectious diseases, ed 8, Philadelphia, 2015, WB Saunders.)

实验室检查

- 粪便查蛔虫卵（图 88-1）。
- 世界卫生组织（WTO）建议使用 Kato-Katz 厚粪涂片法进行土源性蠕虫调查
- 痰或粪便查成虫
- 雄性成虫 10 ～ 30 cm 长，雌性成虫更长，可达 40 cm
- 高嗜酸粒细胞血症：在感染早期显著，肠道出现成虫感染后下降；通常升高范围为 5% ～ 12%，也可以达到 50%
- 血清学：患者可产生免疫球蛋白 G（IgG）抗体，但因与其他蠕虫抗原产生交叉反应，不具有保护性，所以血清学检查更多用于流行病学目的，不用于个体诊断
- 粪便样本的聚合酶链反应（PCR）；多重 PCR 可以区分多种不同的寄生虫种类（蛔虫、毛首鞭虫和美洲钩虫）。

影像学检查

- 胸部 X 线片显示双侧大小不等的卵圆形或圆形浸润影（Löffler 综合征）。注：浸润是短暂的，最终会消失
- 腹平片和造影检查可发现肠腔内蛔虫肿块
- 超声和内镜逆行胰胆管造影检查（ERCP）可鉴别胰胆管内

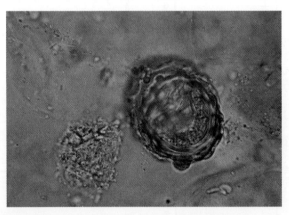

图 88-1　（扫二维码看彩图）粪便中的蛔虫卵。虫卵大小为（50 ～ 70）mm×（40 ～ 50）mm，椭圆形。粗糙的蛋白质膜呈乳头状突起外观。（From Cohen J，Powderly WG：Infectious diseases，ed 2，St Louis，2004，Mosby.）

扫二维码看
彩图

的蛔虫

- CT 造影检查也可以帮助检测胃肠道异物，如寄生虫。

℞ 治疗

非药物治疗

充分静脉补液，尤其是在发热、严重呕吐和脱水的儿童中。

急性期常规治疗

- 所有感染患者，包括无症状感染者，均应接受治疗
  1. 阿苯达唑：400 mg 一次顿服，是一线用药
  2. 对于 1 岁以上人群，甲苯咪唑 100 mg 口服，2 次 / 日 ×3 天，或 500 mg 一次顿服（美国不提供 500 mg 剂量）
- 以上药物治愈率为 95% ～ 100%，孕妇禁用
- 副作用：胃肠不适、头痛，白细胞降低较少见
- 替代药物或妊娠期用药：双羟萘酸噻嘧啶（噻嘧啶）
  1. 给药剂量：11 mg/kg 口服（最大剂量为 1 g/d）
  2. 孕妇使用被认为是安全的
- 其他可选药物
  1. 伊维菌素：150 ～ 200 μg/kg，顿服
  2. 硝唑沙奈：2 ～ 3 岁，100 mg/5 ml，2 次 / 日 ×3 天；4 ～ 11 岁，200 mg/10 ml，2 次 / 日 ×3 天。严重寄生虫感染的治愈率只有 50% ～ 80%
  3. 枸橼酸哌嗪：因毒性作用已不再作为一线治疗药物，但仍可用于肠梗阻或胆道梗阻，因为该药可以麻痹蛔虫，帮助其排出体外。剂量：50 ～ 75 mg/kg（最大剂量 3.5 g），1 次 / 日 ×2 天
  4. 左旋咪唑：2.5 mg/kg 顿服是世界卫生组织推荐的替代疗法，但美国无该药
- 完全性梗阻应手术治疗。

预后

总体预后良好，患者应 2 ～ 3 个月后复查。再感染常见。

转诊

- 至消化科相关领域专家处，检查胰胆管或阑尾梗阻

- 完全梗阻或疑似出现并发症（如穿孔或肠扭转）时，至外科就诊

 ## 重点和注意事项

专家点评

- 文献报道有肝脓肿，含有活虫和死虫，合并蛔虫引起的胆道疾病
- 根据寄生虫的传播途径，经常用肥皂洗手并适当处理人类排泄物，将大大降低该病的患病率
- 避免摄入蠕虫卵的其他保护性措施：
  1. 食物剥皮或煮熟
  2. 喝开水
  3. 不要将小孩直接放在土壤上

推荐阅读

Das AK: Hepatic and biliary ascariasis, *J Glob Infect Dis* 6:65-72, 2014.

Dold C, Holland CV: Ascaris and ascariasis, *Microbes Infect* 13:632-637, 2011.

Jourdan PM et al: Soil-transmitted helminths in infections, *Lancet* 391:252-265, 2018.

Lamberton PH, Jourdan PM: Human ascariasis: diagnostic update, *Curr Trop Med Rep* 2:189-200, 2015.

第89章 隐孢子虫感染
Cryptosporidium Infection

Tara C. Bouton，Philip A. Chan，Glenn G. Fort

刘凯雄 译 黄勇 审校

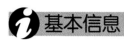 基本信息

定义

细胞内原虫寄生虫——小隐孢子虫与胃肠道疾病和腹泻有关，尤其是在艾滋病或其他免疫缺陷宿主。也可见于免疫功能正常宿主散发感染和水源性暴发感染。隐孢子虫病在美国是一种需要法定报告的疾病。

目前还有其他种类病原体的报道，如人隐孢子虫、猫隐孢子虫、鼠隐孢子虫和火鸡隐孢子虫等。

同义词

隐孢子虫病

ICD-10CM 编码
A07.2 隐孢子虫病

流行病学和人口统计学

发病率

- 在工业国家中大约为 2%，在发展中国家中为 5% ～ 10%
- 免疫力低下宿主易感染，尤其 HIV/AIDS 患者。在美国 10% ～ 20% 的 HIV 患者可能会排泄卵囊
- 隐孢子虫病是美国所有水源性疾病暴发的主要原因。每年约 748 000 例隐孢子虫病病例，尽管报告病例尚不足 2%。2011 年报告了 9000 多例隐孢子虫病病例。中西部地区的总体报告率最高[1]

患病率：世界范围内，尤其是第三世界国家；与卫生条件不佳有关，是水源病原体。

好发性别：男女相当。

---

[1] Cryptosporidiosis surveillance, United States, 2011-2012. MMWR 64 3（2015）.

传播：

- 人际间传播（日托、家庭成员）

- 动物传人（宠物、农场动物）。图 89-1 显示了隐孢子虫的生命周期

- 环境（与水有关的暴发，包括游泳、饮用被污染的水或食用被污染的食物）

- 艾滋病患者腹泻的主要病原体

体格检查和临床表现

- 从无症状到严重肠炎均有可能（表 89-1）。免疫功能正常宿

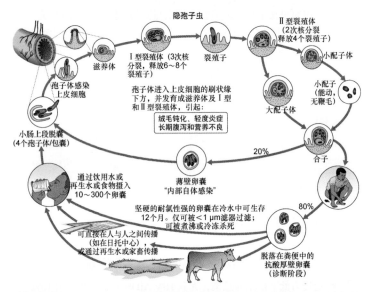

扫二维码看彩图

图 89-1 （扫二维码看彩图）隐孢子虫的生命周期。卵囊随粪便排出体外。摄入后，孢子体从卵囊中释放出来，附着并侵入小肠上皮细胞。细胞将寄生虫吞噬到寄生泡中，再扩大形成滋养体，进行无性繁殖，形成 I 型裂殖体，并释放出能移动的裂殖子。II 型裂殖体分化为小配子体（雄配子体）和大配子体（雌配子体）。小配子体和大配子体受精形成合子。合子发育成卵囊。可产生两种不同类型的卵囊：厚壁卵囊，通常从宿主排出；薄壁卵囊，主要参与自体感染。卵囊在排泄时即具有感染性，因此可以直接通过粪口传播。（From Lima AM et al: Cryptosporidiosis. In Guerrant RL et al［eds］: Tropical infectious diseases, ed 3, Philadelphia, 2011, Saunders; Bennett JE et al: Mandell, Douglas, and Bennett's principles and practice of infectious diseases, ed 8, Philadelphia, 2005, Saunders.）

主腹泻常为自限性，而免疫功能低下宿主的特征是大量水样、非血性腹泻，可致脱水和体重减轻

- 通常局限于胃肠道。在艾滋病患者（CD4 计数 < 50），疾病可呈暴发性，威胁生命
- 腹泻，剧烈腹痛（持续 2 ~ 28 天）
- 消化功能受损、脱水
- 发热、全身乏力、疲劳、恶心、呕吐
- 吸入性肺炎

表 89-1　隐孢子虫病的临床表现

宿主	临床表现	注释
正常宿主	急性水样腹泻	复发常见 持续腹泻常见
发展中国家的儿童	急性水样腹泻 持续腹泻	营养不良儿童腹泻更严重 持续腹泻影响营养状态、生长和智力
免疫抑制宿主	急性水样腹泻 复发腹泻	短暂、自限，类似于免疫功能正常宿主 很常见
	持续或慢性腹泻 霍乱样 肠外受累	通常发现于 CD4 计数低或营养不良的患者 严重水样腹泻，CD4 计数极低 呼吸道、胆道和胰腺

（From Cherry JD et al：Feigin and Cherry's pediatric infectious diseases，ed 8，Philadelphia，2019，Elsevier.）

病因学

人隐孢子虫、小隐孢子虫、猫隐孢子虫、鼠隐孢子虫、火鸡隐孢子虫。

Dx 诊断

临床表现为急性胃肠道疾病，特别是与 HIV/AIDS、旅行和水源性疾病暴发有关。

鉴别诊断

- 弯曲杆菌属
- 艰难梭菌
- 溶组织内阿米巴
- 蓝氏贾第鞭毛虫

- 沙门菌属
- 志贺菌属
- 微孢子虫
- 巨细胞病毒
- 鸟分枝杆菌
- 免疫力低下或 HIV 患者可出现胆囊炎、反应性关节炎、肝炎、尿道炎、胰腺炎或肺炎

评估（表 89-2）

- 粪便检查：改良抗酸染色寻找特征性卵囊（图 89-2）

表 89-2　隐孢子虫感染的诊断

检测类型	方法	注释
粪便镜检	粪便改良抗酸染色	价廉、应用广泛
	荧光染料（金胺 O、金胺-罗丹明）	比其他抗酸染色更快，灵敏度提高
	免疫荧光检测	比抗酸染色更敏感，也更昂贵
抗原检测法	酶免疫测定和免疫色谱检测：直接和间接免疫荧光测定	灵敏度高（66% ～ 100%）且特异度好（93% ～ 100%），偶有假阳性结果
分子学方法	聚合酶链反应（PCR）	灵敏度较显微镜下或抗原检测法提高

（From Cherry JD et al：Feigin and Cherry's pediatric infectious diseases，ed 8，Philadelphia，2019，Elsevier.）

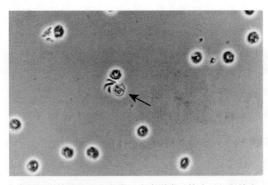

图 89-2　人粪便标本的隐孢子虫卵囊。卵囊脱囊（箭头示）释放出 4 个孢子体中的 3 个（相位控制显微镜 ×630）。（From Gorbach SL：Infectious diseases，ed 2，Philadelphia，1998，Saunders.）

- 单克隆抗体直接免疫荧光是粪便检查的金标准
- 快速抗原检测
- PCR
- HIV 抗体检测

℞ 治疗

- 洗手，饮用水和再生水源净化处理
- 免疫功能正常宿主呈自限性，持续数天至数周。止泻药水杨酸铋（Pepto-Bismol）、Kaopectate 或洛哌啶胺可能会减轻症状
- 艾滋病患者使用抗生素治疗效果欠佳。抗病毒治疗可帮助恢复免疫系统。可延长治疗时间以待 CD4 计数恢复，初始治疗失败的患者则可联合治疗
- 免疫功能正常宿主使用硝唑沙奈 500 mg 口服，2 次 / 日，连续 3 天，可减少卵囊排泄。治疗失败可考虑巴龙霉素、甲硝唑、阿奇霉素或甲氧苄啶-磺胺甲噁唑。然而上述药物尚未被批准用于治疗隐孢子虫
- 硝唑沙奈已被批准用于治疗 1 ～ 11 岁儿童的隐孢子虫病
- HIV 患者可以使用抗逆转录病毒疗法治疗胆源性隐孢子虫病

处理

- 免疫功能正常患者呈自限性，2 ～ 3 周内完全康复
- 艾滋病患者中，慢性感染往往随着抗逆转录病毒治疗的开始和维持而消失
- 慢性关节痛、头痛、不适感和虚弱可能在感染后持续存在，即使免疫正常宿主也是如此
- 如果病情严重且病程长（＞ 30 天），则应进行 HIV 和其他免疫缺陷状态的检测，并转诊给传染病专家或消化科相关领域专家

转诊

- 症状持续和（或）HIV 感染，转诊至传染病专家
- 慢性吸收不良或胆道及胰腺并发症，转诊至消化科相关领域专家

重点和注意事项

- 艾滋病患者慢性隐孢子虫病（隐孢子虫属感染性腹泻超过 30 天）是一种 AIDS 机会性感染
- 人隐孢子虫的宿主范围有限（人），而小隐孢子虫的宿主范围很广，包括人、马、牛、其他家养动物和野生动物。两个种类在人类中相似

推荐阅读

Centers for Disease Control and Prevention: Cryptosporidiosis outbreak at a summer camp, North Carolina, 2009, *MMWR Morb Mortal Wkly Rep* 60:918-922, 2011.

Panel on Opportunistic Infections in HIV-Infected Adults and Adolescents. Guidelines for the prevention and treatment of opportunistic infections in HIV-infected adults and adolescents: Recommendations from the Centers for Disease Control and Prevention, the National Institutes of Health, and the HIV Medicine Association of the Infectious Diseases Society of America. http://aidsinfo.nih.gov/contentfiles/lvguidelines/adult_oi.pdf.

第 90 章　幽门螺杆菌感染
Helicobacter pylori Infection

Margaret Tryforos

孟凡吉　译　张骅　盛艳　审校

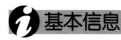 基本信息

定义

幽门螺杆菌是一种螺旋形的革兰氏阴性菌，感染人胃黏膜后，因其独特的特征使其能够在恶劣的胃部环境中生存。

同义词

以前被称为幽门弯曲杆菌

ICD-10CM 编码

B96.81　幽门螺杆菌［H. pylori］作为疾病的病因归类于别处

流行病学和人口统计学

幽门螺杆菌是人类最常见的慢性细菌感染，可能感染全球不同年龄组 50% 的人口，以及美国 30% ～ 40% 的人口。在发展中国家，感染的年龄更早，感染的比率更高。

临床表现

- 幽门螺杆菌会引起所有患者伴组织学改变的胃炎。大多数患者没有症状，不太可能发生严重的后果
- 幽门螺杆菌是消化性溃疡病（PUD）、胃腺癌和胃黏膜相关淋巴组织淋巴瘤的病原体，也是缺铁性贫血和慢性特发性血小板减少性紫癜的危险因素。它可能会表现出这些疾病的体征和症状，包括腹痛、腹胀、厌食和早饱。图 90-1 描述了幽门螺杆菌感染与疾病状态的关系
- "预警症状"包括体重减轻、吞咽困难、持续恶心或呕吐、贫血、黑便和可触及的腹部肿块，能促使更快速和积极的检查，特别是老年人

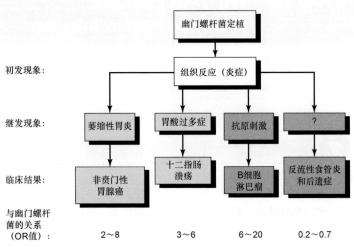

图 90-1 幽门螺杆菌定植与疾病状态的关系。在感染幽门螺杆菌之后，几乎所有的人都会形成持续的、终生的定植。定植引起的组织反应称为慢性胃炎。这一过程影响胃生理，包括腺体结构、酸分泌和抗原处理，进而影响疾病风险。幽门螺杆菌的定植增加了某些疾病（十二指肠溃疡、胃溃疡、非贲门性胃腺癌和 B 细胞淋巴瘤）的风险，但似乎降低了胃食管反流病及其并发症（包括 Barrett 食管和食管腺癌或贲门腺癌）的风险。（From Mandell GL et al：Principles and practice of infectious diseases，ed 7，Philadelphia，2010，Churchill Livingstone.）

病因学

- 感染途径尚不清楚，但推测人与人之间可能是通过粪-口或口-口传播
- 大多数患者是在儿童时期感染，儿童的社会经济地位和生活条件决定感染的风险，这些因素包括住房密度、兄弟姐妹的数量、过度拥挤、同床共睡以及缺乏自来水
- 医源性传播已有证据
- 幽门螺杆菌不会侵入胃十二指肠组织，但会破坏黏膜层，导致黏膜下层更容易受到胃酸损伤
- 目前尚不清楚幽门螺杆菌感染者中是什么因素导致溃疡或癌症的发生

诊断

鉴别诊断

- 当患有 PUD、胃癌、胃炎和胃黏膜相关淋巴组织（mucosa-associated lymphoid tissue，MALT）淋巴瘤时，应考虑感染幽门螺杆菌
- 上消化道疾病、非溃疡性消化不良、反流性食管炎、胆道疾病、胃轻瘫、胰腺炎、缺血性肠病和不明原因缺铁性贫血的鉴别诊断应考虑幽门螺杆菌

评估

- 有活动性消化性溃疡、既往有消化性溃疡或胃 MALT 淋巴瘤病史，以及有免疫性血小板减少性紫癜（ITP）和其他不明原因铁缺乏症的患者，均可进行检查。在高危人群中常规筛查的作用尚不清楚，然而大量研究表明，根除幽门螺杆菌可以预防胃癌前病变的进展。考虑检测那些开始长期服用非甾体抗炎药、低剂量阿司匹林或质子泵抑制剂（PPI）治疗的患者。对于非溃疡性消化不良、胃食管反流病（GERD）和胃癌高危人群中无症状者进行幽门螺杆菌的常规鉴定和治疗一直存在争议。没有足够的证据支持对胃癌患者无症状一级亲属进行筛查。对于年龄小于 55 岁且无严重症状的消化不良患者，可以采用检测和治疗策略
- 检测结果必须根据人口统计学危险因素阐明每个患者感染幽门螺杆菌的可能性。在美国人口中，非洲裔美国人、西班牙裔 / 拉丁裔、来自发展中国家的移民、社会经济地位较差的患者、来自阿拉斯加的美洲原住民和 50 岁以上的人群感染概率较高
- 幽门螺杆菌的常规筛查并不适用于感染风险低的无症状患者
- 患有功能性消化不良的感染患者通常会从治疗中受益，因此应该进行幽门螺杆菌的检测

实验室检查

- 根据内镜检查的其他适应证，检查可能是侵入性的或非侵入性的。没有证据表明只有内镜检查可以单独诊断幽门螺杆菌感染
- 幽门螺杆菌的检测可分为主动检测和被动检测。主动检测包

括尿素呼气试验和粪便抗原检测，可以直接证明目前存在幽门螺杆菌感染。被动检测包括幽门螺杆菌的所有血清学检测，检测存在幽门螺杆菌抗体，它的局限性在于不能区分现症感染和既往感染

- 用尿素酶作为标志物的检测（尿素呼气试验和粪便抗原检测以及尿素酶活性试验）可能会导致服用抗生素、铋或抗分泌治疗的患者以及活动性溃疡出血患者出现假阴性结果。患者应停用抗生素 4 周，停用质子泵抑制剂 2 周，然后再进行尿素呼气试验或粪便抗原检测

- 当提示诊断性内镜检查（怀疑或随访消化性溃疡病或胃 MALT）时，胃窦活检应检测尿素酶活性。如果因为最近使用质子泵抑制剂（PPI）、铋或抗生素或活动性溃疡出血，尿素酶检测可能显示假阴性结果，则样本应进行组织学检查

- 在不需要活检的情况下，可通过尿素呼气试验或粪便抗原检测来评估活动性感染。尿素呼气试验比粪便抗原检测稍微贵一些，但两种成本都在适度范围内。可以根据患者的意愿和可用性做出选择。这两种试验的敏感性和特异性是相似的（＞90%），但是活动性上消化道出血或最近使用 PPI 时敏感性可能会降低

- 应避免进行血清学检测，尽管它对于低患病率地区的低风险患者确认无感染可能是有用的，但在这种情况下，阳性结果应采用积极主动的检测方法来确认

℞ 治疗

急性期常规治疗

- 只对打算治疗的阳性患者进行检测（见"评估"）。在 PUD 或胃 MALT 淋巴瘤患者中，根除幽门螺杆菌感染的价值已得到清楚的证明

- 最佳的抗生素治疗方案仍未明确。除了疗效外，副作用、成本和管理的容易程度也必须加以考虑

- 由于克拉霉素耐药性增加，在决定适合的治疗方案时，应考虑当地克拉霉素耐药率，以及患者任何大环内酯类药物的暴露史。在美国，没有当地耐药数据的情况下，克拉霉素耐药率可假定为＞15%

- 以下方案可以考虑作为一线治疗：
  1. 四联治疗：PPI（埃索美拉唑 20 mg，兰索拉唑 30 mg，泮托拉唑 40 mg，奥美拉唑 40 mg，雷贝拉唑 20 mg，均为每日 2 次），克拉霉素（500 mg，每日 2 次），阿莫西林（1 g，每日 2 次），甲硝唑（500 mg，每日 2 次），疗程 10 ~ 14 天
  2. 铋剂四联疗法：PPI 每日 2 次（见上文）联合次水杨酸铋（Pepto-Bismol 及其他）262 或 525 mg 每日 4 次，以及四环素（500 mg 每日 4 次）和甲硝唑（250 mg 每日 4 次或 500 mg 每日 3 ~ 4 次），持续 10 ~ 14 天。这是目前推荐的克拉霉素高耐药地区和青霉素过敏患者的一线治疗

- 目前的指南建议延长治疗 10 ~ 14 天。使用联合胶囊可提高依从性，但可能更昂贵

- 最近的指南建议，根据局部耐药模式和患者的过敏情况，考虑多种其他方案

- 既往无论何种原因的大环内酯类药物或甲硝唑暴露史，都与耐药性增加有关。更好的方案应该包括患者以前没有使用过的药物

- 腹泻和腹部绞痛常见于许多治疗方案。（益生菌可能会降低这种副作用。）其他副作用可能包括甲硝唑或克拉霉素产生的金属味、神经病变、癫痫发作和甲硝唑类双硫仑反应、阿莫西林引起的腹泻、四环素引起的光敏，以及任何抗生素暴露引起的艰难梭菌感染。铋会引起黑便和便秘，孕妇禁用四环素

- 20% 的患者可能对初始治疗无效，加强依从性是重要的。二线治疗应避免在初始治疗中使用的抗生素，并包括含铋剂的四联疗法或含左氧氟沙星的三联疗法（不管局部克拉霉素耐药模式如何）。对两个疗程无效的患者，在可能的情况下，应进行抗生素敏感性测试（内镜活检并做细菌培养和敏感性检查）来指导治疗

慢性期治疗

- 治疗结束后必须了解感染清除情况，再次检测一般在抗生素治疗结束 1 个月后和 PPI 治疗停止至少 2 周后进行

- 应进行尿素呼气试验和粪便抗原检测等活性试验。它们在确认根除方面同样准确，并且根据可用性和患者意愿可使用其中一种

- 治疗后血清学不能可靠地恢复到检测不到的水平，不应用于确定根除

处理

考虑对经适当治疗后出现复发症状的患者进行进一步评估。

转诊

- 胃 MALT 淋巴瘤患者应由具有淋巴肿瘤护理专业知识的胃肠病学家和肿瘤学家随访
- 经检测为幽门螺杆菌阳性的消化不良患者，经两个疗程治疗失败，应进行内镜检查和活检，行幽门螺杆菌培养和药物敏感性检测

 重点和注意事项

- 尚不清楚根除幽门螺杆菌是否能降低胃癌进展的风险
- 抗幽门螺杆菌感染治疗改善了 PUD 和胃 MALT 淋巴瘤的预后
- 可以提供活动性幽门螺杆菌感染直接证据的检测（尿素呼气试验和粪便抗原检测）是首选。患者服用抗生素、铋或抑制胃酸分泌药物时可能出现假阴性结果，这些药物应在检测前适当的时间间隔停止使用
- 血清学检测不能区分活动性感染和既往感染。如果使用了血清学检测，其阳性结果应该通过积极准确的检测来证实
- 要警惕在低流行环境中的高危人群，包括来自墨西哥、南美、东南亚和东欧的移民

相关内容

胃炎（相关重点专题）
消化性溃疡病（相关重点专题）

推荐阅读

Chey WD et al: ACG Clinical Guideline: treatment of *Helicobacter pylori* infection, *Am J Gastroenterol* 112(2):212-239, 2017.
Crowe SE: *Helicobacter pylori* infection, *N Engl J Med* 380(12):1158-1165, 2019.
Malfertheiner P et al: For the European Helicobacter Study Group. Management of *Helicobacter pylori* infection—the Maastricht IV/Florence consensus report, *Gut* 61(5):646-664, 2012.
McColl KEL: *Helicobacter pylori* infection, *N Engl J Med* 362:1597-1604, 2010.

第 91 章 小肠细菌过度生长
Small Bowel Bacterial Overgrowth（SIBO）

George Cholankeril

戴聪 译 戴聪 审校

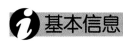 基本信息

定义

小肠细菌过度生长（small bowel bacterial overgrowth，SIBO）是指小肠中过度生长的原籍菌或非原籍菌（空肠抽吸液中的细菌数超过 $10^5/ml$）导致慢性腹泻和吸收不良。

同义词

细菌过度生长综合征

SIBO

ICD-10CM 编码
K90.4　不耐受引起的吸收不良，NEC
K90.89　其他小肠吸收不良

流行病学和人口统计学

患病率： 小肠细菌过度生长的患病率取决于调查的人群和诊断所用的检测方法。采用葡萄糖和乳果糖呼气试验的检测方法显示小肠细菌过度生长在健康人群中的患病率达 12.5% ～ 20%。

好发性别和年龄： 老年人或近期接受过上消化道手术的患者，包括减重手术。老年人的胃分泌和动力功能下降，同时存在胃动力药物使用增加的情况。

危险因素

- 随着年龄增加，胃肠动力会出现下降，因此高龄是一个确切的危险因素
- 肠易激综合征患者中小肠细菌过度生长的患病率高于正常人群。初步研究显示 65% ～ 80% 存在小肠细菌过度生长的肠易

激综合征患者乳果糖呼气试验异常
- 其他危险因素包括上消化道手术、炎症性肠病、慢性胰腺炎、免疫缺陷、肝病和肥胖

体格检查和临床表现

- 无特异性症状，主要包括腹胀、腹痛和腹部不适。其他症状包括腹泻、体重减轻和乏力。小肠细菌过度生长临床表现的病理生理学机制和临床后果总结于表 91-1
- 症状的严重程度反映细菌过度生长的程度
- 严重的吸收不良可以导致维生素缺乏，并产生相关症状。脂溶性维生素缺乏可以表现为夜盲症（维生素 A）、软骨病和低

表 91-1　小肠细菌过度生长临床表现的病理生理学机制和临床后果

过程	作用机制	临床后果
细菌和（或）其毒素或产物引起的黏膜损伤	刷状缘酶的缺失	碳水化合物消化不良
	损伤上皮屏障，导致肠道渗透性增加	蛋白丢失性肠病，细菌易位，局部和全身内毒素血症
	炎症反应产生各种炎症因子	肝损伤和炎症，全身炎症反应
腔内与宿主竞争营养素	食物蛋白质的消耗	低蛋白血症、水肿
	维生素 B_{12} 的消耗	维生素 B_{12} 缺乏、巨幼细胞性贫血、神经系统症状
	维生素 B_1（硫胺素）的消耗	维生素 B_1 缺乏症
	烟酰胺的消耗	烟酰胺缺乏症
细菌的新陈代谢	未吸收碳水化合物的发酵	腹胀、胃肠气胀
	初级胆汁酸的分解	分解的胆汁酸刺激肠道引起腹泻，胆汁酸的消耗引起脂肪和脂溶性维生素吸收不良
	维生素 K 的合成	干扰维生素 K 拮抗剂（如华法林）的剂量
	叶酸的合成	高叶酸血症
	D- 乳酸的合成	D- 乳酸酸中毒
	酒精的合成	肝损伤
	乙醛的合成	肝损伤

（From Feldman M et al：Sleisenger and Fordtran's gastrointestinal and liver disease，ed 10，Philadelphia，2016，Elsevier.）

钙血症（维生素 D）、出血时间延长（维生素 K）。小肠细菌过度生长影响回肠中维生素 B_{12} 的吸收，导致感觉性共济失调的神经系统疾病

病因学

存在小肠细菌过度生长的患者，细菌保护机制受到破坏。框 91-1 根据病理生理机制总结了小肠细菌过度生长的相关疾病。

框 91-1　基于病理生理机制的小肠细菌过度生长相关疾病

动力障碍
　　肢端肥大症
　　淀粉样变
　　长期使用鸦片
　　糖尿病自主神经病
　　胃轻瘫
　　甲状腺功能减退症
　　特发性假性肠梗阻
　　长期使用抑制动力的药物
　　肌强直性肌萎缩症
　　系统性硬化症 / 硬皮病

解剖结构的改变
　　盲襻
　　胃结肠或空肠结肠瘘
　　回盲瓣切除
　　小肠憩室病
　　狭窄（克罗恩病、放射学因素、手术因素）
　　手术引起的解剖结构改变（Billroth II 胃切除术，端－侧吻合）

胃酸分泌减少
　　长期抑酸（？）
　　术后改变

免疫缺陷
　　获得性免疫缺陷（如艾滋病、严重营养不良）
　　遗传性免疫缺陷

各种病因
　　高龄
　　乳糜泻
　　慢性胰腺炎
　　克罗恩病

续框

囊性纤维化
终末期肾病
肠衰竭
肝病
放射性肠病
热带口炎性腹泻

与小肠细菌过度生长关系不确切的疾病
腐蚀性食管炎
间质性膀胱炎
肠易激综合征
帕金森病
不宁腿综合征
酒糟鼻
严重肥胖

（From Feldman M et al: Sleisenger and Fordtran's gastrointestinal and liver disease, ed 10, Philadelphia, 2016, Elsevier.）

- 解剖结构异常的患者存在更高的风险，其中包括小肠憩室、小肠狭窄、手术盲袢、回肠或胃切除（小肠细菌过度生长常见的病因）
- 胃肠动力障碍的患者存在更高的风险，因为无法将细菌从近端小肠有效排空进入结肠。例如，糖尿病患者血糖控制不好的情况下会出现胃轻瘫和小肠动力紊乱。长期的乳糜泻会影响小肠的动力
- 抗生素和抗酸药会改变小肠的正常菌群，导致小肠细菌过度生长

Dx 诊断

鉴别诊断

- 乳糜泻
- 慢性胰腺炎
- 炎症性肠病
- 肠易激综合征
- 热带口炎性腹泻
- Whipple 病

- 乳糖不耐受

评估

诊断性检查主要针对腹泻、贫血和吸收不良。通过内镜对空肠抽吸液进行培养是目前首选的诊断方法，但是特异性比较低。尽管氢呼气试验也有其局限性，但它是无创的且易于操作。

实验室检查

- 呼吸检测是诊断小肠细菌过度生长的常用技术。发酵细菌通常位于结肠。在小肠细菌过度生长的患者中，发酵细菌也位于小肠。给予一定剂量测试用的碳水化合物（典型为乳果糖或葡萄糖），然后检测呼吸中的代谢产物（氢气），小肠细菌过度生长患者中氢气含量会升高
- 贫血的检测是比较重要的。血常规检测如果发现大细胞性贫血提示维生素 B_{12} 缺乏
- 营养状况通过白蛋白水平进行评估
- 粪便检测同样有助于诊断。粪便中脂肪的增加可能提示小肠细菌过度生长。粪便中白细胞、便培养、虫卵和寄生虫可以用于排除感染性疾病

影像学检查

- 通过内镜评估小肠情况有助于发现细菌过度生长的结构和动力因素，如憩室和狭窄。小肠病理活检有助于诊断乳糜泻
- 通过内镜进行空肠抽吸液的培养可作为诊断标准。抽吸液培养微生物超过 $10^5/ml$，提示存在小肠细菌过度生长
- 空肠抽吸液培养中也存在一些局限性。细菌过度生长的标准不统一，内镜检查也存在盲区，容易漏诊。口咽部菌群的污染可能导致假阳性结果。内镜检查是一个侵入性操作，其他检测方法如呼气检测可能是更实用的初筛方法

Rx 治疗

治疗目标包括病因治疗和抗生素治疗。

非药物治疗

结构性损伤如狭窄、瘘管和憩室可能需要手术干预治疗。

急性期常规治疗

- 采用利福昔明、阿莫西林-克拉维酸或甲硝唑和环丙沙星进行 7 ~ 10 天的抗生素治疗是有效的
- 补充维生素和饮食调整（无乳糖饮食）的营养支持治疗

慢性期治疗

- 抗生素治疗后复发是常见的。这些患者可能需要后续的抗生素治疗
- 避免使用抗酸药
- 避免使用会降低胃肠动力的药物（阿片类药物）
- 如对抗生素治疗效果不明显，可考虑无乳糖饮食

预后与处理

预后主要取决于小肠细菌过度生长的病因。尽管复发率很高，但是抗生素治疗仍然是主要的治疗方法。如果疾病无法控制，可能需要重复使用抗生素治疗。

转诊

- 推荐至消化科进行小肠评估
- 推荐至外科进行结构性损伤的手术咨询

 重点和注意事项

专家点评

- 存在小肠细菌过度生长的患者细菌保护机制受到破坏
- 寻找危险因素，包括上消化道手术、结构性损伤、炎症性肠病、肠易激综合征和降低胃肠动力的疾病
- 可通过氢气呼气试验或内镜下空肠抽吸液培养进行诊断
- 采用抗生素治疗
- 维生素 B_{12} 缺乏（由于细菌消耗）和血清叶酸水平升高（由于细菌产出）提示小肠细菌过度生长
- 小肠细菌过度生长可导致肠易激综合征和炎症性肠病的症状

相关内容

肠易激综合征（相关重点专题）

吸收不良（相关重点专题）

推荐阅读

Bures J et al: Small intestinal bacterial overgrowth syndrome, *World J Gastroenterol* 16:2978-2990, 2010.

Quigley EM, Abu-Shanab A: Small intestinal bacterial overgrowth, *Infect Dis Clin North Am* 24:943-959, 2010.

第92章 旅行者腹泻
Traveler Diarrhea

Glenn G. Fort

田雯宁 译 戴聪 审校

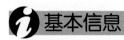 基本信息

定义

旅行者腹泻（traveler diarrhea，TD）的定义是指旅行至发展中地区期间或之后 10 天内，每天有 3 次或 3 次以上的不成形便，伴有或不伴发热、腹部绞痛和呕吐。

同义词

TD
产肠毒素大肠埃希菌
肠聚集性大肠埃希菌
感染性腹泻
感染后肠易激综合征

ICD-10CM 编码
A09 感染性腹泻

流行病学和人口统计学

旅行者腹泻主要是由食物和水中的细菌和其他病原体引起的。

40% ～ 50% 的旅行者在国外逗留期间至少会出现一次腹泻。表 92-1 描述了与旅行者腹泻相关的病原体和流行病学特征。

发病率：

- **高风险（＞ 20%）**：南亚和东南亚、非洲（南非除外）、中南美洲和墨西哥
- **中风险（10% ～ 20%）**：加勒比海群岛、南非、中亚和东亚（包括俄罗斯和中国）、东欧、中东，包括以色列
- **低风险（＜ 10%）**：北欧和西欧、澳大利亚、新西兰、美国、加拿大、新加坡、日本

738

表 92-1　旅行者腹泻相关的病原体和流行病学特征

病原微生物	约占病例百分比（%）	流行病学特征
产肠毒素大肠埃希菌	15～50	总体上旅行者腹泻最重要的病原体；不能通过常规微生物学方法诊断
肠聚集性大肠埃希菌	20～35	不能通过常规微生物学方法诊断
志贺菌属和肠侵袭性大肠埃希菌	10～25	痢疾最重要的原因；肠侵袭性大肠埃希菌不能通过常规微生物学方法诊断
非伤寒沙门菌属	5～10	
空肠弯曲杆菌	3～15	在亚洲较常见；需要关注抗生素耐药性
气单胞菌属	5	
邻单胞菌属	5	
蓝氏贾第鞭毛虫	＜2	影响饮用受污染淡水溪流的徒步旅行者和露营者
人隐孢子虫/微小隐孢子虫	＜2	偶尔发生的大规模水上疫情
环孢子虫	＜2	
霍乱弧菌		海地和津巴布韦的持续疫情，亚洲许多国家的地方病；旅行者罕见的致病原因
诺如病毒		游轮暴发疫情
溶组织内阿米巴		会引起肝脓肿

（From Bennett JE et al：Mandell，Douglas，and Bennett's principles and practice of infectious diseases，ed 8，Philadelphia，2015，WB Saunders.）

发病高峰：

- 发病高峰出现在旅行的第 1 周，之后逐渐下降
- 旅行者腹泻确实存在季节性变化，冬季发病率较低

患病率：根据 GeoSentinel 数据库，急性和慢性腹泻占旅行者就诊的 1/3

好发性别和年龄：

- 30 多岁的旅行者风险最高，可能仅次于更冒险的旅行
- 性别似乎并不影响旅行者腹泻的风险

- 婴幼儿更可能患上更严重的旅行者腹泻，也更有可能需要住院治疗

遗传学： O 型血型的旅行者因感染诺如病毒和志贺菌属引起腹泻的风险更高。

风险因素：

- 胃酸可以预防肠道病原体，因此已知减少胃酸分泌的药物（即 PPI 或 H_2 受体阻滞剂）会使旅行者腹泻的风险增加 12 倍
- 免疫功能受损的旅行者（如 HIV/AIDS），感染寄生虫的风险更高
- 背包客比住在度假村的人风险更高
- 食用从街头小贩处购买的食物或由不戴手套的人准备的食物风险更高

体格检查和临床表现

- 临床表现不能确定感染原因
- 90% 的病例发生在旅行逗留的 2 周内
- 90% 的患者以急性水样腹泻为主
- 侵袭性感染的征象，包括发热和血性或黏液性腹泻，发生率为 3% ～ 30%
- 大多数患者每天排便 3 ～ 5 次，但 20% 的患者每天排便的频率更高，最多 20 次
- 恶心（10% ～ 70%）、呕吐（4% ～ 36%）、腹部绞痛或里急后重（80%）、紧迫感（90%）
- 其他：肌痛、关节痛、头痛
- 平均发作时间为 3 ～ 5 天
- 持续 1 周以上的症状：8% ～ 15%；慢性腹泻＞ 30 天：1% ～ 3%
- 严重发作可能导致电解质失衡（K^+ 丢失）
- 50% 的旅行者丧失行为能力至少 24 h，多达 20% 的人卧病在床 1 ～ 2 天

病因学

- 大肠埃希菌（表 92-2）：占所有旅行者腹泻病例的多达 60%，在中南美洲、南亚和非洲最为流行。表 92-3 总结了拉丁美洲、非洲和亚洲旅行者腹泻的病因

表 92-2　旅行者腹泻的病因 *

特点	拉丁美洲	非洲	亚洲
住院时间（天）	21（2～42）	28（28～35）	（28～42）
发作率（%）	52（21～100）	54（36～62）	（39～57）
致病微生物（%）			
产肠毒素大肠埃希菌	46（28～72）	36（31～75）	（20～34）
志贺菌属	0（0～30）	0（0～15）	（4～7）
沙门菌属	—	0（0～0）	（11～15）
空肠弯曲杆菌	—	—	（2～15）
副溶血性弧菌	—	—	（1～13）
轮状病毒	23（0～36）	0（0～0）	—

* 显示的值是多项研究的中位数（和范围）

（From Bennett JE et al：Mandell，Douglas，and Bennett's principles and practice of infectious diseases，ed 8，Philadelphia，2015，WB Saunders.）

表 92-3　与拉丁美洲、非洲和亚洲旅行者腹泻相关的产肠毒素大肠埃希菌频率

特点	报告频率（%）				
	墨西哥的胃肠病学专家	肯尼亚的和平队志愿者	拉丁美洲的耶鲁合唱团	从印度、东南亚、东方返回东京的日本旅行者	总计
疾病发病率	在 16 天内 49%	在 5 周内 69%	在 1 个月内 74%	—	
肠毒素类型					
仅 LT	16	33	25	4.8	21
LT 和 ST	16	15	12.5	11.8	38
仅 ST	9.8	2	19	13.6	41
ETEC 患者的百分比（%）	41（21/51）	52（14/27）	56（9/16）	32（270/843）	33.5

ETEC，产肠毒素大肠埃希菌；LT，热不稳定；ST，热稳定

（From Bennett JE et al：Mandell，Douglas，and Bennett's principles and practice of infectious diseases，ed 8，Philadelphia，2015，WB Saunders.）

1. 产肠毒素大肠埃希菌（ETEC）：产生热不稳定和热稳定的毒素，是最常见的致病原因，占病例总数的 10%～45%。常见于拉丁美洲、非洲和南亚

2. 肠聚集性大肠埃希菌（EAEC）：多见于拉丁美洲

3. 其他大肠埃希菌（肠致病性、肠侵袭性、肠出血性）：产生志贺毒素或弥漫性黏附性大肠埃希菌的情况更为少见

- 弯曲杆菌：2% ～ 32% 的病例。在东南亚比 ETEC 更常见
- 志贺菌属：2% ～ 9%。在非洲更为常见
- 沙门菌属：不到 5% 的病例，但在亚洲除外，在亚洲见于高达 10% 的病例
- 其他细菌：气单胞菌、弓形杆菌、邻单胞菌、产肠毒素脆弱类杆菌、霍乱弧菌、非典型霍乱弧菌
- 病毒病原体：
  1. 诺如病毒：高达 17% 的病例来自加勒比海和非洲
  2. 轮状病毒：4% ～ 7% 的病例
- 原生动物：
  1. 溶组织内阿米巴：在南亚和东南亚更常见
  2. 蓝氏贾第鞭毛虫：更常见于南亚和东南亚，尤其是尼泊尔
  3. 隐孢子虫、环孢子虫、等孢子球虫

Dx 诊断

鉴别诊断

- 疟疾
- 登革热
- 流行性感冒
- 落基山斑疹热
- 肠易激综合征
- 炎症性肠病
- 贝类中毒
- 蕈类中毒

评估

- 大多数旅行者腹泻的患者是自限性的，不需要检查，对症治疗而不用考虑病因
- 对于有腹泻、发热和结肠炎症状（便血、腹部绞痛）的患者，应进行粪便培养，以寻找特定的细菌病原体

实验室检查

- 粪便培养 ×3 次找细菌病原体
- 粪便中有卵子和寄生虫，有助于识别原生动物。隐孢子虫、环孢子虫和等孢子球虫可能需要特殊的染色，如改良抗酸染色或三色染色
- 对有系统性疾病的患者进行血液培养，以排除沙门菌属感染

 治疗

非药物治疗

- 补液治疗针对腹泻具有重要意义
- 轻症病例：交替使用含盐的液体和含糖的液体，如肉汤或果汁。Pedialyte 是一种有效的非处方药
- 严重病例：大多数药店都有口服补液溶液（ORS）包。它们应该与清水混合，以补充流失的电解质，并一直使用到患者定期排尿。另一种家庭解决方案可以是：在 1 L 清水中加入 1/2 茶匙盐、1/2 茶匙小苏打和 4 汤匙糖

急性期常规治疗

- 抗分泌剂可减轻症状，但不能根除病因：
  1. 次水杨酸铋：每次 525 mg（碱式水杨酸铋片 2 片）口服，每 30 min 1 次，每日 8 次。可以减少 50% 的排便次数。儿童可根据体重选择剂量，该产品有液体或咀嚼片两种形式
  2. 洛哌丁胺：4 mg 口服，然后每次排便后 2 mg，每日不超过 16 mg。使用时间长达 48 h。具有抗分泌、抗动力作用。不应在血性腹泻或痢疾的情况下使用抗动力药物（增加结肠炎和结肠穿孔的风险）。使用时，应仅与抗菌治疗联合使用
- 只有中度到重度腹泻（即每天排便次数超过 4 次、发热或便血、脓液或粪便黏液）才需要抗生素。抗生素可以将腹泻的持续时间缩短 1 ～ 2 天
  1. 阿奇霉素：经验性治疗中重度旅行者腹泻的首选抗生素。它也是儿童和孕妇的首选制剂。女性的单剂剂量为 1 g 口服。儿童：10 mg/（kg·d），单剂或连服 3 天。其对东南亚地区的耐喹诺酮弯曲杆菌感染特别有效。儿童的另一种选

择：头孢曲松 50 mg/（kg·d），静脉滴注，每日 1 次 ×3 天。

　　a. 环丙沙星：500 mg，每日 2 次，连用 1～3 天

　　b. 左氧氟沙星：每日 500 mg，连用 1～3 天

2. 氟喹诺酮类药物对旅行者腹泻的致病菌也有效，但对氟喹诺酮类药物的耐药性正在增加。不能用于 15 岁以下的儿童和孕妇。

3. 利福昔明：200 mg 口服，每日 3 次，连用 3 天，用于 12 岁以上的儿童和成人，对无热性、非结肠性腹泻（如 ETEC）有效。不治疗沙门菌属、志贺菌属或弯曲杆菌属感染

4. 利福霉素现在已被 FDA 批准用于治疗由非侵袭性大肠埃希菌引起的旅行者腹泻。不推荐用于伴有发热和（或）便血的旅行者腹泻患者。剂量为 388 mg（2 片），每日 2 次 ×3 天

- 对抗生素使用的担忧：

1. 抗生素的广泛使用导致了耐药性。由于广泛的耐药性，四环素和磺胺类药物（如复方新诺明）已不再使用

2. 抗生素治疗可能导致沙门菌属和非伤寒沙门菌属感染的长期定植

3. 在肠出血性大肠埃希菌（EHEC）（产生志贺毒素）的病例中，使用喹诺酮类药物而不使用利福昔明，可能会增加溶血性尿毒症综合征等并发症的风险

4. 使用抗生素可引起艰难梭菌感染

抗生素预防和非抗生素预防

- 抗生素预防可考虑用于某些群体，如潜在疾病患者、运动员和政客，最长可持续 2～3 周。环丙沙星 250～500 mg/d 可有效预防 90% 的旅行者腹泻。每天服用利福昔明已被证明有助于预防前往墨西哥的美国游客的旅行者腹泻，但不如环丙沙星有效

- 可以使用次水杨酸铋。每天必须服用 4 次，会导致舌头和大便变黑。由于它含有水杨酸盐，可以与抗凝剂相互作用，并导致长期服用水杨酸盐治疗的患者出现中毒

- 益生菌正在研究其潜在用途，但其有效性的证据有限

转诊

对于持续超过 72 h 的难治性病例考虑转诊至传染病医生处。

重点和注意事项

- 游轮上的旅行者比陆地旅行的旅行者腹泻发病率更低，但游轮乘客和工作人员有大规模暴发难以控制的诺如病毒感染的高风险。诺如病毒感染只需要较低的病毒接种量就能引起疾病，病毒对清洗相对具有抵抗力
- 在高达 40% 的旅行者腹泻病例中，没有发现任何病原体
- 贾第虫是导致长期旅行者腹泻的最常见原因

预防

- 美国有针对伤寒沙门菌的口服和注射疫苗
- Dukoral 口服疫苗在加拿大、澳大利亚和欧洲等某些国家可以提供，以帮助预防霍乱和 ETEC

患者和家庭教育

食物卫生教育：勤洗手，尤其是如厕后及进食前。避免食用生水果和蔬菜（除非去皮并用清水洗净）。避免食用未煮熟的肉、鱼和海鲜。避免饮用自来水和摄入冰块。选择工厂密封容器中的饮料（如瓶装水和碳酸软饮料）。尽量避免自助餐风格的食物

推荐阅读

Dupont HL: Acute infectious diarrhea in immunocompetent adults, *N Engl J Med* 370(16):1532-1540, 2014.

Riddle MS et al: Guidelines for the prevention and treatment of traveler's diarrhea: a graded expert panel report, *J Travel Med* 24(Suppl 1):s57-S74, 2017.

Steffer R et al: Traveler diarrhea: a clinical review, *J Am Med Assoc* 313(1):71-80, 2015.

Zaidi D: Wine E: an update on traveler diarrhea, *Curr Opin Gastrenterol* 31:7-13, 2015.